INFECTIOUS DISEASES AND
ANTIMICROBIAL THERAPY

感染性疾病与
抗微生物治疗

第 **4** 版

主 审 汪 复 张婴元

主 编 王明贵

复旦大學 出版社

编委会

主　审　汪　复　张婴元

主　编　王明贵

副主编　张　菁　杨　帆　黄海辉　胡付品

编　委　（按姓氏笔画排序）

王明贵　朱德妹　杨　帆　沙　巍

张　菁　陆小年　陈轶坚　林东昉

赵　旭　胡付品　袁瑾懿　徐晓刚

郭蓓宁　黄海辉

前　言

感染性疾病包括传染病及不具传播性的感染病。细菌性感染多引起不具传播性的感染病如细菌性肺炎、尿路感染等，涉及临床各科。近 20 年来，细菌对抗菌药物的耐药性迅速上升，细菌耐药性已成为全球性问题，出现了几乎对所有抗菌药物耐药的广泛耐药菌及对所有抗菌药物耐药的全耐药细菌感染。这些耐药菌感染几乎无药可用，严重影响感染病的预后。

细菌感染分为临床诊断与病原诊断，明确是否存在细菌感染对抗菌药物的合理应用至关重要。病原诊断的目的是明确引起感染的细菌菌种及其抗菌药物敏感性，以开展针对性的抗菌治疗。细菌感染的治疗分为经验治疗与病原治疗，经验治疗是综合患者多方面的临床信息，推断最可能的病原体及其耐药性，从而制订抗菌治疗方案。病原治疗是在明确病原体及其药物敏感性后，进行针对性的抗菌治疗。但细菌感染的病原诊断率较低，临床采用经验治疗的概率显著高于病原治疗。

目前临床使用的抗菌药物有 150 个之多，掌握抗菌药的药代动力学/药效学（pharmacokinetic/pharmacodynamic，PK/PD）特性、临床使用适应证及其不良反应，对提高细菌感染的临床疗效至关重要。临床医师需要了解各类常见细菌的耐药性及其变迁，特别是需要了解当地及所在医院的细菌耐药性，以指导临床用药。细菌感染的诊断与治疗涉及多个学科：临床学科、临床微生物科及临床药学等，需要综合患者感染类型及其严重程度、病原菌种类、抗菌药物的 PK/PD 特点和患者病理与生理特点制订合适的抗菌治疗方案。

本书在第 3 版的基础上进行了较大幅度的更新，本书内容包括：临床微生物学、临床药理学、抗菌药物的合理应用、各类抗菌药物的特性和临床常见感染病（着重于细菌、真菌性感染病）的诊断与治疗等。适合供医药院校研究生、本科生，临床各科医师，临床微生物检验和药学工作者阅读参考。

限于编者水平，本书中有疏漏不足之处，望读者指正。

编者
2020 年 8 月

目　录

第一章 临床微生物学概论

█ 第一节 临床常见病原菌及分类

一、人类的固有微生物和病原微生物

自然界存在数十万种形态、结构各异的微生物,绝大多数对人类、动物和植物有益无害,有些甚至是必需的。但也有一些能引起人类疾病的微生物,称为致病微生物或病原微生物(pathogenic microbes)。传统的观念认为,外界环境中只有少数是引起人类感染性疾病的病原微生物,如伤寒沙门菌、结核分枝杆菌、脊髓灰质炎病毒和疟原虫等。它们进入正常人体组织后能抵抗宿主的防御功能,在体内繁殖,引起宿主的组织损伤和功能障碍。这种能导致健康人生病的微生物称为致病微生物或病原微生物或病原体(pathogen);而引起疾病的细菌称为病原菌(strict pathogen),所引起的感染称为外源性感染(exogenous infection)。

近年的研究证实,在正常人体体表及与外界相通的腔道,如口腔、鼻咽腔、肠道和泌尿生殖道中,存在着各种微生物,在人体免疫功能正常时对人体有益无害,称为"正常微生物群"(表1-1)。其中以细菌和真菌为主,故称"正常菌群"(normal microbiota)。

表 1-1 寄居在人体各部位的正常微生物群

部 位	主要微生物
皮肤	葡萄球菌属、八叠球菌、棒状杆菌及痤疮丙酸杆菌等
口腔	链球菌属、非致病性奈瑟菌、卡他莫拉菌、嗜血杆菌属、类白喉杆菌、真杆菌、拟杆菌属、厌氧革兰阳性和阴性球菌及念珠菌属等
鼻咽腔	葡萄球菌属、α-溶血性链球菌和β-溶血性链球菌、肺炎链球菌、奈瑟菌属、嗜血杆菌属、大肠埃希菌、腺病毒及念珠菌属等
眼结膜	表皮葡萄球菌、棒状杆菌及丙酸杆菌属等
肠道(空肠末端、回肠、结肠)	大肠埃希菌、产气克雷伯菌、变形杆菌属、铜绿假单胞菌、葡萄球菌属、八叠球菌、肠球菌属、拟杆菌属、双歧杆菌、真杆菌、具核梭杆菌、消化球菌、消化链球菌、念珠菌属、埃可病毒及腺病毒等
前尿道	表皮葡萄球菌、棒状杆菌、非致病性奈瑟菌、肠球菌属、脲原体及支原体等
阴道	乳杆菌、棒状杆菌、大肠埃希菌、拟杆菌属、肠球菌属、奈瑟菌属及厌氧菌等

它们在宿主上述部位的细胞内定居、生长和繁殖的现象称为"定植"（colonization）。正常菌群对于维持人体生态平衡和内环境的稳定有重要作用，是保持人体健康的重要因素。这种菌群间的平衡一旦因使用抗菌药物、激素或罹患慢性消耗性疾病时肠道、呼吸道、泌尿生殖道功能失常等遭到破坏，可导致菌群失调，并可能引发感染。因此，当机体抵抗力降低，即免疫功能低下时，原来正常定植或致病力很低的微生物可能侵入人体并致病，或因外伤等易位侵入机体其他部位亦可导致感染。这些微生物称为机会致病性微生物或条件病原微生物；如为细菌或真菌，则称为"条件致病菌"（opportunistic pathogen）。这是从原来定植于肠道、口腔、鼻咽腔和泌尿生殖道部位的正常菌群转移至人体的无菌部位造成的感染。这种感染称为"内源性感染"（endogenous infection），又称"自身感染"（auto-infection）或"机会感染"（opportunistic infection）。

二、病原微生物和感染性疾病

引起人类感染性疾病的病原微生物有病毒、螺旋体、细菌、立克次体、衣原体、支原体、真菌和寄生虫，以病毒和细菌最为常见。下面对临床上常见的病原微生物结合其所致的感染性疾病做一简单的病原微生物诊断及其临床意义介绍。

（一）病毒

在人类感染性疾病中有70％是由病毒引起的。病毒是一类结构简单的非细胞型微生物。其特点是：①没有细胞结构，含有单一种类核酸（DNA或RNA）基因组和蛋白质外壳；②通过以自身核酸为模板进行复制的方式增殖；③严格细胞内寄生。按病毒对宿主或宿主某一器官的"嗜性"，结合主要传播途径、侵袭部位及临床特征等可分为以下几种。

1. 呼吸道病毒 它是一大类能侵犯呼吸道，引起呼吸道局部病变或仅以呼吸道为侵入门户，主要引起呼吸道组织器官病变的病毒。包括流感病毒、副流感病毒、鼻病毒、人冠状病毒、腺病毒、腮腺炎病毒和呼吸道合胞病毒等。

2. 消化道病毒 指一组通过污染食物，经消化道传播的，主要引起急性消化道疾病的多种病毒。包括脊髓灰质炎病毒、柯萨奇病毒、埃可病毒和新肠道病毒，以及肠道腺病毒、轮状病毒、嵌杯样病毒、星状病毒和诺沃克（Norwalk）病毒等。

3. 肝炎病毒 导致肝脏组织病变的病毒。包括甲型肝炎病毒（hepatitis A virus，HAV）、乙型肝炎病毒（hepatitis B virus，HBV）、丙型肝炎病毒（hepatitis C virus，HCV）、丁型肝炎病毒（hepatitis D virus，HDV）、戊型肝炎病毒（hepatitis E virus，HEV）和庚型肝炎病毒（hepatitis G virus，HGV）。其中HAV和HEV经粪-口途径传播，曾被划分为消化道病毒。

4. 皮肤及黏膜的出疹性病毒 是一大类感染人体后能够引起弥漫性皮疹的病毒，如麻疹病毒、风疹病毒、天花病毒、水痘病毒、Ⅰ型和Ⅱ型单纯疱疹病毒（herpes simplex virus，HSV）、水痘-带状疱疹病毒、人巨细胞病毒（human cytomegalovirus，HCMV）和EB（Epsten-Barr）病毒等。

5. 虫媒病毒 指一大类通过吸血的节肢动物叮咬人、家畜及野生动物而传播疾病的病毒,具有自然疫源性。包括流行性乙型脑炎病毒、森林脑炎病毒、登革病毒、黄热病病毒及汉坦病毒等。

6. 神经病毒　导致中枢神经系统疾病的病毒,患者因被患狂犬病的动物咬伤,接触含病毒的唾液而患病,如狂犬病毒等。

7. 肿瘤病毒　如人乳头瘤病毒、多瘤病毒、疱疹病毒及痘病毒。

8. 反转录病毒　该类病毒均具有病毒编码的反转录酶。此酶可将病毒 RNA 基因组反转录为 DNA,然后再转录为 RNA。如人类嗜 T 淋巴细胞病毒(human T-cell lymphotropic virus,HTLV)、人类免疫缺陷病毒(human immunodeficiency virus,HIV)等。

9. 新发传染病相关病毒　新发传染病指的是新近确定而先前未知的病毒或旧传染病重新引起局部或世界范围内流行和传播的传染病,包括近年可引起新生儿小头畸形的寨卡病毒(Zika virus,ZIKV)、埃博拉病毒(Ebola virus)、严重急性呼吸道综合征(severe acute respiratory symdrome,SARS)冠状病毒、禽流感病毒(H5N1)、引起手足口病的柯萨奇病毒 A16 型(coxsachie virus A16,Cox A16)和肠道病毒 71 型(enterovirus 71,EV71)、甲型 H1N1 流感病毒,以及引起 2019 冠状病毒病(COVID-19)的新型冠状病毒(2019-nCoV)等。

10. 亚病毒　是一种比病毒更简单的生命形式,包括类病毒、拟病毒和朊病毒。类病毒仅由独立侵染性的 RNA 组成;拟病毒一般仅由裸露的 RNA 或 DNA 组成,是在真病毒中寄生的一种有缺陷的病毒;朊病毒又称朊粒或蛋白质侵染子,是一种不含核酸的传染性蛋白质分子。目前仅发现朊病毒可引起人类和动物感染。朊病毒是人类传染性海绵状脑病(transmissible spongiform encephalopathy,TSE)的病原体。疯牛病即牛海绵状脑病(bovine spongiform encephalopaty,BSE),是 TSE 的一种。

（二）细菌

细菌是一类不具有核膜包被细胞核的原核细胞型微生物。伯杰(Bergey)分类系统是国际上最有影响及被广泛采用的细菌分类系统。细菌的经典表型特性包括形态学、生理学和生物化学特征。简而言之,按形态可以将细菌分为球状、杆状和球杆状等;按染色结果可分为革兰阳性菌和革兰阴性菌;按培养特性可分为需氧菌、厌氧菌,以及兼性厌氧菌和微需氧菌;还有某些种类的细菌因对营养的特殊要求而又被称作苛养菌。

1. 需氧革兰阳性菌　革兰阳性菌在自然界分布广泛。它存在于自然环境、人体和动物的皮肤、黏膜部位,可引起多种局部化脓性或全身感染。如皮肤感染、疖肿、脓肿、丹毒、蜂窝织炎、伤口感染、咽炎、喉炎、脑膜炎、心内膜炎、泌尿系感染、食物中毒、菌血症、败血症和中毒性休克综合征等。①临床上常见的需氧革兰阳性球菌如葡萄球菌属的金黄色葡萄球菌、表皮葡萄球菌,链球菌属中的 α-溶血性链球菌(草绿色链球菌等)、β-溶血性链球菌(A 组和 B 组)、肺炎链球菌和肠球菌属等。其中链球菌属细菌由于对营养要求较高,在普通培养基上不生长,需要在培养基中加入血液或血清等方能生长良好,故被称为苛养菌。②需氧革兰阳性杆菌中形态规则、形成芽胞的有蜡样芽胞杆菌和炭疽芽胞杆菌等;不形成芽胞的有李斯特菌属和丹毒丝菌属。③形态不规则、无芽胞的革兰阳性杆菌有白喉棒状杆菌、星形诺卡菌和马杜拉放线菌等。④形态不规则的、无芽胞的革兰阳性杆菌,还有结核分枝杆菌、非结核分枝杆菌和麻风分枝杆菌等。虽然革兰染色很难使这类细菌着色,但分枝杆菌仍旧归类为革兰阳性菌。

2. 需氧革兰阴性菌

(1)肠杆菌:细菌种类繁多。基于全基因组系统发育数据,2016 年 Adeolu 对原肠肝菌科进行了分类,划为 7 个科,即肠杆菌科、欧文菌科、溶果胶菌科、耶尔森菌科、哈夫尼亚菌科、摩根菌科和布杰约维采菌科。原肠杆菌科升级为肠杆菌目。目前,该肠杆菌目中有 4 个菌属的细菌对人类有明显的致病作用,即大肠埃希菌的某些血清型、沙门菌属的某些血清型、志贺菌属细菌和鼠疫耶尔森菌。还有一些肠杆菌目细菌如克雷伯菌属、枸橼酸杆菌属、肠杆菌属、变形杆菌属和沙雷菌属等是与医院感染有关的条件致病菌。大肠埃希菌是人体肠道正常菌群,当宿主免疫力降低或侵入肠外组织或器官时,可引起肠道外感染。如血流感染、腹腔感染、肺部感染、尿路感染、伤口感染和局部脓肿,还有新生儿脑膜炎等。大肠埃希菌的某些血清型致病菌株还可引起肠道内感染。如致病性大肠埃希菌(enteropathogenic E. coli,EPEC)可引起婴儿腹泻;肠产毒素大肠埃希菌(enterotoxigenic E. coli,ETEC)可引起儿童和成人腹泻;肠侵袭性大肠埃希菌(enteroinvasive E. coli,EIEC)可引起结肠的炎症和溃疡;肠出血性大肠埃希菌(enterohemorrhagic E. coli,EHEC)可引起出血性肠炎。其中 EHEC 菌株中最具代表性的血清型 O157∶H7 是引起溶血性尿毒综合征(heomlytic uremic syndrome,HUS)的主要病原菌。志贺菌可以引起中毒性菌痢。沙门菌可致多种感染,轻者为自愈性胃肠炎,重者可有伤寒沙门菌引起的致死性伤寒。鼠疫耶尔森菌可引起鼠疫,是我国甲类传染病。

(2)属于弧菌科的有霍乱弧菌、埃尔托(EL - Tor)弧菌、副溶血弧菌和亲水气单胞菌等。其中霍乱弧菌所致的霍乱也是我国甲类传染病。

(3)不发酵糖革兰阴性杆菌如铜绿假单胞菌等假单胞菌属,是医院感染的主要病原菌之一,可引起烧伤创面感染、伤口感染、眼部感染、外耳道炎、软骨炎、心内膜炎、脑膜炎和脑脓肿等。在医院里,铜绿假单胞菌还可引起呼吸机相关性肺炎、手术切口感染及植入物感染等。黏液样铜绿假单胞菌是囊性纤维化患者的主要呼吸道病原菌。这类细菌中还包含鲍曼不动杆菌等不动杆菌属,以及伯克霍尔德菌和嗜麦芽窄食单胞菌等。

(4)HACEK 菌群是一类在普通的血平板上难以生长,需要加入特殊营养物质或给予特殊培养条件才能生长的革兰阴性菌。包括流感嗜血杆菌等嗜血杆菌属(Hemophilus),人放线杆菌等放线杆菌属(Actinobacillus),人心杆菌、瓣膜心杆菌等心杆菌属(Cardiobacterium),啮蚀艾肯菌等艾肯菌属(Eikenella),金氏菌属(Kingella)等。这组细菌是人口咽部的正常菌群。其共同的特征是易导致心内膜炎,占全部感染性心内膜炎的 5%～10%。此外,该类细菌还可引起其他感染。如菌血症、各类脓肿、腹膜炎、中耳炎、结膜炎、肺炎、化脓性关节炎、骨髓炎、尿路感染、脑脓肿和牙周炎。除了HACEK 菌群外,这类苛养革兰阴性菌还有伴放线凝聚杆菌、牙龈二氧化碳嗜纤维菌、嗜肺军团菌和百日咳博德特菌,以及人畜共患病原菌如巴斯德菌属、布鲁菌属、弗朗西斯菌属和巴尔通体属等。

（5）引起性传播疾病的淋病奈瑟菌，流行性脑脊髓膜炎的脑膜炎奈瑟菌，社区呼吸道感染、脑膜炎、脓毒症、心内膜炎、关节炎、中耳炎和鼻窦炎的卡他莫拉菌等，均属于需氧革兰阴性球菌。

3. 厌氧菌 主要有：①厌氧革兰阳性球菌，包括消化球菌、消化链球菌和厌氧革兰阴性球菌如小韦荣球菌等。②厌氧革兰阴性杆菌，包括拟杆菌属中的脆弱拟杆菌和多形拟杆菌、普雷沃菌属中的产黑色素普雷沃菌和口颊普雷沃菌，以及梭杆菌属中的具核梭杆菌等。③形成芽胞的厌氧革兰阳性杆菌目前均归属于梭状芽胞杆菌属，如破伤风梭菌、产气荚膜梭菌、肉毒梭菌和艰难梭菌等。④不形成芽胞的厌氧革兰阳性杆菌有丙酸杆菌属、放线菌属和乳杆菌属等。

4. 微需氧环境中生长良好的革兰阴性菌 包括弯曲杆菌属中的空肠弯曲杆菌和大肠弯曲菌等；胎儿弯曲菌、布氏弓形菌、嗜低温弓形菌和幽门螺杆菌等。

5. 其他的特殊病原微生物 螺旋体有钩端螺旋体、莱姆病螺旋体和苍白密螺旋体（梅毒螺旋体）等；立克次体属如斑疹伤寒立克次体；支原体属如肺炎支原体、人型支原体和生殖道支原体；衣原体属如肺炎衣原体、沙眼衣原体、鹦鹉热衣原体等。这类病原微生物共同的特点是都属于原核细胞性微生物，都是行严格的真核细胞内寄生的革兰阴性微生物。

（三）真菌

真菌为真核细胞型微生物。真菌的分类仍然以真菌的形态学、细胞结构、生理和生态学等特征，以及真菌有性阶段的形态特征为主要依据。在临床医学中通常将致病真菌分成两大类：浅部真菌和深部真菌。

1. 浅部真菌 指浅在性寄生性真菌，可侵犯皮肤、毛发和指（趾）甲，寄生于表皮角质、毛发和甲板的角蛋白组织中，引起浅部真菌疾病，简称为"癣"。目前，已报告的皮肤癣菌有45种，对人类有致病作用的有20余种。皮肤癣菌可分成毛癣菌属、小孢子菌属、表皮癣菌属和角层癣菌等。

2. 深部真菌 是指可侵犯皮下组织和内脏，引起机体全身各部位、各系统疾病的病原真菌或条件致病真菌。根据菌落形态等生物学性状可分为酵母样（yeast-like）真菌、酵母（yeast）、丝状（filamentous）真菌和双相型（dimorphic fungus）真菌等。其中双相型真菌是指在组织内或35～37℃培养环境下，菌落呈酵母型，在22～28℃培养条件下，菌落呈丝状的一类真菌。

深部真菌主要包括：①念珠菌属（*Candida*），如白念珠菌、热带念珠菌、克柔念珠菌、光滑念珠菌、近平滑念珠菌和季也蒙念珠菌等；②隐球菌属（*Cryptococcus*），如新型隐球菌及其变种；③曲霉属（*Aspergillus*）无性阶段，如烟曲霉、黄曲霉、土曲霉、黑曲霉和构巢曲霉等；④孢子丝菌属，如申克氏孢子丝菌及其变种；⑤青霉属（*Penicillium*）无性阶段，如以前的马尔尼菲青霉菌（*Penicillium marneffei*，PM）现在分类被命名为马尔尼菲蓝状菌（*Talaromyces marneffei*，TM）；⑥组织胞浆菌属（*Histoplasma*）无性阶段，如荚膜组织胞浆菌及其变种，荚膜阿耶罗菌是荚膜组织胞浆菌的有性型；⑦芽生菌属

(*Blastomyces*)，只有皮炎芽生菌一种，皮炎阿耶罗菌是皮炎芽生菌的有性型；⑧球孢子菌属（*Coccidioides*），包括粗球孢子菌和波萨球孢子菌。副球孢子菌属（*Paracoccidioides*）只有巴西副球孢子菌。

上述荚膜组织胞浆菌、皮炎芽生菌、TM、申克氏孢子丝菌、粗球孢子菌和巴西副球孢子菌都属于双相型真菌。双相型真菌多为致病真菌，能感染正常人群。其他均为条件致病菌，常感染免疫功能低下、菌群失调的患者。近年来，由于临床侵袭性操作，广谱抗菌药物、激素及免疫抑制剂等的大量应用，真菌感染逐年增多，应引起重视。

（四）原虫

引起人类疾病的重要寄生虫包括原虫和蠕虫等。医学原虫约有 80 种，大多为寄生或共生类型。与医学有关的重要的原虫有溶组织内阿米巴、福勒尔-耐格里原虫、棘阿米巴原虫、各种疟原虫、杜氏利什曼原虫，以及贾第虫、弓形虫、罗得西亚锥虫和冈比亚锥虫等。与医学有关的重要蠕虫约有 200 种，包括线虫、绦虫、吸虫和棘头虫等。其中吸虫类包括华支睾吸虫、猫后睾吸虫、布氏姜片吸虫、肝片吸虫、卫氏并殖吸虫、四川并殖吸虫、日本血吸虫、埃及血吸虫和曼氏血吸虫等。绦虫包括孟氏裂头绦虫、阔节裂头绦虫、肥胖带绦虫、链状绦虫、细粒棘球绦虫、多房棘球绦虫、短膜壳绦虫和长膜壳绦虫等。线虫包括十二指肠钩虫、美洲钩虫、东方圆线虫、粪类圆线虫、蛔虫、蛲虫、鞭虫、旋毛虫、班氏丝虫、马来丝虫、盘尾丝虫、美丽筒线虫、结膜吸吮线虫和麦地那龙线虫等。棘头虫包括猪巨吻棘头虫和念珠状念珠棘头虫。

三、病原微生物的诊断原则

正如上述所言，一种病原微生物可以感染不同部位，引起不同部位的感染性疾病。同样，不同病原微生物又可以引起相同部位的感染和相似的临床表现。例如，血流感染可以由不同细菌引起，包括凝固酶阴性葡萄球菌、金黄色葡萄球菌、链球菌属（A、B 群，肺炎链球菌）、肠球菌属、单核细胞李斯特菌、脑膜炎奈瑟菌、大肠埃希菌、沙门菌属、铜绿假单胞菌、不动杆菌属、厌氧菌、念珠菌属、嗜血杆菌、伴放线凝聚杆菌、人心杆菌、艾肯菌、金杆菌、布鲁菌和分枝杆菌等。感染性心内膜炎可以由 α-溶血和非溶血性链球菌属、牛链球菌、金黄色葡萄球菌、肠球菌、产碱杆菌、李斯特菌和某些厌氧菌等引起，同样真菌和病毒等也都可以引起。各类感染性疾病的病原微生物详见第六章"各类感染的抗微生物治疗"的描述。

因此，感染性疾病的诊断包含 3 个层次：确认患者是感染性疾病的患者；确认患者感染的部位；确认感染性疾病的病原学。只有在了解病原学和药敏结果后，才能正确地选择抗菌药，并做到合理用药，同时避免细菌耐药的发生。因此，病原微生物诊断是感染性疾病诊断的"金标准"。为此，对临床医师来说，必须要知道优化病原学诊断同样有 3 项基本要求。①临床医师要提供和采集合格的标本。如要诊断一位下呼吸道感染的患者，必须要采集一份合格的下呼吸道分泌物。一份合格的痰液标本的要求是：低倍镜下每视野上皮细胞<10 个，白细胞>25 个。②采集的标本需要在正确的运输环境下及时送达微生物实验室。如疑是厌氧菌混合感染的腹腔脓液标本，必须在厌氧环境下迅速送抵检验部门或进行床旁接种。因为正确的运输环境和及时送达临床微生物实验室是提高病原微生物培养阳性率的重要保证。③在使用抗菌药物前留取标本。许多病原菌对抗菌药物是十分敏感的,尤其是社区获得性肺炎的病原菌如肺炎链球菌、流感嗜血杆菌和卡他莫拉菌等。一旦使用了抗菌药物,标本中就有可能检测不到细菌了。

因此,作为一个临床医师,需要学习、认识、了解和掌握与医学有关的细菌、真菌、分枝杆菌、病毒和寄生虫等各种病原微生物的分类及其培养特征和所致感染类型。这有助于在合适的时机、合适的感染部位采集合适的标本;有助于自己在尚未获得病原检查结果时,结合所在单位的细菌耐药性监测积累的病原菌流行病学资料,合理推断引起感染可能的病原,科学地制订恰当的初始经验治疗方案;有助于感染性疾病的病原诊断和治疗。结合细菌鉴定结果和药敏试验结果,正确判断标本中检出的病原微生物的临床意义。根据抗菌药物药代动力学/药效学(PK/PD)的参数,调整目标治疗的给药方案,合理选用抗菌药物。

(朱德妹)

第二节　抗菌药物的作用机制和细菌耐药性

一、抗菌药物的作用机制

抗菌药物包括抗生素和化学合成抗菌药物,对病原微生物具有较强的选择性毒性作用。抗菌药物的选择性毒性作用主要来源于药物对病原微生物某些特殊靶位的作用。根据主要作用靶位的不同,抗菌药物的作用机制可分为:①干扰细菌细胞壁的合成,使细菌不能生长繁殖;②损伤细菌细胞膜,破坏其屏障作用;③影响细菌细胞蛋白质的合成,使细菌丧失生长繁殖的物质基础;④影响核酸的代谢,阻碍遗传信息的复制;⑤其他。

(一) 干扰细菌细胞壁的合成

所有细菌(除支原体外)都具有细胞壁,而哺乳动物细胞则无,这是两者最主要的区别。不同细菌细胞壁的组成亦各不相同,但主要可分为两种类型,即革兰阳性细菌和革兰阴性细菌。细胞壁主要由糖类、蛋白质和类脂质组成的聚合物,相互镶嵌排列而成。革兰阳性菌细胞壁的肽聚糖层厚而致密(占细胞壁重量的 65%～95%),内有磷壁酸镶嵌,类脂质、脂多糖、脂蛋白较少或无。革兰阴性菌细胞壁的肽聚糖层薄而疏松(不足10%),无膜磷壁酸或壁磷壁酸,含类脂质、脂多糖和脂蛋白等。但两者均含有呈链状交叉联结的肽聚糖,许多抗菌药物可干扰肽聚糖的生物合成,从而干扰细胞壁的合成。

(二) 损伤细胞膜

细菌的细胞膜为一种半透膜,内外各为一层蛋白质,中间一层类脂质(以磷脂为主)。细菌的细胞膜具有选择性屏障作用,脂溶性物质较易透入细胞内,且能将氨基酸、嘧啶、嘌呤、磷脂、无机盐和核苷酸等浓集在细胞内,防止外漏。此外,还有许多酶和能合成蛋白质的核糖体等也黏附在细胞膜上。因此,细菌细胞膜具有选择性输送营养物质及催化重要生化代谢过程的作用。

多黏菌素类抗生素的分子有两极性,一极为亲水性,与细胞膜的蛋白质部分结合;另一极具有亲脂性,与细胞膜上磷脂的磷酸根相结合,使细胞膜裂开。本品还可作用于革兰阴性杆菌的外膜,导致细胞内重要物质外漏和细菌死亡。革兰阴性杆菌细胞壁及细胞膜中脂质含量多,故本品对革兰阴性杆菌作用强。

达托霉素是一种环脂肽类抗生素,与 Ca^{2+} 结合后,其亲脂端插入细菌的细胞膜,形成跨膜的离子通道,导致 K^+ 及其他金属离子外流,细胞膜去极化,抑制细菌内 DNA、RNA 及蛋白质等大分子的物质合成,细菌快速死亡。由于大分子物质不能从细菌细胞膜释放,因此,细菌死亡后并不溶解。本品不能通过革兰阴性菌的细胞外膜,故对革兰阴性菌无抗菌活性。

两性霉素 B、制霉菌素等多烯类抗生素主要与细胞膜上的麦角固醇结合,使细胞膜的通透性增加。吡咯类药物中的咪唑类如咪康唑、酮康唑,三唑类如氟康唑、伊曲康唑等,抑制真菌细胞膜中固醇类的生物合成而影响其通透性。

(三) 影响细菌蛋白质的合成

蛋白质的合成有 3 个阶段,即起始阶段、延长阶段和终止阶段。

1. 蛋白质合成的起始阶段　蛋白质由氨基酸按一定的顺序连接而成,合成在核糖体上进行。蛋白质合成时需要许多基本成分的参与,如活化的氨基酸、转运核糖核酸(transfer ribonucleic acid,tRNA)、信使核糖核酸(messenger ribonucleic acid,mRNA)、核糖体、酶、Mg^{2+}、腺苷三磷酸(adenosine triphosphate,ATP)和鸟苷三磷酸(guanosine triphosphate,GTP)等。蛋白质合成开始时,70S 核糖体可解离为 50S 和 30S 亚基。30S 亚基与新生成的 mRNA 结合成 mRNA - 30S 复合物,然后接上第 1 个氨基酰- tRNA(即甲酰甲硫氨酰- tRNA,接在相当于 50S 亚基的 P 位),形成 30S 起始复合物。后者很快与 50S 亚基结合成 70S 起始复合物。

2. 蛋白质合成的延长阶段　新的氨基酰- tRNA 按 mRNA 的密码要求,接在核糖体 50S 亚基的 A 位上。此时,结合在 P 位上的甲酰甲硫氨酰或以后合成的肽链被输送至 A 位,其羧基与新接上的氨基酸的氨基结合而形成新的肽链。此时,在 P 位的 tRNA 被释放,回到细胞质内转运其他相应的氨基酸。核糖体 30S 亚基在 mRNA 上发生位移,把带有肽链的 tRNA 从 A 位移至 P 位。A 位上又接受新的氨基酰- tRNA。如此周而复始地合成蛋白质。

3. 蛋白质合成的终止阶段　当 mRNA 上的密码出现终止信号时,表示蛋白质合成已结束。肽链从核糖体上释出,tRNA 及 mRNA 也与核糖体分离。70S 核糖体又解离为 30S 和 50S 亚基,重新参与蛋白质的合成。

(四) 抑制细菌核酸的合成

核酸包括 DNA 及 RNA,都是由许多单核苷酸相互连接而成的多核苷酸。每个单核苷酸都由糖、碱基和磷酸组成。当细胞分裂时,以原有的 DNA 为模板,在 DNA 聚合酶的参与下,根据碱基互补配对原理,合成新的 DNA。RNA 有 3 种,即 mRNA、核糖体 RNA(ribosomal RNA,rRNA)和 tRNA。合成 RNA 的过程称为转录,即在依赖于 DNA 的 RNA 聚合酶的作用下,以 DNA 为模板,合成新的 RNA。mRNA 带有 DNA 的全部遗传信息。

二、细菌耐药性和耐药机制

抗菌药物在临床上的广泛应用,可导致细菌耐药性的发生,为临床的抗感染治疗带来挑战。细菌耐药性可分为:①天然或固有的耐药性,即耐药性为某种细菌固有。其原因可能是细菌缺少对药物敏感的靶位,或细菌具有天然屏障,导致药物无法进入细菌体内。②获得耐药性,由于细菌获得耐药基因,由初始敏感的细菌变为耐药菌。获得性耐药是目前临床面临的最主要耐药问题,本节将着重叙述获得性耐药的有关问题。

(一)耐药性的分子遗传学基础

抗菌药物的应用可对细菌产生强大的选择性压力,为适应此种变化,细菌可通过不同机制产生遗传变异和对抗菌药物的耐药性。耐药基因存在于染色体或质粒上,其中质粒是一种染色体外的 DNA。耐药质粒可分两种主要类型,接合型质粒和非接合型质粒。质粒能在细菌间以接合方式转移者称为接合型质粒。接合型质粒的耐药因子包括两部分:①耐药决定因子,具有一个至数个耐药基因,通过破坏抗生素,改变细菌细胞壁或细胞膜的通透性,或阻断抗生素到达作用靶位等机制,使细菌对抗生素产生耐药性;②耐药转移因子,负责耐药因子转移时所需物质的制备和合成,最主要者为性纤毛。性纤毛为接合的必需物质,如细菌性纤毛脱落,则不再出现接合过程。此外,耐药转移因子还与质粒 DNA 的复制、接合过程中耐药基因的转移等有关。非接合型质粒的耐药因子仅有耐药决定因子而无耐药转移因子,故不能通过细菌接合转移,而是通过转化、转导或由共存的接合型质粒"动员"等方式转移。

耐药质粒在微生物间通过下列方式转移。

1. 转化(transformation)　耐药菌溶解后释出的 DNA 进入敏感菌体内,其耐药基因与敏感菌中的同种基因重新组合,使敏感菌成为耐药菌。

2. 转导(transduction)　耐药菌通过噬菌体将耐药基因转移给敏感菌,转导是金黄色葡萄球菌耐药性转移的最主要方式。金黄色葡萄球菌产生青霉素酶的特性,可借噬菌体由耐药菌转移给敏感菌,使后者也对青霉素耐药。由于噬菌体有种的特异性,故耐药性转导的现象仅能发生在同种细菌内。此外,通过噬菌体所能传递的 DNA 量很少,通常仅能传递针对一种抗生素的耐药基因。因此,耐药基因的转导现象除在葡萄球菌属外,其临床意义较小。

3. 接合(conjugation)　是指通过耐药菌和敏感菌菌体的直接接触,由耐药菌将耐药因子转移给敏感菌。接合转移的方式主要出现在革兰阴性菌中,尤其是肠道细菌中。通过接合方式,一次可完成针对多种抗生素的耐药性转移。接合转移不仅可在同种细菌间进行,亦可在不同属间细菌中进行,其转移频率为 $1 \times 10^{-8} \sim 1 \times 10^{-2}$。该现象在自然界接合转移频率不高,且并非十分有效。但应注意,接合转移在某些地区个别医疗机构曾造成耐药菌的暴发流行。

4. 易位(translocation)或转座(transposition)　即耐药基因可自一个质粒转座到另一个质粒,从质粒到染色体或从染色体到噬菌体等。研究证实,转座的遗传片段有2种,即转座子(transposon,Tn)和插入序列(insertion sequence,IS)。前者主要介导具表型特性的耐药性。例如,细菌对某种抗生素的耐药性标志。两者在各自的两侧均带有一小段反向互补序列,并且各自均可作为独立的单位参与转座过程。Tn和IS都不能进行自我复制,而必须依附于细菌的染色体、噬菌体或质粒。此种耐药基因转座的方式还可在不同属和种的细菌中进行,甚至从革兰阳性菌转座至革兰阴性菌,因而扩大了耐药性传播的宿主范围。

5. DNA整合元件　DNA整合元件亦简称整合子,由Stokes于1989年首先报道。目前已知有5类整合子,除Ⅳ类整合子位于染色体且无法移动外,其他4类整合子均可借助其他可移动基因元件发生转移,这些整合子亦称可移动整合子。整合子通过重组酶对attI和attC基因的识别实现定位重组,不断捕获各类外源基因,并将它们转变为基因盒整合入可变区启动子,成为可正确表达的功能基因。由于抗生素选择压力的存在,携带整合子的细菌可大量捕获各类耐药基因,促进细菌耐药性形成及耐药基因水平传播。

(二) 耐药性的发生机制

细菌可通过一种或多种机制对一种或多种不同种类的抗菌药物产生耐药性,或一种耐药机制可能导致细菌对几种不同种类的抗菌药物耐药。

1. 产生灭活酶或钝化酶的细菌　该细菌可产生破坏抗生素或使之失去抗菌作用的酶,使药物在作用于菌体前即被破坏或失效。

(1) β-内酰胺酶:细菌对β-内酰胺类抗生素耐药主要是由于产生β-内酰胺酶,使其β-内酰胺环的酰胺键断裂而失去抗菌活性。根据氨基酸组成和核苷酸序列的不同可分为以下4种:①A组β-内酰胺酶,相对分子质量约29 000,其活性部位具有一丝氨酸残基,主要水解青霉素类,如广泛存在于革兰阴性杆菌的CTX-M型超广谱β-内酰胺酶(extended spectrum β-lactamases,ESBLs)和肺炎克雷伯菌产生的碳青霉烯酶(klebsiella pneumoniae carbapenemase,KPC)等。②B组金属酶,其活性部分是结合锌离子的硫醇基,如肺炎克雷伯菌产生的NDM型金属酶。③C组β-内酰胺酶,其中包括大肠埃希菌K12染色体中的AmpC酶。此酶与志贺菌属和克雷伯菌属中染色体介导的β-内酰胺酶具有很多同源序列。相对分子质量约39 000,主要水解头孢菌素类。在其活性部位亦带有丝氨酸,但与A组酶缺乏同源序列。④D组β-内酰胺酶即苯唑西林水解酶。A组、C组与D组酶通过其活性部位的丝氨酸形成酰基酶以水解底物。

(2) 氨基糖苷类钝化酶:是临床细菌对氨基糖苷类产生耐药性的最常见和重要的机制。氨基糖苷类抗生素分子结构中都有2个或3个氨基糖分子和氨基环醇环,由配糖键相连接。许多革兰阴性杆菌、金黄色葡萄球菌和肠球菌属等均可产生钝化酶,对这些氨基糖分子的活性基团进行修饰而使之失去抗菌作用。目前已知有3类钝化酶:①乙酰转移酶,使游离氨基乙酰化;②磷酸转移酶,使游离羟基磷酸化;③核苷转移酶,使游离羟基核苷化。3类酶又可按照所破坏的品种和作用点的不同而分为许多种。目前已知至少存在 30 种氨基糖苷类钝化酶,每种酶还可包括多种异构酶和不同酶蛋白组分。

（3）氯霉素乙酰转移酶:某些金黄色葡萄球菌、表皮葡萄球菌、D 群链球菌和革兰阴性杆菌可产生氯霉素乙酰转移酶,使氯霉素转化为无抗菌活性的代谢物。此酶为一种胞内酶,由质粒或染色体基因编码。

（4）红霉素酯化酶:细菌对红霉素和其他大环内酯类的耐药机制主要是细菌核糖体的靶位发生改变或由外排泵所致。但最近已分离获得数种灭活酶,如从大肠埃希菌中分离得到的红霉素酯化酶,可以水解红霉素结构中的内酯环而使之失去抗菌活性。该酶由质粒介导,导致对红霉素高度耐药。此外,自溶血性链球菌、金黄色葡萄球菌中分离获得质粒介导的灭活酶,可使大环内酯类、林可霉素类及链阳菌素类(streptogramin)核苷化、乙酰化或水解而灭活。

（5）四环素降解酶:某些拟杆菌属和弧菌属可产生药物降解酶,使四环素失活,导致细菌耐药。

产生灭活酶是引起细菌耐药性的最重要机制,产酶菌往往表现出明显的耐药性,其最低抑菌浓度(minimal inhibitory concentration,MIC)常为普通给药量所能达到血药浓度的数倍或数十倍以上,因而引起临床上抗生素治疗的失败。由于革兰阳性菌的 β-内酰胺酶是一种胞外酶,即细菌产生的 β-内酰胺酶常很快被释放至细菌细胞外。因此,细菌数量将影响酶的浓度和抗生素被破坏的量。如细菌量少,则产酶金黄色葡萄球菌的药敏试验结果可能对青霉素无明显耐药。但青霉素的存在可诱导细菌产生大量 β-内酰胺酶,从而导致治疗失败。因此,只要是产 β-内酰胺酶的金黄色葡萄球菌,无论体外药敏试验结果如何,均应视为对青霉素耐药。

2. 抗生素的渗透障碍　是指由于细菌细胞壁或细胞膜通透性的改变,抗生素无法进入细胞内到达靶位而发挥抗菌作用。这一机制可能导致细菌对一种或多种抗生素耐药。

革兰阴性杆菌细胞壁肽聚糖层外面存在着双层脂类组成的外膜,外层为脂多糖,由紧密排列的碳氢分子组成,阻碍了疏水性抗菌药进入菌体内。外膜上存在着多种外膜孔蛋白(outer membrane protein,Omp),分子较大者为 OmpF,分子较小者为 OmpC,为亲水性抗菌药物的通道。抗菌药物分子越大,所带负电荷越多,疏水性越强,则不易通过细菌外膜。细菌发生突变失去某种特异孔蛋白后,即可导致药物不能进入细菌体内而产生耐药性。铜绿假单胞菌对多种常用抗生素耐药,主要由于其外膜存在着独特的药物外排系统。其次,由于其外膜蛋白缺失,使药物不易通过。近期的研究发现铜绿假单胞菌外膜上带有多种特异性孔蛋白,其中外膜孔蛋白 D2(outer membrane prin D2,OprD2)是亚胺培南的特异性通道。当细菌暴露于亚胺培南后可使 OprD2 的表达下调,导致该药不能进入菌体,此为该菌对亚胺培南耐药的主要机制。

革兰阳性菌对多黏菌素类耐药,由后者难以透过细菌的厚细胞壁所致。各种青霉素类抗生素的作用机制相似,但由于对细菌的双层脂质外膜层的通透性不同而产生不同的抗菌谱。氨基糖苷类抗生素为水溶性药物,革兰阴性杆菌可自身促进摄入该类药物,使之通过细胞外膜进入细胞内。氨基糖苷类抗生素不易穿透革兰阳性菌(如肠球菌)的细胞壁，需要较大剂量才能产生抗菌作用。但与阻碍细胞壁合成的青霉素类、头孢菌素类等合用时即有协同作用，此时药物易于进入细胞内，所需剂量也大为减少。革兰阳性菌缺乏外膜层，其细胞壁虽较厚实，但细胞壁的肽聚糖层易为多数抗生素通过。革兰阳性菌可由于质粒控制的细菌胞质膜的通透性改变，使很多抗生素如四环素类、氯霉素、磺胺药和某些氨基糖苷类抗生素难以进入细菌内而获得耐药性。淋病奈瑟菌中由 *mtr* 编码的突变株可产生一种新的外膜蛋白，使细菌外膜双层脂质区的结构和渗透性发生改变，药物无法进入细菌细胞而产生耐药性。

3. 抗菌药物的外排系统　　近年的研究发现细菌中普遍存在主动外排系统，能将进入细胞内的多种抗菌药物主动泵出细胞外，导致细菌获得耐药性。主动外排系统首先是在大肠埃希菌对四环素的耐药机制研究中发现的。目前根据超微结构、转运机制和氨基酸序列的同源性，将细菌中的主动外排系统分为 5 类：①主要协助转运蛋白超家族（major facilitator superfamily，MFS）；②耐药结节细胞分化（resistance-nodulation-division，RND）超家族；③小耐多药性（small multidrug resistance，SMR）家族；④ATP 结合盒（ATP-binding cassette，ABC）超家族；⑤多药及毒性化合物外排（multidrug and toxic compound extrusion，MATE）家族。其中，RND 家族中的药物转运蛋白在革兰阴性菌的临床耐药性中起关键作用。

药物外排泵包括特种药外排泵（drug specific efflux pump）和耐多药（multidrug resistance，MDR）外排泵。前者是对某类药物的专属外排泵。例如，*Tet* 基因编码的外排泵仅可排出四环素。通常由质粒或转座子或整合子等遗传元件编码。由于此种遗传元件中常同时携带多种其他耐药因子，因而导致细菌多重耐药。

MDR 外排泵是由 RND 家族的内膜转运蛋白 OMP 和连接两者的膜融合蛋白（membrane fusion proteins，MFP）（连接蛋白）组成。这种"三联体"结构能将细胞内物质直接排至细胞外。主动外排系统的 3 种结构蛋白功能必须均正常，而且必须正确组装在一起才能发挥主动外排作用。研究表明，主动外排系统的内膜转运蛋白能够捕捉内膜胞质侧及胞周间隙侧镶嵌于磷脂膜上的药物分子，并将其转运至细胞外，即使积聚于胞周间隙的药物，亦能被排至细胞外。MDR 外排泵的能量供应来源于细菌的跨膜质子电动势，RND 类外排泵均属此类，为革兰阴性菌中最主要的主动外排泵。ABC 类的能量供应来自外排泵内的 ATP 酶水解 ATP 而产生的能量。主动外排系统并非只存在于耐药菌，研究发现它也存在于敏感细菌中，但其功能表达受调节基因控制，当表达增加时，细菌即成为耐药菌。

细菌对其主动外排系统存在着复杂的调控机制。研究表明大肠埃希菌中的 *acrR*、*emrR*，铜绿假单胞菌中的 *mexR*，淋病奈瑟菌中的 mtrR 均对其自身主动外排系统的表达起着负性调节作用。大肠埃希菌中的 *marRAB* 操纵子对主动外排系统起着正性调节作用。另外，*soxS* 和 *NobA* 亦参与了这种调节。总之，主动外排系统参与细菌对许多药物的耐药过程，*mar* 基因可显著增强其外排功能。在许多情况下，主动外排系统与外膜通透性或其他耐药机制协同形成细菌的多重耐药。

4. 靶位的改变　　细菌可改变抗生素与核糖体的结合部位，从而导致四环素、大环内酯类、林可霉素类和氨基糖苷类等抗菌药物不能与其作用靶位结合，或阻断抗菌药物抑制细菌合成蛋白质而使细菌不能生长的能力。不同类别的耐药决定因子可位于细菌的质粒或染色体上。

细菌对大环内酯类、林可霉素类和链阳菌素类耐药，主要是由于其核糖体 50S 亚单位的 23S rRNA 上的腺嘌呤残基转录后形成甲基化，使药物不能与核糖体结合而抑制蛋白质的合成。这一耐药机制在金黄色葡萄球菌、溶血性链球菌、脆弱拟杆菌和产气荚膜梭菌中均存在。细菌对四环素的耐药性是由于 *tetM* 耐药基因的存在保护了核糖体，使四环素不能与之结合。细菌核糖体 30S 亚单位的 S12 蛋白可发生突变，使链霉素不能与核糖体结合而导致耐药。糖肽类抗生素如万古霉素和替考拉宁主要与细菌细胞壁的主要成分肽聚糖前体末端的 D -丙氨酰- D -丙氨酸结合，影响细胞壁的合成。当 D -丙氨酰- D -丙氨酸连接酶发生改变时，肽聚糖前体末端变为 D -丙氨酰- D -乳酸，上述抗菌药不能与之结合，导致细菌耐药。

革兰阳性菌可由于其青霉素结合蛋白（penicillin binding protein，PBPs）的改变，使其与 β -内酰胺类抗生素的亲和力减弱，导致细菌耐药。肺炎链球菌可从耐青霉素链球菌属中获得耐药基因片段，与自身基因组合成镶嵌式耐药基因，编码 PBPs，使之成为耐青霉素肺炎链球菌。金黄色葡萄球菌与屎肠球菌中的一些菌株可诱导产生新的 PBPs，与 β-内酰胺类抗生素的亲和力显著减弱，造成细菌耐药。现已发现在淋病奈瑟菌、脑膜炎奈瑟菌和流感嗜血杆菌等革兰阴性菌的某些菌株中也存在与 β-内酰胺类亲和力减弱的 PBPs，从而导致细菌耐药。

5. 靶位保护蛋白　肺炎链球菌、淋病奈瑟菌可产生一种蛋白，能保护核糖体靶位不受四环素作用。1998 年，发现细菌对喹诺酮类可产生喹诺酮抗性蛋白（quinolone resistant protein，Qnr），保护细菌的喹诺酮类作用靶位，使喹诺酮类与之结合减少。目前发现的 Qnr 蛋白包括 QnrA、QnrB、QnrC、QnrD 及 QnrS 等，每种蛋白又有多个亚型。例如，QnrB 已报道的亚型超过 30 种。Qnr 蛋白仅使细菌对喹诺酮类的敏感性轻度下降，如环丙沙星对携带 Qnr 的革兰阴性菌的 MIC 为 0.1～1 mg/L，但这些菌株在接触喹诺酮类后较野生株更容易诱导靶位改变而导致高耐药株的产生。目前在各类肠杆菌科细菌中均检测到 *qnr* 基因。检出率各家报道不一，其中最高的为肠杆菌属细菌，可高达 50% 以上。*qnr* 基因由质粒携带，故耐药性可在不同细菌间水平转移。这可能是导致细菌对喹诺酮类耐药性快速上升的原因之一。近年来，在一些细菌的染色体上也发现了类似 *qnr* 的基因，如在粪肠球菌中发现的 *Efs*Qnr 蛋白。

6. 其他细菌可增加抗菌药物拮抗物的产量而耐药　如金黄色葡萄球菌中对磺胺药耐药的菌株，其对氨基苯甲酸（p-aminobenzoic acid，PABA）产量可为敏感菌的 20 倍。此外，细菌代谢状态的改变、营养缺陷和外界环境变化等都可使细菌的耐药性增加。

总之，细菌耐药性的产生机制极为复杂。无疑，细菌灭活酶或钝化酶的产生具有重要作用，但在不少病原菌中并非唯一的机制。除灭活酶外，细菌耐药性可能由细胞壁渗透障碍或细菌靶位的改变等两种或两种以上的机制所形成，使之对许多抗生素及抗生素新品种产生耐药性。

在正常情况下,由染色体介导产生的耐药性,其耐药菌往往有一定的缺陷。但质粒介导产生的耐药菌则与敏感菌一样迅速生长、繁殖,并可在正常人和体弱者中引起感染。无论是由质粒,还是染色体介导的耐药性,一般只发生于少数细菌中,难以与占压倒性优势的敏感菌竞争,故其危害性不大。只有当敏感菌因抗菌药物的选择性作用而被大量杀灭后,耐药菌才得以大量繁殖而成为优势菌,并导致各种感染的发生。因此,细菌耐药性的发生和发展是抗菌药物广泛应用,特别是无指征滥用的后果。

(三)重要细菌的耐药机制

1. 耐甲氧西林葡萄球菌　金黄色葡萄球菌可产生一种特殊的青霉素结合蛋白2a(penicillin binding protein 2a, PBP2a),它与β-内酰胺类抗生素的亲和力降低,因而产生耐甲氧西林金黄色葡萄球菌。PBP2a由 *mecA* 基因编码,由转座子携带并整合至葡萄球菌染色体的mec部位。每株耐甲氧西林金黄色葡萄球菌都有 *mecA* 或 *mecC* 基因,而敏感株则无。*mecRI - mecl* 是调节基因,通过抑制 *mecA* 的转录决定PBP2a的合成水平,从而调节细菌的耐药程度。在细菌基因组中还存在着辅助基因 *femA*、*femB*、*femC* 和 *femD*,与甲氧西林耐药性的表达有关。这些辅助基因与 *mecA* 基因协同作用,产生对β-内酰胺类抗生素的高度耐药。*mecA* 基因广泛分布于金黄色葡萄球菌及凝固酶阴性葡萄球菌。带有 *mecA* 基因的菌株对青霉素类、头孢菌素类及氨曲南等β-内酰胺类抗生素均呈耐药。但近期发现某些耐甲氧西林金黄色葡萄球菌菌株对所有β-内酰胺类,包括新的对耐甲氧西林金黄色葡萄球菌具有抗菌活性的头孢菌素(头孢罗膦、头孢吡普)均耐药。研究发现该耐药性由PBP4活性部位发生的点突变所介导。此外,还发现某些金黄色葡萄球菌的 *mecA* 基因阴性,但具有耐甲氧西林金黄色葡萄球菌菌株的表型特点。经检测,该菌株具有另一种 *mec* 基因,与 *mecA* 基因具有70%的同源性,被命名为 *mecC* 基因。由于 *mec* 基因所在的转座子常带有对其他抗生素的耐药基因,使耐甲氧西林葡萄球菌可对红霉素、四环素类、夫西地酸、磺胺药和链霉素等氨基糖苷类及氟喹诺酮类同时耐药,但上述抗生素的耐药机制则各不相同。

此外,金黄色葡萄球菌23S rRNA 和 L3/L4 核糖体蛋白编码基因突变、*cfr* 基因的存在均可导致对利奈唑胺耐药;PBP2a突变可导致对头孢罗膦高度耐药;存在 *mprF*、*dlt*、*vraRS*、*yycFG*、*pgsA* 和 *cls* 基因,使细菌细胞膜的正电荷增加,排斥达托霉素使之不能到达细菌体内,从而对达托霉素耐药。新近研究显示,*mprF* 变异介导的耐甲氧西林金黄色葡萄球菌达托霉素耐药株可因PrsA功能异常,导致PBP2a表达下降而重新对甲氧西林敏感。

1996年,欧洲首次报道了对万古霉素不敏感的金黄色葡萄球菌,其MIC为8～16 μg/ml,称为万古霉素中度耐药性金黄色葡萄球菌(vancomycin intermediate *S. aureus*, VISA)或糖肽中度敏感性金黄色葡萄球菌(glycopeptide intermediate *S. aureus*, GISA)。其机制尚未完全阐明,可能是由于该菌产生过多的靶位,阻断了药物到达靶位,使之不能起抗菌作用。2002年,美国首次报道从糖尿病足患者中分离到一株耐万古霉素金黄色葡萄球菌(vancomycin-resistant *S. aureus*, VRSA)。经研究显示,该菌携带的 *vanA* 基因从患者分离的肠球菌中经Tn1546转座子转入患者的万古霉素敏感性耐甲氧西林金黄色葡萄球菌,从而成为 VRSA。

2. 耐万古霉素肠球菌 肠球菌属对万古霉素的耐药性已发现有 9 种基因型,即 *VanA*、*VanB*、*VanC1/VanC2/C3*、*VanD*、*VanE*、*VanG*、*VanL*、*VanM* 和 *VanN*。其中 *VanA*、*VanB*、*VanD*、*VanE*、*VanG*、*VanL* 和 *VanM* 为获得性耐药,*VanC1/VanC2/C3* 和 *VanN* 为固有的耐药性。万古霉素与细菌肽聚糖前体末端的 D-丙氨酰-D-丙氨酸结合,抑制细胞壁肽聚糖的合成。耐万古霉素菌株中 *VanA*、*VanB*、*VanD* 和 *VanM* 型可产生一组功能相似的连接酶,导致其合成 D-丙氨酰-D-乳酸,取代正常的细胞壁肽聚糖末端的 D-丙氨酰-D-丙氨酸。前者与万古霉素的亲和力仅为正常成分的 0.001,使万古霉素不能与其靶位结合,造成细菌对万古霉素耐药。*VanE*、*Van C*、*VanG*、*VanL* 和 *VanN* 则导致其合成 D-丙氨酰-D-丝氨酸,取代正常细胞壁的结构。

3. 耐青霉素肺炎链球菌 目前,肺炎链球菌仍是社区获得性肺炎、中耳炎、鼻窦炎和化脓性脑膜炎等常见感染的最重要病原菌。自 1977 年南非首次报道耐青霉素肺炎链球菌暴发流行后,世界上许多国家和地区均有报道,且耐药率迅速上升。耐药机制是细菌 PBP 的改变,使其与青霉素的亲和力降低,导致耐药。肺炎链球菌有 6 种 PBP:PBP1a、PBP1b、PBP2x、PBP2a、PBP2b 和 PBP3,其中以 PBP2x 和 PBP2b 最为重要。产生耐药性的原因可能是青霉素和其他 β-内酰胺类抗生素产生的选择性压力,使少数几种血清型菌株的 PBP 突变成为青霉素中介(或低度耐药)株。此后,细菌通过遗传转化过程,识别、吸收并整合来自异种细菌(可能为草绿色链球菌)的 DNA 片段,最后形成耐药菌株。PBP 的改变在 9V、19A、23F 和 6B 等血清型中最为常见。不同的耐药菌株,其 PBP 发生改变的数目和相对分子质量不同,因而构成不同的 PBP 组合类型。同一 PBP 类型的菌株其血清型、耐药谱和地理分布等特点均相似。在一些青霉素耐药菌株中还出现了对第三代头孢菌素耐药的菌株,产生的机制为:①青霉素和其他 β-内酰胺类抗生素的选择性压力造成 PBP2x 和 PBP2b 发生改变;②头孢菌素类的选择作用使 PBP2x 和 PBP1a 发生改变。近年已有报道,出现了对氟喹诺酮类耐药的肺炎链球菌药,其机制为细菌 DNA 促旋酶的编码基因 *gyrA* 及拓异构酶Ⅳ的编码基因 *parC* 和 *parE* 等所在的喹诺酮类耐药决定区(quinolone resistance determining region,QRDR)发生突变。

4. 耐药革兰阴性杆菌 近年来,由于许多广谱 β-内酰胺类抗生素,尤其是第三代头孢菌素在临床上广泛使用,引起细菌产生许多新的 β-内酰胺酶,可以水解各种广谱 β-内酰胺类,从而使细菌耐药。其中最主要的是产 ESBLs 的肠杆菌科细菌。此外,已出现产 CTX-M-190 型 ESBLs 的大肠埃希菌,该酶不被他唑巴坦和舒巴坦所抑制,可致 β-内酰胺酶抑制剂的复方制剂耐药。

染色体或质粒介导的 AmpC 酶及碳青霉烯酶也是临床上重要的 β-内酰胺酶。上述酶主要存在于肠杆菌属、普罗威登斯菌属、摩根菌属、沙雷菌属、假单胞菌属和鲍曼不动杆菌中,导致细菌对头霉素类、第三代头孢菌素和 β-内酰胺酶抑制剂的复方制剂等 β-内酰胺类均耐药。此外,其他多种 β-内酰胺酶的产生、Omp 的缺失、细菌存在主动药物外排泵,以及抗菌药物作用于细菌靶位的改变等机制均可导致细菌产生耐药性。近年有报道,一种细菌中可同时存在多种耐药机制,从而产生多重耐药菌或全耐药菌株(即对目前常用抗菌药全部耐药)。如肺炎克雷伯菌、铜绿假单胞菌和鲍曼不动杆菌等,造成治疗上的难题。

碳青霉烯类抗生素是治疗多重耐药革兰阴性杆菌最有效的抗菌药物之一,但随着该类药物在临床的广泛使用,细菌对碳青霉烯类的耐药率也快速上升。产生碳青霉烯酶是革兰阴性杆菌对碳青霉烯类耐药最主要的耐药机制。常见的碳青霉烯酶包括 A 类 KPC 型碳青霉烯酶、B 类 NDM 型金属酶和 D 类 OXA - 48 型碳青霉烯酶。产生碳青霉烯酶的菌株往往表现为对其他抗菌药物也耐药,使临床的抗感染治疗面临无药可用的困境。

5. 耐药结核分枝杆菌　染色体基因突变是结核分枝杆菌耐药的主要分子机制。耐多药/泛耐药结核主要由引起单药耐药的不同基因突变序列累积导致。

异烟肼需要细菌通过过氧化氢-过氧化物酶的激活,产生活性氧及有机基团,作用于结核分枝杆菌的各个靶点而产生作用。异烟肼耐药机制主要是由于过氧化氢-过氧化物酶活性丧失或降低,编码过氧化氢-过氧化物酶的 *katG* 基因突变是引起结核分枝杆菌对异烟肼耐药的主要分子机制。利福平可抑制细菌 RNA 聚合酶的活性。结核分枝杆菌获得性耐药大部分是由于编码 RNA 聚合酶 β 亚单位的 *rpoB* 基因发生了突变。乙胺丁醇与细菌细胞壁的阿拉伯糖转移酶结合,抑制阿拉伯糖半乳聚糖的合成。细菌编码阿拉伯糖转移酶的 *embB* 基因发生突变,是引起结核分枝杆菌对乙胺丁醇耐药的主要分子机制。吡嗪酰胺在结核分枝杆菌体内必须经吡嗪酰胺酶转化为活性型吡嗪酸才能起作用,编码吡嗪酰胺酶的 *pncA* 基因发生突变是结核分枝杆菌对吡嗪酰胺产生耐药的主要分子机制。

目前,基于以上基因耐药相关位点突变的分子检测技术,如反向探针杂交技术、实时荧光定量聚合酶链反应(real-time quantitative polymerase chain reaction,RT - qPCR)技术等已用于临床,可以直接检测带菌的痰液或培养获得的菌株,在 24 h 内得到结核分枝杆菌对上述一线药物的基因型耐药数据。其中利福平耐药基因型的检测与临床菌株耐药表型的符合率可达 90%～98%,其他药物的基因型检测结果与表型耐药检测结果的符合率为 60%～80%。结核分枝杆菌耐药分子机制的阐明和耐药相关基因型的发现,为进一步快速诊断耐药结核分枝杆菌及研发新型抗耐药结核病药物奠定了基础。

6. 厌氧菌的耐药机制　口腔中存在大量厌氧菌,产黑色素拟杆菌和其他拟杆菌属中,多数可产生青霉素酶而对青霉素耐药。肠道中存在的大量脆弱拟杆菌,其中某些菌株能产生水解头孢西丁和亚胺培南的 β-内酰胺酶,因而对两者耐药。多数拟杆菌属的菌株具有编码四环素外排系统的 Tet 膜蛋白而对四环素耐药。对甲硝唑及其他硝基咪唑类耐药的厌氧菌尚不多见,但某些菌株可改变细菌体内的硝基还原酶,使甲硝唑在菌体内不能还原成活性型而发挥抗菌作用,导致细菌对甲硝唑耐药。

(胡付品)

第三节　病原微生物的检测技术

由于病原微生物种类繁多,每种感染性疾病均有其特定的病原微生物。因此,通过各类实验室检测技术,检出病原是确诊感染性疾病的主要依据,这对细菌性感染性疾病尤为重要。

一、临床标本的采集和常规检测技术

(一) 临床标本的采集

任何检测技术的病原检出效率均有赖于送检标本的质量。为了能灵敏、准确地检出病原微生物,临床标本采集时应注意下列事项。

(1) 送细菌培养的标本应尽可能从感染部位采集,避免污染。

(2) 应选择恰当的采集时间。例如,培养标本应尽可能在应用抗菌药前采集。

(3) 应采集足量的标本。例如,成人血培养标本每次采血量应不少于 10 ml。

(4) 所有标本都应使用无菌容器,送厌氧培养的标本应在厌氧环境下运送。

(5) 送检标本若有特殊检测要求,应在化验单上标明或与实验室人员说明。

(6) 根据流行病学和临床表现,提示存在高致病性病原体感染的病例标本。其采集过程应加强个体防护和环境保护,并参照国家相关规定将标本送至有相应资质的实验室进行检测。

此外,对疑有血流感染的患者应在给予抗菌药物前送检培养。若有感染性心内膜炎、动脉内膜炎等菌血症持续存在,对急性期血液标本采集时间无特殊要求;但在其他感染中,菌血症可能为间歇性者,血液标本应在寒战、高热时于床旁采集,并立即注入培养瓶。采血时如患者已接受抗菌药物治疗,可采用能中和或吸附血液中抗菌药的特殊培养瓶。

痰标本易被口咽部细菌所污染,干扰肺部感染真正病原微生物的检出。故采样前应先用无菌生理盐水漱口多次,做深咳嗽,或者采用 45℃、10％氯化钠溶液雾化吸入,咳出深部痰液于灭菌器皿内,立即送检。

有尿路刺激症状,且尿常规白细胞计数升高者,在应用抗菌药物前应至少送验一次尿培养。进行尿培养时,避免污染极为重要,通常采集清洁中段尿送检,亦可通过导尿管留取。因导尿本身也有引起感染的风险,故只有当患者不能排尿时才予采用。特殊患者也可采用耻骨上膀胱穿刺取尿,或膀胱镜下取尿,或在逆行肾盂造影检查中采集尿标本送验。

粪便标本的采集应注意挑取脓血、黏液部分,每次至少取 0.5～2 g 粪便。除非标本能立即送验,通常应放在粪便保存液(0.033 mol/L 磷酸盐缓冲液与等体积甘油混合)中,以免标本干燥,病原菌死亡。主要用于检测沙门菌属、志贺菌属、弯曲菌属等肠道感染病原。直肠拭子也很方便、实用,尤其适合流行病学调查,但阳性率比新鲜粪便稍低。

如患者有明显的肠道感染症状而粪便培养阴性时,应重复多次送验(至少 3 次),以免漏检。

脑脊液的病原检测应作为紧急情况处理,其目的是为了及早确诊和及早治疗。首先应确保腰椎穿刺过程严格的无菌操作,避免标本污染。由于脑膜炎常见病原菌如流感嗜血杆菌、脑膜炎奈瑟菌等容易死亡,采集脑脊液后应立即送检,最好能在床旁接种于适当培养基,可提高培养的阳性率。颅内脓肿厌氧菌感染多见,必须在厌氧条件下运送标本,并行厌氧培养。

病毒感染因病原不易被检出或培养需较长时间,一般实验室无条件开展病毒分离。故多数情况下,需要依赖血清学或分子生物学检测确立诊断。血清学方法通常取急性期和恢复期双份血清;分子生物学方法则以病毒核酸为靶位,急性期单次采集即可实现病毒感染的早期诊断。

(二) 病原微生物常规检测技术

目前,临床生物实验室常规检测的病原微生物以细菌、真菌为主,常用检测方法包括:涂片、染色、镜检、生化鉴定及药物敏感性试验测定等。

1. 涂片、染色及镜检 普通光学显微镜可用于细菌和真菌的检测,标本革兰染色镜检是细菌鉴定最基本、最快速的方法之一,对于选用抗菌药物亦有重要的指导意义。其他如抗酸染色对检出分枝杆菌属有相当高的诊断价值;负染色法用以检测新生隐球菌及某些细菌的荚膜;暗视野显微镜技术和相差显微镜技术主要用于不染色的活体形态或某些结构(如鞭毛)的观察,常用于检测霍乱弧菌及钩端螺旋体;荧光显微镜用于直接观察某些病原菌,如结核分枝杆菌和白喉棒状杆菌等,或结合免疫荧光技术检查有关抗原,可快速鉴定链球菌属、葡萄球菌属、致病性大肠埃希菌、百日咳鲍特菌、志贺菌属、沙门菌属、霍乱弧菌、梅毒螺旋体和炭疽芽胞杆菌等多种细菌;临床标本(如脑脊液、痰、尿、粪便和脓液等)的直接涂片检查,对快速诊断或提示某些感染有实用价值,应作为病原检测的常规步骤。

2. 病原菌的分离、培养和鉴定 病原微生物的分离、培养和鉴定结果对于感染病的诊断有重要价值。多数细菌、真菌和支原体属可在体外人工培养。有的细菌(如流感嗜血杆菌、脑膜炎奈瑟菌等)需要较严格的营养条件才能生长;少数细菌(如梅毒螺旋体)在体外不能培养,必须动物接种才能分离。为提高细菌培养的阳性率,常将标本接种于不同的选择性培养基。需氧或兼性厌氧菌一般采用需氧培养,35～36℃,18～24 h 即可生长。生长缓慢的细菌需培养 2～7 d,结核分枝杆菌的生长需要更长时间。流感嗜血杆菌、肺炎链球菌、脑膜炎奈瑟菌和淋病奈瑟菌等在含 5%～10% 二氧化碳的环境中生长最好。专性厌氧菌则必须在无氧环境下才能生长。弯曲菌属在微需氧(含氧量 3%～5%)环境中生长最好。病毒、立克次体和衣原体等则必须用活细胞才能进行分离、培养,包括动物接种、鸡胚培养和细胞培养等技术。此类分离方法由于实验条件要求高,普通临床微生物实验室少有开展。

根据细菌的不同生物学性状、不同酶系统及代谢产物,采用一系列生化反应可鉴定细菌。此类鉴定一般由 10～24 项生化反应指标组合而成。将待测细菌接种于含生化试剂、指示剂和培养基的体系,培养 8～24 h 后根据反应结果判定细菌种类。基于上述原理的商品化细菌生化鉴定试剂盒已被临床微生物实验室广泛采用,并已实现微量化。在微量生化鉴定基础上,近年已实现了检测步骤的自动化、智能化,检测数据由计算机处理后直接显示最终鉴定结果,减少了人力及人工操作的误差。

3. 药物敏感性试验 测定抗菌药物在体外对病原微生物有无抑制或杀灭作用的方法称为药物敏感性试验(简称药敏试验)。有的以抑制细菌生长作为评定标准,有的则以杀灭细菌为判定标准。

(1) MIC:即体外抑制细菌生长所需的最低药物浓度,试验时肉眼观察未见细菌生长的最低药物浓度。MIC_{50} 和 MIC_{90} 表示某种抗菌药能抑制同批受试菌中 50% 和 90% 菌株生长所需的 MIC。

(2) 最低杀菌浓度(minimal bactericidal concentration,MBC):即体外能使受试菌活菌总数减少 99.9% 或以上所需的最低抗菌药浓度。MBC_{50} 和 MBC_{90} 表示药物能将受试菌中 50% 或 90% 菌株的最初活菌杀灭 99.9% 或以上所需的 MBC。

常用药敏试验方法包括:稀释法、纸片扩散法(K-B 法)、E-试验法(epsilometer test,E-test)。稀释法是指以一定浓度的抗菌药与含受试菌培养基进行一系列不同倍数的稀释(通常为双倍稀释),经培养后观察其 MIC。稀释法的最大优点是可以精准测得药物的 MIC。纸片扩散法则是将含有抗菌药的纸片贴在涂有细菌的琼脂平板上,抗菌药在琼脂内由纸片中心向四周扩散,浓度呈梯度递减。因此,在纸片周围一定距离内的细菌生长受到抑制,过夜培养后形成抑菌圈,其直径大小与药物浓度的对数呈线性关系。纸片扩散法操作简单,是目前使用最广泛的药敏试验方法。E-test 是由纸片扩散法改良而成的,方法是将不同浓度的抗菌药吸附在 5 mm×50 mm 的不透明薄型塑料带上,并标记药物浓度。操作步骤与纸片扩散法相同,抑菌圈边缘与 E-test 试条交叉处的标记药物浓度即该药的 MIC。该方法操作简便,但缺点是价格较高。

20 世纪 70 年代以来,国外相继开发并上市了一系列自动化药敏测定设备。其原理为利用自动化仪器光学元件测定菌液浊度,判断抗菌药对细菌生长的抑制作用。其优点是快速,尤其适用于快速生长的细菌,药敏试验可在 6 h 内完成。可与自动化生化鉴定系统组合,同时获知细菌鉴定和药敏试验结果。仪器带有"专家分析系统"软件,可对鉴定及药敏结果做初步分析。自动化药敏测定仪通常不适用于生长缓慢、营养要求高的菌种或厌氧菌,而且仪器和试剂盒价格较高。自动化细菌鉴定和药敏测定仪适用于每日需处理大量临床标本的实验室。

临床微生物实验室通常采用"敏感(sensitivity,S)""中介(intermediate,I)"及"耐药(resistance,R)"分别表示受试菌对抗菌药的敏感性。"S"表示抗菌药按常规剂量给药时达到的平均血药浓度超过该药对细菌 MIC 的 5 倍,受试菌所致的感染采用抗菌药常规剂量治疗有效。"I"表示抗菌药采用常规剂量时达到的平均血药浓度相当于或略高于该药对细菌的 MIC,受试菌所致的感染在用高剂量药物时才可获得临床疗效。"R"表示抗菌药对受试菌的 MIC 高于治疗剂量的药物在血液或体液内可能达到的药物浓度,或该菌能产生灭活抗菌药的酶,受试菌所致的感染在采用常规及高剂量抗菌药治疗下,均无法获得临床疗效。

二、病原微生物检测技术的进展

(一)针对病原蛋白及代谢产物的检测技术

1. 免疫学检测技术 单克隆抗体技术及标记抗体技术的出现与应用,使免疫诊断方法的特异性、敏感性都有所提高。常用荧光素标记免疫球蛋白作为抗原、抗体特异性结合的指示物。该方法可分直接法和间接法。直接法是用荧光素标记各种微生物的特异性抗体,用于检查对应的抗原。间接法标记的是抗特异性抗体的抗体。荧光素标记的单克隆抗体试剂盒已上市,可用于沙眼衣原体、嗜肺军团菌和百日咳鲍特菌等的诊断。采用病原微生物特异抗原或单克隆抗体包被乳胶颗粒建立的乳胶凝集检测方法近年也大量出现,已被用于多种病毒、细菌和真菌的抗原或抗体的检测。

2. 质谱检测检测技术 每种微生物都有自身独特的蛋白质组成,因而拥有独特的蛋白质指纹图谱。基质辅助激光解吸电离飞行时间质谱仪(matrix-assisted laser desorption ionization-time of flight mass spectrometry,MALDI-TOF MS),针对不同细菌的蛋白质进行质谱分析,根据不同细菌蛋白质形成的谱图差异,确定特定细菌的特征峰,实现细菌的快速鉴定,鉴定过程可在数分钟内完成。目前已有 2 种商业化 MALDI-TOF MS 系统——Bruker Biotyper 和 Vitek-MS,在临床微生物实验室用于细菌鉴定。

3. 拉曼光谱检测技术 拉曼光谱检测技术是基于印度科学家拉曼(Raman)所发现的拉曼散射效应,对与入射光频率不同的散射光光谱进行分析,以得到物质分子振动信息,可用于分子结构精密分析的一种检测技术。已有采用拉曼光谱对细菌进行菌种鉴定的报道。随着单细胞拉曼光谱研究的深入开展,有研究发现,通过在细菌培养液中添加重水(含同位素"氘"),孵育后采用拉曼光谱对单个细胞进行分析,活细胞可出现特异且稳定的 C-D 峰("氘峰"),而死亡细胞的拉曼图谱中则不出现"氘峰"。该现象已被用于细菌药物的敏感性分析。利用单细胞拉曼光谱联合"氘峰"分析有望实现感染病原的快速鉴定与药敏测定。

4. 气相色谱法 利用气相色谱仪可分析微生物的代谢产物,如各种挥发性和非挥发性脂肪酸或其他成分;有助于识别各种专性厌氧菌、铜绿假单胞菌、军团菌属、奈瑟菌属和分枝杆菌属等。气相色谱可直接检测临床标本,检测体液内某种特定化合物及其量的变化,从脓液或早期培养物中检出异丁酸、丁酸和异戊酸,是快速诊断厌氧菌的有效方法。将裂解法和气相色谱法结合,比较裂解气相色谱峰,可以鉴定分枝杆菌属、肠道杆菌属、链球菌属、葡萄球菌属、放线菌属、支原体属、皮肤真菌和病毒等。

(二)针对核酸的病原检测技术

1. 聚合酶链反应 聚合酶链反应(polymerase chain reaction,PCR)技术使核酸检测技术得到广泛应用。该技术可以使极微量的核酸在体外迅速倍增。对于传统培养方法难以培养,或尚未建立可靠的检测方法,或常规病原鉴别有困难者尤为适用。但早期 PCR 技术采用电泳、染色等开放式扩增产物分析方法,极易因 PCR 核酸产物的污染而产生假阳性结果。实验室必须有充足的实验场地和严格的防污染措施,故在临床微生物实验室中的应用受到限制。近年,随着 RT-qPCR 技术及微流控技术的应用,已有一次性使用、充分整合的全封闭式检测试剂盒上市。标本仅需数分钟简单处理后上机即可,不需实验室分区并最大限度地减少了污染可能,应用前景广泛。

2. DNA 芯片技术 该技术是基于核酸杂交原理建立的检测技术,通常与 PCR 检测技术相结合,以提高检测的敏感性及特异性,理论上可实现所有已知病原微生物的检测。同时,凭借微阵列制作技术及自动化控制技术的支持,不但继承了传统核酸检测方法的特异性强、灵敏度高等优点,而且在高通量、检测过程自动化方面的优势也日益凸显。该技术有望成为感染性疾病病原快速诊断的方法之一。

3. 高通量测序技术 不同的病原微生物均含有特定的核酸序列,其耐药性等相应生物学表型由特定核酸序列编码。因此,可通过对送检标本中的核酸进行测序分析,检出特定核酸序列即可预测标本中是否存在相应的病原微生物,以及该微生物对抗菌药耐药性等相关表型。随着新一代高通量测序技术的蓬勃发展,高通量测序技术在病原检测中的应用日渐增多。由于该方法理论上可对标本中的所有核酸进行序列分析,无须预先知晓病原核酸序列及相关特异性引物,故可检测标本中所有微生物,包括尚未被认识的未知病原。该技术可为疑难危重感染提供快速、精准的检测方法。

(徐晓刚)

参考文献

1. 胡付品,郭燕,朱德妹,等. 2018 年 CHINET 中国细菌耐药性监测[J]. 中国感染与化疗杂志,2020,20(1):1-10.

2. 汪复,张婴元. 实用抗感染治疗学[M]. 2 版. 北京:人民卫生出版社,2012.

3. Adler M, Anjum M, Andersson D I, et al. Combinations of mutations in envZ, ftsI, mrdA, acrB and acrR can cause high-level carbapenem resistance in *Escherichia coli* [J]. J Antimicrob Chemother, 2016,71(5):1188-1198.

4. Aissa N, Mayer N, Bert F, et al. A new mechanism to render clinical isolates of *Escherichia coli* non-susceptible to imipenem: substitutions in the PBP2 penicillin-binding domain [J]. J Antimicrob Chemother, 2016,71(1):76-79.

5. Argudín M A, Dodémont M, Taguemount M, et al. In vitro activity of ceftaroline against clinical *Staphylococcus aureus* isolates collected during a national survey conducted in Belgian hospitals [J]. J Antimicrob Chemother, 2017,72(1):56-59.

6. Beabout K, Hammerstrom T G, Perez A M, et al. The ribosomal S10 protein is a general target for decreased tigecycline susceptibility [J]. Antimicrob Agents Chemother, 2015,59(9):5561-5566.

7. Bialek-Davenet S, Lavigne J P, Guyot K, et al. Differential contribution of AcrAB and OqxAB efflux pumps to multidrug resistance and virulence in *Klebsiella pneumoniae* [J]. J Antimicrob Chemother, 2015,70(1):81-88.

8. Bush K, Jacoby G A. Updated functional classification of β-Lactamases [J]. Antimicrob Agent Chemother, 2010,54(3):969-976.

9. Chan L C, Gilbert A, Basuino L, et al. PBP4 mediates high-level resistance to new-generation cephalosporins in *Staphylococcus aureus* [J]. Antimicrob Agents Chemother, 2016,60(7):3934 – 3941.

10. Chin C Y, Gregg K A, Napier B A, et al. A PmrB-regulated deacetylase required for lipid a modification and polymyxin resistance in *Acinetobacter baumannii* [J]. Antimicrob Agents Chemother, 2015,59(12):7911 – 7914.

11. Clinical and Laboratory Standards Institute. Performance standards for antimicrobial susceptibility testing: thirty informational supplement, M100 – S30 [C]. Clinical and Laboratory Standards Institute, Wayne, PA. , 2020.

12. Dhabaan G N, AbuBakar S, Cerqueira G M, et al. Imipenem treatment induces expression of important genes and phenotypes in a resistant *Acinetobacter baumannii* isolate [J]. Antimicrob Agents Chemother, 2015,60(3):1370 – 1376.

13. Ho P L, Ng K Y, Lo W U, et al. Plasmid-mediated OqxAB is an important mechanism for nitrofurantoin resistance in *Escherichia coli* [J]. Antimicrob Agents Chemother, 2015,60(1): 537 – 543.

14. Kołaczkowska A, Kołaczkowski M. Drug resistance mechanisms and the irregulation in non-albicans Candida species [J]. J Antimicrob Chemother, 2016,71(6):1438 – 1450.

15. Lim T P, Ong R T, Hon P Y, et al. Multiple genetic mutations associated with polymyxin resistance in *Acinetobacter baumannii* [J]. Antimicrob Agents Chemother, 2015,59(12):7899 – 7902.

16. Munita J M, Bayer A S, Arias C A. Evolving resistance among gram-positive pathogens [J]. Clin Infect Dis, 2015,61 (Suppl 2):S48 – S57.

17. Philippon A, Arlet G, Jacoby G A. Plasmid-determined AmpC-type β-lactamase [J]. Antimicrob Agent Chemother, 2002,46(1):1 – 11.

18. Sanglard D, Coste A T. Activity of isavuconazole and other azoles against *Candida* clinical isolates and yeast model systems with known azole resistance mechanisms [J]. Antimicrob Agents Chemother, 2015,60(1):229 – 238.

19. Schwarz S, Johnson A P. Transferable resistance to colistin: a new but oldthreat [J]. J Antimicrob Chemother, 2016,7(8):2066 – 2070.

20. Sharma A, Sharma R, Bhattacharyya T, et al. Fosfomycin resistance in *Acinetobacter baumannii* is mediated by efflux through a major facilitator superfamily (MFS) transporter-AbaF [J]. J Antimicrob Chemother, 2017,72(1):68 – 74.

21. World Health Organization. WHO global strategy for containment of antimicrobial resistance [J]. Weekly Epidemiological Record, 2001, 76(38): 298 – 299.

第二章 抗菌药物的临床药理学

临床药理学是研究人体与药物间相互作用规律,将临床医学与药理学融为一体的学科,其内容包括药效学、临床药物代谢动力学、临床疗效和安全性评价。抗菌药物的临床药理学研究可用于给药方案的制订、新药的临床评价和制剂的生物等效性研究、治疗药物监测(therapeutic drug monitoring,TDM)及个体化给药方案的制订等,对临床合理应用抗菌药物起重要的指导作用。近年来,依据 PK/PD 研究制订临床治疗方案,对获得最佳的临床和微生物学疗效、减少耐药菌的产生,以及指导临床合理用药具有重要意义。

▌第一节　抗菌药物的临床药物代谢动力学

将任何药物在人体内的吸收、分布、代谢和消除的过程用数学方程式加以描述,即为临床药物代谢动力学(以下简称药代动力学)。临床药代动力学主要研究临床用药过程中人体对药物处置的动力学过程,以及人体生理和病理条件对人体内过程的影响,根据计算出的药代动力学参数制订给药方案,包括剂量和给药频次,以提高药物的疗效和降低不良反应的发生。临床药代动力学的研究也是评价抗菌新药、筛选优良品种或制剂的重要依据。

(一)药物代谢动力学的基本概念及参数

1. 房室模型　药代动力学通常以房室模型(compartment model)模拟人体,即将人的身体视为一个系统,按药代动力学特点以数学方法将系统划分为若干室。只要体内某些部位接受或消除药物的速率常数相似,即可归入一个房室,而不受解剖位置和生理功能的限制。房室模型仅是进行药代动力学分析的一种抽象概念,并不特指某个器官或组织。根据药物转运的动态规律,常用一室模型或二室模型描述药物在体内的分布特征。一室模型是假设药物进入人体后,迅速地分布到全身各种体液和组织中,并瞬间达到动态平衡,然后药物自此室通过排泄或生物转化而消除。二室模型则把身体分为药物分布速率较高的中央室和分布速率较低的周边室。药物进入人体时先进入中央室,再向周边室分布。中央室往往代表血液和血液供应充沛、易于达到瞬间平衡的细胞外液,以及心、肝、肾等组织。周边室代表血供少或血流缓慢、不易达到瞬间平衡的脂肪、皮下组织和静止状态的肌肉等组织。

2. 血药峰浓度和达峰时间　血药峰浓度(peak concentration,C_{max})指给药后所能达到的最高血浆(血清)浓度。达峰时间(peak time,T_{max})指给药后达到 C_{max} 所需的时间。

3. 药时曲线、药时曲线下面积和生物利用度　血药浓度数据(纵坐标)对时间(横坐标)作图,所得曲线称为药时曲线,是反映药物进入人体后其浓度随时间变化的动态曲线。该曲线下面积称为药时曲线下面积(area under the concentration time curve,AUC),AUC 代表药物在血液中的相对量。生物利用度(bioavailability,F)指某药物活性成分从制剂释放、吸收进入血循环的程度和速度。通常以 C_{max} 和 T_{max} 表示吸收速度,以 AUC 表示吸收程度。F 是评价药物制剂质量的一个重要指标。F 包括绝对生物利用度(absolute bioavailability)和相对生物利用度(relative bioavailability)。绝对生物利用度为同一药物血管外制剂 AUC 与静脉制剂 AUC 的比值。相对生物利用度为同一药物待测制剂(受试制剂)AUC 与上市制剂(参比制剂)AUC 的比值。口服及肌注等血管外给药后,吸收较完全者生物利用度高,反之则低。

4. 半衰期 半衰期(half life,$T_{1/2}$)指血液中药物浓度或体内药量减低到 1/2 所需的时间。体内药量(或血药浓度)吸收、分布和消除一半所需的时间分别称为吸收半衰期($T_{1/2ka}$)、分布半衰期($T_{1/2\alpha}$,二房室模型)和消除半衰期($T_{1/2ke}$,一房室模型)或($T_{1/2\beta}$,二房室模型)。$T_{1/2}$ 通常指药物消除半衰期,$T_{1/2}$ 长的药物在体内消除缓慢。肾功能减退患者在应用主要经肾排出的药物时,药物排出减慢,$T_{1/2}$ 明显延长,药物可在体内积聚。

5. 表观分布容积 血药浓度与给药剂量或体内药量间的比值称为表观分布容积(apparent volume of distribution,V_d),并无直接的生理意义,也与人体体液的真实容积无关。当药物的 $V_d > 1\ L/kg$ 时,说明药物的组织浓度高于血浆浓度;而当药物的 $V_d < 1\ L/kg$ 时,则说明药物的组织浓度低于血浆浓度。

6. 清除率 清除率(clearance,CL)表示药物经肾、肝、肺和皮肤等各种途径自体内清除的速率。它能较 $T_{1/2}$ 更好地表示药物从体内清除的情况。总 CL 为肾清除率(renal clearance,CL_r)和非肾清除率(nonrenal clearance,CL_{nr})的总和。肾功能损害时,某些经肾排泄药物的 CL 明显降低,清除减慢。

(二) 抗菌药物的体内过程

任何抗菌药物,除口服或局部应用不吸收者外,给药后在体内均具有吸收、分布和排泄过程,部分药物尚可在体内代谢。抗菌药物自不同途径给药后,经吸收(口服和肌注)或直接(静脉给药)进入血液循环。进入血液循环的药物以两种形式存在:一部分与血浆蛋白结合;一部分未结合,呈游离状态。后者具有抗菌活性。游离及结合部分呈动态平衡。游离状态的药物易分布进入组织和体液,部分可在组织内代谢。继分布过程之后或在分布过程中,药物开始自体内清除,以药物原形或代谢物形式排出体外。大多数情况下以两种形式同时排出。

1. 吸收 药物的吸收包括吸收程度和吸收速率,不同的抗菌药物其吸收程度和吸收速率各不相同。口服及肌注给药后均有吸收过程。一般在口服给药后 1~2 h,肌注给药后 0.5~1 h,药物吸收进入血液循环,达到 C_{max}。许多抗菌药物口服后吸收不完全或吸收很差,不能达到有效血药浓度,如注射用青霉素类、头孢菌素类、氨基糖苷类、多黏菌素类、万古霉素和两性霉素 B 等,口服后吸收甚少或不吸收。某些抗菌药物口服后吸收迅速而完全,如头孢氨苄、头孢拉定、头孢克洛、阿莫西林、克林霉素、利福平、多西环素、异烟肼、氟胞嘧啶、甲硝唑,以及某些喹诺酮类如左氧氟沙星、莫西沙星和奈诺沙星等,以上药物口服后可吸收给药量的 90%～100%。

2. 分布　一般而言,抗菌药物在血供丰富的组织,如肝、肾和肺中浓度较高;而在血液供应差的部位,如脑、骨和前列腺等组织中浓度较低。某些部位存在生理屏障,如血脑屏障的存在使大多数药物在脑脊液中的浓度较低。但氯霉素、磺胺嘧啶、异烟肼、氟胞嘧啶、甲硝唑和氟康唑等可透过血脑屏障。当脑膜有炎症时,上述药物在脑脊液内的浓度可达同时期血药浓度的 50%～100%。头孢氨苄、头孢唑林等第一代头孢菌素,红霉素,林可霉素,多黏菌素类和两性霉素 B 等在脑脊液内的浓度低,在脑膜有炎症时仍不能达到有效浓度,因此不宜选用于细菌性脑膜炎。两性霉素 B 用于治疗真菌性脑膜炎时,可辅以鞘内给药。

许多抗菌药可穿过胎盘屏障自母体进入胎儿体内。通过胎盘屏障较多的药物有氯霉素、四环素、磺胺药、甲氧苄啶(trimethoprim,TMP)、呋喃妥因和左氧氟沙星等,该类药物的胎儿血药浓度与母体血浓度之比可达 50%～100%。庆大霉素、卡那霉素、链霉素和红霉素等的比率在 30%～50%,头孢菌素类、多黏菌素类和克林霉素等为 10%～15%或更低。妊娠期间应用氨基糖苷类时,药物可经母体进入胎儿体内,损害第Ⅷ对脑神经,导致胎儿先天性听力减退或耳聋。四环素类可导致胎儿乳齿及骨骼发育受损。氟喹诺酮类在体内分布广泛,可有一定量自母体进入胎儿体内。动物实验中发现该类药物可引起幼龄动物的软骨损害,同时可抑制细胞蛋白质合成过程中的 DNA 旋转酶。因此,妊娠期不宜应用氟喹诺酮类。

抗菌药物全身应用后可分布至各体腔和关节腔中,局部药物浓度可达血药浓度的 50%～100%。骨组织中,克林霉素、林可霉素、磷霉素(注射给药)和氟喹诺酮类的浓度较高。氟喹诺酮类、红霉素、磺胺甲噁唑(sulfamethoxazde,SMZ)、TMP 和四环素等可在前列腺组织液中达有效浓度。

3. 代谢　部分抗菌药物在人体内未经变化即从肾或其他器官排出,如氨基糖苷类及大部分头孢菌素类。少量青霉素类在肝内代谢。其他如头孢噻吩、头孢噻肟、磺胺药、氯霉素、红霉素和利福平等均可在肝内代谢或部分清除,两性霉素 B 等亦可在体内灭活。抗感染药物的代谢物可与原形药同时自肾排出体外或自肝胆系统排泄。

4. 排泄　大部分抗菌药物主要经肾排泄。青霉素类和头孢菌素类的多数品种、氨基糖苷类等药物主要自肾排出,尿药浓度可达血药浓度的数十至数百倍以上。即使主要经肝或在体内代谢的大环内酯类、林可霉素和利福平等,也可在尿中达到有效药物浓度,但两性霉素 B 例外。

抗菌药物在胆汁中的浓度随不同药物而异。大环内酯类、林可霉素、克林霉素、利福平、四环素、氨苄西林、头孢哌酮和头孢曲松等可达血药浓度的数倍至数十倍;青霉素、羧苄西林和氨基糖苷类则较低;氯霉素、万古霉素等在胆汁中浓度低,为血药浓度的 25%～50%。

抗菌药物在粪便中的浓度均较尿中低,但进行肝肠循环的抗菌药物如四环素、红霉素和利福平等在粪便中排出较多。

氨基糖苷类、大部分青霉素类和头孢菌素类、磺胺药等可经血液透析或腹膜透析而被清除,通常经血液透析被清除的量比经腹膜透析者多。因此,在应用上述药物时,需要在透析后加用剂量。血液透析或腹膜透析对氯霉素、四环素类、林可霉素、克林霉素、多黏菌素类、万古霉素和两性霉素 B 等药物清除的影响不明显。

根据上述抗菌药物体内过程的一般规律,结合各类药物的吸收、分布、代谢和排泄特点,在感染性疾病的抗感染治疗中必须注意以下几点:①无论以何种途径给药,采用常规剂量治疗各种感染时,在血液、浆膜腔和血液供应丰富的组织及体液中,各种抗菌药物均可达到有效浓度,但在脑组织、脑脊液、骨组织、前列腺和痰液等中常难以达到有效浓度。需要根据病原菌对抗菌药物的敏感情况,分别选用在该组织或体液中分布良好的抗菌药物。②口服吸收良好的药物可用于治疗敏感菌所致的轻、中度感染,不必静脉给药。但处理严重感染时,为避免各种因素对药物吸收的影响,仍需采用静脉给药以保证疗效。③抗菌药物应尽量避免局部用药。一般情况下,药物在体腔内可达有效治疗浓度,并不需要在腔内注入药物。除非有厚壁脓腔形成,或在治疗细菌性或真菌性脑膜炎,药物难以透过血脑屏障时,可分别辅以腔内及鞘内给药。④氨基糖苷类、四环素类和氟喹诺酮类易透过胎盘屏障,并可能对胎儿造成损害,妊娠期患者均不宜应用。⑤多数抗菌药物在尿液中的浓度很高,治疗非复杂性尿路感染时应选用毒性低、价廉的口服抗菌药物。

(张　菁)

第二节　抗菌药物的药代动力学和药效学及其临床意义

抗菌药物的疗效取决于体内感染灶中的药物能否达到有效浓度,并清除其中的病原菌。抗菌药物的药代动力学主要研究抗感染药物在人体内的过程,包括药物分布至组织和体液中可达到的药物浓度及其持续时间。但药代动力学参数与药物抗菌作用之间的关系并不明确。抗菌药物的药效学反映药物对某种细菌抑菌或杀菌活性的高低,其药效学指标包括药物对细菌的 MIC 和 MBC。但 MIC 或 MBC 并不能说明抗菌药物抑菌或杀菌活性持续时间的长短,也不能反映药物与细菌停止接触后是否有持续抗菌作用或抗生素后效应(post antibiotic effect, PAE)等。因此,只有将药代动力学和药效学两者结合,根据 PK/PD 指数,才能制订有效的治疗方案,达到最佳的临床和微生物学疗效,并防止疗程中细菌产生耐药性。

根据动物实验等非临床研究及临床研究、抗菌药物对细菌作用的 PK/PD 特点,可将其分为浓度依赖性(concentration-dependent)、时间依赖性(time-dependent)和时间依赖性且抗菌作用持续时间较长三大类。抗菌药物的 PK/PD 指数主要包括:游离药物 AUC 与 MIC 的比值($f\text{AUC}_{0\sim24}$/MIC)、游离药物浓度超过 MIC 的时间占给药间隔百分比(%fT>MIC)、游离 C_{max} 与 MIC 的比值($f C_{max}$/MIC)。需要注意的是,对抗菌药物的 PK/PD 分类是相对而言的,主要表示抗菌药物在体内达到最大杀菌活性时最相关的 PK/PD 指数及靶值。近年来,除 β-内酰氨类抗生素的 PK/PD 指数(%fT>MIC)外,对 β-内酰氨酶抑制剂还有抑制 β-内酰胺酶最低浓度时间占给药间隔百分率(%fT>

C_T）或 $AUC_{0\sim24}/MIC$ 的 PK/PD 指数概念。

时间依赖性抗感染药物指药物浓度在一定范围内与其杀菌活性有关,通常在药物浓度达到对细菌 MIC 的 4～5 倍时,杀菌活性达饱和状态。药物浓度继续增高时,其杀菌活性无明显改变,但杀菌活性与药物浓度超过对细菌 MIC 的时间长短有关。如果血液或组织内药物浓度低于 MIC 值,细菌可迅速重新生长繁殖。对于时间依赖性抗菌药物,应以提高 $\%fT>MIC$ 来增加微生物学疗效或临床疗效,如 β-内酰胺类药物等。

浓度依赖性抗菌药的杀菌活力在一定范围内随药物浓度的增高而增强。该类药物均具有较长的 PAE。属于该类药物者有氨基糖苷类、氟喹诺酮类和甲硝唑等。与浓度依赖性抗菌药物杀菌活力有关的主要 PK/PD 指数是 fC_{max}/MIC 和 $fAUC_{0\sim24}/MIC$。

时间依赖性并有明显的 PAE 者又称为浓度-时间依赖型(concentration-dependent with time-dependence),主要 PK/PD 指数为 $AUC_{0\sim24}/MIC$。属于该类型的药物有阿奇霉素、替加环素和万古霉素等糖肽类。

抗菌药物的 PK/PD 指数达到抑菌或杀菌效果,即获得微生物学疗效或临床疗效所需满足的目标值,称为 PK/PD 靶值(或称 PD 靶值)。PK/PD 靶值随药物及细菌的不同而异。如氟喹诺酮类治疗肺炎链球菌所致的社区获得性肺炎,一般 $AUC_{0\sim24}/MIC$ 靶值达 30 及以上,即可获良好疗效;但治疗革兰阴性杆菌所致的严重感染时,$AUC_{0\sim24}/MIC$ 靶值需达 125 时方可获良好的细菌学疗效,并可明显减少革兰阴性杆菌对氟喹诺酮类耐药菌的产生。替加环素治疗肠杆菌科细菌引起的复杂性腹腔感染时,预期可获疗效的 $AUC_{0\sim24}/MIC$ 靶值需为 6.96;治疗葡萄球菌引起的皮肤软组织感染时,可获预期疗效的 $AUC_{0\sim24}/MIC$ 靶值则需达 17.9。因此,在选用 PK/PD 指数和靶值时,应尽可能选用抗菌药对目标病原菌的 PK/PD 指数及其相应目标值。

在治疗细菌性感染时,除根据患者的感染部位、感染严重程度和病原菌种类选用抗菌药物外,应参考上述重要的 PK/PD 指数,制订合理的给药方案。如时间依赖性的 β 内酰胺类抗生素,$T_{1/2}$ 短者应每日多剂量给药或延长静脉输注时间,使 $\%fT>MIC$ 的时间延长,达最佳疗效;对浓度依赖性的氨基糖苷类、氟喹诺酮类,则可减少给药次数,增加每次给药剂量,或者单剂量给药,使 $fAUC_{0\sim24}/MIC$ 和 fC_{max}/MIC 值达更高水平,以达到最大的杀菌作用。但需注意的是,氨基糖苷类每日 1 次的给药方案并非适用于所有感染患者,在治疗感染性心内膜炎等重症感染时,仍需每日多剂量给药。在动物实验中已证实,氨基糖苷类治疗肠球菌心内膜炎时,针对赘生物中活菌数的减少,每日多剂量给药优于每日单剂量给药。

(张 菁)

第三节 治疗药物监测及个体化给药

TDM 是临床药理学的重要组成部分。TDM 通过测定患者治疗所用药物在血液或其他体液内的浓度,根据药代动力学原理和计算方法,拟订适用于不同患者的最佳个体化给药方案,包括药物剂量、给药间期和给药途径,以提高疗效和降低不良反应,从而达到安全、有效的治疗目的。抗菌药物广泛用于临床上各种不同感染性疾病的治疗,对于某些毒性大的抗菌药物进行 TDM,并据此进行个体化给药,是提高感染性疾病治愈率和降低毒性反应的重要措施。

一、血药浓度和药理效应的关系

药物经人体吸收后,由血液循环到达作用部位或受体,在局部积累至一定浓度后才能产生相应的药理作用。通常药物作用的强弱与细胞外液中的药物浓度呈正比,而细胞外液中的药物浓度又与血药浓度呈平行关系。因此,血药浓度水平可间接地作为作用部位药物浓度的指标。

由于不同患者的生理、病理状态存在个体差异,同一给药方案在不同患者中的血药浓度和临床疗效可显著不同。患者的年龄、体重、疾病状态、遗传因素、饮食和合并用药情况等均可使药物的体内过程发生重要变化,从而影响药物在体内的吸收、分布、代谢和排泄,以致血药浓度各异,其药理效应亦不同,直接影响了药物的疗效及安全性。血药浓度与药理效应之间有密切关系,因此,TDM 可以正确评估药物的药理作用。此为 TDM 的基础。

二、抗菌药物 TDM 的适应证

抗菌药物需进行 TDM 者有以下几种情况。

(1) 药物毒性大,其治疗浓度与中毒浓度接近者。如氨基糖苷类,包括庆大霉素、妥布霉素、阿米卡星、奈替米星、链霉素、卡那霉素等,氯霉素和万古霉素亦属此列。这类药物的治疗浓度范围与中毒浓度甚为接近。由于血药浓度的个体差异,该类药物在治疗剂量下即可因血药浓度过高而发生毒性反应,也可因血药浓度过低而无治疗效果。

(2) 有脏器功能损害的患者,肝、肾功能减退影响药物的代谢和排泄,可导致药物在体内积聚。由于肾功能减退,药物自肾排泄明显减少,血药浓度升高,可发生毒性反应,如氟胞嘧啶、SMZ 和 TMP 等。氯霉素在体内通过肝脏葡糖醛酰转移酶的作用与葡糖醛酸结合而灭活,新生儿期该酶产生不足,加上肾排泄差,可能导致外周循环衰竭(灰婴综合征)的发生;氯霉素应用于严重肝损害患者时,肝酶作用的减少可使药物与葡萄糖醛酸的结合减少,导致血药浓度增高,血液系统毒性反应易发生。

(3) 某些特殊部位的感染、确定感染部位是否已达有效药物浓度或浓度过高,浓度过高有可能导致毒性反应的发生,如测定青霉素在脑脊液中的浓度。

(4) 具有非线性动力学特征、个体差异大、易发生药物相互作用的药物,如抗真菌药物伏立康唑、伊曲康唑和泊沙康唑。该类药物的体内代谢受细胞色素 P450(cytochrome P450,CYP450)、P-糖蛋白(p-glycoprtein,P-gp)抑制剂和诱导剂的影响,表现为药物体内过程的个体差异大,并容易受合并用药的影响。伏立康唑、伊曲康唑还表现为非线性动力学特征。当给药剂量超过一定范围时,随着剂量的微量增加,血药浓度可显著升高以致发生毒性反应,该现象亦称"饱和动力学"。此外,伏立康唑的代谢酶 CYP2C19 还具有基因多态性。这些均可影响血药浓度,从而影响疗效和导致不良反应的发生。

（5）在常用剂量下患者无治疗反应者,宜测定血药浓度。如重症感染患者由于病理改变导致其药代动力学变异大,耐药菌感染的疗效欠佳。

青霉素类、头孢菌素类、大环内酯类等由于其毒性低,治疗浓度范围宽,一般在治疗剂量范围内根据病情调整剂量,即可达到有效浓度水平,不易发生毒性反应。因此,原则上对上述抗生素,无须将 TDM 列为常规。但在特殊情况下,如肾功能减退患者伴发严重感染需大剂量应用青霉素时,为防止脑脊液药物浓度过高而发生中枢神经系统毒性反应,则可进行脑脊液及血药浓度测定,以调整给药剂量。

三、血药浓度监测与给药方案个体化

测定血药浓度并根据其结果制订个体化给药方案是 TDM 中最常用的方法,其他尚有测定唾液中药物浓度作为调整用药的依据。

（一）抗菌药物的治疗浓度范围

参见表 2-1,可参照此范围拟订适用于不同患者的给药方案。最简单的个体化给药方案的拟订采用峰-谷浓度法。以庆大霉素为例,如测定峰浓度过高,即可减少每日给药总量;如谷浓度过高,则可延长给药间期。但该方法不易迅速调整至有效治疗浓度范围内。推荐临床医师在临床药师的协助下,运用药代动力学计算方法进行个体化给药方案的设计和调整,常用的方法有以下两种。

表 2-1 抗菌药物的治疗浓度范围和可能中毒浓度（mg/L）

药 物	治疗浓度范围		可能中毒浓度		备 注
	峰浓度	谷浓度	峰浓度	谷浓度	
庆大霉素、妥布霉素、奈替米星	4～10	1～2	>12	>2	常规测定
阿米卡星、卡那霉素	15～30	<5	>35	>10	常规测定
异帕米星	25～30	5～8[②]			
链霉素	20	>5	>40		常规测定
万古霉素	20～40	10～15[③]	>50	>15	常规测定
两性霉素 B			>2		常规测定
氯霉素[①]	20	<5	>25	>5	新生儿常规测定
SMZ			>115		肾功能减退时测定
TMP			>3		肾功能减退时测定
氟胞嘧啶	40～60		>80		肾功能减退时测定

注：①不能测定血药浓度时,新生儿、早产儿避免使用；②危及生命感染时的治疗浓度范围；③治疗耐甲氧西林金黄色葡萄球菌所致严重感染,美国卫生系统药师协会（American Society for Health-System Pharmacists，ASHP）、美国感染病学会（Infectious Diseases Society of America，IDSA）、美国儿科传染病学会（Pediatric Infectious Disease Society，PIDS）和感染性疾病药师学会（the Society of Infections Diseases Pharmacists，SIDP）联合制定的指南推荐应用 AUC 作为监测疗效和肾毒性的靶值,AUC 400～600 mg·h/L 为疗效最大化并减少急性肾损伤发生的靶值（假设 MIC＝1 mg/L）

1. 稳态一点法　仍以庆大霉素为例,在首次静脉滴注给药后,收集 3 次血液标本,采集标本时间需超过 $2\sim3$ 个 $T_{1/2}$。然后将测定结果按一室模型计算其表观分布容积(V_d)、给药间期(T)和给药剂量(K_0),个体化给药方案即可按此结果给药。经给药 $3\sim4$ 个剂量后,可测定血药峰、谷浓度。如在期望值内,则按此治疗方案,如不在期望值内,则可按峰-谷浓度法再略加调整。按药代动力学分析方法可按照下列公式计算。

$$V_d = \frac{K_0'}{K_d} \cdot \frac{1 - e^{-K_d t'}}{C_{pmax} - C_{pmin} \cdot e^{-K_d t'}}$$

$$T = -\frac{1}{K_d} \ln\left(\frac{C_{pmin-d}}{C_{pmax-d}}\right) + t'$$

$$K_0 = \frac{K_d \cdot V_d}{C_{pmax-d}} \cdot \frac{1 - e^{-K_d T}}{1 - e^{-K_d t'}}$$

K_0:达到预期血药浓度所需给予剂量(即调整剂量)

T:达到预期血药浓度所需给药间期(即调整给药间期)

K_d:药物消除速率常数

K_0':药物静脉滴注速率

t':静脉滴注时间

C_{pmax}:静脉滴注完后测定的高峰血药浓度

C_{pmin}:下次静脉滴注前测得的谷浓度

C_{pmax-d}:期望达到的高峰血药浓度

C_{pmin-d}:期望达到的谷浓度

2. 贝叶斯(Bayesian)反馈法　当给予初始剂量后未获得预定的治疗效果时,采集患者的稳态谷浓度,利用 Bayesian 反馈程序,估算得到患者的个体药代动力学参数。之后结合下次给药剂量和时间间隔计算血药浓度预测值,根据该预测值对给药方案进行调整。以上方法均需在疗程中重复测定峰、谷浓度 $1\sim2$ 次,如未达预期结果,可再次调整,直至建立最适宜的给药方案。

(二)TDM 中的注意事项

(1)对于血药浓度监测结果,应结合临床情况予以分析。对患者的疾病诊断、原发病、肝肾功能检验资料、联合用药情况、取血标本采集时间,以及过去史等进行综合考虑,制订个体化给药方案。

(2)掌握好采取血液标本的时间,随意采血或未准确记录留取标本时间,不仅毫无临床意义,且可导致错误的结论。测定药物的峰、谷浓度宜在多次给药达稳态浓度时取血,否则所得结果将较实际低。测定口服或肌内注射给药的峰浓度,取血时间可在给药后 $0.5\sim1\,h$;测定静脉给药后瞬时的 C_{max},并不能反映真正的药理效应,应在给药结束后 $0.5\sim1\,h$ 取血样,其结果方具临床意义。谷浓度样本的取血时间均在下次给药前。

(3)在一些疾病状态下,如尿毒症、肝硬化、严重烧伤时,患者发生低蛋白血症,药物呈结合状态者减少,游离部分增多。后者具有药理作用,若显著增高,亦可致毒性反应发生。血药浓度测定结果为结合及游离部分之和。高蛋白结合率药物遇上述病情时,需考虑游离血药浓度增高的影响,在调整给药方案时综合考虑。

四、TDM方法简介

用于TDM的方法必须具有灵敏度高、特异性强和快速的特点,以适应及时更改给药方案的要求。目前常用的分析方法主要为:①免疫分析法,包括放射免疫法、酶免疫法、荧光偏振免疫法和化学发光微粒子免疫分析法;②色谱分析法,包括高效液相色谱法、气相色谱法和液质联用法。这些方法各有优缺点,应根据所测药物的特殊性选择相应的分析方法。如对某些药物进行TDM时,除检测其血样中的原形药物外,需同时检测具备药理活性的代谢产物,宜选择可同时对血样进行多组分检测,并且灵敏度和特异性高的液质联用分析方法。

(郭蓓宁)

附:

表 2 - 2　抗菌药物主要药代动力学参数一览表

药　物	剂量和途径	C_{max}均值或范围(mg/L)	$T_{1/2}$(h)	口服F(%)	主要清除途径	蛋白结合率(%)	尿排出量(%)
青霉素	60万U, im 1 200万U/d, ivgtt	12 16	0.5	10~15	肾	46~65	79~85
青霉素V	500 mg, po	5~8.2	0.5~0.8	60	肾、肝	75~80	20~40
苄星青霉素	120万U, im	0.12 U/ml 0.03 U/ml(24 h) 0.02 U/ml(14 d)			肾		
苯唑西林	0.25 g, iv 0.5 g, im 1 g, po	9.7 15 11.7	0.5~1	30~33	肾、肝	90~94	40 23~30
氯唑西林	0.5 g, po 0.5 g, im	7~14 15	0.5~1	50~75	肾、肝	94~95	35~50
氨苄西林	0.5 g, iv 0.5 g, im 0.5 g, po	17 7~14 2~6	1~1.5	40	肾、肝	20	70 56 20
阿莫西林	0.25 g, po 0.5 g, po	3.5~5 5.5~7.5	1~1.5	60~75	肾	17~20	60
哌拉西林	0.5 g, im 1 g, im 2 g, im	4.9 13.3 30.2	1~1.5		肾、肝	17~22	49~68

药　物	剂量和途径	C_{max} 均值或范围(mg/L)	$T_{1/2}$(h)	口服 F(%)	主要清除途径	蛋白结合率(%)	尿排出量(%)
头孢氨苄	0.5 g, po	16～18	0.6～1	90	肾	10～15	80
头孢拉定	0.5 g, iv	46	0.8～1	90	肾	8～12	90
	1 g, im	12					66
头孢噻吩	0.5 g, im	10	0.5～1		肾、肝	50～60	60～70（原形）
	1 g, im	20					
	1 g, iv	30～60					20～30（代谢物）
头孢唑林	0.5 g, im	37	1.8～2		肾	74～86	70～80
	1 g, iv	185					
头孢呋辛	0.75 g, im	27	1.1～1.4		肾	50	89
	0.75 g, iv	50					
头孢呋辛酯	0.5 g, po	7～10	1.2～1.6	36～52	肾	50	32～48
头孢克洛	0.25 g, po	6	0.6～0.9	93	肾	25	60～85
头孢丙烯	0.5 g, po	10.5	1.3～1.8	89～95	肾	36	62～69
头孢克肟	0.2 g, po	2	3～4	40～50	肾	65	50
头孢地尼	0.3 g, po	1.6	1.6～1.8	16～21	肾	60～70	26～33
	0.6 g, po	2.87					
头孢噻肟	0.5 g, im	11.7	1		肾	35～40	60
	1 g, im	20.5					
头孢唑肟	1 g, iv	136～159	1.49～1.9		肾	30	80
	1 g, ivgtt	69～84					
头孢曲松	0.5 g, im	82	5.8～8.7		肾、肝	85～95	33～67
	1 g, im	151					
	2 g, im	257					
头孢他啶	0.5 g, iv	45	1.9		肾	10～17	80～90
	1 g, iv	90					
头孢哌酮	1 g, im	65	1.7		肾、肝	82～93	20～30
	1 g, iv	153					
头孢吡肟	1 g, iv	78.7	2.6		肾	15～19	80～90
	1 g, im	25.9					
头孢西丁	1 g, im	22.5	0.68～0.77		肾	65～80	90
头孢美唑	1 g, ivgtt	76.2	1.2		肾		85～92
头孢米诺	0.5 g, im	54.3	2.2～2.7		肾		90
亚胺培南	0.5 g, ivgtt	21～58	1		肾	20	70
美罗培南	1 g, ivgtt	39～58	1		肾	22	70
帕尼培南	0.5 g, ivgtt	27.5	1		肾	6～7	91.5
厄他培南	1 g, iv	137	4.3～4.6		肾		40(原形) 40(代谢物)
比阿培南	0.3 g, iv	17.3	1.03		肾		63.4
法罗培南	150 mg, po	2.36	0.76		肾		3.12
氨曲南	1 g, iv	125	1.5～2		肾	50	70

续表

药　物	剂量和途径	C_max 均值或范围(mg/L)	T_{1/2}(h)	口服F(%)	主要清除途径	蛋白结合率(%)	尿排出量(%)
阿莫西林/ 克拉维酸	0.375 g (0.25/0.5)g, po	5.6/3.4	(0.9~1.07)/ (0.9~1.12)		肾	18/25	(50~70)/ (25~40)
氨苄西林/ 舒巴坦	1.5 g, iv 3 g, iv	40~71 109~150	1		肾		75~85
哌拉西林/ 他唑巴坦	3.375 g, iv 4.5 g, iv	209 224	0.7~1.1		肾	45/9	(60~70)/ (35~45)
头孢哌酮/ 舒巴坦	2 g(1/1 g), iv	236.8/130.2	1.7/1		肾		25/72
拉氧头孢	1 g, iv 1 g, ivgtt	101.2 77.2	2.3/2.25		肾	60	90
庆大霉素	2 mg/kg（首剂），然后1.7 mg/kg，每日多次，ivgtt；5.1 mg/kg（病情危重者：7 mg/kg），每日1次	4~10 16~24	2~3		肾		40~65
妥布霉素	2 mg/kg（首剂），然后1.7 mg/kg，每日多次，ivgtt；5.1 mg/kg（病情危重者：7 mg/kg）每日1次	4~10 16~24	1.5~3		肾		80~85
阿米卡星	7.5 mg/kg, q12 h，每日多次，ivgtt；15 mg/kg，每日1次	15~30 56~64	2		肾	3.5	85~98
奈替米星	2 mg/kg, q8 h，ivgtt 6.5 mg/kg, 每日1次, ivgtt	4~10 22~30	2.5		肾		60~90
异帕米星	200 mg, ivgtt	17.1	1.8		肾		85
四环素	0.5 g, po	3~5	6~10	30~70	肾、肝		20~70
米诺环素	0.2 g, po	3~5	11~33	95	肝、肾	55~75	4~9
多西环素	0.2 g, po	3~5	14~22	93	肾、肝	60~95	35~40
替加环素	0.1 g, iv	1.45	42.4		肝、肾	71~89	22

续表

药 物	剂量和途径	C_{max} 均值或范围(mg/L)	$T_{1/2}$(h)	口服F(%)	主要清除途径	蛋白结合率(%)	尿排出量(%)
多黏菌素E甲磺酸盐(多黏菌素E)	2.4 mg/kg(以CBA计), ivgtt	18(0.69)	1.38 h (4.49 h)		肾	58	62.5(1.28)
多黏菌素B	1.5 mg/kg, ivgtt	2.8	4.3~6			58(36~64)	4.04 (0.98~17.4)
氯霉素	1 g, po	8~12	1.3~3.5	76~93	肝、肾	44~60	92~93
红霉素	0.25 g, po	0.3	1.6~1.7		胆	18~44	2.5
阿奇霉素	0.5 g, po	0.4~0.45	35~48	37	胆		12
克拉霉素	0.5 g, po	2.12	3.5~4.9	55	肝、肾	70	32(原形+代谢物)
林可霉素	0.5 g, po 0.6 g, im	2.6 11.6	4~5	少	胆	60~80	9~13
克林霉素	0.15 g, po 0.3 g, im	2.5~3 4.9	3	90	胆	60	13
万古霉素	1 g, ivgtt	25~40	4~6		肾	55	80~90
去甲万古霉素	0.8 g, ivgtt	40	3.3		肾		85
替考拉宁	0.4 g, ivgtt	71.7	47~100		肾	90	65
达托霉素	4 mg/kg, iv 6 mg/kg, iv	57.8 93.9	9.4		肾		80
利奈唑胺	0.6 g, po 0.6 g, ivgtt	12.7 15.1	5.4 4.8	100	肾	31	30~35(原形)50(代谢物)
磷霉素钠	1 g, ivgtt	46	3~5	37	肾	2.16	90
SMZ/TMP	800/160 mg, po	57.4/1.72	10/(8~10)		肾、肝		84.5/66.8
诺氟沙星	0.4 g, po	1.4~1.6	3~4	30~40	肾、肝	10~15	26~32(原形)5~8(代谢物)
环丙沙星	0.5 g, po 0.2 g, ivgtt	2.4~2.6 2.1	3.3~4.9	49~70	肾、肝	20~40	40~50
左氧氟沙星	0.5 g, po	5.2~6.4	5~7	98~100	肾	24~38	87
莫西沙星	0.4 g, po	3.1	12	91		45	45
奈诺沙星	0.5 g, po	5.91	12.8	106	肾	16	70
甲硝唑	0.25 g, po	6	7~8.5	90	肾、肝	20	20(原形)
替硝唑	0.15 g, po	4.91	11~13	~100	肾	12	60~65
呋喃妥因	0.1 g, po	0.72	0.3~1		肾	40~60	40
氟康唑	0.4 g, po	6.7	27~37	90	肾	11~12	80
伏立康唑	0.2 g, po	2.08	6	96	肝	96	2
伊曲康唑	0.2 g, po	0.3	15~20	55	肝	99.8	40

续表

药 物	剂量和途径	C_{max}均值或范围(mg/L)	$T_{1/2}$(h)	口服F(%)	主要清除途径	蛋白结合率(%)	尿排出量(%)
氟胞嘧啶	2 g, po	30~40	2.5~6	78~90	肾	2.9~4	90
两性霉素B	0.37~0.65 mg/kg, ivgtt	0.5~3.5	24		肾	91~95	40
卡泊芬净			9~11		肝	97	41
米卡芬净	0.1 g, iv	8.17	14~15		肝	99	15
异烟肼	0.2 g, po	0.5~1.5	1.2~3	90	肾	10	75~95 (29原形)
乙胺丁醇	15~25 mg/kg, po	3~5	3~4	75~80	肾	20~30	79
利福平	0.6 g, po 0.6 g, ivgtt	7~9 17.5	3~5	90~95	胆、肠	80~91	6~15
吡嗪酰胺	0.5 g, po	9~12	9~10		肝	50	4~14(原形) 26~36 (代谢物)
金刚烷胺	2.5 mg/kg, po	0.3~0.4	12~17	90	肾	67	90
奥塞米韦	0.15 g, po	0.456	1~3	2	肾	42	65~75
阿昔洛韦	5 mg/kg, ivgtt	9.8	2.9	10~20	肾	9~33	60~91
更昔洛韦	5 mg/kg, ivgtt	8~11	2~4	6~9	肾	1~2	91
利巴韦林	0.6 g, po	1.3	30~60	33~45	肾		40
膦甲酸钠	57 mg/kg, ivgtt	575	3~8		肾	14~17	80
拉米夫定	2 mg/kg, po	1.5	5~7	86	肾		70
阿德福韦	0.01 g, po	0.018	7.5	50	肾		45
恩替卡韦	0.5 mg, po 1 mg, po	0.004 0.008	20		肾		80
沙奎那韦	0.6 g, po	0.09	1~2	4	肝	98	1
齐多夫定	0.2 g, po	1.1	0.5~3	60~65	肾	38	74(代谢物)
去羟肌苷	0.3 g, po	1.6	1.6	30~40	肝	5	18

注:im,肌内注射;ivgtt,静脉滴注;po,口服;iv,静脉注射

表2-3 常见抗菌药物 PK/PD 指数及靶值

抗菌药物	PK/PD属性	PK/PD指数	PK/PD靶值
β-内酰胺类			
青霉素类		$f\%$ T>MIC	50%~60%,100%(重症患者)
头孢菌素类	时间依赖型	$f\%$ T>MIC	60%~70%,100%(重症患者)
碳青霉烯类		$f\%$ T>MIC	40%~50%,100%(重症患者)
磷霉素	时间依赖型	$f\%$ T>MIC	60%~70%

续表

抗菌药物	PK/PD 属性	PK/PD 指数	PK/PD 靶值
氨基糖苷类	浓度依赖型	$fCmax/MIC$	10
喹诺酮类	浓度依赖型	$fAUC_{0\sim24}/MIC$	125(革兰阴性菌);30(肺炎链球菌)
四环素	浓度依赖型	$fAUC_{0\sim24}/MIC$	25
万古霉素	浓度-时间依赖型	$AUC_{0\sim24}/MIC$	400
阿奇霉素	浓度-时间依赖型	$fAUC_{0\sim24}/MIC$	25
达托霉素	浓度-时间依赖型	$AUC_{0\sim24}/MIC$	666
替加环素	浓度-时间依赖型	$AUC_{0\sim24}/MIC$	12.8(社区获得性感染);17.9(皮肤软组织感染);6.96(复杂性腹腔感染)
利奈唑胺	浓度-时间依赖型	$AUC_{0\sim24}/MIC$	100
多黏菌素	浓度依赖型	$fAUC_{0\sim24}/MIC$	8.18~42.1(鲍曼不动杆菌);15.6~22.8(铜绿假单胞菌)

参考文献

1. 李俊. 临床药理学[M]. 6 版. 北京:人民卫生出版社,2018.

2. 汪复,张婴元. 抗菌药物临床应用指南[M]. 3 版. 北京:人民卫生出版社,2020.

3. 汪复,张婴元. 实用抗感染治疗学[M]. 2 版. 北京:人民卫生出版社,2012.

4. 中国医药教育协会感染疾病专业委员会. 抗菌药物药代动力学/药效学理论临床应用专家共识[J]. 中华结核和呼吸杂志,2018,4(6):409-418.

5. Gilbert D N,Moellering R C,Chambers H F, et al. The sanford guide to antimicrobial therapy[M]. 50ᵗʰ ed. Antimicrobial Therapy Inc,2019.

6. Michael J R,Jennifer L,Thomas P L, et al. Executive summary:therapeutic monitoring of vancomycin for serious methicillin-resistant *Staphylococcus aureus* infections:a revised consensus guideline and review of the American Society of Health-System Pharmacists, the Infectious Diseases Society of America, the Pediatric Infectious Diseases Society, and the Society of Infectious Diseases Pharmacists [J]. Pharmacotherapy,2020,40(4):363-367.

7. WHITE PAPER. De-Risking Antibiotic drug development with PK-PD[C]. Institute for Clinical Pharmacodynamics,2017:1-11.

第三章 抗菌药物的临床应用

▎第一节 抗菌药物临床应用的基本原则

抗菌药物是临床最为常用的一类药物,目前临床应用的品种多达 150 余种。抗菌药物的临床应用涉及临床各个科室,随着其临床应用的增多,细菌耐药性增长迅速,对耐药菌感染的抗菌治疗面临新的挑战。我国卫生行政部门也高度重视抗菌药物的临床合理应用,2004 年,卫生部等 3 个部委颁布了《抗菌药物临床应用指导原则》。2015 年,又对该指导原则进行了更新。该指导原则的颁布与实施对规范和合理应用抗菌药物、提高抗菌药物的临床应用水平、提高感染性疾病的治愈率、避免和减少不良反应的发生,以及减少医疗费用起了重要作用。抗菌药物的应用分为治疗性应用和预防性应用,抗菌药物(包括抗真菌药物)治疗性应用的基本原则有以下几个。

一、诊断为细菌性感染者,方有指征应用抗菌药物

根据患者的症状、体征、实验室检查或影像学结果,诊断为细菌、真菌感染者方有指征应用抗菌药物。由结核分枝杆菌和非结核分枝杆菌、支原体、衣原体、螺旋体及部分原虫所致的感染亦有指征应用抗菌药,缺乏细菌及上述病原微生物感染证据者,均无指征应用抗菌药。

发热为感染最为常见的临床表现,但临床上的发热并非均由感染所致,也可由非感染性疾病所致,如淋巴瘤等恶性肿瘤、血管炎等结缔组织病。在感染性疾病中,病毒性感染也是发热的常见原因。抗菌药物无指征应用带来的问题有:①增加医疗支出;②增加药物的不良反应,如青霉素类的过敏反应,特别是过敏性休克,氨基糖苷类的耳、肾毒性,严重者可导致患者死亡或残疾;③诱导细菌耐药性的产生,影响今后的抗菌治疗,抗菌药物的选择性压力是细菌耐药性产生和传播的主要原因。

二、尽早明确感染病原,根据病原菌种类及药物敏感试验结果选用抗菌药物

正确的病原学诊断是合理应用抗菌药物的保障。在开始用药前,应留取相应标本送细菌培养,以提高培养阳性率。例如,在给予抗菌药物前多次抽血送培养,可提高感染性心内膜炎、血流感染的病原菌检出率。痰中杂菌多,很难确定何者为致病微生物,可清洁口腔、鼓励深咳嗽,以获得较满意的痰标本,并做涂片,用合格的痰标本做培养。对某些感染病原,如引起肺部感染的不典型病原体或真菌等,也可采用血清学试验,有助于病原

的诊断。分离和鉴定病原菌后应使细菌药物敏感试验，据此选择最合适的抗菌药物。联合药敏试验对广泛耐药或全耐药细菌感染有重要价值。

细菌广泛存在于人体及环境中，因而并不是所有培养阳性的细菌均为致病菌。对于细菌培养及药敏报告，临床医师需要结合患者的临床情况分析是致病菌还是污染菌。近年来，二代测序等分子生物学技术开始用于临床感染病的病原诊断，制约该类技术推广应用最主要的问题是如何分析检测结果。因为测序结果往往有数种，甚至 10 种以上的微生物，哪个是真正的致病菌不容易确定。详见第一章"临床微生物学概论"。

三、根据感染的临床特点，给予抗菌药物的经验治疗

对于临床诊断为细菌性感染的患者，在未获知细菌培养及药敏结果前，或无法获取培养标本时，可根据患者的感染部位、基础疾病、发病场所、临床表现、既往抗菌药物用药史及其治疗反应等推测可能的病原体，并结合当地细菌耐药性监测数据，先给予抗菌治疗，称为抗菌药物的经验治疗。待获知病原学检测及药敏结果后，结合初始治疗反应调整用药方案。对培养结果阴性的患者，应根据经验治疗的效果和患者情况采取进一步诊疗措施。根据已明确的病原菌及其药物敏感性而进行的抗菌治疗称为病原治疗。

由于细菌、真菌感染的病原诊断困难，临床实践中采用经验抗菌治疗比病原治疗更为常见。临床医师应在掌握细菌和真菌感染的临床诊断、临床微生物及临床药理等多学科知识的基础上，结合感染患者的临床情况，认真分析最可能的病原菌及其耐药性，选用最为合适的抗菌药物及给药方案。

四、根据药物抗菌活性、药代动力学特性选择用药

抗菌药物选用时应结合其抗菌活性（药效学）、药代动力学特性、不良反应、药源和价格等综合考虑。药敏结果获知后是否调整用药仍应以经验治疗后的临床效果为主要依据。应定期对各种抗菌药物做重新评价，了解细菌耐药性变迁、新出现的不良反应及上市后监测等详细情况。这对新上市的药物品种尤为重要。

抗菌药物各品种的特性存在着相当大的差异，即使是同类（青霉素类、头孢菌素类、氨基糖苷类、大环内酯类、喹诺酮类和咪唑类等）或同代（第一、第二、第三代头孢菌素等）药物之间，也不宜彼此混用或换用。比如，第三代头孢菌素中的头孢他啶对铜绿假单胞菌具良好的抗菌活性，对革兰阳性菌包括链球菌属的抗菌活性很弱；而同样是第三代头孢菌素的头孢噻肟、头孢曲松，对铜绿假单胞菌无抗菌活性，但对链球菌属仍具良好的抗菌活性。多数青霉素及头孢菌素的 $T_{1/2}$ 为 1 h 左右，需要每天多次给药，而头孢曲松的 $T_{1/2}$ 为 8 h，可每日 1 次给药。多数头孢菌素通过肾脏及肝胆系统途径排出，但头孢吡肟 $80\%\sim90\%$ 以原形从肾脏排出，肾功能不全或老年人使用时需要减量。头孢哌酮 40% 以上以原形从肝胆系统排出，胆道梗阻时慎用，严重梗阻时禁用。对抗菌药物特性的良好掌握是合理应用抗菌药的基础，但抗菌药物的品种多，精细化特性的掌握需要花大量的精力，需要临床应用经验的积累与领会。详见第五章"各类抗菌药简介"。

五、按照患者的生理、病理状态合理用药

在肝、肾功能减退，老年期，新生儿期，妊娠期和哺乳期等特殊病理、生理情况下，抗菌药物的体内过程会出现相应的改变。这些感染患者应用抗菌药时，其给药方案需要做相应的调整。例如，肾功能减退者，应用主要经肾清除的青霉素类、头孢菌素类药物时需减量，具有肾毒性的抗菌药则应避免。详见第四章"抗菌药物在特殊情况下的应用"。

六、综合患者病情、病原菌种类及抗菌药物特点制订抗菌治疗方案

根据病原菌种类、感染部位、感染严重程度、患者的生理和病理情况，以及抗菌药物药效学和药代动力学证据制订抗菌治疗方案，包括抗菌药物的品种选择、给药剂量、给药次数、给药途径、疗程及联合用药等。

近年来，PK/PD 概念的引入，为制订有效抗菌药物治疗方案、达到最佳临床和细菌学疗效提供了依据。抗菌药物可分为时间依赖性和浓度依赖性。时间依赖性抗菌药的杀菌活性与药物浓度超过对病原菌 MIC 维持时间的长短有关。头孢菌素、碳青霉烯类等 β-内酰胺类属于时间依赖性抗菌药，需每日多次给药。浓度依赖性的抗菌药有氨基糖苷类、氟喹诺酮类等，其杀菌活力在一定范围内随药物浓度的增加而增高，并具有较长的 PAE，可每日 1 次给药。详见第二章"抗菌药物的临床药理学"。

对于抗菌药物的疗程，一般宜持续应用至体温正常、症状消退后 3～4 d，如有局部病灶者，需要待局部病灶基本吸收后停药。如临床效果欠佳，急性感染在用药后 48～72 h，应考虑调整用药。

在应用抗菌药物治疗病原微生物感染的过程中，必须充分认识人体免疫功能的重要性，过分依赖抗菌药物的作用而忽视人体内在因素常常是抗菌药物治疗失败的重要原因之一。因此，在应用抗菌药物的同时，必须尽最大努力使人体全身状况改善。各种综合性措施如纠正水、电解质和酸碱平衡失调，改善微循环，补充血容量，以及处理基础疾病和局部病灶等，均不可忽视。

（王明贵）

第二节　抗菌药物的治疗性应用

抗菌药物的临床应用分为治疗性应用与预防性应用。抗菌药物的治疗性应用是指对诊断为细菌、真菌感染的患者，给予抗菌药物杀灭病原菌，从而达到治疗感染病的目的。

一、多学科知识的掌握与运用

细菌感染的诊断与抗菌药物治疗涉及多个学科：临床医学、临床微生物学及临床药

学等。只有同时很好地掌握这些多学科知识，并在临床工作中灵活应用，才能提高抗菌药物的临床应用水平，提高感染病的治愈率。

（一）细菌、真菌感染的诊断与鉴别诊断

细菌可引起全身及局部各类感染，常见的感染有呼吸道感染、尿路感染、腹腔感染、盆腔感染、血流感染、心内膜炎、脑膜炎和皮肤软组织感染等。只有明确何种细菌、真菌感染者才有指征使用抗菌药物，对于发热患者，需要与病毒性感染、非感染性疾病如结缔组织疾病和肿瘤性疾病相鉴别。急性细菌性感染患者的外周血白细胞及中性粒细胞比例通常增高，有毒血症者也可能减低，血沉、血降钙素原和C反应蛋白等炎性指标上升。这些指标可用于全身性细菌感染的诊断及鉴别诊断。

（二）了解常见病原菌及其耐药性

根据生长条件的不同，细菌分为需氧菌与厌氧菌；根据革兰染色及形态，分为革兰阳性菌与革兰阳性菌；还有一些需要特殊培养条件的细菌如分枝杆菌、诺卡菌和放线菌等。目前，临床分离菌中，革兰阴性菌的构成比显著高于革兰阳性菌，两者的比例约为7∶3。而且革兰阴性菌对各类抗菌药的耐药性高，出现了几乎对所有抗菌药物耐药的广泛耐药菌及对所有抗菌药物耐药的全耐药菌，对临床治疗带来了很大的挑战。临床医师需要了解各类常见细菌的耐药性及其变迁，特别是需要了解当地及所在医院常见细菌的耐药性，以指导临床用药。

（三）掌握各类抗菌药物的特性

目前，临床使用的抗菌药物有150种之多，掌握抗菌药的药效学及药代动力学特性、临床使用适应证及其不良反应，对提高抗细菌感染治疗的临床疗效至关重要。

二、细菌、真菌感染的经验治疗与病原治疗

细菌、真菌感染的诊断分为临床诊断与病原诊断。临床诊断是指患者具有感染的临床表现及实验室依据，但未获得病原学依据。病原诊断是指临床疑似细菌感染者，送检各类临床标本如血液、尿液进行微生物培养、检测，以明确引起感染的细菌、真菌等病原菌种类及其抗菌药物敏感性。获得病原是感染病确诊的依据，病原诊断对正确使用抗菌药物起了决定性的作用。但问题是细菌性感染的病原诊断困难，临床标本中检测到细菌并不一定有意义。

为提高细菌性感染的病原诊断率，应注意以下几点：①尽量在使用抗菌药前留取标本；②注意送检标本的质量，收集标本后及时送检，尽可能多送检血液等无菌标本；③结合临床对检验结果进行分析，确定分离到的细菌是否为致病菌。特别是痰标本，其具有较高的微生物污染或寄殖的可能性。微生物标本的二代测序技术等分子检测技术已开始应用于临床，但面临的主要问题是结果的解读，即确定检测到的多个微生物中，哪个是真正的致病微生物。

对应于临床诊断与病原诊断，细菌、真菌感染的抗菌治疗分为经验治疗与病原治疗。经验治疗是根据感染部位、感染来源、基础疾病和既往用药等临床信息，推断最可能的病原及其耐药性，从而制订抗菌治疗方案。病原治疗是在明确病原及其药物敏感性后，进

行针对性的抗菌治疗。显然病原治疗优于经验治疗,但问题是细菌感染的病原诊断率低,临床采用经验治疗的概率显著高于病原治疗。抗菌药物经验治疗多,病原治疗少是造成抗菌药物不合理应用、抗菌谱广覆盖,以及细菌耐药性上升的主要原因之一。

三、抗菌药物的联合治疗

临床上,多数感染用一种抗菌药物即可获得控制。对于某些细菌、真菌感染需要抗菌药物的联合应用,以提高疗效、减少药物毒性反应、降低细菌耐药性的产生。但抗菌药物的联合应用有明确的指征,不必要的联合应用会造成医疗费用、不良反应及细菌耐药性增加。

(一)抗菌药物联合应用的结果

抗菌药物联合可以获得"协同""累加""无关"和"拮抗"4 种作用。当两个抗菌药物联合应用时,获得的效果比两药作用相加更好,即"1+1>2",称协同作用;相当于两者作用相加的总和,称为累加作用或相加作用;获得的效果不超过联合药物中作用较强者,称为无关作用;联合用药的效果低于单药应用,即联合用药时其作用互有抵消,称为拮抗作用。

抗菌药物的联合作用绝大多数是依据体外联合药敏试验的结果而得出的,经动物实验证实者很少,经临床试验获得明确结论者更少。

(二)联合用药的适应证

抗菌药物联合应用的适应证有以下几种。

1. 病原未查明的严重感染　该类患者多数存在慢性病、免疫缺陷病、肿瘤或白血病伴白细胞显著减少等基础疾病。因病情危重,不宜等待时,可在采集有关标本进行病原学检查后即予以抗菌药物的联合应用,选用药物的抗菌谱宜广,之后根据病原检查与药敏试验结果进行调整。

2. 单一抗菌药物不能控制的严重感染　感染性心内膜炎及发生于免疫缺陷者或中性粒细胞减少者中的各种严重感染,如血流感染、肺炎等,用单一抗菌药物常不能有效控制感染,此时宜联合应用抗菌药。

3. 单一抗菌药物不能有效控制的混合感染　例如,肠穿孔所致的腹膜炎及胸、腹部创伤后的严重感染,其病原菌常为需氧菌与厌氧菌的混合体,需要同时覆盖需氧菌与厌氧菌的联合抗菌治疗。

4. 较长期用药细菌有可能产生耐药性者　主要见于结核病的治疗,其他尚有反复发作性尿路感染、慢性骨髓炎等。联合用药使耐药菌的出现机会明显减少。

5. 广泛耐药菌或全耐药菌感染　对于广泛耐药菌或全耐药菌如碳青霉烯类耐药肠杆菌科细菌、耐碳青霉烯类鲍曼不动杆菌,临床可以选用的药物很少,甚至无药可用。体外联合药敏显示,联合用药可增强抗菌作用。多数临床研究显示,广泛耐药菌或全耐药菌感染的抗菌治疗,联合用药的疗效优于单用。

6. 联合用药可相应减少毒性较大药物的剂量　治疗隐球菌脑膜炎,两性霉素 B 与氟胞嘧啶合用时抗菌活性加强,两性霉素 B 的剂量可相应减少,从而使其毒性反应减轻,有利于疗程的顺利完成。对葡萄球菌引起的严重感染如心内膜炎、血流感染和肺炎等,常需联合用药,如耐甲氧西林葡萄球菌感染时,用万古霉素联合磷霉素治疗。

四、抗菌药物的相互作用

抗菌药物之间或抗菌药物与其他药物同时应用时,可能发生相互作用,可引起药物的疗效减弱或毒性增加。相互作用的发生机制有:①直接理化作用;②药效学方面的相互作用;③竞争血清蛋白结合点;④药物代谢酶的诱导和抑制;⑤竞争肾小管或胆道分泌;⑥在组织部位的相互作用等。

(一)直接理化作用

如果将两种药物置于同一个输液瓶中进行静脉滴注,抗菌药物之间和抗菌药物与其他药物间常可发生相互作用(通常称为配伍禁忌),可使抗菌药物的活性明显减弱,还可出现溶液混浊、变色和沉淀等。因此,抗菌药物均宜单独静滴。青霉素类等抗菌药稀释后不稳定,容易出现降解,推荐现配现用。

(二)药效学方面的相互作用

喹诺酮类及四环素类可与含二价或三价金属离子如镁、钙、铝和铁等的药物形成难溶解的络合物,从而影响吸收。故该类抗菌药不可与硫酸亚铁、次碳酸铋、碳酸钙及牛奶(含钙离子)等同服。如需合用时,两者服用时间应至少间隔2~4 h。氟喹诺酮类药物与胺碘酮、索托洛尔及三环类抗抑郁药合用,可使 Q-T 间期延长,导致心律失常。

(三)竞争血清蛋白结合点

大多数药物在血液循环中与血清蛋白呈可逆性结合,结合程度与药物浓度、特殊亲和常数及血清蛋白浓度等有关。当两种药物竞争同一结合位点时,可影响游离药物浓度。磺胺药与口服降糖药如甲苯磺丁脲、氯磺丙脲等,以及与口服抗凝剂如双香豆素等合用,可导致这些药物的游离浓度增高,引起低血糖和出血。磺胺药与氨甲蝶呤同服,也可加重骨髓抑制。胆红素脑病(核黄疸)多见于新生儿,也是磺胺药置换胆红素的结果。

(四)药物代谢酶的诱导和抑制

1. 酶诱导(酶促)　一些药物如巴比妥类、利福平等可增加肝脏代谢酶的合成,即酶诱导或酶促作用。利福平与甲苯磺丁脲、苯妥英钠、华法林、洋地黄、肾上腺皮质激素、雌激素和氯苯砜等合用,可促使这些药物代谢加快和疗效降低。利福平可使异烟肼加速乙酰化,形成更多乙酰肼而加重肝毒性。利福平也可加快口服避孕药在肝脏内的代谢,降低避孕效果。

2. 酶抑制　具酶抑制作用的抗菌药物有磺胺药、四环素类、大环内酯类和氟喹诺酮类等,受影响较显著者为口服降糖药、口服抗凝药、苯妥英钠、巴比妥类和茶碱类等,合用后可因后者的血浓度升高而引起各种相应的毒性反应。如某些氟喹诺酮类品种与茶碱类合用后可使茶碱血浓度增高,出现心动过速、恶心和惊厥等。异烟肼的酶抑制作用可使苯妥英钠的血浓度升高而发生毒性反应。

(五)肾小管和胆道分泌的竞争

药物从肾脏的清除取决于肾小球滤过、肾小管再吸收和肾小管分泌等因素。β-内酰胺类和丙磺舒合用,前者自肾小管的分泌因丙磺舒占据酸性转运系统而受阻,导致青霉素类和头孢菌素类的血浓度升高、血 $T_{1/2}$ 延长。亚胺培南在肾小管被去氢肽酶Ⅰ灭活,西司他丁可抑制肾去氢肽酶,减少亚胺培南的水解及其代谢产物的肾毒性。

（六）在组织部位的相互作用

氨基糖苷类与多黏菌素类或第一代头孢菌素类如头孢唑林合用,可加重肾毒性。这3类药物与强利尿剂呋塞米合用可能加重耳、肾毒性。多黏菌素类与神经肌肉接头阻滞剂合用,可能加重阻滞作用,引起呼吸肌麻痹。两性霉素 B 与强心苷合用,可增强前者对心脏的毒性作用。

五、抗菌药物的给药方案

抗菌药物给药方案,包括给药途径、剂量、给药间隔时间、每剂药物静滴时间和疗程等,均会影响治疗效果。在使用抗菌药物前,必须充分了解其临床药理特性,尤其是药代动力学特性和可能出现的不良反应。

（一）给药途径

抗菌药物的使用方式分为全身应用和局部用药。全身应用包括静脉推注（静注）和静脉滴注（静滴）、肌注和口服。局部应用包括气溶吸入（也称气雾吸入）、鞘内和脑室内注射、滴鼻、滴耳、滴眼、皮肤和黏膜应用,以及胸腹腔和关节腔内用药等。

1. 全身应用

（1）口服:方便门诊患者使用,用于轻中度感染的治疗。很多抗菌药物如青霉素类、头孢菌素类、喹诺酮类、半合成四环素类和大环内酯类等均有口服制剂。大多抗菌药物的口服制剂如多西环素、米诺环素、克林霉素、头孢拉定、阿莫西林、阿奇霉素、克拉霉素、SMZ/TMP、左氧氟沙星和氟康唑等均有较高的生物利用度（F）,其中多数药物口服后可吸收给药量的 $80\% \sim 90\%$ 或以上。

抗菌药物的口服制剂以空腹（饭前 1 h 或饭后 2 h）服用为宜,以获得较高的 F 及较快的 T_{max}。但某些抗菌药如头孢呋辛酯、多西环素和米诺环素,进食后服用可增加其 F。应用抗菌药物口服制剂时应密切注意胃肠道反应、抗生素相关性腹泻,以及与其他药物发生相互作用的可能。

（2）肌注:中度感染除口服抗菌药物外,还可采用肌注给药,肌注后 C_{max} 一般于 $0.5 \sim 1$ h 到达。肌注给药有局部刺激,如肌注部位硬结形成。目前,肌注给药在临床应用中有所减少。

（3）静脉推注和静脉滴注:静脉滴注为治疗中重度感染的常用给药方案。氨基糖苷类和多黏菌素类等的每次静滴时间不宜少于 1 h,以免产生对神经肌肉接头的阻滞作用。氟喹诺酮类和亚胺培南每次静滴时间宜为 $1 \sim 2$ h,以减少中枢神经系统的不良反应。氟喹诺酮类如左氧氟沙星、环丙沙星等静脉制剂引起静脉炎较多见,静脉滴注时间也宜在 1 h 以上。两性霉素 B 滴注的药液浓度不可超过 10 mg/100 ml,每次滴注前先用注射用水溶解,再以 5% 葡萄糖液稀释;每次滴注时间为 6 h 以上,以减少输注反应及心律失常等不良反应的发生率。

2. 局部用药 抗菌药物局部用药易导致过敏反应及细菌耐药性的产生,仅在少数情况下局部用药。抗菌药物的局部应用途径包括鞘内注射、气溶吸入、滴眼、滴鼻、皮肤和黏膜应用。局部用药应注意以下事项:①选用能杀灭或抑制局部细菌而毒性较小的抗菌药物;②选用的药物应没有或有极低刺激性,以免损伤局部组织;③药物应不易使人体发生过敏反应;④用于大面积烧伤或创伤时,要注意抗菌药物因创面吸收过多而发生不良反应的可能。

治疗多重耐药菌引起的脑膜炎,必须采用氨基糖苷类、两性霉素 B 等时,可在全身给药的同时辅以局部用药。前者(庆大霉素、妥布霉素、阿米卡星等)的每次鞘内注入量(成人)不宜超过 10 mg,一般以 5 mg 为宜;后者宜从小剂量 0.05 mg 开始,渐增至每次不超过 1 mg(成人剂量)为止。对于广泛耐药或全耐药的铜绿假单胞菌或鲍曼不动杆菌引起的肺部感染,可用多黏菌素类雾化吸入。使用剂量为:黏菌素(多黏菌素 E)基质 30~60 mg 溶于 3~4 ml 生理盐水中,每日 2 次雾化吸入。可同时联合黏菌素的全身用药。

（二）给药间隔时间

抗菌药物的给药间隔时间大多为 6~12 h,即每日量平分 2~4 次给予,某些抗菌药可每日 1 次给药。决定抗菌药物每日给药次数的药物特性有:PK/PD 特性、$T_{1/2}$ 和 PAE 等。根据 PK/PD 原理,时间依赖性的药物如青霉素类、头孢菌素类(除 $T_{1/2}$ 很长的头孢曲松外),需要每日多次给药;而浓度依赖性的药物如氨基糖苷类、喹诺酮类,推荐每日 1 次给药。

（三）给药剂量

抗菌药物的剂量可按体重或体表面积计算,成人患者大多以体重为基础,以 50~60 kg 为准。同一抗菌药物的剂量可因感染类别、感染部位、感染严重程度、病原菌种类和给药途径等的不同而有差别。青霉素及头孢菌素类在治疗急性单纯性下尿路感染时应使用较小剂量;治疗上尿路感染或复杂性尿路感染时,则应使用常规剂量。使用万古霉素、氨基糖苷类等毒性大、治疗指数较低的药物时,应进行血药浓度监测,调整给药剂量。

抗菌药物在尿中的浓度大多高出血药浓度数倍,甚至数百倍;口服吸收不完全的药物在粪便中的浓度也远较血药浓度高,经肝肠循环的药物在粪便中也可有较高的浓度;某些抗菌药物在胆汁中的浓度可为血药浓度的数倍至数十倍。因此,在治疗尿路、肠道和胆管感染时,应综合考虑病原菌药敏和所选药物在感染部位的浓度。早产儿和新生儿的肝、肾功能尚未发育健全,按每千克体重计算,抗菌药物的每日用量应适当减少。儿童患者的每日用量较成人患者相应略增,老年患者则应相应减少。参阅第四章"抗菌药物在特殊情况下的应用"。

（四）疗程

抗菌药物的疗程因感染类型的不同而异,一般宜用至体温降至正常、症状消退后 72~96 h,但某些感染需要较长的疗程。感染性心内膜炎的疗程宜为 4~6 周或以上;伤寒在热退尽后宜继续用药 7~10 d 以上,以防复发;血流感染宜用药至症状消失和迁移性病灶消除后 1~2 周,以彻底清除病原菌;布鲁菌病易复发,四环素类(与氨基糖苷类联用)的疗程为 6 周或以上,有的患者需要用多个疗程方能治愈;青霉素治疗溶血性链球菌咽炎或扁桃体炎的疗程不宜少于 10 d,以彻底清除咽部的致病菌,防止或减少风湿热的发生;细菌性脑膜炎的疗程与病原菌种类有关,流感嗜血杆菌、脑膜炎球菌性脑膜炎的疗程为 1 周,李斯特菌脑、B 组链球菌和革兰阴性杆菌性脑膜炎的疗程为 2～3 周,免疫缺陷患者所需疗程更长;肺炎链球菌肺炎的疗程为体温降至正常后 3～5 d,而肠杆菌科细菌、铜绿假单胞菌或葡萄球菌肺炎的疗程应适当延长,军团菌、衣原体、支原体肺炎的疗程为 2～3 周;泌尿生殖道感染的疗程与部位有关,急性膀胱炎的疗程为 3 d,反复发作性尿路感染经 14 d 抗菌治疗后还需维持治疗 4～6 周,急性肾盂肾炎的疗程一般为 2 周,前列腺炎的疗程较长,达 1～3 个月。抗菌药物治疗各类感染应随访疗效,多数急性感染抗菌药物使用 48～72 h 后疗效不佳,需考虑调整用药。

(王明贵)

第三节　抗菌药物的预防性应用

　　抗菌药物的预防性应用是为了减少感染,但药物不良反应、耐药选择压力和药物成本可能抵消其获益。因此,抗菌药物的预防性应用应在有充分的循证医学证据的条件下,根据指南严格掌握适应证,选择合适的品种、给药时机和维持时间。

一、非手术患者抗菌药物的预防性应用

(一) 预防用药目的
预防特定病原菌所致的或特定人群可能发生的感染。

(二) 预防用药基本原则
　　(1) 用于暴露于致病菌感染的高危人群。应针对 1 种或 2 种最可能细菌的感染,不宜盲目地选用广谱抗菌药或多药联合预防多种细菌、多部位感染。

　　(2) 应限于针对某一段特定时间内可能发生的感染,而非任何时间可能发生的感染。

　　(3) 应积极纠正导致感染风险增加的原发疾病或基础状况。可以治愈或纠正者,预防用药价值较大;原基础疾病不能治愈或纠正者,药物预防效果有限。应权衡利弊,决定是否采取预防用药。

　　(4) 以下情况原则上不应预防使用抗菌药物:普通感冒、麻疹和水痘等病毒性疾病;昏迷、休克、中毒、心力衰竭、肿瘤和应用肾上腺皮质激素等患者;留置导尿管、留置深静脉导管,以及建立人工气道(包括气管插管或气管切口)的患者。

(三) 非手术患者抗菌药物预防性应用的方案
　　部分高危人群的抗菌药物预防性应用的方案见表 3-1。除此之外,还有实体器官和造血干细胞移植患者等许多需要预防用药的高危人群,其预防参见相关文献。

表 3-1 抗菌药物在预防非手术患者某些特定感染中的应用

预防感染种类	预防用药对象	抗菌药物选择
风湿热复发	主要有:①风湿性心脏病儿童患者;②经常发生链球菌咽峡炎或风湿热的儿童及成人	苄星青霉素、青霉素 V
感染性心内膜炎	心内膜炎高危患者#在接受牙科或口腔操作前	阿莫西林或氨苄西林;青霉素过敏者用克林霉素
流行性脑脊髓膜炎	流行性脑脊髓膜炎流行时,托儿所、部队、学校中的密切接触者;患者家庭中的儿童	利福平(孕妇不用)、环丙沙星(限成人)、头孢曲松
结核病	主要有:①与新发现排菌患者密切接触的儿童;②结核菌素试验新近转阳的年轻人;③糖尿病、矽肺患者中结核菌素试验阳性者	异烟肼
新生儿淋病奈瑟菌或衣原体眼炎	新生儿	四环素或红霉素眼药水滴眼
肺孢子菌病	主要有:①艾滋病患者 CD4 细胞计数 $<200\times10^6$/L 者;②造血干细胞移植及实体器官移植受者	SMZ/TMP
百日咳	主要为与百日咳患者密切接触的幼儿和年老体弱者	红霉素
新生儿 B 组溶血性链球菌感染	主要有:①孕妇有 B 组溶血性链球菌菌尿症者;②妊娠 35~37 周,阴道和肛拭培养筛查有 B 组溶血性链球菌寄殖者;③孕妇有以下情况之一者:<37 周早产;羊膜早破≥18 h;围生期发热,体温 38℃ 以上;以往出生的新生儿有该菌感染史	主要有:①青霉素;②氨苄西林;③青霉素过敏但发生过敏性休克危险性小者:头孢唑林;④青霉素过敏,有发生过敏性休克危险性者:克林霉素或红霉素

注:"#"是指高危患者,进行任何损伤牙龈组织、牙周区域或口腔黏膜的操作,并伴有以下心脏基础疾病的患者:①人工瓣膜;②既往有感染性心内膜炎病史;③心脏移植术后发生的瓣膜病变;④先天性心脏疾病(简称先心病)合并以下情况:未纠正的发绀型先心病(包括姑息分流术),通过导管或手术途径植入异物或装置的先心手术后的前 6个月,先心病缺损修补术植入补片后仍有残留、缺损及分流

二、围手术期抗菌药物的预防性应用

(一) 预防用药的目的

主要是预防手术部位感染,包括浅表切口感染、深部切口感染和手术所涉及的器官或腔隙感染,但不包括与手术无直接关系的、术后可能发生的其他部位感染。

预防用药主要针对手术涉及部位可能存在的定植菌,外源细菌感染应通过严格无菌操作、器械消毒来避免。

抗菌药物的预防性应用并不能代替严格的消毒、灭菌技术和精细的无菌操作,也不能代替术中保温和血糖控制等其他预防措施。

(二) 适应证

根据手术切口类别、手术创伤程度、可能的污染菌种类、手术持续时间、感染发生机会和后果严重程度、抗菌药物预防效果的循证医学证据、对细菌耐药性的影响和经济学评估等因素,围手术期抗菌药物预防用药的适应证如下。

（1）清洁手术仅限：①手术范围大、手术时间长及污染机会增加；②手术涉及重要脏器，一旦发生感染将造成严重后果者，如头颅手术、心脏手术等；③异物植入手术，如人工心瓣膜植入、永久性心脏起搏器放置、人工关节置换等；④有感染高危因素，如高龄、糖尿病、免疫功能低下（尤其是接受器官移植者）和营养不良等。

（2）清洁-污染手术和污染手术。

（3）污秽-感染手术应给予治疗性应用抗菌药物，不属于预防应用范畴。

（三）抗菌药物品种选择

（1）根据手术切口类别、可能的污染菌种类及其对抗菌药物敏感性、药物能否在手术部位达到有效浓度等综合考虑。

（2）选用对可能的污染菌针对性强、有充分的预防有效的循证医学证据、安全、使用方便及价格适当的品种。

（3）应尽量选择单一抗菌药物，避免不必要的联合使用。

（四）给药方法、时机与维持时间

1. 给药途径　给药途径大多为静脉输注，仅有少数为口服给药或局部给药（如眼内注射）。

2. 给药时机　静脉输注给药应在皮肤、黏膜切开前 0.5～1 h 内，或者麻醉开始时，在输注完毕后开始手术，保证手术部位暴露时局部组织中抗菌药物已达到足以杀灭手术过程中污染菌的药物浓度。万古霉素或氟喹诺酮类等由于输注时间较长，应在手术前 1～2 h 开始给药。

3. 维持时间　抗菌药物的有效覆盖时间应包括整个手术过程。手术时间较短（<2 h）的清洁手术在术前给药 1 次即可。如手术时间超过 3 h 或超过所用药物 $T_{1/2}$ 的 2 倍以上，或成人出血量超过 1 500 ml，术中应追加 1 次给药。清洁手术的预防用药时间不超过 24 h，心脏手术可视情况延长至 48 h。清洁-污染手术和污染手术的预防用药时间亦为 24 h，污染手术必要时延长至 48 h。过度延长用药时间并不能进一步提高预防效果，且预防用药时间超过 48 h，耐药菌感染机会增加。

（五）常见手术的围手术期抗菌药物预防应用方案

常见手术的围手术期抗菌药物预防应用方案见表 3-2。此外，放射介入和内镜诊疗等微创技术日益增多，其预防用药应参照前述原则和方案。

表 3-2　抗菌药物在围手术期预防应用的品种选择

手术名称	切口类别	可能的污染菌	抗菌药物选择
脑外科手术（清洁，无植入物）	I	金黄色葡萄球菌、凝固酶阴性葡萄球菌	头孢唑林、头孢呋辛，耐甲氧西林金黄色葡萄球菌感染高发医疗机构的高危患者可用（去甲）万古霉素
脑外科手术（经鼻窦、鼻腔和口咽部）	II	金黄色葡萄球菌、链球菌属、口咽部厌氧菌（如消化链球菌）	头孢唑林、头孢呋辛±甲硝唑，或者克林霉素＋庆大霉素

续表

手术名称	切口类别	可能的污染菌	抗菌药物选择
脑脊液分流术	I	金黄色葡萄球菌、凝固酶阴性葡萄球菌	头孢唑林、头孢呋辛,耐甲氧西林金黄色葡萄球菌感染高发医疗机构的高危患者可用(去甲)万古霉素
脊髓手术	I	金黄色葡萄球菌、凝固酶阴性葡萄球菌	头孢唑林、头孢呋辛
眼科手术(如白内障、青光眼或角膜移植、泪囊手术和眼穿通伤等)	I、II	金黄色葡萄球菌,凝固酶阴性葡萄球菌	局部应用妥布霉素或左氧氟沙星等
头颈部手术(恶性肿瘤,不经口咽部黏膜)	I	金黄色葡萄球菌、凝固酶阴性葡萄球菌	头孢唑林、头孢呋辛
头颈部手术(经口咽部黏膜)	II	金黄色葡萄球菌、链球菌属、口咽部厌氧菌(如消化链球菌)	头孢唑林、头孢呋辛±甲硝唑,或者克林霉素＋庆大霉素
颌面外科手术(下颌骨折切开复位或内固定,面部整形术有移植物手术、正颌手术)	I	金黄色葡萄球菌、凝固酶阴性葡萄球菌	头孢唑林、头孢呋辛
耳鼻喉科(复杂性鼻中隔鼻成形术,包括移植)	II	金黄色葡萄球菌、凝固酶阴性葡萄球菌	头孢唑林、头孢呋辛
乳腺手术(乳腺癌、乳房成形术,有植入物如乳房重建术)	I	金黄色葡萄球菌、凝固酶阴性葡萄球菌和链球菌属	头孢唑林、头孢呋辛
胸外科手术(食管、肺)	II	金黄色葡萄球菌、凝固酶阴性葡萄球菌、肺炎链球菌和革兰阴性杆菌	头孢唑林、头孢呋辛
心血管手术(腹主动脉重建、下肢手术切口涉及腹股沟、任何血管手术植入人工假体或异物、心脏手术及安装永久性心脏起搏器)	I	金黄色葡萄球菌、凝固酶阴性葡萄球菌	头孢唑林、头孢呋辛,耐甲氧西林金黄色葡萄球菌感染高发医疗机构的高危患者可用(去甲)万古霉素
肝、胆系统及胰腺手术	II、III	革兰阴性杆菌、厌氧菌(如脆弱拟杆菌)	头孢唑林、头孢呋辛、头孢曲松±甲硝唑,或者头霉素类
胃、十二指肠、小肠手术	II、III	革兰阴性杆菌、链球菌属、口咽部厌氧菌(如消化链球菌)	头孢唑林、头孢呋辛,或者头霉素类
结肠、直肠、阑尾手术	II、III	革兰阴性杆菌、厌氧菌(如脆弱拟杆菌)	头孢唑林、头孢呋辛±甲硝唑、头霉素类,或者头孢曲松±甲硝唑
经直肠前列腺活检	II	革兰阴性杆菌	氟喹诺酮类
泌尿外科手术:进入泌尿道或经阴道的手术(经尿道膀胱肿瘤或前列腺切除术、异体植入或取出、切开造口、支架的植入或取出),以及经皮肾镜手术	II	革兰阴性杆菌	头孢唑林、头孢呋辛,或者氟喹诺酮类

续表

手术名称	切口类别	可能的污染菌	抗菌药物选择
泌尿外科手术:涉及肠道的手术	Ⅱ	革兰阴性杆菌、厌氧菌	头孢唑林、头孢呋辛,或者氨基糖苷类＋甲硝唑
有假体植入的泌尿系统手术	Ⅱ	葡萄球菌属、革兰阴性杆菌	头孢唑林、头孢呋辛＋氨基糖苷类,或者万古霉素
经阴道或经腹腔子宫切除术	Ⅱ	革兰阴性杆菌、肠球菌属、B组链球菌和厌氧菌	头孢唑林、头孢呋辛(经阴道手术加用甲硝唑),或者头霉素类
腹腔镜子宫肌瘤剔除术(使用举宫器)	Ⅱ	革兰阴性杆菌、肠球菌属、B组链球菌和厌氧菌	头孢唑林、头孢呋辛±甲硝唑,或者头霉素类
羊膜早破或剖宫产术	Ⅱ	革兰阴性杆菌、肠球菌属、B组链球菌和厌氧菌	头孢唑林、头孢呋辛±甲硝唑
人工流产-刮宫术引产术	Ⅱ	革兰阴性杆菌、肠球菌属、链球菌和厌氧菌(如脆弱拟杆菌)	头孢唑林、头孢呋辛±甲硝唑,或者多西环素
皮瓣转移术(游离或带蒂)或植皮术	Ⅱ	金黄色葡萄球菌、凝固酶阴性葡萄球菌、链球菌属和革兰阴性菌	头孢唑林、头孢呋辛
关节置换成形术、截骨、骨内固定术、腔隙植骨术、脊柱术(应用或不用植入物、内固定物)	Ⅰ	金黄色葡萄球菌、凝固酶阴性葡萄球菌和链球菌属	头孢唑林、头孢呋辛,耐甲氧西林金黄色葡萄球菌感染高发医疗机构的高危患者可用万古霉素
外固定架植入术	Ⅱ	金黄色葡萄球菌、凝固酶阴性葡萄球菌和链球菌属	头孢唑林、头孢呋辛
截肢术	Ⅰ、Ⅱ	金黄色葡萄球菌、凝固酶阴性葡萄球菌、链球菌属、革兰阴性菌和厌氧菌	头孢唑林、头孢呋辛±甲硝唑
开放骨折内固定术	Ⅱ	金黄色葡萄球菌、凝固酶阴性葡萄球菌、链球菌属、革兰阴性菌和厌氧菌	头孢唑林、头孢呋辛±甲硝唑

（杨　帆）

第四节　抗菌药物的不良反应

药物的不良反应(adverse reactions)指的是:在常用剂量下,由于药物或药物相互作用而发生的与防治目的无关的有害反应。抗菌药物的不良反应包括毒性反应、变态反应和二重感染等。

一、毒性反应

(一)发生机制

毒性反应是抗菌药物不良反应中最常见的一种,是药物引起的生理、生化功能的异常和组织、器官的病理改变。其严重程度常与药物暴露量相关。其机制为药物的化学刺激、抑制蛋白质合成或酶功能等。毒性反应有时与变态反应相互掺杂。

(二)临床表现

1. 肾脏 肾脏是大多数抗菌药物的主要排泄途径,药物在肾皮质内常有较高浓度积聚,因此肾毒性较常见。其表现轻重不一,单纯尿常规异常、不同程度肾功能减退,甚至尿毒症等均可见。具肾毒性的抗菌药物主要有氨基糖苷类、多黏菌素类、两性霉素 B、糖肽类、头孢菌素类(尤其是第一代头孢菌素)、青霉素类、四环素类和磺胺药等。大多有可逆性,于停药后逐渐恢复。

2. 肝脏 抗菌药物及其代谢物均可引起肝脏损害,或影响肝脏药物代谢酶的功能。造成肝损的药物主要有四环素类、红霉素酯化物、磺胺药、异烟肼、利福平、对氨水杨酸、吡嗪酰胺、喹诺酮类、两性霉素 B 和 β-内酰胺类等。

3. 血液系统 氯霉素、两性霉素 B、青霉素类、头孢菌素类和氟喹诺酮类等药物可以引起贫血。β-内酰胺类、氯霉素、磺胺药、氟胞嘧啶、氨基糖苷类、四环素类、两性霉素 B、灰黄霉素和利奈唑胺等均可引起白细胞减少和血小板减少。β-内酰胺类还可通过抑制肠道产生维生素 K 菌群、干扰凝血酶原合成和阻断血小板的凝聚功能等机制导致凝血功能异常。

4. 胃肠道 抗菌药物可引起恶心、腹胀、呕吐和腹泻等胃肠道反应,口服或注射后胆汁中浓度较高者更易见。胃肠道反应是由药物化学性刺激或肠道菌群失调导致的。

5. 精神、神经系统 氯霉素、青霉素、氟喹诺酮类和异烟肼等有时可引起精神症状,如失眠、幻视、幻听、定向力丧失、狂躁、吵闹及猜疑等,或表现为抑郁症。青霉素类、碳青霉烯类、氟喹诺酮类及异烟肼等药物可对大脑皮质产生直接刺激,或竞争性抑制 γ-氨基丁酸受体,从而引发肌痉挛、腱反射增强、抽搐和昏迷等中枢神经系统的不良反应。

氨基糖苷类可造成第Ⅷ对脑神经损害,其中耳蜗损害的先兆表现有耳饱满感、头晕和耳鸣等,继发高频听力减退,直至耳聋。耳前庭损害的表现为眩晕、头痛、恶心和呕吐,伴眼球震颤,严重者可致平衡失调、步态不稳。米诺环素也可导致短暂的耳前庭损害。

链霉素、异烟肼、乙胺丁醇、磺胺药、四环素和氯霉素等则可导致视神经损害。链霉素、庆大霉素、多黏菌素类、异烟肼、硝基呋喃类和乙胺丁醇等可引起周围神经炎,与钙离子缺乏、维生素 B_6 缺乏、药物直接刺激末梢神经等因素有关。大剂量氨基糖苷类、多黏菌素类和林可霉素类静脉快速注射可引起神经肌肉接头阻滞,导致肌肉麻痹,严重者导致呼吸肌麻痹。氟喹诺酮类亦可加重重症肌无力患者的上述症状,造成严重后果。

6. 局部 许多抗菌药物肌注、静注或气溶吸入后可引起局部反应。如青霉素钾盐肌注后发生局部疼痛、硬结;静注或静滴红霉素乳糖酸盐、两性霉素 B 和氟喹诺酮类药物等,如浓度过高或速度过快,常可导致血栓性静脉;气溶吸入氨基糖苷类、两性霉素 B 等药物,如吸入浓度过高,易出现咽痛、呛咳等上呼吸道刺激症状。

7. 其他　氟喹诺酮药物可导致关节病变、肌腱炎或肌腱断裂等。达托霉素可导致肌肉疼痛或无力,并伴磷酸肌酸激酶(creative phospho kinase,CPK)升高。有报道称与羟甲基戊二酰辅酶 A(hydroxy methylglutaryl coenzyme A,HMG - CoA)还原酶抑制剂合用可导致横纹肌溶解症。两性霉素 B 静滴后可出现寒战、高热等输液反应,并可直接引发低钾而导致心肌损害。氟喹诺酮类药物、红霉素、克拉霉素和阿奇霉素可引起心电图 Q - T 间期延长。加替沙星、左氧氟沙星可导致低血糖或高血糖症,多见于服用口服降糖药的糖尿病患者。其机制为药物促进胰岛细胞释放胰岛素,造成低血糖症;胰岛素耗竭后,出现高血糖症。

(三) 毒性反应的防治

(1) 严格掌握抗菌药物应用指征,尽量减少用药种类。应用药物的种类越多,药物不良反应的发生率越高。

(2) 避免药物对特殊生理、病理状态患者的影响。如孕妇、未成年人避免使用氟喹诺酮类;儿童、老年人慎用氨基糖苷类药物;癫痫患者避免使用亚胺培南/西司他丁钠。

(3) 避免药物相互作用导致不良反应加重。如尽量避免氨基糖苷类与万古霉素、强利尿剂等联用,以避免肾功能损害作用的叠加。

(4) 熟悉抗菌药物的主要和严重不良反应,密切观察临床症状、体征,定期随访血常规、尿常规、肝肾功能及其他实验室检查。必要时进行 TDM,以及早发现并处置不良反应,降低损害。

(5) 确定药物发生的不良反应,可根据药物应用的必要性、不良反应的严重性和有无有效的对症处理手段等因素,权衡利弊,决定是否停药、减量或继续原方案治疗。

二、变态反应

各种抗菌药均可引起变态反应,其中 β-内酰胺类药物由于应用广泛,所致过敏较为常见。

(一) 发生机制

药物过敏反应根据免疫机制的不同分为 Ⅰ、Ⅱ、Ⅲ 和 Ⅳ 4 型。Ⅰ型为免疫球蛋白 E(immunoglobuline E,IgE)介导的速发型过敏反应,通常在给药后数分钟到 1 h 内发生。典型的临床表现为荨麻疹、血管神经性水肿、支气管痉挛和过敏性休克等。Ⅱ 型为抗体介导的溶靶细胞过程,如药物诱发的血小板减少性紫癜。Ⅲ 型由免疫复合物介导,如血清病、药物相关性血管炎等。Ⅳ 型由 T 细胞介导,如药物接触性皮炎、固定性药疹、Stevens/Johnson 综合征和中毒性表皮坏死松解症等。Ⅱ、Ⅲ、Ⅳ 型为非 IgE 介导的迟发型过敏反应,通常在给药 1 h 之后至数天发生。

(二) 临床表现

1. 过敏性休克　过敏性休克的发生极为迅速,约半数患者的症状发生在注射后 5 min 内,注射后 30 min 内发生者占 90%。可表现为呼吸道阻塞症状、微循环障碍症状、中枢神经系统症状和皮肤过敏反应。除青霉素类和氨基糖苷类外,磺胺药、四环素类、林可霉素类、大环内酯类、氯霉素和利福平等也偶尔发生过敏性休克。

2. 药物热　药物热的潜伏期一般为 7~12 d,短者仅 1 d,长者达数周。热型大多为弛张型或稽留热,常伴发皮疹。停药后 2~3 d 内大多可以退热,其诊断依据如下:①应用抗菌药物,体温下降后又再上升,或较未用前高;②患者虽然发热,但中毒症状不明显;③伴发皮疹、嗜酸性粒细胞增多,或者血白细胞总数、中性粒细胞百分比降低至正常以下;④停用抗菌药物后热度迅速下降或消退。药物热可发生于各类药物,以 β-内酰胺类最常见。

3. 皮疹　各种抗菌药物均可引起荨麻疹、斑丘疹、红斑、麻疹样皮疹、猩红热样皮疹、湿疹样皮疹、结节样红斑、多形性红斑、紫癜、剥脱性皮炎和大疱表皮松解萎缩性皮炎等。皮疹大多于治疗开始后 10 d 左右出现,曾接受同一抗菌药物的患者可更早出现。一般停药后 1~3 d 内迅速消退。

4. 血清病样反应　多见于应用青霉素的患者,表现为发热、关节疼痛、荨麻疹、淋巴结肿大、腹痛、蛋白尿和嗜酸性粒细胞增多等。

5. 接触性皮炎　与链霉素、青霉素等抗菌药物经常接触者有发生接触性皮炎的可能,一般于接触后 3~12 个月内发生。表现为皮肤瘙痒、发红、丘疹、眼睑水肿和湿疹等,停止接触后皮炎逐渐消退。

6. 光敏反应或光毒性表现为不同程度的日光灼伤,暴露处有红、肿、热、痛,继以水疱和渗液。光照强的地区易发。主要见于四环素类、青霉素类、头孢菌素类、氨基糖苷类、氯霉素和氟喹诺酮类等。

（三）变态反应的防治

（1）详细询问药物过敏史,避免使用过敏药物及其同类药物是预防变态反应的关键。

（2）青霉素皮试对过敏性休克等 I 型变态反应有一定的预测价值。我国规定使用各类青霉素类制剂前必须先做皮试。头孢菌素和氨基糖苷类药物皮试的预测作用缺乏循证证据支持,不提倡在应用这些药物前对所有患者进行皮试筛查。

（3）出现变态反应以及时停药为妥。对有轻型皮疹而必须继续用药者,则宜在采取相应措施(给予肾上腺皮质激素、抗组胺药物等)下严密观察。如皮疹继续发展,并伴有其他变态反应及发热者,应立即停药,同时加强抗过敏治疗。

（4）应有抢救药物和设备的准备。首次给药后应观察 30 min,有助于及时发现并处理过敏性休克等速发型过敏反应。

（5）发生过敏性休克时,抢救应争分夺秒,避免远道运送。治疗首选肾上腺素肌注。

三、二重感染

（一）发生机制

二重感染是抗菌药物应用过程中出现的新感染。在正常情况下,人体的口腔、呼吸道、肠道和生殖系统等处寄殖菌群在互相拮抗制约下维持平衡状态。应用广谱抗菌药物后,敏感菌群受到抑制,未被抑制的细菌及外来细菌均可乘虚而入,导致二重感染。

二重感染多见于长期应用广谱抗菌药物者、婴儿、老年人、有严重基础病(如恶性肿瘤、白血病、糖尿病及肝硬化等)者,以及进行腹部大手术者。病原体常为耐药革兰阴性杆菌、真菌和葡萄球菌属等,病死率高。

(二)临床表现及治疗

1. 口腔、食管念珠菌感染　主要由白色念珠菌引起,表现为鹅口疮,乳白色斑块可遍及口腔黏膜、舌面、硬腭及咽部,严重者可蔓延至气管、食管和消化道。治疗包括用制霉菌素甘油涂口腔,口服氟康唑等抗真菌药物。

2. 假膜性肠炎　该病常见于胃肠道癌肿手术后,以及肠梗阻、恶性肿瘤、充血性心力衰竭、尿毒症、糖尿病和再生障碍性贫血等患者应用抗菌药物的过程中,老年患者尤易发生。临床表现为大量水泻,每日 10 余次。大便中常含黏液,部分有血便,少数可排出斑块状假膜,伴发热、腹痛、恶心及呕吐。重症患者可迅速出现脱水、电解质紊乱,循环衰竭和中毒性巨结肠。艰难梭菌是其最主要病原体。

几乎所有抗菌药物都可引起该病,其中以 β-内酰胺类、林可霉素和克林霉素等所致者发生率较高。发生伪膜性肠炎后应停用原抗菌药物,如原发感染尚未被控制,改用主要经肾脏排泄的有效抗菌药物(最好注射给药)。治疗选用甲硝唑或万古霉素口服。

3. 其他　肺部、尿路、血流均是二重感染的好发部位,其临床表现和治疗与相应部位感染相同。

(杨　帆)

参考文献

1. 国家卫生计生委办公厅,国家中医药管理局办公室,解放军后勤部卫生局药品器材局. 抗菌药物临床应用指导原则(2015 版)(EB/OL)2015. http://www. nhc. gov. cn/ewebeditor/uploadfile/2015/09/20150928170007470. pdf.

2. 国家卫生计生委抗菌药物临床应用与细菌耐药评价专业委员会. 青霉素皮肤试验专家共识[J]. 中华医学杂志,2017,97(40):3143 - 3146.

3. 汪复,张婴元. 实用抗感染治疗学[M]. 3 版. 北京:人民卫生出版社,2020.

4. Bennett J E, Dolin R, Blaser M J. Mandell, douglas, and bennett's principles and practice of infectious diseases [M]. 8th ed. USA: Elsevier Saunders,2015.

5. Gibert D N, Chambers H F, Eliopoulos G M, et al. The sanford guide to antimicrobial therapy 2019 [M]. Sperryville: Antimicrobial Therapy Inc,2019.

第四章　抗菌药物在特殊情况下的应用

▌第一节　肝功能减退时抗菌药物的应用

肝脏是人体最大的腺体,其功能十分复杂。许多药物包括抗菌药物经由肝脏进行生物转化、解毒和清除。肝功能损害时,药物的体内过程受到不同程度的影响。至今,抗菌药物在肝功能减退时的应用的相关资料较少,肝功能减退时抗菌药物的选用十分复杂。

一、肝病时的药代动力学改变

药物在肝内的代谢有两期。第1期是药物在肝脏氧化还原酶或水解酶的作用下被氧化还原或水解,所产生的代谢物的生物活性与母药不同,并可产生毒性。第2期则是在肝脏转移酶的作用下,代谢物与葡萄糖醛酸、谷胱甘肽等形成极性增加、可溶解的代谢物,易从胆汁或尿液排泄,此期产生的代谢物大多毒性较低。药物在肝内代谢过程中CYP450是最重要的药物代谢酶。药物代谢可属第1期,也可属第2期,或两期兼有。

由于肝脏具有相当大的代偿能力,因此,仅在肝功能严重受损时才发生抗菌药物药代动力学的明显改变。药代动力学的改变由下述因素引起:肝脏自身代谢和清除能力的降低;肝硬化门脉高压侧支循环的建立,减少了药物经肝脏的代谢和解毒作用;肝病时,药物与蛋白质亲和力的降低、血浆蛋白合成的减少等均使药物游离部分增加;肝硬化有大量腹水时,细胞外液量增加,致药物的 V_d 增大;肝硬化门脉高压时,胃肠道淤血、水肿影响口服药物的吸收过程。

肝脏损害部位的不同对药物代谢的影响程度亦不同。如病变累及肝小叶,则影响明显,除多见于病毒性肝炎外,还可见于酒精性肝炎患者。但在原发性胆汁肝硬化的早期,病变主要累及门脉区,对药物肝内代谢的影响并不明显。至终末期肝实质受损时,才表现为肝脏代谢药物能力的减退。

某些药物对肝脏药酶有诱导作用,如利福平在疗程中的血药浓度可因药物肝内代谢加速而降低。但在肝功能损害者,对肝药酶的诱导作用减弱,致血药浓度明显比正常人高。

二、肝功能减退时抗菌药物的应用

目前常用的肝功能试验并不能反映肝脏对药物的代谢清除能力,因此,不能作为调整给药方案的依据。肝病时抗菌药物的选用及其给药方案的制订可参考肝功能减退对该类药物的药代动力学影响、肝病时该类药物发生毒性反应的可能性。大致可将肝病时抗菌药物的应用分为以下几种情况(表 4 - 1)。

表 4 - 1　肝功能减退时抗菌药物的应用

抗菌药物	对肝脏作用和药代动力学改变	肝病时应用
头孢曲松	肝、肾清除,肝病时清除减少	慢性肝病患者应用本品时不需调整剂量。有严重肝、肾功能减退患者应调整剂量,每日剂量不宜超过 2 g。新生儿高胆红素血症者禁用
头孢哌酮	肝、肾清除,严重肝病时清除减少	严重肝病或肝功能减退伴有肾功能减退时,剂量不超过 2 g/d
红霉素	自肝胆系统清除减少,酯化物具有肝毒性	按原量慎用或减量应用,避免使用酯化物
克林霉素	肝病时 $T_{1/2}$ 延长,消除减慢,可致丙氨酸氨基转移酶(alanine aminotransferase, ALT)增高	严重肝病者减量使用
林可霉素	肝病时清除减少	减量使用
氯霉素	肝病时代谢减少,血液系统毒性	避免使用
诺氟沙星、环丙沙星	肝、肾清除,重度肝功能减退(肝硬化腹腔积液)时药物清除减少	严重肝功能减退者减量、慎用
莫西沙星	肝、肾清除,重度肝功能损害无数据	严重肝功能减退者减量或不用
甲硝唑	肝内代谢	严重肝病(Child-Pugh C)减量 50% 使用
替硝唑	肝内代谢	肝病时慎用
替加环素	肝内代谢,肝、肾途径清除	慎用,严重肝功能减退者调整为首剂 100 mg,然后 25 mg,q12 h
夫西地酸	经肝脏代谢并主要经胆汁排泄	肝功能减退者不推荐使用
四环素	肝病时易致肝损害加重	肝病患者避免应用
磺胺甲噁唑	肝内代谢、高胆红素血症	避免使用
利福平	肝毒性,与胆红素竞争酶结合致高胆红素血症	避免使用,尤应避免与异烟肼同用
利福布汀	大部分在肝内代谢	严重肝病患者剂量减至 150 mg/d
异烟肼	异烟肼清除减少,具肝毒性	轻中度肝功能减退时慎用,急性肝病或以往有与异烟肼相关的肝损害病史者禁用
两性霉素 B	肝毒性、黄疸	避免使用
卡泊芬净	肝代谢	中度肝功能减退者给予首剂 70 mg/d 负荷剂量后,维持剂量为 35 mg/d;严重肝功能减退者的应用目前无资料
伊曲康唑	主要在肝内代谢,偶有肝衰竭等严重肝毒性报道	慎用
伏立康唑	主要在肝内代谢,有报道称肝功能试验异常与肝损害的体征(如黄疸)有关	轻中度肝硬化患者负荷剂量不变,维持剂量减半;严重肝功能减退慎用
金刚乙胺	严重肝病时 $T_{1/2}$ 增加 1 倍	严重肝病时减量应用
特比萘芬	主要经肝脏代谢,肝硬化者清除减少约 50%;肝毒性	慢性或活动性肝病者不推荐使用

（一）药物主要由肝脏清除

肝功能减退时,清除明显减少,但并无明显的毒性反应发生。故肝病患者仍可应用,但需谨慎,必要时减量给药。该类药物有红霉素等大环内酯类(不包括红霉素酯化物)、林可霉素和克林霉素等。

（二）药物主要经肝脏或有相当量经肝脏清除

肝功能减退时,药物的清除或代谢物的形成减少,可能导致毒性反应发生。该类药物在肝病时宜避免应用,主要有氯霉素、利福平、红霉素酯化物、氨苄西林酯化物、磺胺药和咪康唑等。

（三）药物经肝、肾途径清除

肝功能减退时,血药浓度升高。如同时有肾功能损害时,则血药浓度升高尤为明显。严重肝病时应减量应用。

（四）药物主要由肾排泄

肝功能减退时,无须调整剂量。氨基糖苷类(庆大霉素等)、青霉素、头孢唑林、万古霉素和多黏菌素等均属于该类药物。

（黄海辉）

第二节　肾功能减退时抗菌药物的应用

肾功能减退的感染患者接受抗菌药物治疗时,主要经肾排泄的抗菌药物及其代谢产物可在体内积聚,导致毒性反应发生。一些肾毒性抗菌药极易发生此种情况。因此,肾功能减退时,调整给药方案是确保抗菌治疗有效而安全的重要措施。

一、肾功能减退时抗菌药物的药代动力学

肾功能减退对抗菌药物在体内的清除过程影响最大,许多主要经肾排泄的药物尤为明显。药物清除的减少可使血药浓度增高,可使药物在体内的分布过程亦发生相应改变。严重肾功能减退者的药物吸收过程亦受到影响。

（一）对清除过程的影响

抗菌药物在体内经肾和非肾两条途径清除,清除速率常数前者以 Kr,后者以 Knr 表示,总清除速率常数 Kel＝Kr＋Knr。一些抗菌药物在肾功能正常时,其 Kr 远超过 Knr；肾功能减退时,由于 Kr 的降低,则使 Kel 亦相应下降。如肾功能正常时 Knr 远超过 Kr 者,则肾功能减退时对 Kel 无明显影响或影响很小。肾清除速率的降低导致药物 $T_{1/2ke}$ ($T_{1/2\,ke}＝0.693/Kel$)延长,使体内药物消除减慢,血药浓度升高。对于一些毒性大的抗菌药物,即其毒性反应与血药浓度密切相关者,如氨基糖苷类,必须调整药物的维持量,而首次剂量(负荷量)仍可按原量给予。尤其在药物 $T_{1/2}$ 明显延长的情况下,给予首剂负荷量以尽快达到体内有效浓度对治疗严重感染至关重要。

（二）对吸收过程的影响

肾衰竭时，药物的吸收速率及吸收程度均可降低。口服或肌注时的药物吸收均减少，与患者的一般情况差有关。因此，肾衰竭伴严重感染者均宜静脉给药。

（三）对体内分布过程的影响

肾功能减退时，药物的 V_d 可因多种因素的影响而发生变化，如水肿、脱水。又如血浆白蛋白的降低使药物与蛋白的结合量减少，药物游离部分增多，致 V_d 增大，但最终血药浓度一般仍较正常肾功能者略低。

（四）对药物代谢的影响

药物经肾小管分泌或肝代谢后，极性大多增高，成为易溶的代谢物自肾排泄。肾功能减退时，该类代谢产物可在体内积聚。生物转化的结果常使药物的抗菌活性降低或消失，而毒性则升高。肾功能减退时，许多药物的体内代谢过程尚不清楚，有待进一步研究。

二、肾功能减退时抗菌药物的应用

许多抗菌药物主要经肾排泄，某些品种有肾毒性，肾功能减退者应用该类药物时易发生不良反应。因此，治疗肾功能减退的感染患者时，应根据需要调整给药方案。

抗菌药物应用于肾功能减退患者时，其剂量的调整需根据以下因素：肾功能损害程度；抗菌药物的肾毒性大小；药物的体内过程，即药代动力学特点；抗菌药物经血液或腹膜透析后可清除的程度。主要经肾排泄的药物，其血 $T_{1/2}$ 可因肾功能减退而延长。因此，血 $T_{1/2}$ 可作为调整用药的重要依据。由于个体差异的存在，不同患者的血 $T_{1/2}$ 相差甚大。因此，对于一些治疗浓度范围狭窄、毒性大的抗菌药应进行血药浓度监测，并据此拟定个体化给药方案。

根据抗菌药物的体内代谢过程和排泄途径，以及对肾脏和其他重要脏器的毒性大小，在肾功能减退时，药物的选用有以下 4 种情况。

（一）用原治疗量或剂量略减

主要包括由肝脏代谢或主要自肝胆系统排泄的红霉素和阿奇霉素等大环内酯类、青霉素类，以及头孢菌素类的部分品种，如氨苄西林、头孢哌酮、抗真菌药物和抗分枝杆菌药物的多数品种。

（二）可选用，但剂量需适当减少者

该类药物无明显肾毒性或仅有轻度肾毒性，但由于其排泄途径主要经肾脏，肾功能减退时药物可在体内明显积聚，血 $T_{1/2}$ 显著延长。青霉素类和头孢菌素类的多数品种，如羧苄西林、青霉素、头孢他啶等均属该类药物。氟喹诺酮类中的氧氟沙星和左氧氟沙星亦属该类。

（三）确有应用指征时在 TDM 下减量应用

该类药物均有明显肾毒性，且主要经肾排泄。氨基糖苷类、万古霉素和多黏菌素类等均属该类药物。

（四）肾功能减退时不宜应用者

包括四环素类（多西环素除外）、呋喃类和萘啶酸等。

三、肾功能减退时给药方案的调整

上述 4 类药物中,除第 1 类的多数品种和第 4 类外,其余在肾功能减退时均需调整给药剂量。肾功能减退程度是调整剂量的重要指标。肾功能试验中,以内生肌酐清除率(endogenous creatinine clearance,Ccr)最具参考价值。肌酐几乎全部经肾小球滤过排泄,其排出量不受饮食、蛋白分解等因素的影响。Ccr 与肾小球滤过率(glomerular filtration rat,GFR)基本上呈平行关系,可以定量、准确地反映患者的肾功能状态。

肾功能减退时给药方案的调整可以减少给药剂量或延长给药间期。前者为给药间期不变,每次给药量减少;后者为每次给药量不变,而给药间期延长。后一调整剂量的方法常使血药浓度波动幅度增大,可能影响对严重感染的疗效。因此,以应用减量法更为适宜,也可将两种调整方法结合应用。无论应用上述方法中的哪种,首次负荷量仍应按正常治疗量给予。

给药方案的调整可参照以下方法。

(一) 根据肾功能损害程度调整给药方案

依据 Ccr 值的改变,肾功能损害分为轻度、中度和重度损害,Ccr 分别为 $>50\sim90$ ml/min,$10\sim50$ ml/min,<10 ml/min。根据肾功能损害程度调整剂量详见表 4-2。

如缺少 Ccr 数值时,也可根据血肌酐值,按下式计算。

1. 标准体重者　①男性:$50.0\,kg+2.3\,kg\times[(身高(cm)-152.4)\div2.54]$;②女性:$45\,kg+2.3\,kg\times[(身高(cm)-152.4)\div2.54]$。

肥胖定义:实际体重超过 20% 标准体重,或体质指数 >30 kg/m²。

2. 非肥胖患者

(1) $Ccr(男)(ml/min)=\dfrac{(140-年龄)\times标准体重(kg)}{血肌酐值(\mu mol/L)\times72}$

(2) $Ccr(女)=Ccr(男)\times0.85$

3. 肥胖患者

(1) $Ccr(肥胖男性患者)(ml/min)=$

$$\dfrac{(137-年龄)\times[(0.285\times体重(kg)+(12.1\times身高^2(m^2))]}{血肌酐值(\mu mol/L)\times51}$$

(2) $Ccr(肥胖女性患者)(ml/min)=$

$$\dfrac{(146-年龄)\times[(0.287\times体重(kg)+(9.74\times身高^2(m^2))]}{血肌酐值(\mu mol/L)\times60}$$

根据上述公式计算 Ccr 时需要注意以下几点:老年人由于肌肉组织减少,血肌酐值可能会假性减低,从而有药物剂量过大的危险;孕妇、腹腔积液患者及其他原因导致体液增加者,GFR 增高,按常规给药时药物剂量可能偏小;产妇的体重应按未怀孕时的标准体重计算;上述公式仅适用于估计常态下的肾功能情况,对于无尿或少尿患者可假定 Ccr 为 $5\sim8$ ml/min;计算氨基糖苷类药物给药剂量时,肥胖患者体重也可按以下公式调整:理想体重 $+0.4\times$(实际体重-理想体重);计算万古霉素给药剂量时,无论肥胖还是非肥胖患者均采用实际体重。

表 4-2 肾功能减退时抗菌药物的剂量调整

药　物	正常治疗量(Ccr, ml/min)	肾功能减退时剂量调整(Ccr, ml/min)		
	>90	>50~90	10~50	<10
青霉素	50万~400万IU, q4 h	50万~400万IU, q4 h	50万~400万IU, q8 h	50万~400万IU, q12 h
氨苄西林	1~2 g, q(4~6)h	q(4~6)h	q(6~8)h;<30: q(8~12)h;	q12 h
哌拉西林	3~4 g, q(4~6)h	q(4~6)h	q(6~8)h	q8 h
阿莫西林/克拉维酸	0.5/0.125 g, q8 h, po	0.5/0.125 g, q8 h, po	0.25~0.5 g阿莫西林, q12 h, po	0.25~0.5 g, 阿莫西林, q24 h, po
氨苄西林/舒巴坦	3 g, q6 h	q6 h	q(8~12)h	q24 h
哌拉西林/他唑巴坦	3.375 g, q6 h	>40:q6 h	20~40:2.25 g, q6 h; <20:2.25 g, q8 h	2.25 g, q8 h
替卡西林/克拉维酸	1.6~3.2 g, q(6~8)h	3.2 g, q8 h	<30:1.6 g, q8 h	1.6 g, q12 h
头孢唑啉	1~2 g, q8 h	q8 h	q12 h	q24 h
头孢呋辛	0.75~1.5 g, q8 h	q8 h	q(8~12)h	q24 h
头孢呋辛酯	500 mg, q12 h, po	q12 h	q12 h <30, q24 h	q48 h
头孢克洛	0.5 g, q8 h, po	q8 h	q8 h	q12 h
头孢噻肟	2 g, q8 h	q(8~12)h	q(12~24)h	q24 h
头孢唑肟	2 g, q8 h	q(8~12)h	q(12~24)h	q24 h
头孢他啶	2 g, q8 h	q(8~12)h	q(12~24)h	q(24~48)h
头孢克肟	0.4 g, q24 h	0.4 g, q24 h	0.3 g, q24 h	0.2 g, q24 h
头孢吡肟	腹腔感染:>60, 2 g, q12 h;粒细胞减少性发热: >60,2 g, q8 h	30~60:2 g, q24 h 30~60:2 g, q12 h	11~29:1 g, q24 h 11~29:2 g, q24 h	<11:0.5 g, q24 h <11:1 g, q24 h
头孢西丁	2 g, q8 h	q8 h	q(8~12)h	q(24~48)h
头孢罗膦	0.6 g, iv, q12 h	0.6 g, q12 h	30~50:0.4 g, q12 h;15~30: 0.3 g, q12 h	<15:0.2 g, q12 h
头孢美唑	1~2 g, q12 h	>60:1 g, q12 h	30~60:1 g, q24 h; <30:1 g, q48 h	1 g, q120 h

药　物	正常治疗量 (Ccr, ml/min)	肾功能减退时剂量调整(Ccr, ml/min)		
	>90	>50~90	10~50	<10
头孢替坦	1~2 g, q12 h	1~2 g, q12 h	1~2 g, q24 h	1~2 g, q48 h
氨曲南	2 g, q8 h	2 g, q8 h	1~1.5 g, q8 h	1~2 g, 每日 1 次
亚胺培南/西司他丁	0.5 g, q6 h 或 1 g, q8 h	60~90:0.5 g, q6 h	30~60:0.5 g, q8 h; 15~30: 0.5 g, q12 h	
美罗培南	1 g, q8 h	1 g, q8 h	1 g, q12 h;<25: 0.5 g, q12 h	0.5 g, q24 h
厄他培南	1 g, q24 h	1 g, q24 h	<30:0.5 g, q24 h;	0.5 g, q24 h
多立培南	0.5 g, iv, q8 h	0.5 g, iv, q8 h	30~50:0.25 g, iv, q8 h;10~30: 0.25 g, iv, q12 h	尚无研究资料
庆大霉素/妥布霉素	1.7~2 mg/kg, q8 h	1.7~2.0 mg/kg, q8 h	1.7~2 mg/kg, q(12~24)h	1.7~2 mg/kg, q48 h
奈替米星	1.7~2 mg/kg, q8 h	1.7~2 mg/kg, q8 h	1.7~2 mg/kg, q(12~24)h	1.7~2 mg/kg, q48 h
阿米卡星	7.5 mg/kg, q12 h 或 15 mg/kg, qd	7.5 mg/kg, q12 h	7.5 mg/kg, q24 h	7.5 mg/kg, q48 h
链霉素	15 mg/kg, q24 h(最大剂量为1 g)	q24 h	q(24~72)h	q(72~96)h
红霉素	0.25~0.5 g, q6 h, po	100%	100%	100%
克拉霉素	0.5 g, q12 h	0.5 g, q12 h	0.5 g, q(12~24)h	0.5 g, q24 h
诺氟沙星	0.4 g, q12 h, po	>30:q12 h	<30:q24 h	q24 h
环丙沙星	0.5~0.75 g, po 或 0.4 g, iv, q12 h	100%	0.25~0.5 g, q12 h, po 或 0.4 g, iv, q24 h;<30: 0.5 g, q24 h, po	0.5 g, q24 h, po 或 0.4 g, iv, q24 h
氧氟沙星	0.2~0.4 g, q12 h	0.2~0.4 g, q12 h	0.2~0.4 g, q24 h	0.2 g, q24 h
左氧氟沙星	0.75 g, iv/po, q24 h	0.75 g, q24 h	20~49:0.75 g, q48 h	<20:0.75 g × 1 剂,之后 0.5 g, q48 h
加替沙星	0.4 g, po/iv, q24 h	0.4 g, q24 h	首剂 0.4 g, 之后 0.2 g, q24 h	首剂 0.4 g,之后 0.2 g, q24 h
四环素	0.25~0.5 g, q6 h	q(8~12)h	q(12~24)h	q24 h
甲磺酸多黏菌素 E (按该药基质活性计算) (USP)	日剂量 2.5~5 mg/kg, 分 2~4 次给药	≥80: 100%;50~79:日剂量 2.5~3.8 mg/kg, 分 2 次给药	30~49:日剂量 2.5 mg/kg,分 1~2 次给药;10~29: 1.5 mg/kg, q36 h	

续表

药　物	正常治疗量 (Ccr, ml/min)	肾功能减退时剂量调整(Ccr, ml/min)		
	>90	>50~90	10~50	<10
万古霉素	1 g, q12 h	15~30 mg/kg, q12 h	15 mg/kg, q(24~96)h	7.5 mg/kg, q(2~3)d
替考拉宁	6 mg/kg, q12 h× 3剂,之后6 mg/kg, q24 h	30~80:负荷剂量不变,维持剂量 6 mg/kg, q48 h	<30:负荷剂量不变,维持剂量 6 mg/kg, q72 h	负荷剂量不变, 维持剂量 6 mg/kg, q72 h
达托霉素	4~6 mg/kg, q24 h	4~6 mg/kg, q24 h	4~6 mg/kg, q24 h; <30:6 mg/kg, q48 h	
SMZ	1 g, q8 h	q12 h	q18 h	q24 h
TMP	0.1~0.2 g, q12 h, po	q12 h	>30:q12 h; 10~30: q18 h	q24 h
SMZ/TMP (按照 TMP 计算剂量)	治疗量:5~20 mg/ (kg·d),分次, q(6~12)h	无须调整剂量	30~50:无须调整 剂量;10~29:5~ 10 mg/(kg·d),分 次,q12 h	不推荐。如使用: 5~10 mg/kg, q24 h
甲硝唑	7.5 mg/kg, q6 h	100%	100%	50%
呋喃妥因	0.1 g, q12 h, po	100%	避免应用	避免应用
利福平	600 mg, q24 h, po	600 mg, q24 h	300~600 mg, q24 h	300~600 mg, q24 h
乙胺丁醇	15~25 mg/kg, q24 h	15~25 mg/kg, q24 h	30~50: 15~25 mg/kg, q(24~ 36)h; 10~30: 15~25 mg/kg, q(36~48)h	15 mg/kg, q48 h
吡嗪酰胺	25 mg/kg, q24 h (最高 2.5 g/d)	25 mg/kg, q24 h	21~50:25 mg/kg, q24 h; 10~20: 25 mg/kg, q48 h	25 mg/kg, q48 h
乙硫异烟胺	500 mg, po, 每日 2次	500 mg,每日2次	500 mg,每日2次	250 mg, 每日 2次
氟胞嘧啶	25 mg/kg, q6 h	q6 h	q12 h	q24 h
氟康唑	100~400 mg, po/iv, q24 h	100%	50%	50%
伊曲康唑	100~200 mg, q12 h, po	100%	100%	50%
伊曲康唑	200 mg, q12 h, iv	200 mg, bid	因静脉制剂中赋形剂(环糊精)蓄积,在 Ccr<30 时,避免应用或改口服	
伏立康唑	6 mg/kg, iv, q12 h× 2次,之后4 mg/kg, q12 h	无须调整剂量	因静脉制剂中赋形剂(环糊精)蓄积,在 Ccr<50 时,避免应用或改口服	
特比奈芬	250 mg, po, 每日 1 次	q24 h	避免应用	
阿昔洛韦	5~12.5 mg/kg, iv, q8 h	100%,q8 h	100%,q(12~24)h	50%,q24 h

续表

药 物	正常治疗量 (Ccr, ml/min) >90	肾功能减退时剂量调整(Ccr, ml/min)		
		>50~90	10~50	<10
更昔洛韦	诱导剂量:5 mg/kg, iv, q12 h	70~90:5 mg/kg, q12h;50~60:2.5 mg/kg, q12 h	25~49:2.5 mg/kg, q 24 h; 10~24: 1.25 mg/kg, q24 h	1.25 mg/kg, 每 周3次
	维持剂量:5 mg/kg, iv, q24 h	2.5~5 mg/kg, q24 h	0.625~1.25 mg/kg, q24 h	0.625 mg/kg,每 周3次
更昔洛韦	1 g, po, q8 h	0.5~1 g, q8 h	0.5~1 g, q24 h	0.5 g,每周3次
奥司他韦	75 mg, po, 每日2 次,5 d	60~90:75 mg, po, 每日2次,5 d	30~60:30 mg, 每 日2次, 5 d; < 30:30 mg, 每日 1次,5 d	尚无研究资料

注:①表中所列为成人治疗量,凡未注明给药途径者,均是静脉给药。正常治疗量(静脉给药者)的高限是用于危及生命严重感染的每日剂量。iv:静脉注射;po:口服。②调整剂量为减少每次剂量或延长给药期间。仅减少每次剂量者注明给药量的百分数,仅延长给药间期者注明给药间隔时间,两者均调整者则注明剂量及间期改变。③表中万古霉素、替考拉宁和氨基糖苷类抗生素均为初始治疗剂量,此后应进行血药浓度监测,据以调整给药方案。④USP:美国药典(United States Pharmacopeia)

(二)根据血药浓度监测结果制订个体化给药方案

该给药方案的调整方法对于毒性较大的氨基糖苷类抗生素、万古霉素和氯霉素等是最为理想的。目前,国外一些学者主张将氨基糖苷类抗生素的给药方法改为每日1次。因此,肾功能减退时这些药物的剂量调整也有所不同(表4-3)。

表4-3 氨基糖苷类每日1次给药法:肾功能减退者的剂量调整

药 物	正常治疗量 (Ccr, ml/min) >80	肾功能减退时的剂量调整(Ccr, ml/min)					
		60~80	40~60	30~40	20~30	10~20	<10
	q24 h(mg/kg)				q48 h(mg/kg)		
庆大霉素/妥布霉素	5.1	4	3.5	2.5	4	3	2(q72 h)
阿米卡星/卡那 霉素/链霉素	15	12	7.5	4	7.5	4	3(q72 h)
异帕米星	8	8	8	8 mg/kg, q48 h	8	8 mg/kg, q72 h	8 mg/kg, q96 h
奈替米星	6.5	5	4	2	3	2.5	2(q72 h)

(三)肾衰竭患者透析治疗后抗菌药物剂量的调整

目前,对于肾衰竭患者,临床上常用的血液净化方法包括腹膜透析、血液透析和血液滤过,其对药物清除的影响与药物的相对分子质量、蛋白结合率、水溶性和主要排泄途径有关。接受抗菌治疗的患者,经血液净化后,某些抗菌药物可自体内清除,导致血药浓度降低,影响疗效。此时需补给剂量,如氨基糖苷类抗生素。某些药物并不受净化疗法影响,或自净化疗法中清除甚少,则不需在净化后补给剂量,如红霉素(表4-4)。

表4-4 透析治疗时抗菌药物剂量的调整

药 物	血液透析结束时补充剂量[①]	腹膜透析时剂量调整[②]	CRRT 时剂量调整[③]
青霉素	不加药,仅调整给药时间	50 万~400 万 IU, q12 h	100 万~400 万 IU, q(6~8)h
氨苄西林	不加药,仅调整给药时间	0.5~1 g, q12 h	1~2 g, q(8~12)h
阿莫西林	不加药,仅调整给药时间	0.25 g, q12 h	0.25~0.5 g, q(8~12)h
哌拉西林	2 g, q8 h,透析后加 1 g	3~4 g, q8 h	3~4 g, q(6~8)h
阿莫西林/克拉维酸	0.25~0.5 g(阿莫西林成分),q24 h,透析后加药		
氨苄西林/舒巴坦	不加药,仅调整给药时间	3 g, q24 h	3 g, q12 h
哌拉西林/他唑巴坦	2.25 g, q12 h,透析后加用 0.75 g	2.25 g, q12 h	2.25 g, q6 h
替卡西林/克拉维酸	初始负荷剂量 3.1 g, iv, 1 次;维持剂量(替卡西林成分):2 g, iv, q12 h,透析后加 3.1 g	3.1 g, q12 h	
头孢氨苄	0.5 g	0.5 g, q12 h	
头孢唑林	0.5~1 g;门诊患者:周一或周三,透析后加用 2 g,周五透析后加用 3 g	0.5 g, q12 h	1~2 g, q12 h
头孢拉定	1 g	0.5 g, q24 h	
头孢克洛	1 g	0.5 g, q12 h	
头孢丙烯	0.5 g	0.25 g, q24 h	
头孢呋辛	不加药,仅调整给药时间	0.75~1.5 g, q24 h	0.75~1.5 g, q(8~12)h
头孢噻肟	1 g	0.5~1 g, q24 h	2 g, q(12~24)h
头孢唑肟	1 g	0.5~1 g, q24 h	2 g, q(12~24)h
头孢他啶	1 g	非腹膜感染:1.5~2 g, ip, q(24~48)h;腹膜感染:首剂 3 g, ip,然后 1~2 g, ip, q24 h 或 2 g, ip, q48 h	1.25 g, q8 h
头孢泊肟	200 mg	200 mg, q24 h	
头孢吡肟	腹腔感染:0.5 g;粒细胞减少性发热:1 g	2 g, q48 h / 2 g, q48 h	无数据 / 2 g, q24 h
氨曲南	1~2 g	0.5 g, q8 h	1~1.5 g, q8 h
头孢西丁	1 g	1 g, q24 h	2 g, q(8~12)h

续表

药　物	血液透析结束时补充剂量①	腹膜透析时剂量调整②	CRRT 时剂量调整③
头孢替坦	1 g	1 g, q24 h	0.75 g, q12 h
亚胺培南	不加药,仅调整给药时间	125～250 mg, q12 h	0.5～1 g,每日 2 次
美罗培南	不加药,仅调整给药时间	0.5 g, q24 h	1 g, q12 h
厄他培南	0.5 g, q24 h,如在透析前 6 h 内给药,透析后加 0.15 g	0.5 g, q24 h	0.5～1 g, q24 h
庆大霉素/妥布霉素④	0.85～1 mg/kg	补充丢失量 3～4 mg/(L·d)透析液	1.7～2 mg/kg, q24 h
奈替米星	0.85～1 mg/kg	补充丢失量 3～4 mg/(L·d)透析液	1.7～2 mg/kg, q(12～24)h
链霉素	7.5 mg/kg	补充丢失量 20～40 mg/(L·d)透析液	15 mg/kg, q(24～72)h
阿米卡星	3.75 mg/kg	补充丢失量 15～20 mg/(L·d)透析液	7.5 mg/kg, q24 h
克拉霉素	不加药,仅调整给药时间	0.5 g, q24 h	0.5 g, q(12～24)h
环丙沙星	500 mg, po 或 400 mg, iv, q24 h	500 mg, po 或 400 mg, iv, q24 h	250～500 mg, po, q12 h 或 200～400 mg, iv, q12 h
氧氟沙星	200 mg, q24 h,透析后给药	200 mg, q24 h	200～400 mg, q24 h
左氧氟沙星	0.75 g×1 剂,以后 0.5 g, q48 h	0.75 g×1 剂,以后 0.5 g, q48 h	0.75 g×1 剂,以后 0.5 g, q48 h
加替沙星	200 mg, q24 h,透析后给药	200 mg, q24 h	0.4 g×1 剂,以后 0.2 g, q24 h
多黏菌素 E	非透析日,130 mg/d,分 2 次给药;透析日,3～4 h 疗程后,在每日基础剂量基础上增加 30%～40%(40～50 mg)。条件允许,透析应在剂量间隔接近结束时进行。每日基础剂量的补充应在透析结束后与下次常规剂量一起使用		在基础日剂量 130 mg/d 基础上,每小时 CRRT 增加 10%(即 13 mg)。因此,24 h 后建议剂量为 442 mg/d,分 2 次给药
达托霉素	6 mg/kg, q48h,透析后给药	6 mg/kg, q48 h,透析后给药	6 mg/kg, q24 h
万古霉素	透析前浓度为 15～20ug/ml,距下次透析 1 d 内,给 15 mg/kg;距下次透析 2 d 内,给 25 mg/kg;距下次透析 3 d 内,给 35 mg/kg	7.5 mg/kg, q(2～4)d	10～15 mg/kg, q(24～48)h
利奈唑胺	0.6 g, q12 h,透析后给药	无须调整剂量	无须调整剂量

续表

药　物	血液透析结束时补充剂量①	腹膜透析时剂量调整②	CRRT 时剂量调整③
替考拉宁	6 mg/kg, q72 h		6 mg/kg, q48 h
SMZ	1 g	1 g, q24 h	1 g, q18 h
TMP	不加药,仅调整给药时间	100～200 mg, q24 h	100～200 mg, q18 h
SMZ/TMP(按TMP 计算剂量)	不推荐,如使用:(按照 5～10 mg/kg, q24 h TMP 计算剂量)	不推荐。如使用:5～10 mg/kg, q24 h	5 mg/kg, q8 h
甲硝唑	不加药,仅调整给药时间	7.5 mg/kg, q12 h	7.5 mg/kg, q6 h
替利霉素	透析后 600 mg		
异烟肼	不加药,仅调整给药时间	肾功能正常剂量的 100%	肾功能正常剂量的 100%
乙胺丁醇	15 mg/kg,　q48 h,透析后给药	15 mg/kg, q48 h	15～25 mg/kg, q24 h
乙硫异烟胺	250 mg,每日 2 次	250 mg,每日 2 次	500 mg,每日 2 次
利福平	无资料		
吡嗪酰胺	25 mg/kg,　q48 h,透析后给药	25 mg/kg, q24 h	25 mg/kg, q24 h(最大剂量 2.5 g, q24 h)
氟胞嘧啶	不加药,仅调整给药时间	0.5～1 g, q24 h	25 mg/kg, q12 h
氟康唑	100～400 mg, q24 h,透析后给药	50～200 mg, q24 h	200～400 mg, q24 h
伊曲康唑口服液	100 mg, q(12～24)h	100 mg, q(12～24)h	100～200 mg, q12 h
伏立康唑口服剂	无资料	无资料	4 mg/kg, q12 h, po
金刚烷胺	100 mg, q7d	100 mg, q7d	100 mg, q(24～48)h
阿昔洛韦	不加药,仅调整给药时间	2.5～6.25 mg/kg, q24 h	5～10 mg/kg, q24 h
泛昔洛韦	不加药,仅调整给药时间	无资料	无资料
更昔洛韦	透析后 0.5 g, po,每周 3 次		
更昔洛韦	诱导剂量不变,仅调整给药时间;维持量透析后 0.625 mg/kg, iv,每周 3 次	诱导剂量 1.25 mg/kg,每周 3 次,维持量 0.625 mg/kg,每周 3 次,iv	

注：①每次血液透析后补充剂量；②持续性非卧床腹膜透析(continuous ambulatory peritoneal dialysis，CAPD)期间给药剂量；③连续肾脏替代治疗(continuous renal replacement therapy，CRRT)期间给药剂量；④高流量血液透析膜可导致氨基糖苷类以不可预测的速度清除,建议测定透析后的血药浓度,以评估疗效和毒性。氨基糖苷类在接受 CAPD 的患者中的药代动力学变化很大,亦建议监测血药浓度；⑤低效延长每日透析(slow extended daily dialysis，SLEDD)超过 6～12 h,剂量调整同 CRRT

（黄海辉）

第三节　抗菌药物在老年人和新生儿患者中的应用

老年人和新生儿具有与成年人不同的生理特点，体内各组成部分亦出现较大变化。因此，抗菌药物的体内过程也有相应改变。老年人和新生儿各具有药代动力学的特点，故需根据其特点，合理应用抗菌药物。

一、抗菌药物在老年患者中的应用

由于生理功能减退和组织器官萎缩等原因，老年人易罹患感染性疾病，尤其是严重细菌性感染。老年人的常见感染为肺炎、支气管感染、尿路感染和皮肤软组织感染等。感染的常见病原菌常为革兰阴性杆菌，如大肠埃希菌、克雷伯菌属、流感嗜血杆菌、肠杆菌属、变形杆菌属、沙雷菌属和铜绿假单胞菌等。此外，也可为金黄色葡萄球菌、肠球菌属、肺炎链球菌、草绿色链球菌和溶血性链球菌等，其他还有真菌及厌氧菌等。老年人基础疾病多，常合并应用其他药物，容易发生药物相互作用，在抗菌治疗中不良反应的发生率亦高于年轻人。因此，必须根据老年人特点拟订给药方案。

（一）老年人的药代动力学特点

与青壮年相比，老年人体内各组成成分、血流量和生理功能均有较大的变化。除脂肪组织增多外，其他如无脂肪体重、重要脏器（肝、肾、脑等）的血流量、全身含水量、心输出量、血浆白蛋白和肾功能等均降低或减退。因而，抗菌药物的体内过程，包括吸收、分布、代谢和排泄，均可在老年期发生变化。其中以对抗菌药物清除过程的影响为大，并已为较多的研究资料所证实。

1. 药物的吸收　老年人随着年龄的增长，其消化道功能和组织形态发生改变。下列因素可改变药物吸收的速率和程度。①胃黏膜萎缩，胃酸分泌减少，胃液 pH 值增高，可使一些药物的离子化和溶解度发生改变。例如，胃液酸度的降低可影响头孢呋辛酯（cefuroxime axetil）的吸收。②胃肠道血流量和黏膜表面具吸收功能的细胞数明显减少，可使口服药物的吸收速率和吸收程度明显降低。③胃肠道黏膜和平滑肌萎缩及其运动功能减弱，胃排空减慢和胃肠肌张力及动力降低，使药物在胃肠道的停留时间延长，从而影响药物的吸收。④老年患者体力活动减少，局部组织衰退，血液循环较差，因而肌内注射后，药物吸收亦减少。多数口服抗菌药物的吸收属被动转运，因此在老年人消化道中的总吸收量与年轻人差别不大，但吸收速率可能减慢。

2. 药物的分布　老年人的体内组成部分发生了明显改变，全身及细胞内含水量减少。同时去脂肪组织（lean body mass，如肌肉）占体重的比例亦减少。老年人脂肪组织相对增多，年轻人脂肪组织占体重的 18%～20%，而 60～80 岁老年人可增加至 36%～38%，女性老年人的脂肪组织增加更多些。这些均可使水溶性药物的 V_d 降低，脂溶性者的 V_d 则增高。随着年龄的增长，老年人血浆白蛋白含量较年轻人减少约 20%，导致抗菌药物游离药物浓度升高，对蛋白结合率高者（如头孢曲松）的影响尤为明显，分子小的游离药物较易分布至组织和体液中。

3. 药物的代谢　肝脏代谢也是不少抗菌药物在体内的主要清除途径。随着年龄的增长,老年患者的药物肝代谢能力可降低40%。生理功能的降低对于由CYP450介导的Ⅰ相代谢的影响相对更大。不过,关于"年龄导致CYP酶系统活性降低"尚未有明确的定论,特别是代谢超过50%药物的CYP3A4。大环内酯类、氟喹诺酮类和唑类抗真菌药物主要经肝药酶CYP450氧化后形成溶解度更高的结合物,再经肾脏排出体外,在老年人中可能有较长的$T_{1/2}$。

4. 药物的排泄　老年人的肾清除功能减退,表现为GFR下降、肾小管分泌功能和再吸收能力的减退。老年人肾功能改变应以GFR为准。由于老年人肌肉和肌酐生成的减少,血肌酐值测定常造成结果偏低的假象,宜测定Ccr以反映GFR的情况。

药物自肝胆系统的排泄是另一消除途径,老年人的药物总清除率(CL)主要与肾清除率(CLr)有关,同时也受肝胆系统排泄功能的影响。主要经肾清除的抗菌药物如大部分β-内酰胺类抗生素、氟喹诺酮类、氨基糖苷类、万古霉素和甲硝唑等的总CL明显降低,而经肾、肝清除的抗菌药物如哌拉西林等的血清总CL降低不明显,主要经肝胆系统清除的抗菌药物如异烟肼、利福平等的总CL无明显改变。

抗菌药物在老年人的药代动力学变化中,与年龄变化肯定有关的是药物CLr的降低,至于药物吸收、分布和代谢的体内过程与年龄的关系尚有待进一步阐明。因此,老年人应用抗菌药物时,应根据肾功能情况调整剂量或给药间期。老年人抗菌药物剂量的调整通常根据去脂肪体重(lean body weight)、Ccr,而不能根据总体重和血清肌酐值。

5. 合并用药的影响　β-内酰胺类抗生素的血药浓度会受其他肾小管分泌排泄药物的影响,合并应用丙磺舒、氨甲蝶呤、阿司匹林和吲哚美辛可使得美罗培南的血药浓度增加55%,升高阿莫西林、氨苄西林和替卡西林浓度至单药应用的2倍。尽管提高β-内酰胺类抗生素的血药浓度有利于提高药效,尤其是对于心内膜炎和脑膜炎这些重症感染。但是对于老年患者来说,此类情况应当避免发生,特别是有肾功能减退或抽搐惊厥史的老年患者。由于老年患者血浆蛋白水平降低,合并应用两种蛋白结合率高的药物会发生药物与血浆蛋白结合位点的竞争,从而导致某一药物的游离药物增加。比如,磺胺嘧啶在合并用药的老年患者中,其血药浓度显著高于无合并用药的老年患者。

（二）老年人感染的抗菌药物的应用

抗菌药物在老年人体内过程的改变,尤其是抗菌药物在体内清除的减少,血药浓度增高,以及老年患者心血管系统、呼吸系统、中枢神经系统和泌尿生殖系统等基础疾病增多,导致其在抗菌药物疗程中易发生不良反应。因此,在老年人抗感染治疗中应注意以下几点。

1. 避免使用毒性大的抗菌药物　氨基糖苷类抗生素、万古霉素、去甲万古霉素,以及两性霉素B等抗菌药物应尽可能避免应用,如确有指征应用该类药物时,必须调整给药方案。该类药物一般治疗浓度范围狭窄,即治疗药物体液浓度与中毒浓度相差小,且个体差异大。氨基糖苷类抗生素在体内清除与肾功能呈平行关系。当肾功能因年龄增长而减退时,该类药物自肾脏清除亦相应减少,导致药物在体内积聚,血药浓度升高,耳、肾毒性发生率增高。因此,老年患者应用该类药物须进行血药浓度监测,据以调整给药方案,或测定患者的Ccr,根据结果减量用药(参见本章第二节"肾功能减退时抗菌药物的应用"),不宜以血肌酐值作为减量的依据。万古霉素及去甲万古霉素的治疗浓度范围亦狭窄,并具一定耳、肾毒性,主要经肾脏排泄。老年患者应用时,亦需要进行血药浓度监测,据以调整剂量。

2. 患者可减量应用毒性低的β-内酰胺类抗生素   青霉素类、头孢菌素类及其他β-内酰胺类虽毒性低,但多数主要经肾脏排泄,老年患者的药物清除明显减少,血 $T_{1/2}$ 延长。例如,头孢唑林在64岁以上老年人的血 $T_{1/2}$ 为189 min,而年轻人则为94 min;青霉素在老年人的血 $T_{1/2ke}$ 可延长2倍以上。因此,应用常规剂量可使血药浓度升高。高剂量使用后还可出现中枢神经系统的毒性反应,如应用大剂量青霉素后所致的"青霉素脑病"就可能与药物肾清除减少,引起血药浓度和脑脊液内浓度增高有关。上述药物的应用需根据患者Ccr降低的程度减量用药。必要时亦可进行TDM,据以调整剂量。但由于该类药物的治疗浓度范围大,一般情况下并不需要将血药浓度监测列为常规。

3. 老年人感染宜用杀菌剂   由于免疫功能降低和组织器官功能退化,病灶内细菌的清除更有赖于抗菌药物的杀菌作用。青霉素类和头孢菌素类均为可选药物,必要时氨基糖苷类亦可选用,但仍应按患者肾功能情况调整给药剂量和间期。同时,治疗老年人感染时,必须足疗程服用抗菌药物。

二、抗菌药物在新生患儿中的应用

新生儿时期具有与成人及年长儿不同的生理、代谢过程,随着日龄的增长,变化迅速。这种变化对抗菌药物的药理性质有重大影响。例如,药物在体内的生物转化过程、细胞外液量、蛋白结合率和肾脏的发育情况等,每日均在变化中。这些变化影响了抗菌药物在体内的药代动力学过程,包括药物的吸收、分布、代谢和排泄等。因此,新生儿感染时的抗菌治疗需要按照日龄变化调整给药剂量和给药间期,不能简单地将成人治疗量经机械的推算用于新生儿,否则可能导致治疗失败或毒性反应发生。

(一)新生儿时期生理和药理学特点

1. 酶系统不足或缺乏   新生儿肝脏中的CYP450酶含量仅为成人的约30%,各种单胺氧化酶的活性约为成人的50%,其他药物代谢酶如乙醇脱氢酶(alcohol dehydrogenase, ADH)、血浆酯酶、N-乙酰转移酶和葡糖醛酰转移酶等在新生儿期间活性均偏低,使某些抗菌药物的体内代谢过程发生重大改变。例如,氯霉素在体内通过肝脏葡糖醛酰转移酶的作用与葡糖醛酸结合而灭活,新生儿期该酶产生不足,造成氯霉素游离血药浓度增高,加上肾脏排泄能力差,使血中结合和游离氯霉素浓度均明显升高,可能导致外周循环衰竭(灰婴综合征)的发生。新生儿红细胞中缺乏葡萄糖-6-磷酸脱氢酶,应用磺胺药和呋喃类药物时可能出现溶血现象。

2. 细胞外液容积较大   新生儿细胞外液约占体重的35%,较成人大。药物分布至细胞外液后,其排泄相对缓慢,$T_{1/2}$ 延长。此外,药物的 V_d 与 C_{max} 呈反比,早产儿的 V_d 比成熟儿小,故前者的 C_{max} 较后者高。如以相同剂量抗菌药物给予上述两类患儿,所达血药浓度将有所不同。

3. 血浆蛋白与药物结合能力弱　由于新生儿血浆蛋白与抗菌药物结合能力较成年人弱,其血中游离药物浓度高于成年人或年长儿,药物的游离部分易进入组织。此外,药物与血浆蛋白的亲和力也有重要的临床意义。例如,磺胺药和胆红素可竞争血浆蛋白的结合位置,磺胺药与血浆蛋白的亲和力强于胆红素,导致较多的游离胆红素进入血液循环,并可沉积在某些组织中。如沉积在脑组织,则可引起核黄疸,该反应在新生儿溶血时更易发生。

4. 肾功能发育不全　这是影响新生儿中抗菌药物药代动力学的重要因素。许多主要由肾小球滤过排出的抗生素,如青霉素类、头孢菌素类和氨基糖苷类的排出量均可减少,血药浓度增高和血 $T_{1/2}$ 延长。新生儿出生后 30 d 内,肾脏不断发育,功能逐渐完善。因此,对不同日龄的新生儿、早产儿,必须测定不同时期的药代动力学参数,据此计算给药剂量和给药间期。这对于毒性大的氨基糖苷类尤为重要,否则可能导致耳、肾毒性的发生。即使是毒性低的青霉素类,过高的血药浓度亦可导致脑脊液内药物浓度升高,从而发生昏迷、抽搐等中枢神经系统的毒性反应。

5. 其他　新生儿单核-吞噬细胞系统尚未发育完全,免疫功能低下,白细胞吞噬能力亦较差,淋巴结局限细菌的能力也不强,故容易发生感染。新生儿组织对化学性刺激的耐受性较差,肌内注射抗菌药物易出现硬结而影响吸收。母乳中抗菌药物可对新生儿产生影响,如乳汁中浓度较高的四环素类可导致新生儿乳牙的损害和黄染。氟喹诺酮类药物可损害幼年动物软骨,导致软骨坏死;人类中虽尚无软骨损害证据,但新生儿的骨骼处于发育阶段,该类药物能抑制蛋白合成过程中的 DNA 促旋酶。因此,新生儿应避免应用喹诺酮类抗菌药。

(二) 新生儿应用抗菌药物注意事项

鉴于上述新生儿的生理学和药理学特点,抗菌药物在新生儿中的应用必须注意以下几个方面的问题。

(1) 药物在新生儿体内的 V_d 和新生儿的单位体重的体表面积均较成人大,因此,新生儿抗菌药物用量较按体重计算者略高。但由于其肾脏未发育成熟,药物 $T_{1/2}$ 可较成人长数倍,因此,给药间期一般较成人或年长儿长。上述情况适用于毒性低、主要由肾脏排泄的 β-内酰胺类抗生素,如青霉素类、头孢菌素类等。

(2) 新生儿期肝酶系统发育不足,肾脏排泄能力不完备,一些毒性较大的抗菌药物,如主要经肝脏代谢的氯霉素、磺胺药,主要自肾脏排泄的氨基糖苷类、万古霉素、多黏菌素类和四环素类等均应尽量避免应用。如确有指征应用氨基糖苷类、万古霉素和氯霉素等时,必须进行血药浓度监测,据此进行个体化给药,以保证治疗安全、有效。

(3) 氟喹诺酮类药物不可在新生儿中应用。

(4) 新生儿应用抗菌药物时,不宜通过肌内注射给药。

(5) 新生儿体重和组织器官的成熟度与日俱增,药代动力学过程随日龄的增长而不断变化。因此,需按照不同日龄调整给药方案。

新生儿应用抗菌药物后可能发生的不良反应见表 4-5。

表 4-5　新生儿应用抗菌药物后可能发生的不良反应

抗菌药物	不良反应	发生机制
氯霉素	灰婴综合征	肝酶不足,氯霉素与其结合减少,肾脏排泄功能又差,使血游离氯霉素浓度升高
磺胺药	胆红素脑病	磺胺药替代胆红素与蛋白的结合位置
氟喹诺酮类	软骨损害(动物)	抑制蛋白合成过程中的 DNA 促旋酶
四环素类	牙齿及骨骼发育不良,牙齿黄染	药物与钙络合,沉积在牙齿和骨骼中
氨基糖苷类	肾、耳毒性	肾清除能力差,药物浓度个体差异大,易致血药浓度升高
万古霉素	肾、耳毒性	同氨基糖苷类
磺胺药及呋喃类	溶血性贫血	新生儿红细胞中缺乏葡萄糖-6-磷酸脱氢酶

(郭蓓宁)

第四节　抗菌药物在妊娠期和哺乳期患者中的应用

一、抗菌药物在妊娠期患者中的应用

孕妇在妊娠期间免疫力较低下,T 淋巴细胞、自然杀伤细胞、中性粒细胞、巨噬细胞和特异性抗体等有利于宿主防御的细胞因子有所减少,而黄体酮、甲胎蛋白和皮质醇等有潜在免疫抑制的激素水平有所上升。因此,其感染机会增多。除常见细菌感染外,真菌感染的机会亦增多。孕妇在接受抗菌药物时,必须考虑到药物对母体和胎儿两方面的影响。抗菌药物既能治愈母体的感染,对胎儿也必须安全。因此,需要根据药物在孕妇和胎儿体内的药理学特点用药。

(一) 妊娠期药物代谢动力学改变

由于孕妇的生理学特点,药物在体内的吸收、分布、代谢和消除过程均有一定程度的改变,尤以分布、消除过程较明显。

1. 吸收过程　妊娠期受孕激素的影响,孕妇胃肠系统的张力及活动力减弱。妊娠早期及中期胃酸分泌减少,晚期胃酸分泌增多,胃液 pH 值的改变影响药物在胃部的吸收,尤其是对弱酸性药物和弱碱性药物的影响较大。妊娠早期,因"早孕反应",孕妇出现食欲不振、偏食、恶心和呕吐等消化道症状,可明显减少药物吸收。妊娠中、后期由于子宫对胃肠道的压迫,使胃肠道吸收药物的速率减慢,药物 T_{max} 延迟,峰浓度降低,但最终所达到的生物利用度(F)变化不大。

2. 分布过程　妊娠期孕妇正常的血浆容积可增加约 50%,体重平均增加 $10\% \sim 20\%$,血浆蛋白量减少。在使用常用剂量的情况下,血药浓度较正常人低,水溶性抗菌药物降低尤为明显。妊娠期生理性血浆蛋白低下,同时,药物与蛋白结合能力下降,使蛋白结合率高的抗菌药物的游离血浆浓度增高。由于母体内游离药物浓度增高，药物容易通过胎盘进入胎儿体内，使胎儿体内药物浓度增高。某些药物可能对胎儿产生不良影响。

3. 代谢过程　妊娠期间肝脏负荷增加，高雌激素水平使胆汁在肝脏淤积，经肝胆系统排泄的抗菌药物从胆汁排出减慢，容易发生肝脏损害。因此，妊娠期间具有肝毒性的抗菌药物如四环素、替加环素等均应避免应用。

4. 消除过程　妊娠期间血流增速，肾血流量增加 $25\%\sim50\%$，GFR 可增加 50%，Ccr 亦增加，使主要通过肾脏清除的抗菌药物消除加快，血药浓度降低。但在有妊娠毒血症肾病变的患者中，药物的 $T_{1/2}$ 仍可延长，使药物在体内积聚。一般而言，由于分布和消除过程的特点，妊娠期间用药的剂量应略高于常用量。

（二）抗菌药物对胎儿的影响

孕妇应用抗菌药物时，药物可通过胎盘屏障以扩散的方式转运到胎儿体内循环。由于胎儿肾脏尚未发育完全，大部分药物再经胎盘返回至母体，将药物及其代谢产物排出体外。药物的运转速度与该药的理化性质、在孕妇体内的浓度和药物分布，以及胎盘的结构等均有关。进入胎儿体内的抗菌药物按照对胎儿可能发生的影响，可分为以下几类。

1. 禁用有致畸或明显毒性的药物　属于该类药物者有以下几种：①四环素类，该类药物易透过胎盘屏障进入胎儿体内各组织。妊娠 3 个月以上的孕妇应用四环素后，经荧光检查显示，药物沉积于胎儿全身骨骼，并持续存在，使骨骼发育延迟、正在形成的乳齿黄染、牙釉质发育不全和乳齿形成异常。在动物实验中，四环素还可导致肢体畸形、肝、肾损害，死胎增多。因此，孕妇应禁用四环素类药物。②磺胺药，该类药物可与胆红素竞争与蛋白的结合点，导致新生儿黄疸。因此，在妊娠后期不宜应用该类药物。③TMP 和乙胺嘧啶，这两种药物均可抑制叶酸代谢，并有致畸可能，妊娠期不宜应用，妊娠早期禁用。④氯霉素，该药可迅速进入胎盘，在胎儿体内很快达到药物高峰浓度，尤以胎肝中的浓度为高。氯霉素对造血系统有毒性，并有引起早产、新生儿灰婴综合征的可能。因此，氯霉素在妊娠后期，尤其是临近分娩时不宜应用。⑤灰黄霉素，已有口服灰黄霉素后发生连体双胎的报道，妊娠期禁用。⑥利福平，对小鼠有致畸作用，妊娠早期不宜应用。⑦金刚烷胺、碘苷和阿糖腺苷。金刚烷胺有致畸作用，妊娠早期不宜应用；碘苷和阿糖腺苷有致突变和致癌作用，妊娠期间不宜应用。⑧奎宁，有明显的致畸作用，妊娠期禁用。

2. 避免在妊娠全过程中应用的药物　该类药物对母体和胎儿有一定毒性或影响，应避免在妊娠全过程中应用。其中某些抗菌药物如有明确应用指征时，可充分权衡利弊后决定是否采用。属于该类药物的有以下几种：①氨基糖苷类抗生素，如庆大霉素、妥布霉素、阿米卡星和链霉素等，均有致胎儿听神经损害的可能，导致出生后可发展为先天性聋哑。孕妇有明确应用指征时，需要进行血药浓度监测，据以调整给药剂量，减少对母体发生耳、肾毒性的可能。如孕妇已有肾功能损害，必须避免应用该类药。②万古霉素和去甲万古霉素有毒性，应避免应用。但如有明确指征，又无替代药物时，则可在血药浓度监测情况下调整剂量，谨慎应用。已有肾功能减退的孕妇仍不宜应用。③喹诺酮类药物，由于该类药物的作用机制是抑制 DNA 促旋酶，从而影响蛋白合成，又对幼年动物的软骨有损害作用。因此，妊娠期间必须避免应用该类药物。④异烟肼，易透过胎盘屏障，干扰维生

素 B_6 的代谢,引起中枢神经系统损害,应避免在妊娠期应用。有指征应用时,应加用维生素 B_6。⑤氟胞嘧啶,对动物有致畸作用,在人类中未证实。部分药物在体内还可转变为氟尿嘧啶。因此,妊娠期应权衡利弊后慎用。⑥呋喃妥因,可致溶血反应,应避免应用。

　　3. 妊娠期间可选用的药物　该类药物毒性低,或对胎儿无明显影响,也无致畸作用。包括:①β-内酰胺类;②大环内酯类,除克拉霉素外,不易透过胎盘屏障,故可选用;③林可霉素和克林霉素,未发现致畸等作用,但在妊娠期的应用缺乏资料,必要时,妊娠期可慎用;④磷霉素,毒性低微,可应用。

　　在妊娠期使用药物的危险性,按美国食品药品监督管理局(Food and Drug Administration,FDA)的原妊娠期间药物的应用分为下列5类(表4-6)。

表4-6　抗菌药物在妊娠期应用时的危险性分类

FDA 分类	抗 菌 药 物			
A. 在孕妇中进行的研究显示,无危险性				
B. 动物实验资料显示无危险性,但在人类中研究无足够的资料证实;或在动物中有毒性,而人类研究资料未显示危险性	青霉素类	红霉素	两性霉素 B	甲硝唑
	头孢菌素类	阿奇霉素	特比萘芬	呋喃妥因
	氨曲南	克林霉素	利福布汀	阿尼芬净
	美罗培南	磷霉素	达托霉素	吡喹酮
	贝达喹啉	非达霉素	奎奴普丁/达福普丁	艾尔巴韦
	阿昔洛韦	厄他培南		格拉瑞韦
	阿扎那韦	甲氟喹	多立培南	马拉维若
	恩曲他滨	替比夫定	硝唑尼特	沙奎那韦
	奈非那韦	去羟肌苷	伐昔洛韦	利托那韦
	富马酸替诺福韦	恩夫韦地	度鲁特韦	利匹韦林
	二吡呋酯	奈韦拉平	依曲韦林	
C. 动物实验研究有毒性,人类研究资料不充分,但药物的应用可能利大于弊	氯霉素	氟康唑(单剂)	复方磺胺甲噁唑	达巴万星
	克拉霉素	伊曲康唑	氟喹诺酮类	利福昔明
	万古霉素	酮康唑	利福平	泰利霉素
	多黏菌素 B	氟胞嘧啶	异烟肼	泊沙康唑
	卡泊芬净	多黏菌素 E	硫酸艾沙康唑	米卡芬净
	特地唑胺	灰黄霉素	利奈唑胺	奥利万星
	环丝霉素	特拉万星	卷曲霉素	氨苯吩嗪
	吡嗪酰胺	氨苯砜阿苯达唑	乙胺丁醇	对氨基水杨酸
	阿托伐醌	利福喷丁	蒿甲醚/苯芴醇	
	潘他米丁	阿托伐醌/氯胍	伊维菌素	氯喹
	金刚烷胺	依氟鸟氨酸	奎尼丁	甲苯达唑
	更昔洛韦	乙胺嘧啶	恩替卡韦	阿德福韦
	金刚烷乙胺	西多福韦	奥司他韦	膦甲酸
	干扰素		扎那米韦	帕拉米韦
			地拉韦啶	阿巴卡韦

续表

FDA 分类	抗 菌 药 物			
D. 已证实对人类有危险性，但药物的应用可能获益	氨基糖苷类链霉素	四环素类依法韦伦	替加环素	伏立康唑
X. 在人类中可致胎儿异常，危险性大于受益	氟康唑(多剂)奎宁	米替福新利巴韦林	沙利度胺	

注：妊娠期患者接受氨基糖苷类、万古霉素、去甲万古霉素、氯霉素、磺胺药和氟胞嘧啶时，必须进行血药浓度监测，据以调整给药方案

（引自：The Sanford guide to antimicrobial therapy. 50th ed. 2019：93-96）

二、抗菌药物在哺乳期患者中的应用

乳妇应用抗菌药物时对乳儿的影响与以下两方面因素有关，即药物分泌至乳汁中的量，以及乳儿可自乳汁中摄入的药量。后一因素取决于药物是否可自胃肠道吸收及吸收的量。

抗菌药物自乳汁分泌的量因药物种类而异，脂溶性及弱碱性抗菌药物在乳汁中浓度较高。大多数 β-内酰胺类抗生素为弱酸性药物，不易进入乳汁；氟喹诺酮类药物分子质量较小、脂溶性高，以及与蛋白结合率较低，较易进入乳汁，某些品种如环丙沙星、培氟沙星和氧氟沙星等的乳汁浓度可与血药浓度相当或高于血药浓度；大环内酯类抗生素为脂溶性药物，易分布至乳汁；氨基糖苷类抗生素为大分子水溶性药物，不易进入乳汁；四环素类为弱碱性药物，与蛋白结合率较低，较易分布至乳汁；磺胺类进入乳汁的量在不同品种间差异较大，与其溶解性、与蛋白结合率和组织分布等特征有关，SMZ 较易进入乳汁。

抗菌药物可通过主动或被动机制分泌至乳汁中，多数情况下母乳中药物总含量不多，较少超过乳妇每日药量的 1%。口服不吸收或吸收差的药物，乳儿(新生儿)摄入量甚少。如药物容易自胃肠道吸收，则乳儿摄入量增多。初乳期药物分泌至乳汁中的量较多，而乳儿对药物的代谢和排泄能力较差，药物与血浆蛋白的结合率又低。此时，药物可在乳儿组织内达到相当高的浓度，从而对乳儿产生一定影响。乳汁中抗菌药物浓度的个体差异甚大，与母体的血药浓度、乳汁 pH 值、脂肪含量和乳汁分泌量均有关。因此，对乳儿的影响程度亦不同。乳妇服用抗菌药物后可能引起乳儿的潜在不良反应见表 4-7。

表 4-7　乳妇服用抗菌药物后对乳儿的潜在不良反应

潜在不良反应	抗 生 素
过敏反应	β-内酰胺类，磺胺药
肠道菌群改变(腹泻)	全部抗生素，尤其在乳儿中 F 低者
骨髓抑制	氯霉素
肠蠕动增加	大环内酯类
假膜性结肠炎	克林霉素

某些抗菌药物虽在乳汁中浓度高，但不一定对乳儿产生不良影响。而某些抗生素在

乳汁中仅含微量(如青霉素)也可引起过敏反应,甚至危及生命。磺胺药和异烟肼分泌至乳汁中的量较多,其在乳汁中的浓度约与母体血药浓度相等。氯霉素、红霉素和四环素也有相当量分泌至乳汁中,乳汁浓度约为母体血药浓度的一半。青霉素类和头孢菌素类在乳汁中的分泌量少。

乳母应用链霉素等氨基糖苷类抗生素可导致乳儿耳聋;氯霉素可抑制乳儿骨髓而影响造血功能;乳母应用氨苄西林可能引起乳儿皮疹。SMZ、磺胺嘧啶等口服吸收良好,乳儿自乳汁中摄入的药量约相当于乳儿自服药量的1/3,此药量足可影响血清蛋白与胆红素的结合,从而使游离胆红素增高,也有可能发生胆红素脑病(核黄疸)。该类药物在先天性葡萄糖-6-磷酸脱氢酶缺乏症的乳儿中,有导致溶血性贫血的可能。乳儿摄入的四环素量较多,可引起乳齿黄染及牙釉质损害。

乳妇感染需要接受抗菌药物治疗时,应根据抗菌药物对乳妇和乳儿的影响,权衡利弊后应用。目前,多数主张用药期间应暂停哺乳。乳妇有肾功能减退者,其血药浓度和乳汁内药物浓度易增高,更应注意。青霉素类和头孢菌素类的乳汁药物浓度虽低,但有引起乳儿过敏反应的可能。因此,给药期间亦应暂停哺乳。

(张　菁)

参考文献

1. 汪复,张婴元.实用抗感染治疗学[M].2版.北京:人民卫生出版社,2012.
2. 汪复,张婴元.抗菌药物临床应用指南[M].3版.北京:人民卫生出版社,2020.
3. 李俊.临床药理学[M].6版.北京:人民卫生出版社,2018.
4. Parkinson A，Mudra D R，Johnson C，et al. The effects of gender，age，ethnicity，and liver cirrhosis on cytochrome p450 enzyme activity in human liver microsomes and inducibility in cultured human hepatocytes [J]. Toxicol Appl Pharmacol，2004，199：193-209.
5. Pereira J M，Paiva J A. Antimicrobial drug interactions in the critically ill patients [J]. Curr Clin Pharmacol，2013，8：25-38.
6. Gilbert D N，Moellering R C，Chambers H F，et al. The Sanford guide to antimicrobial therapy [M]. 50th ed. Antimicrobial Therapy Inc，2019：93-96.

第五章 各类抗菌药简介

▎第一节 青霉素类

青霉素类抗生素的作用机制为通过干扰细菌细胞壁的合成而产生杀菌作用,具有抗菌活性强、全身分布良好、毒性低,以及对敏感细菌感染的疗效满意等优点。

一、分类与主要品种

根据其抗菌谱和抗菌作用的特点可将其分为 5 类。

(一)天然青霉素

主要品种有青霉素(青霉素 G, penicillin G)、普鲁卡因青霉素(procaine penicillin)、苄星青霉素(benzathine penicillin)和青霉素 V(penicillin V)。

1. 青霉素　青霉素对革兰阳性菌包括不产 β-内酰胺酶的葡萄球菌属、肺炎链球菌、β-溶血性链球菌、多数草绿色链球菌、李斯特菌属和各种致病螺旋体及放线菌属等均具高度活性。肠球菌属一般呈中度敏感,亦有高度耐药者。炭疽芽胞杆菌、白喉棒状杆菌及厌氧革兰阳性杆菌如产气荚膜梭菌、破伤风梭菌等均对青霉素敏感。肠杆菌科细菌、假单胞菌属、不动杆菌属等对本品耐药。本品对脆弱拟杆菌的作用差,产黑素拟杆菌和其他拟杆菌属对青霉素中度敏感。

30 min 内静脉滴注青霉素钾 1 g(160 万 U)后的 C_{max} 为 50.7 mg/L, $T_{1/2ke}$ 为 0.77 h,血浆蛋白结合率为 46%～65%。本品主要经肾小管分泌排出,给药量的 79%～85%以原形自尿中排出。青霉素被吸收后迅速分布至体内各组织和体液中,以肾、肺、横纹肌和脾的含量较高。本品也易进入浆膜腔、关节腔、胆汁及胎儿循环,但不易透过血脑屏障。多次给药后,炎性脑脊液中浓度可达同期血药浓度的 8%。

青霉素主要用于治疗 A 组和 B 组溶血性链球菌、革兰阴性球菌及其他敏感菌所致的心内膜炎、心包炎、脑膜炎、呼吸道感染、皮肤和软组织感染及血流感染等。本品仍为治疗气性坏疽、梅毒、雅司病、鼠咬热和放线菌病的选用药物。

青霉素毒性低微,临床所用剂量范围甚大。成人每日 200 万～1 000 万 U,分 3～4 次静脉滴注。治疗细菌性脑膜炎时,剂量可增至每日 2 000 万～3 000 万 U,分 4～6 次静脉滴注。儿童每日 5 万～20 万 U/kg,分 3～4 次静脉滴注。肾功能不全者应根据 Ccr 调整剂量。

2. 其他品种　普鲁卡因青霉素是青霉素的普鲁卡因盐,经深部肌内注射后缓慢释放,在血液中水解为青霉素。成人肌内注射 30 万 U 普鲁卡因青霉素后,C_{max} 可于 1～3 h 内到达,约为 1.6 mg/L。24 h 和 48 h 后仍可分别测得 0.2 mg/L 和 0.05 mg/L。本品的抗菌作用和用途与青霉素相同,但由于血药浓度较低,其应用限于对青霉素高度敏感的病原体,如 A 组溶血性链球菌所致的扁桃体炎、咽炎、猩红热、丹毒、钩端螺旋体病、虱传回归热、鼠咬热和早期梅毒等。成人剂量为 40 万～160 万 U/d,分 1～2 次;儿童剂量为 40 万～80 万 U/d,分 1～2 次。

苄星青霉素为青霉素的二苄基乙二铵盐。经肌内注射后,缓慢吸收、水解,释出青霉素。其血药浓度虽低,但可维持 2～4 周,主要用于治疗对青霉素高度敏感的 A 组溶血性链球菌所致的咽炎、扁桃体炎,以及预防急性风湿热的反复发作。成人剂量为每次 60 万～120 万 U,2～4 周 1 次;儿童剂量为每次 2.5 万 U/kg(新生儿不宜应用)或 30 万～60 万 U,2～4 周 1 次。

青霉素 V 的抗菌谱与青霉素相同,但抗菌活性弱于青霉素。青霉素 V 耐酸,口服 F 为 60%。口服 500 mg 后,其 C_{max} 为 5.0～8.2 mg/L,T_{max} 为 0.5～1.0 h,血浆蛋白结合率为 75%～80%。其血 $T_{1/2ke}$ 为 0.5～0.8 h,肾功能减退时延长。给药量的 20%～40% 以原形经肾脏排出。青霉素 V 适用于敏感菌株所致的轻至中度感染,亦可用于预防风湿热的复发。成人剂量:每日 1～2 g,分 4 次口服;预防风湿热每日 250～500 mg,分 2 次口服。儿童剂量:每日 25～50 mg/kg,分 3～4 次口服,最高剂量不超过每日 3 g。

(二) 耐青霉素酶青霉素

主要品种有甲氧西林、苯唑西林、氯唑西林、双氯西林和氟氯西林。甲氧西林因其抗菌活性弱已被弃用。

1. 苯唑西林 苯唑西林对产青霉素酶和不产青霉素酶的金黄色葡萄球菌均具良好的抗菌活性,对表皮葡萄球菌、化脓性链球菌、肺炎链球菌和草绿色链球菌等具有良好的抗菌活性,但对青霉素敏感的葡萄球菌和链球菌的活性较青霉素弱 10 倍以上。奈瑟菌属对本品敏感,耐甲氧西林葡萄球菌对本品耐药。苯唑西林耐酸,口服 F 为 30%～33%。3 h 内静脉内滴注本品 0.25 g,C_{max} 为 9.7 mg/L。其蛋白结合率高达 90%～94%,血 $T_{1/2ke}$ 为 0.5～1 h,体内分布良好。约 49% 的本品在肝脏代谢,代谢产物经肾脏排出。苯唑西林主要适用于治疗产酶葡萄球菌所致的血流感染、肺炎、心内膜炎、脑膜炎和软组织感染等。成人常规剂量:每日 4～8 g,分 3～4 次静脉滴注;治疗严重感染如败血症和脑膜炎时,每日剂量可增加至 12 g。儿童剂量:每日 50～150 mg/kg,分 4 次静脉给药。

2. 其他品种 氯唑西林对葡萄球菌属的抗菌活性较苯唑西林强,但较双氯西林差。对不产青霉素酶葡萄球菌属的活性远较青霉素差。氯唑西林耐酸,F 为 50%～75%,口服 500 mg 后的 C_{max} 为 7～14 mg/L,T_{max} 为 1～2 h,血浆蛋白结合率为 94%～95%,血 $T_{1/2ke}$ 为 0.5～1 h。静脉给药后的尿中累积排出率约为 62%。氯唑西林的适应证同苯唑西林。成人剂量:每日 4～8 g,分 3～4 次静脉滴注;严重感染时,剂量可增加至每日 12 g。儿童剂量:每日 50～150 mg/kg,分 3～4 次静脉滴注。

双氯西林对金黄色葡萄球菌的活性在同类药物中最强。空腹口服本品 500 mg 后,

C_{max} 为 $10\sim18$ mg/L，T_{max} 为 1 h，F 为 $60\%\sim80\%$，蛋白结合率为 $88\%\sim98\%$。血 $T_{1/2ke}$ 为 $0.5\sim1.2$ h，口服后约 60% 的给药量自尿中排出。其适应证同苯唑西林。双氯西林仅供口服，成人每日 $2\sim3$ g，分 $3\sim4$ 次；儿童每日 $40\sim60$ mg/kg，分 $3\sim4$ 次。

氟氯西林的抗菌谱和抗菌活性与氯唑西林相仿。空腹口服本品 250 mg 后，C_{max} 为 $6\sim10$ mg/L，T_{max} 为 1 h，F 为 $50\%\sim70\%$。肌内注射本品 250 mg 和 500 mg 后，平均 C_{max} 分别为 11 mg/L 和 17 mg/L，T_{max} 均为 $0.5\sim1$ h。血 $T_{1/2ke}$ 为 $0.75\sim1.5$ h，蛋白结合率为 $93\%\sim95\%$。部分药物在肝脏代谢，其原形和代谢产物均经肾脏自尿中排出。其适应证同苯唑西林。成人剂量：口服给药，每日 1.0 g，分 3 次；静脉滴注，每日 2.0 g，分 $3\sim4$ 次给药，严重感染时的最高剂量为每日 8.0 g。儿童剂量：口服给药，每日 $0.25\sim1$ g，分 $3\sim4$ 次给药。

（三）广谱青霉素

主要品种为氨苄西林和阿莫西林。

1. 氨苄西林　氨苄西林对化脓性链球菌、无乳链球菌、肺炎链球菌和青霉素敏感性金黄色葡萄球菌等革兰阳性菌有较强活性，但略逊于青霉素。对肠球菌属和李斯特菌属的作用优于青霉素，对梭状芽胞杆菌属、放线菌属、棒状杆菌属和脑膜炎奈瑟菌的活性与青霉素相仿。本品对大肠埃希菌、奇异变形杆菌和伤寒沙门菌属等肠杆菌科细菌亦具抗菌活性，但耐药多见。

氨苄西林耐酸，口服 F 为 40%。静脉注射 0.5 g 后 15 min 的血药浓度为 17 mg/L。血 $T_{1/2}$ 为 $1\sim1.5$ h，血浆蛋白结合率约为 20%。

氨苄西林适用于：①敏感菌所致的呼吸道、皮肤软组织和尿路感染；②李斯特菌感染，重症患者宜联用庆大霉素；③与氨基糖苷类抗生素联合治疗肠球菌心内膜炎。成人静脉给药剂量为每日 $4\sim12$ g，分 $3\sim4$ 次，每日最高剂量不超过 16 g。儿童静脉给药剂量为每日 $100\sim200$ mg/kg，分 $3\sim4$ 次，每日最高剂量不超过 300 mg/kg。肾功能中度和重度减退患者，本品的给药间隔时间应分别延长至 $6\sim12$ h 和 $12\sim16$ h。

2. 阿莫西林　阿莫西林的抗菌谱和对绝大多数细菌的体外抗菌作用基本与氨苄西林相同，但对粪肠球菌和沙门菌属的作用较氨苄西林强。

阿莫西林对胃酸稳定，口服 F 为 $60\%\sim75\%$。口服阿莫西林 0.5 g 后，C_{max} 于 $1\sim2$ h 到达，为 $5.5\sim7.5$ mg/L。静脉推注 0.5 g 后 1 min 的血药浓度为 $83\sim112$ mg/L。$T_{1/2ke}$ 为 $1\sim1.5$ h。本品能广泛分布至各种组织和体液中，包括炎性脑脊液。

阿莫西林适用于：①敏感大肠埃希菌、肠球菌和奇异变形杆菌等所致的尿路感染；②敏感菌所致的呼吸道感染；③阿莫西林联合甲硝唑可有效清除幽门螺杆菌，预防消化性溃疡复发。成人口服剂量为每日 $1.5\sim4$ g，分 $3\sim4$ 次；儿童体重低于 20 kg 者，每日剂量按 $25\sim50$ mg/kg 计算；病情严重者剂量酌增。

（四）对铜绿假单胞菌有活性的广谱青霉素

主要品种有羧苄西林、替卡西林、哌拉西林、阿洛西林和美洛西林。羧苄西林因抗菌活性弱、不良反应较多而趋于少用。替卡西林主要与克拉维酸组成复方制剂应用。

1. 哌拉西林　哌拉西林对大肠埃希菌、变形杆菌属、肺炎克雷伯菌、铜绿假单胞菌和淋病奈瑟菌(不产 β-内酰胺酶的菌株)等有较好的抗菌作用。不产 β-内酰胺酶的沙门菌属、志贺菌属也对本品敏感。产气肠杆菌、柠檬酸杆菌属、普罗威登斯菌属和不动杆菌属对本品的敏感性较差。沙雷菌属和产酶流感嗜血杆菌对本品大多耐药。本品对肠球菌属的抗菌活性较氨苄西林弱。脆弱拟杆菌对本品也比较敏感。

快速静脉注射本品 2 g 和 4 g,C_{max} 分别为 199.5 mg/L 和 330.7 mg/L,$T_{1/2ke}$ 为 0.6～1.14 h。给药后,在多数组织和体液中均可达有效浓度,脑脊液药物浓度与血药浓度之比为 0.36～3.65。

本品主要适用于铜绿假单胞菌和各种敏感革兰阴性杆菌所致的血流感染,呼吸道感染,尿路感染,胆道感染,腹腔感染,妇科感染,皮肤、软组织感染,骨、关节感染,以及预防创伤和手术后感染等。

轻度感染:成人每日 4～8 g,儿童每日 100 mg/kg,分 3～4 次肌内注射。中度和重度感染:成人每日 4～12 g,严重者可增至每日 16 g;儿童每日 100～200 mg/kg,严重者可增至 300 mg/kg,均分 4 次静脉滴注。Ccr<20 ml/min 时,剂量为每日 8 g,分 2 次给药;Ccr>40 ml/min 者,剂量不需调整。

2. 阿洛西林　阿洛西林对肠杆菌科细菌的抗菌活性一般较哌拉西林稍差,对铜绿假单胞菌的抗菌活性与哌拉西林相仿。

快速静脉注射 1 g 阿洛西林,C_{max} 为 92.9 mg/L,$T_{1/2ke}$ 为 0.7～1.5 h。本品在组织和体液中分布广泛,在支气管分泌物及组织液中浓度高,脑膜有炎症时,在脑脊液中的浓度可达同期血药浓度的 10%～30%。本品血浆蛋白结合率为 30%～46%,给药量的 60%～75%以原形于给药后 24 h 内经肾脏排出。

阿洛西林的适应证与哌拉西林相仿。成人剂量:每日 4～16 g,分 3～4 次静脉滴注。儿童剂量:每日 100～300 mg/kg,分 2～4 次静脉滴注。中至重度肾功能减退患者的给药间隔时间可延长至 12 h。

3. 美洛西林　美洛西林对肠杆菌科细菌的抗菌活性较阿洛西林强,但对铜绿假单胞菌的作用则弱于阿洛西林和哌拉西林。本品对粪肠球菌作用较强,与氨苄西林相似。

本品静脉给药后呈非线性药代动力学模型,于 4～5 min 内静脉推注美洛西林 1 g 和 5 g,推注结束后 5 min 时的血药浓度分别为 56 mg/L 和 383.5 mg/L。本品可分布至支气管分泌物、胆汁、腹腔液、胸腔液、胰腺、骨及创面分泌物内,脑膜有炎症时,脑脊液中药物浓度可达同期血药浓度的 30%。本品的血浆蛋白结合率为 16%～42%,血 $T_{1/2ke}$ 为 0.7～1.1 h。药物主要以原形经肾脏随尿液排出,55%～60%的给药量于 6 h 内随尿排出,给药量的 4%以原形自胆道排出。

本品的适应证与哌拉西林相仿。成人剂量:每日 4～16 g,分 4 次静脉注射或静脉滴注。儿童剂量:每日 200～300 mg/kg,分 2～4 次静脉给药。

(五) 主要作用于革兰阴性菌的青霉素

主要有美西林、匹美西林及替莫西林。该类青霉素对肠杆菌科细菌有良好的抗菌作用,对革兰阳性菌、铜绿假单胞菌和拟杆菌属杆菌属多无抗菌活性。该类药物在我国未上市。

二、不良反应

（一）过敏反应

青霉素类抗生素易引起过敏反应。青霉素过敏发生率为 0.7%～10%，其中过敏性休克的发生率为 0.004%～0.04%。过敏反应还可表现为即刻型荨麻疹、血液系统反应、血清病型反应、接触性皮炎，以及未能分类的过敏反应如各种皮疹、药物热等。传染性单核细胞增多症、淋巴细胞性白血病和淋巴瘤患者应用氨苄西林或阿莫西林后，皮疹发生概率大幅增高。

（二）毒性反应

青霉素肌注区可发生周围神经炎，鞘内注射或静脉滴注大剂量青霉素类药物可引起青霉素脑病，表现为肌肉痉挛、抽搐和昏迷等。口服可引起胃肠道反应。大剂量青霉素类钠盐皆能导致高钠血症、低钾血症。

（三）其他反应

应用青霉素 V、氨苄西林等后可发生艰难梭菌所致的小肠结肠炎。长期、大剂量应用青霉素类药物皆可引起菌群失调，发生耐药金黄色葡萄球菌、革兰阴性杆菌或念珠菌属等真菌的寄殖。应用青霉素治疗梅毒或其他感染时，可出现赫氏反应和治疗矛盾。

三、注意事项与药物相互作用

（1）对青霉素或青霉素类抗生素过敏者禁用本品。

（2）用青霉素类药物前，必须详细询问患者有无青霉素类和其他药物过敏史。目前，我国青霉素类抗生素的药品说明书、《抗菌药物临床应用指导原则》均要求使用抗菌药物前必须做青霉素皮肤试验。

（3）青霉素钾盐不可快速静脉滴注。

（4）青霉素可安全地应用于孕妇；少量本品可经乳汁排出，乳妇应用青霉素后可致婴儿过敏，须权衡利弊后应用。

（5）丙磺舒、吲哚美辛等促尿酸排泄剂能抑制青霉素类在肾小管的分泌，使青霉素类血药浓度增高，$T_{1/2}$ 延长，毒性增加。

（6）高浓度的青霉素、羧苄西林和替卡西林可在体内外使氨基糖苷类抗生素灭活。因此，两类药品不能放在同一容器内给药。

（杨　帆）

▌第二节　头孢菌素类

头孢菌素类是一类广谱半合成抗生素，其母核为由头孢菌素 C 裂解获得的 7-氨基头孢烷酸（7-amino cephalosporanic acid，7-ACA）。头孢菌素类的作用机制同青霉素类,具有抗菌作用强、耐青霉素酶、临床疗效高、毒性低和过敏反应较青霉素类少等优点。根据其抗菌谱、抗菌活性、对 β-内酰胺酶的稳定性,以及肾毒性的不同,目前将头孢菌素分为 5 代。

第一代头孢菌素主要作用于需氧革兰阳性球菌,包括甲氧西林敏感性葡萄球菌、溶血性链球菌和肺炎链球菌,但耐甲氧西林葡萄球菌、耐青霉素肺炎链球菌和肠球菌属对其耐药。第一代头孢菌素对部分大肠埃希菌、肺炎克雷伯菌和奇异变形菌(吲哚阴性)等革兰阴性杆菌有一定抗菌活性,对口腔厌氧菌亦具抗菌活性。常用品种有头孢唑林、头孢氨苄和头孢拉定,其中头孢唑林有轻度肾毒性。

第二代头孢菌素对革兰阳性球菌的活性与第一代头孢菌素相仿或略差,但对大肠埃希菌、肺炎克雷伯菌和奇异变形菌等革兰阴性杆菌作用较强,对产 β-内酰胺酶的流感嗜血杆菌、卡他莫拉菌、脑膜炎奈瑟菌和淋病奈瑟菌亦具活性。对革兰阴性杆菌所产 β-内酰胺酶的稳定性较第一代头孢菌素强,有轻度肾毒性或无肾毒性。常用品种有头孢克洛、头孢呋辛、头孢丙烯和头孢替安。

第三代头孢菌素中的注射用品种如头孢噻肟、头孢曲松,对革兰阳性菌的作用不如第一代头孢菌素,但对肺炎链球菌(包括耐青霉素菌株)、化脓性链球菌及其他链球菌属仍有良好抗菌作用。对大肠埃希菌、肺炎克雷伯菌和奇异变形菌等革兰阴性杆菌有强大的抗菌作用;对流感嗜血杆菌、脑膜炎奈瑟菌、淋病奈瑟菌及卡他莫拉菌的作用强,对沙雷菌属、肠杆菌属、不动杆菌属及假单胞菌属的作用则在不同品种间差异较大。具有抗假单胞菌属作用的品种如头孢他啶、头孢哌酮对革兰阳性球菌作用较差,对革兰阴性杆菌的作用则与其他第三代头孢菌素品种相仿,对铜绿假单胞菌具高度抗菌活性。多数第三代头孢菌素对革兰阴性杆菌产生的广谱 β-内酰胺酶稳定,但可被肠杆菌科细菌产生的 ESBLs 和 AmpC 酶水解。

第四代头孢菌素对金黄色葡萄球菌等革兰阳性球菌的作用较第三代头孢菌素强;对革兰阴性杆菌产生的 ESBLs 及染色体介导的 AmpC 酶的稳定性优于第三代头孢菌素。对第三代头孢菌素耐药的肠杆菌属、柠檬酸杆菌属、普罗威登菌属、摩根菌属及沙雷菌属仍可对第四代头孢菌素敏感。第四代头孢菌素对铜绿假单胞菌的活性与头孢他啶相仿;临床应用品种有头孢吡肟、头孢匹罗。

抗耐甲氧西林金黄色葡萄球菌头孢菌素也称为第五代头孢菌素,国外已上市品种有头孢罗膦和头孢吡普。对多重耐药革兰阳性菌如耐甲氧西林金黄色葡萄球菌、耐甲氧西林凝固酶阴性葡萄球菌和耐青霉素肺炎链球菌均具较强的抗菌活性,但对肠球菌作用差,对部分革兰阴性菌仍具良好的抗菌活性。

头孢菌素类的作用机制与青霉素类相同,主要通过干扰细菌细胞壁主要成分——肽聚糖的合成,从而发挥抗菌作用。

一、第一代头孢菌素

(一) 头孢噻吩

1. 抗菌作用　本品为最早应用于临床的头孢菌素,具有广谱抗菌作用,对革兰阳性菌的活性较强,对革兰阴性杆菌的作用相对较差。本品对甲氧西林敏感的金黄色葡萄球菌、化脓性链球菌、肺炎链球菌、无乳链球菌和草绿色链球菌均具良好的抗菌活性。流感嗜血杆菌、脑膜炎奈瑟菌、卡他莫拉菌和淋病奈瑟菌也对本品敏感。本品对部分大肠埃希菌、肺炎克雷伯菌、奇异变形菌、沙门菌属、志贺菌属和霍乱弧菌等菌株具有中度抗菌作用。

2. 药代动力学 本品口服吸收甚差。静脉注射 1 g 后,血药浓度可达 30～60 mg/L。本品在肾皮质、胸腔积液、腹水、皮肤、软组织、支气管分泌物和前列腺中浓度较高,在胆汁中浓度低于血浓度,在脑组织、脑脊液和骨组织中浓度甚低。本品可透过胎盘屏障,亦可分布于乳汁中,V_d 为 0.26 L/kg。血清蛋白结合率为 50%～60%。本品 $T_{1/2ke}$ 为 0.5～1 h。本品 60%～70% 的给药量以原形由肾小管分泌排泄,20%～30% 在肝脏代谢为抗菌活性弱的去乙酰头孢噻吩,少量经胆汁排出,可被血液透析和腹膜透析部分清除。

3. 适应证 适用于敏感菌所致的呼吸道感染、皮肤软组织感染、尿路感染、胆道感染、血流感染和心内膜炎等。可用于预防手术切口感染。

4. 不良反应 静脉滴注后可发生血栓性静脉炎,其他较常见的不良反应有药疹、嗜酸性粒细胞增高、药物热和血清病样反应等过敏反应。偶可发生一过性血清氨基转移酶增高、中性粒细胞减少和溶血性贫血。大剂量应用时可引起惊厥和其他中枢神经系统症状,肾功能减退者和老年患者尤易发生。恶心、呕吐等胃肠道反应较少见。

5. 注意事项 应用头孢菌素类药物前,应仔细询问患者有无青霉素和其他 β-内酰胺类药物过敏史。有上述药物过敏史者如有明确应用头孢菌素类指征时,需慎用该类药物;有青霉素过敏性休克史者避免应用头孢菌素类。本品与氨基糖苷类和袢利尿剂合用时,肾毒性增加,应注意监测肾功能。

(二)头孢唑林

1. 抗菌作用 头孢唑林的抗菌谱与头孢噻吩相仿,对金黄色葡萄球菌的抗菌活性较头孢噻吩略差,对大肠埃希菌、奇异变形菌和肺炎克雷伯菌的抗菌作用较头孢噻吩略强。

2. 药代动力学 本品 2 g 静脉滴注结束后,即刻 C_{max} 为 228 mg/L。肌内注射 1 g 后 1 h 的平均 C_{max} 为 64 mg/L,V_d 为 0.12 L/kg。本品难以透过血脑屏障,在胸腔积液和腹水中的浓度分别为同时期血药浓度的 70% 和 90%,给药后 4 h 在滑膜液中的浓度与同时期血药浓度相仿,在心包液中浓度较高。本品在胆汁中的浓度比同期血药浓度高出 5 倍,可透过胎盘屏障。本品血清蛋白结合率为 74%～86%,$T_{1/2ke}$ 为 1.8～2 h。本品以原形自肾脏排泄,24 h 内排出给药量的 70%～80%。血液透析 6 h 后,血药浓度减少 40%～45%,不被腹膜透析清除。

3. 适应证 适用于治疗敏感细菌所致的呼吸道感染、尿路感染、皮肤和软组织感染、胆道感染、骨和关节感染、血流感染及心内膜炎。亦可用于预防术后切口感染。

4. 不良反应 本品不良反应发生率较头孢噻吩低。肌内注射区疼痛发生率较低,静脉滴注时少数患者可有血栓性静脉炎。此外,可有药疹和嗜酸性粒细胞增高。肝、肾毒性低微,个别患者出现一过性血清 ALT、天门冬氨酸氨基转移酶(aspartate aminotransferase,AST)、碱性磷酸酶(alkaline phosphatase,AKP)和血尿素氮(blood urea nitrogen,BUN)升高。肾功能减退患者应用大剂量(每日 12 g)时,可出现脑病反应。偶可发生念珠菌属二重感染。

5. 注意事项　参见头孢噻吩。

(三)头孢拉定

1. 抗菌作用　本品抗菌谱与头孢唑林大致相仿,但抗菌活性不如头孢噻吩和头孢唑林,与头孢氨苄相仿。

2. 药代动力学　本品吸收迅速且完全,口服后 F 为 90%。静脉注射 500 mg 后,C_{max} 为 46 mg/L;肌肉注射 1 g 后的 C_{max} 为 12 mg/L。本品在肝、肺、痰液和骨等组织体液中分布良好,可透过胎盘屏障,在脑脊液中的药物浓度仅为同期血药浓度的 5%~10%,在乳汁中含量甚微。血清蛋白结合率为 8%~12%。$T_{1/2ke}$ 为 0.8~1 h。6 h 内尿中排出给药量的 90% 以上,少量自胆汁排泄,胆汁中的药物浓度为血药浓度的 4 倍。本品可经血液透析和腹膜透析清除。

3. 适应证　本品主要用于治疗敏感细菌所致的急性咽炎、扁桃体炎、中耳炎、支气管炎、泌尿生殖道感染,以及皮肤和软组织感染等轻、中度感染患者。本品亦为预防手术部位感染的选用药物之一,口服剂用于上述感染的轻症患者。

4. 不良反应　本品耐受性良好,不良反应的发生率为 6%,以胃肠道反应较为多见。药疹发生率为 1%~3%,少数患者可有 BUN 或血清氨基转移酶升高、低凝血酶原血症和血尿。假膜性肠炎、嗜酸性粒细胞增多、直接 Coombs 试验阳性,以及白细胞或中性粒细胞计数减少等少见。

5. 注意事项　参见头孢噻吩。

(四)头孢氨苄

1. 抗菌作用　抗菌谱及抗菌活性与头孢拉定相仿。

2. 药代动力学　本品口服吸收完全,F 为 90%。空腹口服 500 mg 后的 C_{max} 为 16.2 mg/L。本品可广泛分布于各种组织、体液,在脓性痰中浓度较高。在脓液,骨髓炎瘘管、关节腔渗出液等组织体液中分布良好。可透过胎盘屏障,少量进入乳汁,不能透过血脑屏障。V_d 为 0.26 kg/L,蛋白结合率为 10%~15%。$T_{1/2ke}$ 为 0.6~1 h。给药量的 80% 于 6 h 内从尿中排出。本品可被血液透析和腹膜透析所清除。

3. 适应证　适用于敏感菌所致的急性扁桃体炎、咽峡炎、中耳炎、鼻窦炎、支气管炎、尿路感染,以及皮肤和软组织感染中的轻症患者。

4. 不良反应　以恶心、呕吐、腹泻和腹部不适等胃肠道反应较为多见,亦可发生皮疹,药物热等过敏反应。偶有患者出现血清氨基转移酶升高、直接 Coombs 试验阳性和尿糖假阳性反应(硫酸铜法)。剂量过大时可出现血尿、嗜酸性粒细胞增多和血肌酐升高,停药后上述异常迅速消失。

5. 注意事项　参阅头孢噻吩。

二、第二代头孢菌素

（一）头孢呋辛

1. 抗菌作用　对革兰阳性球菌的活性与第一代头孢菌素相似或略差；对大肠埃希菌、肺炎克雷伯菌和奇异变形杆菌等部分菌株的作用较第一代头孢菌素强；对产 β-内酰胺酶的流感嗜血杆菌、脑膜炎奈瑟菌及淋病奈瑟菌均具有良好的抗菌作用。头孢呋辛酯口服吸收后迅速在肠黏膜和门静脉循环中被非特异性酯酶迅速水解，释放出头孢呋辛而发挥其抗菌作用。

2. 药代动力学　头孢呋辛酯空腹口服的 F 为 36%，餐后可达 52%。静脉给药 1.5 g 后 15 min 的血药浓度为 100 mg/L，肌内注射 750 mg 后的平均 C_{max} 为 27 mg/L。本品在胸腔积液、关节液、胆汁、痰液、骨、羊水和滑囊液等各种组织和体液中分布良好，能进入炎性脑脊液达治疗浓度。本品能进入胎盘和乳汁。本品血清蛋白结合率约为 50%。肌内给药和静脉给药的 $T_{1/2ke}$ 均约为 80 min。约 89% 的给药剂量在 8 h 内以原形经肾脏排泄，尿液中浓度甚高。血液透析能使本品血药浓度降低，腹膜透析可清除少量。

3. 适应证　适用于敏感菌所致的下呼吸道感染、尿路感染、皮肤和软组织感染、血流感染、脑膜炎、淋病，以及骨和关节感染。亦可用于预防手术后伤口感染。口服剂头孢呋辛酯用于上述感染的轻症患者，以及急性中耳炎、急性细菌性鼻窦炎或静脉给药后的序贯口服治疗。

4. 不良反应　本品的不良反应轻而短暂，以皮疹多见；还有胃肠道反应（偶见假膜性肠炎），长期使用可导致不敏感或耐药菌过度生长。偶见血栓性静脉炎、嗜酸性粒细胞增多、血红蛋白减低和 Coombs 试验阳性。肌内注射区疼痛较为多见，但属轻度。少数患者可出现一过性血清氨基转移酶和胆红素升高。

5. 注意事项　参见头孢噻吩。

（二）头孢替安

1. 抗菌作用　本品的抗菌谱及抗菌活性与头孢呋辛大致相仿。口服剂头孢替安酯在体内经非特异性酯酶迅速水解，释放出头孢替安发挥其抗菌作用。

2. 药代动力学　本品肌内注射 500 mg、静脉滴注 1 g 后的 C_{max} 分别为 21 mg/L 和 75 mg/L。本品可分布至扁桃体、痰液、胸腔积液、肺组织、胆囊壁、腹水、骨髓血、膀胱壁、前列腺、肾组织、骨骼、女性性器官、脐带血、羊水、耳漏液及鼻窦黏膜。难以透过血脑屏障，血清蛋白结合率 40%，$T_{1/2ke}$ 为 0.7～1.1 h。60%～75% 的给药量于给药后 6 h 内，以原形自尿中排出。

3. 适应证　适用于敏感菌所致的支气管感染、肺部感染、血流感染、皮肤软组织感染、骨和关节感染、扁桃体炎、中耳炎、鼻窦炎、胆管炎及胆囊炎、腹膜炎、肾盂肾炎、膀胱炎、尿道炎、前列腺炎、子宫内感染和盆腔炎性疾病等。

4. 不良反应　不良反应发生率较低。常见的不良反应主要为皮疹、药物热等过敏反应，白细胞减少、贫血、嗜酸性粒细胞增多和血小板减少等血液系统改变，血 ALT、AST 及 AKP 升高，以及恶心、腹泻等胃肠道反应。偶见 Coombs 试验阳性和肠道菌群改变等。

5. 注意事项　参见头孢噻吩。

（三）头孢克洛

1. 抗菌作用　抗菌谱与头孢呋辛相仿，但抗菌活性略低。对流感嗜血杆菌的作用优于第一代头孢菌素。

2. 药代动力学　本品空腹口服吸收良好，F 为 93%。空腹口服 250 mg、500 mg 后，C_{max} 分别为 6 mg/L 和 13 mg/L。本品在体内分布广泛，在中耳炎脓液中可达足够的浓度。蛋白结合率为 25%，$T_{1/2ke}$ 为 0.6～0.9 h。本品主要自肾脏排泄，给药后 8 h 内经尿以原形排出给药量的 60%～85%。15% 的给药量在体内代谢，约 0.05% 的给药量自胆汁排泄。血液透析可部分清除本品。

3. 适应证　适用于敏感菌所致的急性中耳炎、咽炎、扁桃体炎、尿路感染、慢性支气管炎急性细菌性感染和急性支气管炎继发细菌感染中的轻症病例，以及单纯性皮肤软组织感染。

4. 不良反应　不良反应发生率为 3.4%，以软便、腹泻、胃部不适、食欲不振和嗳气等胃肠道反应为多见，程度均较轻微。皮疹、瘙痒等过敏反应仅占 0.8%。血清氨基转移酶升高者 0.3%。血清病样反应较其他口服抗生素多见，儿童尤其常见。轻症患者停药后可自行缓解，个别患者需要住院，应用抗组胺类药物或糖皮质激素可缓解症状。一般无严重后遗症。因不良反应而停药者约为 1%。

5. 注意事项　参见头孢噻吩。

（四）头孢丙烯

1. 抗菌作用　抗菌谱和抗菌活性与头孢呋辛相似。

2. 药代动力学　本品空腹口服约 95% 吸收。空腹口服 250 mg、500 mg 后，C_{max} 分别为 6.1 mg/L 和 10.5 mg/L。在各种组织、体液中分布良好，稳态 V_d 约 0.23 L/kg。蛋白结合率为 36%，CL 和 CLr 分别为 3 ml/min 和 2.3 ml/min。$T_{1/2ke}$ 为 1.3 h。本品主要自肾脏排泄，8 h 内给药量的 54%～62% 以原形自尿中排出。血液透析可部分清除本品。

3. 适应证　适用于敏感菌所致的急性咽炎、急性扁桃体炎、中耳炎、急性鼻窦炎、慢性支气管炎急性加重、急性支气管炎继发细菌性感染和单纯性皮肤软组织感染等轻症病例。

4. 不良反应　不良反应主要为腹泻、恶心、呕吐和腹痛等胃肠道反应。过敏反应以皮疹、荨麻疹常见。儿童过敏反应较成人多见，停药后数日内可自行消失。

5. 注意事项　参见头孢噻吩。

三、第三代头孢菌素

（一）头孢噻肟

1. 抗菌作用　本品具广谱抗菌作用。对大肠埃希菌、克雷伯菌属和变形杆菌属等肠杆菌科的大部分菌株具有良好的抗菌作用；对流感嗜血杆菌、卡他莫拉菌、脑膜炎奈瑟菌及淋病奈瑟菌具高度抗菌活性。对肺炎链球菌（包括耐青霉素肺炎链球菌）、化脓性链球菌和葡萄球菌（耐甲氧西林葡萄球菌除外）亦具有良好的抗菌作用。铜绿假单胞菌、不动杆菌属大多对其耐药。

2. 药代动力学　静脉注射本品 2 g 后的血药浓度为 214. 4 mg/L。本品可透过炎性脑膜，在脑脊液内达有效治疗浓度。在中耳渗出液、胸腔积液、腹水、组织液、炎性渗出液、前列腺、子宫、皮肤、肝脏、肺脏及肌肉组织均可达有效浓度。本品可经乳汁分泌，可透过胎盘屏障。本品血清蛋白结合率为 35％～40％，$T_{1/2ke}$ 约 1 h。6 h 内约 60％的给药量经尿排泄。20％～36％静脉输注的 ^{14}C-头孢噻肟以原形经肾脏排泄，15％～25％以代谢物的形式排出。

3. 适应证　适用于敏感菌所致的下呼吸道感染、尿路感染、单纯性淋病、盆腔炎性疾病、子宫内膜炎、血流感染、皮肤和软组织感染、腹腔内感染、骨和关节感染，以及中枢神经系统感染。

4. 不良反应　本品耐受性良好，不良反应发生率为 5％～8％，因不良反应中止治疗者占 1％～2％。最常见的不良反应有胃肠道反应（腹泻、恶心或呕吐）、过敏反应（皮疹、瘙痒），以及注射局部反应如肌内注射后局部疼痛、硬结、红肿及少见的静脉滴注后血栓性静脉炎。个别患者出现艰难梭菌肠炎、低凝血酶原血症、血小板减少、脑病、癫痫状态、嗜酸性粒细胞增多、中性粒细胞减少症和白细胞减少症等。偶见一过性血 ALT、AST、乳酸脱氢酶（lactate dehydrogenase，LDH）、AKP、BUN 及血肌酐值升高。

5. 注意事项

（1）拟用本品前必须详细询问患者先前有无本品、其他头孢菌素类、青霉素类或其他药物的过敏史。有青霉素过敏性休克史的患者避免应用本品。

（2）本品快速静脉注射（<60 s）可能引起致命性心律失常。

（3）治疗过程中如发生中、重度腹泻，考虑有假膜性肠炎可能时，应立即停药，并予甲硝唑口服；无效时考虑用去甲万古霉素或万古霉素口服。

（4）肾功能减退患者应用本品时，须根据患者的肾功能减退程度适当减量。

（二）头孢唑肟

1. 抗菌作用　抗菌谱和抗菌活性与头孢噻肟相仿。

2. 药代动力学　本品 1 g 肌内注射、静脉滴注和静脉推注的 C_{max} 分别为 39 mg/L、69～84 mg/L 和 136～159 mg/L。本品在各种体液和组织中可达有效治疗浓度，如脑脊液（脑膜有炎症时）、胆汁、外科伤口渗液、胸腔积液、痰液、房水、腹水、前列腺液、唾液、扁桃体、心脏、胆囊、骨、胆道、腹膜、前列腺及子宫。本品能穿过胎盘屏障进入胎儿。蛋白结合率为 30％，$T_{1/2ke}$ 为 1. 49～1. 9 h。本品在体内不代谢，给药后 24 h 内以原形经尿排出给药量的 70％～100％。

3. 适应证　适用于敏感菌所致的下呼吸道感染、尿路感染、单纯性淋病、盆腔炎性疾病、腹腔内感染、血流感染、皮肤和软组织感染、骨和关节感染，以及脑膜炎等。

4. 不良反应　本品耐受性良好。常见的不良反应有皮疹、瘙痒和发热等过敏反应；一过性血 ALT、AST 和 AKP 升高等肝功能异常；一过性嗜酸性粒细胞增多和血小板增多等血象改变;部分患者 Coombs 试验阳性。此外,可有注射部位灼热感、蜂窝织炎、静脉炎(接受静脉给药者)、疼痛、硬结和感觉异常等。

5. 注意事项　参见头孢噻肟。

（三）头孢曲松

1. 抗菌作用　抗菌谱及抗菌作用与头孢噻肟相仿,对奈瑟菌属作用略强。

2. 药代动力学　静脉滴注本品 2 g 后的 C_{max} 为 257 mg/L。本品在尿液中浓度高,33%～67%的给药量以原形自尿排出,其余部分自胆汁排泄。本品在胆囊内胆汁、胆总管胆汁、胆管胆汁及胆囊壁的浓度远高于同期血药浓度,在中耳渗液及腹水中达有效浓度。本品可透过炎性脑膜,在脑脊液内达有效治疗浓度。蛋白结合率为 85%～95%,$T_{1/2ke}$ 为 5.8～8.7 h。血浆 CL 为 0.58～1.45 L/h,CLr 为 0.32～0.73 L/h。33%～67%的给药量以原形自尿排出,其余部分自胆汁排泄。

3. 适应证　适用于敏感菌所致的下呼吸道感染、急性中耳炎、皮肤和软组织感染、尿路感染、单纯性淋病、盆腔炎性疾病、血流感染、骨和关节感染、腹腔内感染及脑膜炎。

4. 不良反应　本品耐受性良好,不良反应发生率为 7%～8%,绝大部分不良反应程度轻微,且呈一过性。因不良反应中止治疗者占 0.6%～1.75%。最常见的不良反应有胃肠道反应(腹泻、恶心或呕吐、腹痛)和过敏反应(皮疹、瘙痒)。肌内注射后出现局部疼痛、硬结、红肿及少见的静脉滴注后血栓性静脉炎。用药期间偶见白色念珠菌过度繁殖,极个别患者可出现艰难梭菌肠炎、黄疸。实验室检查异常发生率为 3.4%～4.4%,有嗜酸性粒细胞增多、低凝血酶原血症、中性粒细胞减少症、白细胞减少症,以及血 ALT、AST、LDH、AKP、BUN 和肌肝升高等。

5. 注意事项

(1) 青霉素过敏者慎用,有青霉素过敏性休克史者避免应用。

(2) 有黄疸或有黄疸严重倾向的新生儿应慎用或避免使用本品。

(3) 肝功能减退者不需减量给药,如同时存在肝、肾功能减退者,则每日剂量不超过 2 g。肾功能减退者不需调整剂量,有严重肾功能减退者剂量宜酌减。血液透析后无须增补剂量。

（四）头孢他啶

1. 抗菌作用　对大肠埃希菌、克雷伯菌属等肠杆菌科细菌的作用与头孢噻肟相似,对铜绿假单胞菌作用强,对不动杆菌属、沙雷菌属的作用略优于头孢噻肟。对肺炎链球菌、化脓性链球菌和葡萄球菌属的抗菌活性较头孢噻肟和头孢曲松低。

2. 药代动力学　本品 1.0 g 静脉注射、滴注或肌内注射后的 C_{max} 分别为 90 mg/L、69 mg/L 和 39 mg/L。本品在体内分布良好,在尿液中浓度甚高,在胆汁、滑囊液、腹腔积液、痰液、房水、水泡液、骨组织、心肌、皮肤、骨骼肌和子宫肌层中均可达有效药物浓度。脑膜有炎症时,在脑脊液内可达有效浓度。血清蛋白结合率为 10%～17%,$T_{1/2ke}$ 为 1.9 h。本品平均 CLr 为 100 ml/min。本品主要以原形经肾小球滤过排出,24 h 内排出给药量的 80%～90%。

3. 适应证　适用于敏感性革兰阴性杆菌,尤其是铜绿假单胞菌等所致的下呼吸道感染(包括肺炎)、尿路感染、血流感染、骨和关节感染、子宫内膜炎、盆腔炎性疾病、腹腔感染,以及中枢神经系统感染。

4. 不良反应　本品的不良反应轻而少见。常见的不良反应有静脉炎和注射部位局部反应,荨麻疹、皮疹和发热等过敏反应,恶心、呕吐、腹泻等胃肠道反应。较少见的不良反应有头痛、头昏等中枢神经系统反应,念珠菌感染及阴道炎。偶有嗜酸性粒细胞增多、Coombs 试验阳性、轻度血清氨基转移酶、AKP、γ-谷氨酰转肽酶(γ-glutamyl transpeptidase,γ-GT)、BUN 和血肌酐升高等。一过性白细胞减少、中性粒细胞减少和血小板减少极少见。

5. 注意事项

(1) 拟用本品前必须详细询问患者先前有无本品、其他头孢菌素类、青霉素类或其他药物的过敏史。本品慎用于有青霉素类过敏者,避免应用于有青霉素过敏性休克史者。

(2) 肾功能不全患者需减量应用。

(3) 本品可诱导肠杆菌属、假单胞菌属和沙雷菌属产 AmpC 酶。在治疗过程中,病原菌可产生耐药性,导致治疗失败。

(五) 头孢哌酮

1. 抗菌作用　抗菌谱与头孢噻肟相似,但对肠杆菌科细菌的作用较头孢噻肟略差。对铜绿假单胞菌有良好的抗菌作用,但较头孢他啶略差。

2. 药代动力学　静脉注射本品 2 g 后的 C_{max} 为 252 mg/L。本品在组织内分布广,在腹水、痰液、子宫内膜、子宫肌层、扁桃体、鼻窦黏膜、肝、肺和骨等组织中均可达有效治疗浓度。本品亦可通过胎盘屏障进入胎儿体内,不易透过血脑屏障。血清蛋白结合率为 82%~93%,$T_{1/2ke}$ 约为 2.0 h。主要经胆汁排泄,在给药后 1~3 h 的胆汁中,药物达峰浓度,超过同时期血药浓度的 100 倍以上,经胆汁排出给药量的 40% 以上。

3. 适应证　适用于由铜绿假单胞菌和大肠埃希菌等敏感肠杆菌科细菌所致的下呼吸道感染、腹膜炎、肝胆系统感染和其他腹腔感染、皮肤和软组织感染、盆腔炎、子宫内膜炎及尿路感染。

4. 不良反应　本品毒性低微。不良反应总发生率为 4%,其中皮疹较多见。其次为药物热、嗜酸性粒细胞增多、轻度中性粒细胞减少、一过性血清氨基转移酶增高,以及 BUN 或肌酐升高。用药后易出现腹泻,也可引起维生素 K 缺乏而导致的出血症状,与维生素 K_1 合用可防止出血。应用本品期间饮酒或饮用含酒精饮料者可出现双硫仑样反应。

5. 注意事项

(1) 禁用于对本品及头孢菌素过敏的患者。

(2) 头孢哌酮主要通过胆管排泄。在肝病和(或)胆管梗阻患者中,$T_{1/2ke}$ 可延长 2~4 倍,尿中头孢哌酮排泄量增多;严重肝病、胆管梗阻或同时有肾功能减退者,胆汁中仍可达有效治疗浓度;给药剂量应给予适当调整,每日给药剂量不应超过 2 g。

(3) 部分患者应用本品期间可发生维生素 K 缺乏和低凝血酶原血症,用药期间应监测出血时间、凝血酶原时间和部分凝血酶原时间。同时给予维生素 K_1 每日 10 mg，可防止出血。

（4）应用含有甲硫四氮唑侧链的头孢哌酮期间，饮酒或静脉注射含乙醇药物，将出现双硫仑样反应。在用药期间和停药后 5 d 内，患者不能饮酒、口服或静脉输入含乙醇的药物。

（六）头孢克肟

1. 抗菌作用　是口服的第三代头孢菌素，对多数肠杆菌科细菌有较强的抗菌活性，优于头孢克洛、头孢氨苄和头孢羟氨苄。对大肠埃希菌、克雷伯菌属等肠杆菌科细菌、流感嗜血杆菌、卡他莫拉菌、奈瑟菌属及链球菌属有较强的抗菌作用，但对葡萄球菌属、青霉素不敏感的肺炎链球菌等作用较差。

2. 药代动力学　头孢克肟口服后 F 为 40%～50%，单次口服头孢克肟片剂 100 mg、200 mg 后的 C_{max} 分别为 1 mg/L、2 mg/L。在体内分布广泛，能进入扁桃体、上腭窦黏膜、支气管黏膜、痰液和中耳渗出液。血清蛋白结合率为 65%，$T_{1/2ke}$ 为 3～4 h。24 h 内约 50% 的吸收药量经尿排出。血液透析及腹膜透析不能被显著清除。

3. 适应证　适用于敏感菌所致的单纯性尿路感染，急性中耳炎、咽炎、扁桃体炎，急性支气管炎和慢性支气管炎急性细菌性感染的轻症病例，以及单纯性淋病。

4. 不良反应　有报道 19 393 例接受本品治疗者的不良反应发生率仅为 2.3%。不良反应大多为轻、中度，且呈一过性，最常见者为腹泻、恶心、腹痛、消化不良、肠胃气胀和粪便形状改变等胃肠道症状。皮疹、头痛和头晕等亦可发生。多出现于治疗开始数日内。假膜性肠炎、血清氨基转氨酶增高、BUN 增高等偶有发生。

5. 注意事项

（1）过去有青霉素过敏性休克史的患者避免应用本品。

（2）肠炎患者慎用，6 个月以下儿童不宜应用。

（3）肾功能不全患者血 $T_{1/2}$ 延长，Ccr<60 ml/min 者须减量。

（4）治疗化脓性链球菌感染，疗程至少需 10 d。

（七）头孢地尼

1. 抗菌作用　与头孢克肟相似，对肠杆菌科细菌活性略差，对葡萄球菌（除耐甲氧西林葡萄球菌外）的抗菌活性在第三代口服头孢菌素中最强。

2. 药代动力学　成人单剂空腹口服胶囊 300 mg 和 600 mg 后的 C_{max} 分别为 1.6 mg/L 和 2.87 mg/L，儿童单剂空腹口服混悬剂 7 mg/kg 和 14 mg/kg 后的 C_{max} 分别为 2.3 mg/L 和 3.86 mg/L。口服胶囊 F 为 16%～21%，混悬液 F 为 25%。血浆蛋白结合率为 60%～70%。在体内分布广泛，在痰液、扁桃体组织、鼻窦黏膜、肺、中耳分泌物和皮肤水疱液中分布良好，乳汁中不能检出本品。$T_{1/2ke}$ 为 1.6～1.8 h。主要以原形经肾脏排泄，12 h 内经尿液排出给药量的 26%～33%。

3. 适应证　适用于敏感菌所致的社区获得性肺炎、慢性支气管炎急性细菌性加重、急性窦炎、咽炎、扁桃体炎，以及皮肤和软组织感染中的轻症病例。

4. 不良反应　不良反应发生率为 3.1%。常见的不良反应有腹泻、恶心、腹部疼痛、阴道念珠菌病和头痛等。较少见的不良反应有皮疹、消化不良、肠胃胀气、呕吐及头昏等。

5. 注意事项　参见头孢克肟。

(八) 头孢托仑酯

1. 抗菌作用　本品吸收后在肠壁代谢为头孢托仑而发挥抗菌作用。本品具有广谱抗菌作用,对甲氧西林敏感金黄色葡萄球菌、青霉素敏感肺炎链球菌和其他链球菌等均具有良好作用;对肠杆菌科细菌、流感嗜血杆菌、卡他莫拉菌和奈瑟菌属亦具有良好作用。

2. 药代动力学　口服和高脂餐后服用本品 200 mg 后的 C_{max} 分别为 1.8 mg/L 和 3.1 mg/L。餐后服用吸收量增多。空腹口服本品的绝对 F 约为 14%,与低脂食物共服的 F 为 16.1%,与高脂食物共服 AUC 增加 70%,C_{max} 增加 50%。本品的 V_d 为 9.3 L。分布于痰液、扁桃体、鼻窦黏膜、皮肤组织、乳腺组织、胆囊、子宫、阴道、子宫颈、睑板腺组织及拔牙后创面等组织和体液中,但不分布于乳汁中。蛋白结合率为 88%,$T_{1/2ke}$ 为 1.6 h。主要经尿液排泄,CLr 约 4~5 L/h。24 h 内尿排泄率约为 20%。

3. 适应证　适用于敏感菌所致的成人及 12 岁以上青少年慢性支气管炎急性细菌性加重,咽炎、扁桃体炎、皮肤和软组织感染的轻症病例。

4. 不良反应　本品不良反应少而轻微,以胃肠道反应较为常见,表现为恶心、呕吐及腹泻等;假膜性肠炎罕见;皮疹、瘙痒、荨麻疹和发热等过敏反应少见;偶见嗜酸性粒细胞增多、白细胞减少,以及一过性肝、肾功能异常。

5. 注意事项　参见头孢克肟。

(九) 头孢泊肟酯

1. 抗菌作用　与头孢克肟相比,其对肠杆菌科细菌活性略差,对葡萄球菌(除耐甲氧西林葡萄球菌外)作用较强,但略逊于头孢地尼。

2. 药代动力学　单次口服本品 100、200 和 400 mg 后的 C_{max} 分别为 1.4 mg/L、2.3 mg/L 和 3.9 mg/L;空腹口服后的 F 为 50%,进食可增加本品的吸收,使 F 达 70%。本品在体内分布广泛,肺、皮肤水疱液、扁桃体、精液、滑囊液、破损皮肤的炎症和体液中均可达有效治疗浓度。本品的血清蛋白结合率为 22%~33%。$T_{1/2ke}$ 为 2.09~2.84 h。本品在体内不代谢,未吸收的药物经粪便排出;29%~33% 的给药量以原形经尿液排泄,极少部分经胆道排泄。本品能为血液透析清除。

3. 适应证　适用于敏感菌所致的急性中耳炎、急性鼻窦炎、社区获得性肺炎、慢性支气管炎细菌性加重的轻症病例、急性单纯性淋病、单纯性皮肤和软组织感染、急性单纯性膀胱炎等。

4. 不良反应　不良反应发生率约为 12.3%,常见的不良反应有腹泻、恶心、阴道念珠菌感染、外阴阴道感染、腹痛和头痛等。较少见的不良反应有呕吐、消化不良、全身不适、头昏和皮疹等。实验室检查异常有血清氨基转移酶、胆红素、AKP、LDH、BUN 及血肌酐一过性升高,白细胞及中性粒细胞一过性减低等。

5. 注意事项　参见头孢克肟。

四、第四代头孢菌素——头孢吡肟

(一) 抗菌作用

对染色体介导的 AmpC 酶较第三代头孢菌素稳定;对肠杆菌属、柠檬酸菌属、沙雷菌属和摩根菌属等的作用优于第三代头孢菌素;对革兰阳性球菌的作用较第三代头孢菌素略强;对耐青霉素肺炎链球菌具有抗菌活性。

(二) 药代动力学

本品静脉给药 2 g 后的 C_{max} 为 163.1 mg/L。本品在各种组织中分布广泛,在尿液、胆汁、腹膜液、水疱液、气管黏膜、痰液、前列腺液、阑尾和胆囊中均可达有效治疗浓度。本品的血清蛋白结合率为 15%~19%,$T_{1/2ke}$ 约为 2.6 h。主要经肾小球滤过,80%~90%的给药量以原形自尿中排出。

(三) 适应证

适用于敏感菌所致的中、重度肺炎,中性粒细胞缺乏患者发热的经验性治疗,尿路感染,皮肤和软组织感染,腹腔内感染(+甲硝唑),盆腔内感染(+甲硝唑),血流感染,以及耐青霉素肺炎链球菌感染。

(四) 不良反应

本品耐受性良好,不良反应发生率较低。最常见的不良反应为恶心、腹泻、呕吐、便秘和腹痛等胃肠道反应,皮疹和瘙痒等过敏反应,以及头痛。较少见的不良反应有发热、消化不良、口腔及阴道念珠菌感染、假膜性肠炎、局部疼痛或静脉炎等注射部位局部反应。常见的实验室检查异常有一过性肝功能异常,如血 ALT、AST、AKP 和胆红素升高;嗜酸性粒细胞增多、贫血、血小板减少、Coombs 试验阳性。较少见的实验室检查异常有一过性 BUN 和(或)血肌酐升高、一过性白细胞或中性粒细胞减少。

(五) 注意事项

(1) 有青霉素过敏史者慎用本品,有青霉素过敏性休克史者避免使用本品。

(2) 用药期间出现较严重腹泻者考虑有假膜性肠炎可能时,应即停用本品,予以甲硝唑口服,无效时考虑口服去甲万古霉素或万古霉素。

(3) 12 岁以下儿童暂不推荐使用本品。

五、耐甲氧西林金黄色葡萄球菌头孢菌素

(一) 头孢罗膦

1. **抗菌作用** 抗菌谱广,对革兰阳性菌和革兰阴性菌均具有抗菌活性,包括对耐甲氧西林金黄色葡萄球菌也具有活性。对革兰阳性菌中的金黄色葡萄球菌(包括甲氧西林敏感和耐药菌株)、肺炎链球菌(包括耐青霉素肺炎链球菌)和其他链球菌均具有良好的抗菌活性;对革兰阴性菌中的大肠埃希菌、克雷伯菌属、肠杆菌属、流感嗜血杆菌和卡他莫拉菌等均具有良好的作用,但对肠杆菌科细菌中产 ESBLs 者,以及铜绿假单胞菌、鲍曼不动杆菌等抗菌作用差。

2. **药代动力学** 单剂 600 mg 静脉滴注 1 h 的 C_{max} 为 19.7 mg/L,$T_{1/2ke}$ 为 1.6 h,

血浆 CL 为 9.58 L/h,血浆蛋白结合率约为 20%。本品及其代谢物主要经肾脏排泄,给药后 48 h 内经尿排出给药量的 88%,其中 64% 为原形,2% 为代谢物,仅 6% 经粪便排出。

3. 适应证　适用于由金黄色葡萄球菌(甲氧西林敏感或耐药菌株)、其他链球菌和大肠埃希菌等敏感菌所致的皮肤和软组织感染、社区获得性肺炎。

4. 不良反应　本品不良反应轻微,不良反应发生率不超过 5%。常见的不良反应有腹泻、恶心、皮疹、便秘、呕吐、血清氨基转移酶升高、低钾血症(2%)和静脉炎(2%)。偶见的不良反应有贫血、嗜酸性粒细胞增多、中性粒细胞减少和血小板降低,以及假膜性肠炎等。

5. 注意事项

(1) 有青霉素过敏史者慎用本品,禁用于对本品及其他头孢菌素类过敏的患者。有青霉素过敏性休克史者避免使用本品。

(2) 用药期间出现较严重腹泻者考虑有假膜性肠炎可能,应即停用本品,予以甲硝唑口服,无效时考虑口服去甲万古霉素或万古霉素。

(3) 本品在儿童患者中的有效性及安全性未建立。

(二) 头孢吡普

1. 抗菌作用　具有广谱抗菌活性,对甲氧西林敏感及耐药的葡萄球菌,以及利奈唑胺、达托霉素或万古霉素敏感性减低菌株均可具抗菌活性。对肺炎链球菌(包括耐青霉素肺炎链球菌及头孢曲松耐药菌株)亦具有抗菌活性。对革兰阴性菌中的流感嗜血杆菌、卡他莫拉菌,肠杆菌科细菌中不产 ESBLs 的大肠埃希菌、肺炎克雷伯菌、奇异变形杆菌、柠檬酸菌属和肠杆菌属,以及铜绿假单胞菌等亦具良好的抗菌活性,对肠杆菌科细菌中产 ESBLs 的菌株不具抗菌活性。

2. 药代动力学　单剂应用 500 mg 静脉滴注 2 h 的 C_{max} 为(29.2±5.52)μg/ml。本品蛋白结合率为 16%,$T_{1/2ke}$ 为 1.6 h,稳态 V_d 为 18 L。本品以原药经肾小球滤过排泄,约 89% 的给药剂量经尿液排出,其中 83% 为具有活性的头孢吡普。

3. 适应证　本品适用于敏感菌包括耐甲氧西林金黄色葡萄球菌所致的医院获得性肺炎(不包括呼吸机相关性肺炎)和社区获得性肺炎。

4. 不良反应　696 例应用头孢吡普治疗的患者中,常见(≥3%)的不良反应为腹泻、呕吐、低钾血症、恶心、低钠血症、发热头疼、静脉炎、便秘、失眠、皮疹、尿路感染、呼吸衰竭、低血压及贫血。少见的不良反应有血小板减少、白细胞减少、过敏性休克、艰难梭菌肠炎、抽搐、兴奋(包括惊恐发作和噩梦)和肾衰竭。

5. 注意事项　参见头孢罗膦。

(赵　旭)

第三节 头霉素类

头霉素类获自链霉菌($S.\ lactamdurans$),有 A、B 和 C 3 型,以头霉素 C 抗菌作用最强。该类抗生素化学结构与头孢菌素相似,但其头孢烯母核的 7-α 位碳原子上有甲氧基,该基团使其对革兰阴性菌产生的青霉素酶和头孢菌素酶高度稳定。亦有将头霉素类归入第二代头孢菌素者。但头霉素类对大多数 ESBLs 稳定,且对脆弱类杆菌等厌氧菌的抗菌作用显著比第二代头孢菌素强。

一、头孢西丁

(一)抗菌活性

头孢西丁为半合成头霉素 C,对需氧革兰阳性菌、革兰阴性菌及厌氧菌具广谱抗菌作用。头孢西丁对革兰阳性菌的体外抗菌作用较头孢噻吩和头孢孟多弱 5～10 倍。本品对金黄色葡萄球菌青霉素敏感株、甲氧西林敏感菌株、化脓链球菌及肺炎链球菌均具抗菌活性,甲氧西林耐药株、肠球菌属和李斯特菌对本品耐药。对脑膜炎奈瑟菌、淋球菌(包括产 β-内酰胺酶菌株)的 MIC 分别为≤0.5 mg/L 和 1 mg/L,逊于头孢孟多或头孢呋辛,但对产 β-内酰胺酶淋病奈瑟菌的抗菌作用则优于头孢孟多。本品对大多数 β-内酰胺酶高度稳定,对头孢噻吩耐药的某些革兰阴性杆菌,如吲哚阳性变形杆菌和普罗威登菌属,以及某些大肠埃希菌、肺炎克雷伯菌、变形杆菌属和摩氏摩根菌仍具较强活性;对肠杆菌属和沙雷菌属的抗菌作用较弱;对多数铜绿假单胞菌的抗菌作用差。本品对许多厌氧菌具抗菌活性,对脆弱拟杆菌的抗菌作用为头霉素类中最强。但近年,拟杆菌属对本品的耐药率已逐渐上升。梭状芽胞杆菌属和放线菌属对本品中度敏感。

(二)药代动力学

成人肌内注射 1.0 g 头孢西丁后的 C_{max} 于 20 min 到达,为 22.5 mg/L。于 30 min 内静脉滴注头孢西丁 1.0 g,滴注结束时的 C_{max} 为 72.3 mg/L。肌注或静注的血 $T_{1/2}$ 为 0.68～0.77 h,合用丙磺舒可使其血 $T_{1/2}$ 延长至 1.4 h。

本品在体内分布良好,表观 V_d 为 8～12 L/1.73m^2。本品在胸腔积液和腹水中的浓度分别为同期血浓度的 50% 和 86%,在胆汁中浓度则可达同期血浓度的 4～12 倍。静脉注射 1 g 后,在乳汁中的浓度可达 5.6 mg/L。本品不能透过正常脑膜,脑膜有炎症时,脑脊液中的浓度约为同期血浓度的 10%。血浆蛋白结合率为 65%～80%。

给予头孢西丁后 12 h 内尿排出给药量的 90% 以上,主要以原形经肾小球滤过和肾小管分泌排泄。肾功能减退患者经血液透析可清除血中 85% 的药物,腹膜透析 CL 仅为血浆 CL 的 7.4%。

(三)适应证

适用于由敏感菌株引起的下呼吸道感染、尿路感染、腹膜炎和腹腔内感染、子宫内膜炎、盆腔炎、血流感染、骨关节感染和皮肤软组织感染等。也可用于无污染的胃肠道手术、经阴道子宫切除、经腹腔子宫切除或剖宫产等手术的术前预防用药。

（四）剂量与用法

1. 成人 ①轻度感染患者，1 g，q8 h，肌注或静滴；②中度感染的患者，1 g，q4 h，或 2 g，q(6～8)h；③严重感染患者，2 g，q4 h，或 3 g，q6 h，静脉滴注。成人每日最大剂量为 12 g。

2. 3个月及3个月以上的婴儿和儿童常用量 每次 20～25 mg/kg，q(4～6)h 静脉滴注。

3. 预防用药 用于未被污染的胃肠道手术、经阴道子宫切除术或腹式子宫切除术术后感染的预防时，术前 0.5～1 h 静脉滴注 2 g，以后 24 h 内，每 6 h 静脉滴注 1～2 g。3个月及3个月以上小儿每次剂量为 30～40 mg/kg，给药时间同成人。接受剖宫产手术者在脐带夹住时，2 g 单剂静脉滴注，4 h 和 8 h 后各追加 1 次剂量(2 g)。

（五）不良反应

本品耐受性好，最常见的不良反应为静脉用药后的局部反应，如注射局部疼痛和静脉炎等，其他不良反应较少见。

（六）禁忌证及注意事项

（1）对本品及头孢菌素类抗生素有过敏史者禁用。

（2）有胃肠道疾病史的患者，特别是结肠炎患者应慎用本品。长期应用本品可引起肠道菌群失调，非敏感菌过度增殖。如在应用本品过程中发生抗生素相关性肠炎，必须立即停药，并采取相应措施。

二、头孢美唑

头孢美唑的抗菌谱与头孢西丁相仿，体外抗菌作用较头孢西丁略强，但对革兰阴性菌的作用较头孢替坦差。头孢美唑为头霉素类抗生素中对 β-内酰胺酶最稳定者。

（一）抗菌作用

本品对大肠埃希菌、克雷伯菌属、奇异变形杆菌、异型柠檬酸杆菌、流感嗜血杆菌、金黄色葡萄球菌、A 组溶血性链球菌和肺炎链球菌等常见病原菌的体外抗菌活性较头孢西丁强 2～8 倍。对吲哚阳性变形杆菌和普罗威登菌属的活性与头孢西丁相仿。铜绿假单胞菌、弗劳地柠檬酸杆菌、肠杆菌属和沙雷菌属对所有头霉素类抗生素耐药。本品对脆弱拟杆菌的抗菌活性与头孢西丁相仿或稍差，对其他厌氧菌（包括消化球菌、消化链球菌和梭状芽胞杆菌属等）的抗菌活性与头孢西丁相仿。

（二）药代动力学

健康成人于 1 h 内滴注本品 1 g，滴注完毕时到达 C_{max}，平均为 76.2 mg/L。6 h 后平均血药浓度为 2.7 mg/L，血 $T_{1/2}$ 为 1.2 h。本品广泛分布于各种组织、体液，如痰液、腹水、腹膜渗出液、胆囊壁、胆道、子宫和（或）卵巢、颌骨、上颌窦黏膜和牙龈等。本品亦可分布到羊水和脐带血中。本品只有极少量可分泌到乳汁。血浆蛋白结合率为 83.6%～84.8%。本品主要以原形经肾脏排泄，6 h 内经尿排出给药量的 85%～92%。

（三）适应证、不良反应、禁忌证与注意事项

均与头孢西丁相仿。

（四）剂量及用法

1. 成人　每日2～3 g,分2次静脉注射或静脉滴注。严重感染者剂量可增至每日4～8 g,分2～4次静脉给药。

2. 小儿　每日25～100 mg/kg,分2～4次静脉注射或静脉滴注。严重感染者剂量可增至每日150 mg/kg,分2～4次静脉给药。

三、头孢替坦

头孢替坦的抗菌谱与头孢西丁相仿,血 $T_{1/2}$ 较长。

（一）抗菌作用

头孢替坦对多数革兰阳性球菌(葡萄球菌属和链球菌属)具有中度抗菌作用,肠球菌属和耐甲氧西林葡萄球菌对本品耐药。本品对奈瑟菌属具有良好的抗菌作用,产 β-内酰胺酶的淋病奈瑟菌亦对本品敏感。本品对革兰阴性杆菌的抗菌活性较第二代头孢菌素强,接近于第三代头孢菌素。对肠杆菌科细菌中的大肠埃希菌、肺炎克雷伯菌、奇异变形杆菌和摩氏摩根菌具较强抗菌活性,对肠杆菌属和柠檬酸菌属的抗菌作用较弱。铜绿假单胞菌和不动杆菌属对本品耐药。本品对许多厌氧菌具抗菌活性,对脆弱拟杆菌以外的其他拟杆菌的活性较头孢西丁弱。

（二）药代动力学

健康志愿者分别静脉注射(3 min 以上)和肌内注射本品2 g, C_{max} 分别于5 min 和3 h到达,分别为237 mg/L 和91 mg/L。静脉注射或肌注后的血 $T_{1/2}$ 均为3～4.6 h。血浆蛋白结合率为88%。头孢替坦在体内广泛分布,在皮肤、肌肉、脂肪、子宫、卵巢、胆囊、上颌窦黏膜、扁桃体、腹水和脐带血中均可达到有效浓度,在胆汁中的浓度高于同期血药浓度。本品在乳汁和脑脊液中浓度低。24 h 内51%～81%的给药量以原形经肾脏排出。

（三）适应证

与头孢西丁相仿。本品亦可用于某些清洁-污染手术的术前预防用药,如剖宫产、经腹或经阴道子宫切除、胆道手术和胃肠道手术等。

（四）剂量和用法

1. 成人　常用剂量为每次1～2 g,每12 h 静脉滴注或肌内注射1次。治疗重症感染时剂量可增至每次3 g, q12 h,静滴。每日最高剂量不超过6 g。

2. 儿童　常用剂量为每日40～60 mg/kg,分2～3次给药。严重感染者每日剂量可增加至100 mg/kg。

3. 预防用药　手术前30～60 min 单剂静脉给药1～2 g。接受剖宫产手术者应在夹脐带时给药。

（五）不良反应

常见的不良反应为过敏反应和胃肠道反应。

（六）禁忌证及注意事项

（1）本品禁用于乳儿、小儿及对利多卡因过敏者。

（2）头孢替坦可能使凝血酶原活性降低，产生出血倾向。在肝、肾功能减退，营养状况差，老年人和癌症患者中应用本品时，应检测凝血酶原时间，需要时应补充维生素 K。

（3）应用头孢替坦者及停药 72 h 内饮用含酒精的饮料者，可能会出现双硫仑样反应（面部潮红、出汗和心动过速）。因此，用药期间和停药后 72 h 内须避免饮用含酒精的饮料。

（4）其余与头孢西丁相仿。

四、头孢拉宗

（一）抗菌作用

头孢拉宗对葡萄球菌属的抗菌作用较头孢西丁差，但对革兰阴性杆菌，尤其是肺炎克雷伯菌、阴沟肠杆菌、粘质沙雷菌、弗氏柠檬酸杆菌和变形杆菌属的作用强于头孢西丁。本品对脆弱拟杆菌、产黑色素拟杆菌、厌氧球菌、梭杆菌属和某些梭状芽胞菌作用良好，其中对脆弱拟杆菌的作用较头孢西丁强，但头孢西丁耐药株对头孢拉宗亦耐药。

（二）药代动力学

健康志愿者静脉注射头孢拉宗 1 g 后的血药浓度为 166.5ug/ml。血 $T_{1/2}$ 为 1.6 h。血浆蛋白结合率为 54.9%。本品主要经肾脏排泄，70% 以上经尿排出。有 4.6%～16% 的本品在胆汁中排出，少量在体内代谢。

（三）适应证及临床应用

头孢拉宗适用于敏感菌引起的肾盂肾炎等尿路感染，肺炎、肺脓肿等下呼吸道感染，腹腔胆道感染，子宫内膜炎和耳鼻喉科感染。本品对沙眼衣原体无效，因此，在治疗盆腔炎合并沙眼衣原体感染时，应与抗衣原体药联合应用。

（四）剂量和用法

本品仅供静脉滴注或静脉注射。常用剂量为成人每日 1～2 g，分 2 次静脉滴注；小儿每日 40～80 mg/kg，分 2～4 次给药；重症患者成人可增至每日 4 g，小儿可增至每日 120 mg/kg。

（五）不良反应

主要的不良反应为皮疹、胃肠道反应、血清转氨酶增高及嗜酸性粒细胞增多。

（六）禁忌证及注意事项

（1）对本品及头孢菌素类抗生素有过敏史者禁用。

（2）应用头孢拉宗的过程中及停药后 72 h 内，应避免饮用含酒精的饮料，否则患者可能出现双硫仑样反应（面部潮红、出汗和心动过速）。

五、头孢米诺

（一）抗菌作用

头孢米诺对革兰阳性菌和革兰阴性菌有广谱抗菌活性，特别是对大肠埃希菌和肺炎克雷伯菌的作用较头孢西丁和头孢美唑强。本品对脆弱拟杆菌、产黑色素拟杆菌、厌氧球菌、梭杆菌属和某些梭状芽胞菌作用良好，其中对脆弱拟杆菌的作用较头孢西丁强。

（二）药代动力学

本品平均血 $T_{1/2ke}$ 为 2.5 h。在慢性支气管炎患者的咳痰中、腹膜炎患者的腹水中，以及其他患者的胆汁、子宫内膜、卵巢和输卵管中均能达到治疗浓度。本品主要从肾脏排泄，12 h 内尿中排泄率约为给药量的 90%。

（三）适应证及临床应用

适用于对头孢米诺敏感的链球菌属、大肠埃希菌、肺炎克雷伯菌、变形杆菌属、流感嗜血杆菌和拟杆菌属引起的扁桃体炎、肺炎等呼吸道感染，肾盂肾炎等泌尿道感染，腹腔胆道感染、子宫附件炎等盆腔感染，以及血流感染。

（四）剂量和用法

本品仅供静脉滴注或静脉注射。常用剂量为成人每次 1 g，每日 2 次，可随年龄及病情适当增减。对于血流感染、难治性或重症感染，可增至每日 6 g，分 3～4 次给药。儿童每次 20 mg/kg，每日 3～4 次。

（五）不良反应

1. 胃肠道反应　腹泻略多见，偶有恶心、呕吐和食欲不振等。

2. 过敏反应　皮疹、瘙痒和发热，极少数患者可出现休克。

3. 肝、肾功能异常　少数患者可发生血清氨基转移酶升高、黄疸、血肌酐增高、少尿和蛋白尿等。

4. 血液系统　偶见全血细胞减少症、中性粒细胞减少、嗜酸性粒细胞增多、红细胞减少、血细胞比容值降低、血红蛋白减少、血小板减少和凝血酶原时间延长。

5. 其他　偶可出现维生素 K 缺乏症状（低凝血酶原血症、出血倾向等）、维生素 B 群缺乏症状（舌炎、口内炎、食欲不振和神经炎等）。

（六）禁忌证及注意事项

（1）对本品及头孢菌素类抗生素有过敏史者禁用。

（2）患者或其家族中有过敏反应史者，如支气管哮喘、皮疹或荨麻疹患者，应慎用本品。

（3）严重肾功能损害患者、高龄者、经口摄食不足患者或非经口维持营养者，以及全身状态不良的患者（有时出现维生素 K 缺乏症状者）慎用本品。

（4）饮酒可能引起面部潮红、出汗、头痛、恶心和心悸。因此，用药期间及停药后至少 1 周内，应避免饮用含酒精的饮料。

（黄海辉）

第四节　碳青霉烯类抗生素

碳青霉烯类抗生素与革兰阳性菌、革兰阴性菌的大分子量 PBPs 具有高度亲和力，通过抑制细菌细胞壁的合成来发挥杀菌作用。该类药物通过其独有的 OprD 进入细菌胞内,对葡萄球菌属、肠杆菌科细菌、铜绿假单胞菌和脆弱拟杆菌等革兰阳性或革兰阴性细菌产生的大多数质粒或染色体介导的 β-内酰胺酶稳定(包括 ESBLs 和 AmpC 酶)。碳青霉烯类抗生素具有抗菌谱广、抗菌作用强及对多种 β-内酰胺酶高度稳定的特点,在治疗耐药革兰阴性菌感染中具有重要地位。

近年来,临床分离得到的肠杆菌科细菌、铜绿假单胞菌和不动杆菌属细菌对碳青霉烯类抗生素的耐药率迅速上升。细菌对碳青霉烯类抗生素的耐药机制包括:①产灭活碳青霉烯类抗生素的 β-内酰胺酶[Ambler B 组金属酶如新德里金属 β-内酰胺酶-1(New Delhi metallo-β-lactamase-1,NDM-1),A 组如肺炎克雷伯菌碳青霉烯酶(klebsiella pneumoniae carbapenemase,KPC),D 组如邻氯青霉素酶等];②革兰阴性菌的 OprD 表达下降造成膜通透性下降,亚胺培南受此机制影响较美罗培南、多立培南为甚;③外排泵,受影响者主要为美罗培南、多立培南;④细菌 PBP 靶位改变,导致与抗菌药亲和力下降,主要见于耐甲氧西林金黄色葡萄球菌、肠球菌属等革兰阳性耐药菌。革兰阴性细菌对碳青霉烯类抗生素耐药通常是产生 β-内酰胺酶、外膜通透障碍和泵外排泵共同作用的结果。应合理应用抗菌药物,加强对耐药菌传播的防控,以延长碳青霉烯类抗生素的使用寿命。

一、亚胺培南

亚胺培南是硫霉素的脒基衍生物,在人或其他动物近端肾曲小管刷状缘可被肾去氢肽酶-Ⅰ(dehydropeptidase-Ⅰ)灭活。临床所用者为亚胺培南与等量肾去氢肽酶抑制剂西司他丁的复方制剂,后者可减少亚胺培南在体内的水解及降低其代谢产物的肾毒性。西司他丁无抗菌活性或抑制 β-内酰胺酶的作用,亦不影响亚胺培南的抗菌作用。亚胺培南/西司他丁合剂的剂量以亚胺培南的含量计算。

(一) 抗菌活性

亚胺培南对溶血性链球菌、草绿色链球菌、青霉素敏感肺炎链球菌、甲氧西林敏感金黄色葡萄球菌和凝固酶阴性葡萄球菌具有高度的抗菌活性。本品对李斯特菌属、芽胞杆菌属和红球菌属等需氧革兰阳性菌亦具良好的抗菌活性,但对粪肠球菌仅具抑菌作用,对耐甲氧西林葡萄球菌、屎肠球菌则无抗菌活性。本品对大肠埃希菌、肺炎克雷伯菌、阴沟肠杆菌和柠檬酸杆菌属等大多数肠杆菌科细菌具良好的抗菌活性。产或不产 β-内酰胺酶的嗜血杆菌属、奈瑟菌属、不动杆菌属、铜绿假单胞菌和部分其他假单胞菌属亦对本品敏感。多数黄杆菌属、嗜麦芽窄食单胞菌和部分洋葱伯克霍尔德菌则对本品耐药。本品对大多数厌氧菌(厌氧革兰阳性球菌、拟杆菌属、普雷沃菌属、梭杆菌属,以及除艰难梭菌之外的梭菌属)具很强的抗菌活性,与甲硝唑和氯霉素相仿。在体外,本品还可抑制诺卡菌属、放线菌属、胞内鸟分枝杆菌和部分军团菌属。

亚胺培南在肉汤、尿液和血清中显示对革兰阴性菌具有抗生素后效应(PAE),其作用时间因不同细菌而异,其中对铜绿假单胞菌的 PAE 时间最长。

(二) 药代动力学

本品在胃酸中不稳定,因此不能口服给药。

20 min 内静脉滴注亚胺培南/西司他丁 0.25 g、0.5 g 和 1 g,亚胺培南的 C_{max} 分别为 14～24 mg/L、21～58 mg/L 和 41～83 mg/L,4～6 h 内亚胺培南的血药浓度下降至 1 mg/L 以下;西司他丁的 C_{max} 分别为 15～25 mg/L、31～49 mg/L 和 56～88 mg/L。与西司他丁合用,亚胺培南的 AUC 可增加 5%～36%。亚胺培南在人体内分布广泛,在肺、痰液、渗出液、女性生殖系统、胆汁和皮肤等组织和体液中可达到对多数敏感菌的有效治疗浓度,在炎性脑脊液中亦可达较高浓度,且与脑组织亲和力强。亚胺培南血浆蛋白结合率约为 20%,西司他丁约为 40%。亚胺培南和西司他丁的血 $T_{1/2}$ 均为约 1 h。亚胺培南主要经肾脏排泄,与西司他丁合用时,两者在给药后 10 h 内尿液原药回收率均为 70%。少于 1% 的给药量经胆道排泄。给予亚胺培南/西司他丁 0.5 g 后,亚胺培南在尿液中浓度超过 10 mg/L 的时间达 8 h。肾功能不全患者血 $T_{1/2}$ 延长。血液透析可有效清除亚胺培南与西司他丁。肌内注射时亚胺培南的血 $T_{1/2}$ 较静脉滴注时长。肌内注射本品时,给药间隔时间可为 12 h。

(三)适应证

亚胺培南/西司他丁适用于敏感菌所致的下呼吸道感染、复杂性尿路感染和上尿路感染、腹腔和盆腔感染、血流感染、骨和关节感染、皮肤软组织感染,以及感染性心内膜炎等。主要应用于多重耐药的革兰阴性杆菌(如产 ESBLs 肠杆菌科细菌)感染、严重需氧菌与厌氧菌混合感染的治疗,以及病原未查明的严重感染、免疫缺陷者感染的经验治疗,一般不宜用于治疗社区获得性感染,更不宜用作预防用药。由于本品可能导致惊厥等严重中枢神经系统不良反应,不宜用于中枢神经系统感染。

(四)剂量及用法

亚胺培南/西司他丁一般为静脉滴注给药,亦可肌内注射给药,严禁静脉注射给药。

1. 静脉滴注给药

(1)成人剂量:肾功能正常患者根据感染严重程度、细菌敏感性,以及患者体重而定,每日 2～3 g,q(6～8)h;每日最大剂量不得超过 50 mg/kg 或 4 g。

(2)肾功能减退患者剂量:肾功能减退患者需要调整剂量,Ccr 为 50～90 ml/min 者每次 0.25～0.5 g,q(6～8)h;Ccr 为 10～50 ml/min 者每次 0.25 g,q(6～12)h;Ccr 为 6～9 ml/min 者每次 0.125～0.25 g,q12 h。血液透析患者应在透析后给药,CAPD 患者剂量与 Ccr<10 ml/min 者相同,CRRT 者每次 0.5～1 g,每日 2 次。Ccr<20 ml/min 者超过推荐剂量时,癫痫发生率上升。

(3)儿童剂量:年龄>3 个月的儿童剂量为每次 15～25 mg/kg,q6 h;年龄 4 周～3 个月的儿童为每次 25 mg/kg,q6 h;年龄 1～4 周的儿童为每次 25 mg/kg,q8 h;年龄<1 周的儿童为每次 25 mg/kg,q12 h。

2. 肌内注射 剂量为每次 0.5～0.75 g,q12 h。本品 0.5 g 和 0.75 g 应分别溶解于 2 ml 和 3 ml 1% 利多卡因溶液中供肌内注射。

(五)不良反应

主要有:恶心、呕吐和腹泻等胃肠道反应(尤多见于静脉滴注速度过快时);静脉炎、注射部位疼痛等局部反应;皮疹、药物热;粒细胞减少、血小板减少;ALT、AST、ALP 和血肌酐轻度升高等实验室检查异常。癫痫、肌阵挛和意识障碍等严重中枢神经系统反应亦有发生,易发生于有中枢神经系统基础疾病、肾功能减退(尤其 Ccr<20 ml/min 时)或剂量过大者,癫痫发生率约 1.5%。

(六)禁忌证及注意事项

(1)对本品及其他碳青霉烯类抗生素过敏者禁用。

(2)老年人及肾功能不全患者应根据肾功能调整用药剂量。不宜用于中枢神经系统感染患者及体重<30 kg 的肾功能不全儿童。本品属美国 FDA 妊娠期用药 C 类,孕妇仅在利大于弊时应用本品。

(七)药物相互作用

有报道称碳青霉烯类抗生素与丙戊酸联合应用可能导致后者血药浓度低于治疗浓度,增加癫痫发作风险,即使加大丙戊酸剂量亦不能克服这种相互作用。因此,不推荐本品与丙戊酸联合应用。使用丙戊酸有效控制癫痫的患者应考虑选用非碳青霉烯类抗菌药物,必须使用碳青霉烯类抗生素者,应考虑改用其他抗癫痫药物。

有报道称本品与更昔洛韦联合应用患者发生癫痫大发作,故仅在利大于弊时两者可联合应用。

二、美罗培南

美罗培南不需与肾去氢肽酶抑制剂配伍应用,中枢神经系统的不良反应较亚胺培南少见。

(一)抗菌作用

本品抗菌谱与亚胺培南相仿。美罗培南对链球菌属、粪肠球菌、甲氧西林敏感葡萄球菌和革兰阳性菌的抗菌活性与亚胺培南相比稍逊,对大多数肠杆菌科细菌的体外抗菌活性较亚胺培南强 2~8 倍,对铜绿假单胞菌的抗菌活性较亚胺培南强 2~4 倍。对大多数厌氧菌具很强的抗菌活性,与亚胺培南相仿或稍强。

(二)药代动力学

30 min 内静脉滴注本品 0.5 g 和 1 g,C_{max} 分别为 14~16 mg/L 和 39~58 mg/L。静脉滴注本品 0.5 g,6 h 后血药浓度降至 1 mg/L。5 min 内静脉注射本品 0.5 g 和 1 g,C_{max} 分别为 18~65 mg/L 和 83~140 mg/L。

本品在大多数组织和体液中分布良好,在痰液、肺、胆管、腹腔渗出液、尿液、女性生殖系统和皮肤软组织中可达到或超过抑制大多数敏感菌所需的浓度,在正常脑脊液中浓度较低,静脉滴注本品 1 g 后药物浓度仅为 0.2 mg/L;但给予化脓性脑膜炎患儿本品 40 mg/kg 后,脑脊液的药物浓度可达 3.3 mg/L。美罗培南的血浆蛋白结合率为 2%。

本品血 $T_{1/2}$ 为 1 h,主要经肾小球滤过和肾小管分泌排泄,还有约 2% 经胆管排泄。血液透析可清除本品。

(三)适应证

本品的适应证与亚胺培南基本相同。由于本品导致的癫痫等严重中枢神经系统不良反应的发生率较亚胺培南低,可用于细菌性脑膜炎,尤其是耐药革兰阴性杆菌所致的脑膜炎。本品主要应用于对多重耐药革兰阴性杆菌感染（如产 ESBLs 肠杆菌科细菌）、严重需氧菌与厌氧菌混合感染的治疗，以及病原未查明的严重感染及免疫缺陷者感染的经验治疗。

（四）剂量及用法

本品可静脉滴注或静脉缓慢注射给药，患者耐受性好。1 g 本品静脉滴注 15～30 min，或溶于 5～20 ml 液体缓慢静脉注射，注射时间应＞5 min。有建议治疗耐药菌感染时延长滴注时间，以增加药效学达标概率。

1. 成人肾功能正常患者剂量　根据感染严重程度、细菌敏感性，以及患者体重等而定。常用量为每次 0.5～1 g，q(8～12)h；细菌性脑膜炎患者可增至每次 2 g，q8 h；每日最大剂量不得超过 6 g。

2. 肾功能减退患者剂量　应调整剂量，Ccr＞50～90 ml/min 者每次 1 g，q8 h；Ccr 为 26～50 ml/min 者每次 1 g，q12 h；Ccr 为 10～25 ml/min 者每次 0.5 g，q12 h；Ccr＜10 ml/min 者每次 0.5 g，q24 h。血液透析患者剂量为每次 0.5 g，q24 h，每次透析结束后应补充 0.5 g。CAPD 患者剂量与 Ccr＜10 ml/min 者同。

3. 其他　3 个月以上的儿童每次 20 mg/kg，q8 h；细菌性脑膜炎患者每次 40 mg/kg，q8 h；体重＞50 kg 者按 50 kg 给药。老年患者 Ccr＞50 ml/min 者不需调整剂量，＜50 ml/min 者按肾功能调整剂量。肝功能损害患者也不需调整剂量。

（五）不良反应

本品所致的中枢神经系统不良反应、肾功能损害，以及恶心、呕吐等胃肠道反应较亚胺培南少。

（六）禁忌证及注意事项

参见亚胺培南。

肾功能损害、中枢神经系统基础疾病或合并应用其他可能致癫痫药物患者，应调整给药剂量。本品属妊娠期 B 类用药，孕妇应在有明确指征时应用本品。哺乳期妇女应用本品时应停止哺乳。

（七）药物相互作用

与丙戊酸药物相互作用参见亚胺培南。

三、帕尼培南

临床上帕尼培南与等量倍他米隆（betamipron）配伍。倍他米隆无抗菌活性，亦非 β-内酰胺酶和肾去氢肽酶抑制剂。其作用为通过阻断肾皮质摄入帕尼培南而减轻帕尼培南的肾毒性。帕尼培南/倍他米隆仅在日本、中国等少数国家上市，其剂量以帕尼培南含量计。

（一）抗菌作用

帕尼培南抗菌谱与亚胺培南相仿。

（二）药代动力学

帕尼培南/倍他米隆的 C_{max} 和 AUC 与给药剂量呈正比。30 min 内静脉滴注本品 0.25 g、0.5 g 和 1 g,帕尼培南的 C_{max} 分别为 14.3 mg/L、27.5 mg/L 和 49.3 mg/L,倍他米隆的 C_{max} 分别为 7.3 mg/L、15.6 mg/L 和 23.7 mg/L。

帕尼培南在组织和体液中分布广泛。帕尼培南和倍他米隆的血浆蛋白结合率分别为 6%~7% 和 73%。合用时两者血 $T_{1/2}$ 分别为 1 h 和 0.59 h。肾功能不全患者帕尼培南血清 $T_{1/2}$ 可延长。

（三）适应证

本品的适应证与亚胺培南相仿,此外,还批准用于治疗化脓性脑膜炎。

（四）剂量及用法

1. 成人　每日 1~2 g, q(8~12)h;每 0.5 g 本品溶解于 100 ml 生理盐水或葡萄糖注射液中,供静脉滴注,每 1 g 本品静脉滴注时间应不少于 1 h。

2. 儿童　每日 30~60 mg/kg, q8 h;重症或难治感染可增加至每日 100 mg/kg, q(6~8)h,最大剂量不超过每日 2 g。

3. 老年患者和肾功能损害患者　应根据肾功能调整剂量。

（五）不良反应

帕尼培南/倍他米隆所致的胃肠道不良反应和严重中枢神经系统症状均少于亚胺培南/西司他丁。

（六）禁忌证及注意事项

（1）帕尼培南/倍他米隆禁用于对其任一成分过敏患者。

（2）孕妇仅在利大于弊时应用本品。

（3）哺乳期妇女应用本品时应停止哺乳。

（4）尚缺乏本品在新生儿和早产儿的应用经验,故不推荐用于新生儿和早产儿。

（七）药物相互作用

参见亚胺培南。

四、厄他培南

厄他培南的药代动力学特性和抗菌活性与其他碳青霉烯类抗生素有所不同:其血 $T_{1/2}$ 较长,可每日给药 1 次;本品对铜绿假单胞菌、不动杆菌属等糖不发酵菌的抗菌作用差。本品对人类肾去氢肽酶-Ⅰ稳定,不需与肾去氢肽酶抑制剂配伍应用。

（一）抗菌作用

本品对甲氧西林敏感金黄色葡萄球菌、肺炎链球菌和化脓性链球菌等革兰阳性菌具高度抗菌活性,但稍逊于亚胺培南;耐甲氧西林葡萄球菌、肠球菌属对本品耐药。本品对肠杆菌科细菌的抗菌活性显著优于亚胺培南。嗜血杆菌属、卡他莫拉菌和脑膜炎奈瑟菌等对本品高度敏感,但铜绿假单胞菌、不动杆菌属等细菌对本品耐药。本品对厌氧菌(拟杆菌属、梭杆菌属、普雷沃菌属、消化链球菌,以及除艰难梭菌以外的梭菌属)具良好的抗菌作用,其中对厌氧革兰阴性杆菌的抗菌活性较亚胺培南略差,对梭菌属细菌的抗菌活性略强于亚胺培南。

（二）药代动力学

30 min 内静脉滴注本品 0.5 g、1 g 和 2 g 后的 C_{max} 分别为 71.3 mg/L、137.0 mg/L 和 255.9 mg/L。肌内注射本品 1 g 后的 F 约为 90%，血药浓度 T_{max} 为 2.3 h，C_{max} 为 67 mg/L。

本品血浆蛋白结合率高，但随血药浓度升高而降低，血药浓度<100 mg/L 时约为 95%，血药浓度达 300 mg/L 时约为 85%。本品主要经肾脏排泄，其血 $T_{1/2}$ 为 4.3～4.6 h。肾功能损害患者在 Ccr 为 60～90 ml/min、31～59 ml/min、10～30 ml/min 和<10 ml/min 时，AUC 分别为肾功能正常者的 1.5 倍、2.3 倍、4.4 倍和 7.6 倍。血液透析 4 h 可排出本品约 30%。

（三）适应证

本品适用于敏感菌所致的复杂性腹腔感染、复杂性皮肤软组织感染、社区获得性肺炎、复杂性尿路感染和盆腔感染。本品被批准的适应证还包括择期结肠手术的围手术期预防用药。

（四）剂量及用法

（1）肾功能正常成人和 13 岁以上儿童的剂量为每日 1 次，1 g；1 个月～12 岁儿童为每日 2 次，每次 15 mg/kg，每日剂量不超过 1 g。

（2）Ccr>30 ml/(min·1.73 m²)者无须调整剂量，Ccr≤30 ml/(min·1.73 m²)者剂量调整为每日 1 次 0.5 g。血液透析患者如在透析前 6 h 内给药，透析后需要补充给药 0.15 g；如在透析前超过 6 h 给药，则透析后不需要补充给药。

（五）不良反应

主要有腹泻、恶心和呕吐等胃肠道反应，静脉炎，头痛，以及女性阴道炎等。主要的实验室检查异常为 ALT、AST、ALP 和血肌酐等升高。

（六）禁忌证及注意事项

（1）禁用于对厄他培南或其他碳青霉烯类过敏者。

（2）本品的肌肉注射剂由利多卡因溶液稀释，不得用于静脉给药，亦不得用于利多卡因过敏者，或者合并严重休克、房室传导阻滞等其他利多卡因禁忌证患者。

（3）本品属妊娠期用药 B 类，孕妇须在有明确指征时应用本品。

（4）由于本品经乳汁分泌，哺乳期妇女应用本品时，应停止哺乳。

（5）不推荐本品应用于新生儿。

（6）老年人应根据肾功能调整剂量。

（7）本品不得溶解于葡萄糖溶液中，亦不宜与其他药物混合后滴注。

（七）药物相互作用

参见亚胺培南。

五、多立培南

多立培南是碳青霉烯类抗生素新品种。本品亦含 β_1-甲基侧链。因此，对肾去氢肽酶-Ⅰ稳定,不需配伍去氢肽酶抑制剂。本品已在日本、美国和欧盟被批准上市。

（一）抗菌作用

本品对肠杆菌科细菌的 MIC 与美罗培南相近,低于亚胺培南;对不动杆菌属的 MIC 稍低于美罗培南,高于亚胺培南;对铜绿假单胞菌的抗菌活性略强于美罗培南。本品对甲氧西林敏感葡萄球菌、肺炎链球菌和粪肠球菌等多数革兰阳性菌的抗菌活性与亚胺培南相近,优于美罗培南;对耐甲氧西林葡萄球菌、屎肠球菌的抗菌活性差。本品对拟杆菌属、普雷沃菌属和梭杆菌属的抗菌活性略逊于美罗培南,对梭菌属、厌氧革兰阳性球菌的抗菌活性与美罗培南相仿。

（二）药代动力学

1 h 内静脉滴注多立培南钠 500 mg,C_{max} 为 23.0 mg/L。健康受试者每次静脉滴注多立培南钠 500 mg 或 1 000 mg,q8 h,连续滴注 7～10 d 未发生多立培南钠蓄积。

多立培南的血浆蛋白结合率为 8.1%,主要以原形经肾脏排泄,其血 $T_{1/2ke}$ 为 1.0～1.2 h。肾功能损害患者在 Ccr 为 50～79 ml/min、31～50 ml/min 和≤30 ml/min 时,AUC 分别为肾功能正常者的 1.6 倍、5.8 倍和 7.6 倍。血液透析 4 h,透析液中可排出本品及代谢产物约 52%。

（三）适应证

适用于敏感菌所致的复杂性腹腔感染、复杂性尿路感染和医院获得性肺炎。

（四）剂量及用法

18 岁以上患者剂量为每次 0.5～1 g(滴注 1 h),q8 h,静脉滴注。肾功能损害患者:Ccr>50 ml/min 者无须调整剂量;Ccr 为 30～50 ml/min 者每次 500 mg(滴注 1 h),q8 h,静脉滴注;Ccr 为 10～30 ml/min 者每次 250 mg(滴注 1 h),q(8～12)h,静脉滴注。尚缺乏本品在血液透析患者中应用的充分资料。

（五）不良反应

不良反应主要有恶心、腹泻和呕吐等胃肠道反应,头痛,静脉炎,以及皮疹。常见实验室检查异常为 ALT、AST 升高,嗜酸性粒细胞增多,血小板减少。

（六）禁忌证及注意事项

（1）禁用于对多立培南或其他碳青霉烯类过敏者。

（2）本品属妊娠期用药 B 类,孕妇须在有明确指征时应用本品。

（3）尚不清楚本品是否经乳汁分泌,哺乳期妇女应用本品时,应停止哺乳。

（4）目前缺乏本品应用于儿童的疗效和安全性资料。

（5）老年人、肾功能不全患者应根据 Ccr 调整剂量。

（七）药物相互作用

参见亚胺培南。

六、比阿培南

比阿培南对人类肾去氢肽酶-Ⅰ稳定,不需与肾去氢肽酶抑制剂配伍应用。本品仅在日本、中国等少数国家上市。

（一）抗菌作用

本品对甲氧西林敏感葡萄球菌、化脓链球菌、肺炎链球菌和粪肠球菌等革兰阳性菌的抗菌活性稍逊于亚胺培南，优于美罗培南，但对耐甲氧西林葡萄球菌、肠球菌属的抗菌活性差。本品对肠杆菌科细菌的抗菌活性与亚胺培南相仿或略强，但逊于美罗培南；对铜绿假单胞菌、不动杆菌属的抗菌活性与亚胺培南相仿。本品对厌氧菌的抗菌活性与亚胺培南相仿。

（二）药代动力学

静脉滴注本品 300 mg 和 600 mg 的 C_{max} 分别为 17.35 mg/L 和 32.41 mg/L。每次 300 mg 或 600 mg，q12 h，连续静脉滴注多日，未见药物蓄积。

本品血浆蛋白结合率为 3.7%。主要以原形经过肾脏排泄，$T_{1/2ke}$ 约为 1 h。给药 300 mg 和 600 mg 后，12 h 内尿液回收率分别为 63.4% 和 64.0%。肾功能不全患者本品 $T_{1/2ke}$ 延长，GFR＞2.4 L/(h·1.73 m^2)、0.9～2.4 L/(h·1.73 m^2) 和＜0.9 L/(h·1.73 m^2) 的患者中，本品的 $T_{1/2}$ 分别为 1.75 h、2.89 h 和 5.61 h。血液透析可有效清除本品。

（三）适应证

适用于敏感菌所致的下呼吸道、泌尿道和腹腔感染。

（四）剂量及用法

成人每次 300 mg，q12 h，静脉滴注。重症患者可适当增加剂量，每日最大剂量为 1.2 g。

（五）不良反应

不良反应主要有恶心、呕吐和腹泻等胃肠道反应，皮疹。实验室检查异常主要为 ALT、AST 升高，嗜酸性粒细胞增多。

（六）禁忌证及注意事项

（1）禁用于对本品或其他碳青霉烯类抗生素过敏者。

（2）孕妇仅在利大于弊时应用本品。

（3）哺乳期妇女应用本品时应停止哺乳。

（4）目前不推荐本品应用于儿童。

（5）肾功能不全患者应根据 Ccr 调整剂量。

（七）药物相互作用

参见亚胺培南。

（杨　帆　苏佳纯）

第五节 青霉烯类抗生素

青霉烯类抗生素具有抗菌谱广、抗菌活性强和对 β-内酰胺酶高度稳定的特点。该类药物主要品种为法罗培南,临床使用者为其口服剂型法罗培南钠(faropenem sodium)。

法罗培南对 A 组和 B 组溶血性链球菌具有高度抗菌活性,MIC_{90} 分别为 0.015 mg/L 和 0.03 mg/L;本品对青霉素敏感、中介和耐药肺炎链球菌的 MIC_{90} 分别为 0.008 mg/L、0.25 mg/L 和 1 mg/L。法罗培南对粪肠球菌的 MIC_{90} 为 2 mg/L,对甲氧西林敏感金黄色葡萄球菌和凝固酶阴性葡萄球菌的 MIC_{90} 均为 0.25 mg/L,但对耐甲氧西林葡萄球菌和屎肠球菌的抗菌活性差。本品对大多数肠杆菌科细菌具有良好的抗菌活性,$MIC_{90} \leqslant 4$ mg/L;但对沙雷菌属的抗菌活性差,MIC_{90} 达 32 mg/L。本品对不动杆菌属、铜绿假单胞菌和嗜麦芽窄食单胞菌等糖不发酵革兰阴性杆菌的抗菌活性差或无抗菌活性。法罗培南对流感嗜血杆菌、卡他莫拉菌具有高度抗菌活性,$MIC_{90} \leqslant 1$ mg/L。本品对多数厌氧菌亦具有良好的抗菌活性。法罗培南对大肠埃希菌、金黄色葡萄球菌和肺炎链球菌具有 PAE,但对流感嗜血杆菌无 PAE。法罗培南对包括 ESBLs 在内的大多数 β-内酰胺酶稳定。

法罗培南钠的 F 仅为 20%～30%,空腹口服法罗培南钠 150 mg、300 mg 和 600 mg 后的 C_{max} 分别为 2.36 mg/L、6.24 mg/L 和 7.37 mg/L,进食后服药对其血药浓度影响不大。$T_{1/2ke}$ 约为 1 h,本品可为肾小管细胞去氢肽酶-Ⅰ水解,12 h 内尿液原药排出率仅为 5%。

法罗培南钠用于敏感菌所致的呼吸道、尿路、皮肤、腹腔和盆腔等部位感染,推荐剂量为每次 150～300 mg,每日 3 次口服给药。

其主要的不良反应为腹泻等胃肠道症状。

(杨 帆 苏佳纯)

第六节 单环 β-内酰胺类抗生素

与青霉素、头孢菌素等 β-内酰胺类药物含双环结构不同,单环 β-内酰胺类仅有一个 β-内酰胺环。单环 β-内酰胺类对需氧革兰阴性菌具有良好的抗菌活性,而对需氧革兰阳性菌和厌氧菌无抗菌活性。该类药物不良反应少,与青霉素类、头孢菌素类等其他 β-内酰胺类药物交叉过敏反应发生率低。目前,临床应用的品种仅为氨曲南。

一、抗菌活性

氨曲南对大肠埃希菌、克雷伯菌属、变形杆菌属、沙门菌属和志贺菌属等大多数肠杆菌科细菌有活性。但部分弗劳地柠檬酸杆菌、产气克雷伯菌和阴沟肠杆菌对本品耐药。气单胞菌属、洋葱伯克霍尔德菌、施氏假单胞菌、奈瑟菌属以及流感嗜血杆菌对本品均敏感。本品对铜绿假单胞菌的抗菌活性与头孢哌酮相仿,逊于头孢他啶。其他非发酵菌属对本品敏感性差或耐药。本品对需氧革兰阳性菌和厌氧菌无效。氨曲南对金属酶稳定,对只产金属酶的耐碳青霉烯类细菌有一定的抗菌活性。

二、药代动力学

氨曲南必须注射给药。肌内注射本品 1 g,T_{max} 为 1 h,C_{max} 为 46 mg/L。静脉注射 1 g 后的 C_{max} 为 134.4 mg/L。氨曲南在组织和体液中分布广泛,胸腔积液、胆汁、肾脏、心包腔液、肝、滑膜腔液、肺、胆囊和皮肤等组织内的药物浓度均较高。氨曲南很少透过正常血脑屏障,但可部分透过炎性血脑屏障。氨曲南的蛋白结合率约为 50%。大部分经肾脏排泄,血 $T_{1/2ke}$ 为 1.3~2 h,肾功能不全患者 $T_{1/2ke}$ 延长。血液和腹膜透析可部分清除本品。

三、适应证及临床应用

氨曲南适用于敏感菌所致的以下感染:①肾盂肾炎、反复发作性及其他尿路感染;②上述敏感细菌和流感嗜血杆菌所致的肺炎和支气管炎等下呼吸道感染;③血流感染;④手术后伤口感染、溃疡和烧伤等皮肤及软组织感染;⑤腹膜炎等腹腔感染;⑥子宫内膜炎、盆腔炎等妇科感染。氨曲南用于治疗腹腔和盆腔感染时,宜与甲硝唑等抗厌氧菌药物合用。本品具有肾毒性低、免疫原性弱,以及与青霉素类、头孢菌素类交叉过敏少等特点,可在密切观察情况下用于对青霉素、头孢菌素过敏的患者。本品还可用于单产金属酶的耐碳青霉烯类细菌感染的治疗。

四、不良反应

氨曲南的不良反应少而轻微,患者对其耐受性好。较常见的不良反应有静脉炎、注射部位肿胀或不适、腹泻、恶心、呕吐、皮疹以及血清氨基转移酶升高等。

五、注意事项

注意事项主要有:①氨曲南禁用于对其过敏的患者;②属美国 FDA 妊娠期用药 B 类,孕妇必须在有明确指征时应用本品;③可少量经乳汁分泌,孕妇应用本品时应暂停哺乳。

(陈轶坚)

第七节　β-内酰胺酶抑制剂复方

细菌产生β-内酰胺酶是其对β-内酰胺类抗生素最常见且重要的耐药机制。β-内酰胺酶抑制剂可以抑制β-内酰胺酶,与β-内酰胺类组成的复方制剂可以恢复对产β-内酰胺酶细菌的抗菌活性。目前,临床上应用的酶抑制剂有克拉维酸、舒巴坦、他唑巴坦、阿维巴坦、雷利巴坦和法硼巴坦6种。

除舒巴坦外,酶抑制剂均与β-内酰胺类药物组成复方制剂供应,具有以下共同特点:①β-内酰胺酶抑制剂通常仅具有微弱的抗菌作用,除对个别细菌外,无临床意义;②与β-内酰胺类等联合后可保护抗生素不被细菌产生的灭活酶水解,扩大抗菌谱,增强抗菌活性;③β-内酰胺酶抑制剂一般不增强与其配伍药物对敏感细菌或非产β-内酰胺酶的耐药细菌的抗菌活性;④抗菌作用主要取决于其中β-内酰胺类药物的抗菌谱和抗菌活性;⑤β-内酰胺酶抑制剂与配伍药物的药代动力学性质相近,有利于两者发挥协同抗菌作用;⑥β-内酰胺酶抑制剂与配伍药物联合应用后,不良反应无明显增加。

该类药物适用于产β-内酰胺酶细菌的感染、需氧菌与厌氧菌的混合感染。口服制剂也可用于社区常见感染的治疗,但不推荐用于对配伍药物敏感菌感染和非产β-内酰胺酶耐药菌感染。

一、克拉维酸

克拉维酸抑酶作用较舒巴坦强,对质粒介导的 TEM、SHV 型β-内酰胺酶的抑制作用与他唑巴坦相似。克拉维酸是染色体介导的 I 型β-内酰胺酶的较强诱导剂。

(一) 阿莫西林/克拉维酸

1. 抗菌作用　阿莫西林/克拉维酸对产β-内酰胺酶的葡萄球菌属、流感嗜血杆菌、卡他莫拉菌、淋病奈瑟菌、脑膜炎奈瑟菌,以及大肠埃希菌、沙门菌属、克雷伯菌属和奇异变形杆菌等肠杆菌科细菌具良好的抗菌作用。脆弱拟杆菌、梭杆菌属和消化链球菌等厌氧菌也对本品敏感。但本品对铜绿假单胞菌、耐甲氧西林葡萄球菌、肠杆菌属、柠檬酸杆菌属和沙雷菌属等的抗菌作用差。

2. 药代动力学　阿莫西林与克拉维酸配伍对各自的药代动力学参数无显著影响。两者口服吸收均良好。口服本品 375 mg(含阿莫西林 250 mg,克拉维酸 125 mg),阿莫西林 C_{max} 为 5.6 mg/L,T_{max} 为 1.5 h,8 h 尿排出量给药量的 67%;克拉维酸 C_{max} 为 3.1 mg/L,8 h 内尿排出 46%。静脉滴注阿莫西林 50 mg/kg 和克拉维酸 5 mg/kg,两者 C_{max} 分别为 121.0 mg/L 和 12.0 mg/L。两者均能迅速渗入肺、骨骼、胸腔积液、腹水及组织液中,但克拉维酸难以透过血脑屏障。两者的血 $T_{1/2}$ 均为 1 h 左右。

3. 适应证及临床应用　阿莫西林/克拉维酸有口服和静脉制剂,口服给药适用于敏感菌所致的鼻窦炎、中耳炎、下呼吸道感染,尿路、生殖系统感染,以及皮肤、软组织感染。静脉应用时,除上述适应证外,还可用于上述细菌所致的骨、关节感染,腹腔内感染和血流感染。

4. 剂量及用法　治疗成人肺炎,口服,每次 625 mg,q8 h。其他感染每次 375 mg,q8 h,或者 625 mg,q12 h;静脉滴注每次 1.2 g,q8 h,严重感染可加至 q6 h。

5. 不良反应　不良反应多轻微且常呈一过性,常见者有腹泻、消化不良、恶心、皮疹和阴道炎。

(二) 替卡西林/克拉维酸

1. 抗菌作用　替卡西林/克拉维酸对产 β-内酰胺酶的金黄色葡萄球菌、凝固酶阴性葡萄球菌,以及大肠埃希菌、铜绿假单胞菌、流感嗜血杆菌、卡他莫拉菌、淋病奈瑟菌、脑膜炎奈瑟菌、沙门菌属、克雷伯菌属、变形杆菌属、普罗威登斯菌属、摩根摩根菌、不动杆菌属、沙雷菌属和柠檬酸杆菌属等均具有良好的抗菌作用,但不包括产 Richmond-Sykes Ⅰ型 β-内酰胺酶的菌株。脆弱拟杆菌及其他拟杆菌属、产气荚膜梭菌、艰难梭菌、梭杆菌和真杆菌属也对本品敏感。

2. 药代动力学　静脉滴注本品 3.1 g(含替卡西林 3 g,克拉维酸 0.1 g),替卡西林和克拉维酸的 C_{max} 分别为 330 mg/L 和 8.0 mg/L。本品可迅速分布于多数组织和组织液中。两者均经肾脏排泄,血 $T_{1/2}$ 均为 1 h 左右。

3. 适应证及临床应用　对本品敏感的产 β-内酰胺酶细菌所致的下列感染:血流感染、下呼吸道感染、皮肤软组织感染、尿路感染(单纯性或复杂性)、妇产科感染和腹腔感染等。

4. 剂量及用法　本品用于治疗全身或尿路感染时,每次 3.1 g,静脉滴注(其中替卡西林 3.0 g,克拉维酸 0.1 g),q(4~6)h。

5. 不良反应　有药物热、皮疹、胃肠道症状和白细胞减少等。

6. 禁忌证及注意事项　肝功能不全患者慎用,肾功能患者应减量使用。每克本品含有 109 mg 钠盐,需要严格限制钠盐摄入的患者须注意。

二、舒巴坦

舒巴坦单药对奈瑟菌属、不动杆菌属细菌具有中度抗菌活性。含舒巴坦的复方制剂对不动杆菌属细菌的抗菌活性增强是由于舒巴坦本身的抗菌作用。对金黄色葡萄球菌、凝固酶阴性葡萄球菌、溶血性链球菌、卡他莫拉菌和部分肠杆菌科细菌均具一定的抗菌活性,但抗菌作用甚弱。

舒巴坦的抑酶谱较克拉维酸广,但作用较弱。舒巴坦不会诱导细菌高产 Ⅰ型 β-内酰胺酶。

(一) 氨苄西林/舒巴坦

1. 抗菌作用　抗菌谱与阿莫西林/克拉维酸相似。

2. 药代动力学　静脉滴注本品 3 g(含氨苄西林 2 g,舒巴坦 1 g)后,氨苄西林和舒巴坦的 C_{max} 分别为 109~150 mg/L 和 48~88 mg/L。氨苄西林和舒巴坦可迅速分布于各种组织和组织液中,亦可透过有炎症的脑膜。两者均有 75%~85% 以原形经肾脏排泄,血 $T_{1/2}$ 均为 1 h 左右。

3. 适应证及临床应用　适用于呼吸道感染、皮肤软组织感染、腹腔感染和妇科感染。

4. 剂量及用法　本品可供肌内注射或静脉给药。成人剂量为每次 1.5～3 g(氨苄西林与舒巴坦剂量比为 2∶1),q6 h。

5. 不良反应　本品较常见的不良反应为注射部位疼痛、血栓性静脉炎、腹泻和皮疹。

6. 禁忌证及注意事项　单核细胞增多症患者应用本品时易发生皮疹,宜避免使用。

(二) 头孢哌酮-舒巴坦

1. 抗菌作用　对产或不产 β-内酰胺酶的大肠埃希菌、克雷伯菌属、肠杆菌属、柠檬酸杆菌属、变形杆菌属、普罗威登斯菌属、沙雷菌属、沙门菌属和志贺菌属等肠杆菌科细菌、铜绿假单胞菌与不动杆菌属均具良好的抗菌活性。淋病奈瑟菌、脑膜炎奈瑟菌亦对本品敏感。脆弱拟杆菌等拟杆菌属、梭杆菌属、消化球菌、消化链球菌、梭状芽胞杆菌属、真杆菌属和乳杆菌属等厌氧菌均对本品敏感。

2. 药代动力学　静脉注射 2 g 头孢哌酮/舒巴坦(1 g 头孢哌酮钠和 1 g 舒巴坦)5 min 后,头孢哌酮和舒巴坦的平均 C_{max} 为 236.8 mg/L 和 130.2 mg/L。头孢哌酮和舒巴坦均能很好地分布到各种组织和体液中,包括胆汁、皮肤、阑尾和子宫等。在脑脊液中浓度低。头孢哌酮的 $T_{1/2ke}$ 为 1.7 h,舒巴坦为 1 h。给药后 12 h 内,25% 的头孢哌酮和 72% 的舒巴坦以药物原形经尿排泄。

3. 适应证及临床应用　本品适用于下呼吸道感染、泌尿道感染、腹腔感染、血流感染和感染性心内膜炎、创伤或外科伤口继发皮肤软组织感染、骨和关节感染,以及盆腔感染。

4. 剂量及用法　常用剂量为每日 2～4 g(1∶1 制剂)或 1.5～3 g(2∶1 制剂),q12 h,静脉滴注。严重感染或难治性感染每日剂量可增至 8 g(1∶1 制剂)或 12 g(2∶1 制剂)。

5. 不良反应　常见的不良反应有腹泻、稀便,ALT、AST、ALP 和血清胆红素一过性升高。

6. 注意事项　少数患者在使用本品治疗后出现维生素 K 缺乏。营养不良、吸收不良和长期静脉注射高营养制剂为风险因素。

三、他唑巴坦

他唑巴坦的抑酶谱与舒巴坦相似,但其抑酶作用明显较舒巴坦强。他唑巴坦不诱导高产 I 型 β-内酰胺酶。

(一) 哌拉西林/他唑巴坦

1. 抗菌作用　哌拉西林/他唑巴坦对多数革兰阳性球菌和革兰阴性杆菌均具有良好的抗菌作用。包括:①金黄色葡萄球菌、凝固酶阴性葡萄球菌;②流感嗜血杆菌、卡他莫拉菌、淋病奈瑟菌、脑膜炎奈瑟菌、沙门菌属、大肠埃希菌、克雷伯菌属、变形杆菌属、普罗威登斯菌属、摩根摩根菌、不动杆菌属、沙雷菌属和柠檬酸杆菌属,但其中不包括产 Richmond-Sykes I 型 β-内酰胺酶的菌株;③铜绿假单胞菌、脆弱拟杆菌及其他拟杆菌,产气荚膜梭菌、艰难梭菌等也对本品敏感。

2. 药代动力学 30 min 内静脉滴注本品 3.375 g(含哌拉西林 3 g,他唑巴坦 0.375 g),哌拉西林和他唑巴坦 C_{max} 分别为 240 mg/L 和 24 mg/L。本品在包括化脓性脑膜炎患者的脑脊液和组织中分布广泛。两者血 $T_{1/2}$ 均约为 1 h,均经肾脏排泄。

3. 适应证及临床应用 本品适用于敏感菌所致的中、重度感染,包括:①慢性支气管炎、支气管扩张合并感染、肺炎、肺脓肿、脓胸和慢性阻塞性肺疾病继发感染等下呼吸道感染;②单纯或复杂性泌尿道感染;③胆囊炎、胆管炎、肝脓肿和腹膜炎(包括盆腔腹膜炎、直肠子宫陷凹脓肿)等腹腔感染;④创伤或外科伤口继发皮肤软组织感染、蜂窝织炎、皮肤脓肿和糖尿病足感染;⑤盆腔炎、子宫内膜炎、子宫周围炎、附件炎和盆腔感染等。

4. 剂量及用法 本品的常用剂量为每次 3.375 g,静脉滴注,q6 h;或每次 4.5 g,静脉滴注,q8 h。

5. 不良反应 不良反应较常见者有恶心、呕吐和腹泻等胃肠道反应,皮疹,静脉炎。

6. 注意事项 每克本品含 Na^+ 54 mg,需要限制钠盐摄入的患者须注意。

(二) 头孢洛扎/他唑巴坦

本品为头孢洛扎与他唑巴坦的 2:1 制剂。

1. 抗菌作用 本品的抗菌谱包括:革兰阴性菌中的大肠埃希菌、肺炎克雷伯菌、产酸克雷伯菌、阴沟肠杆菌、沙雷菌属、普罗威登斯菌属、变形杆菌属、铜绿假单胞菌、鲍曼不动杆菌、洋葱伯克霍尔德菌、流感嗜血杆菌和卡他莫拉菌等;革兰阳性菌中的肺炎链球菌、化脓性链球菌、唾液链球菌、星座链球菌和咽峡炎链球菌,脆弱拟杆菌、普雷沃菌、梭杆菌等厌氧杆菌,以及其他拟杆菌如普通拟杆菌、多形拟杆菌等;产气荚膜梭菌、艰难梭菌等也对本品呈现敏感。

2. 药代动力学 静脉滴注本品 1.5 g 后即可达到 C_{max},头孢洛扎和他唑巴坦的 C_{max} 分别为 69.1 mg/L 和 18.4 mg/L。头孢洛扎和他唑巴坦单剂给药 1.5 g 后的 V_d 为 13.5 L 和 18.2 L,与细胞外液相似。头孢洛扎以原形在尿中排出,他唑巴坦代谢为无活性产物,在尿中排出。头孢洛扎的 $T_{1/2ke}$ 为 2.77~3.12 h,他唑巴坦约为 1 h。

3. 适应证及临床应用 本品适用于复杂性腹腔内感染、复杂性尿路感染,包括肾盂肾炎。

4. 剂量及用法 每次 1.5 g,静脉滴注,q8 h。

5. 不良反应 不良反应及实验室检查异常较常见的有:恶心、腹泻、头痛、发热、低钾血症、贫血、血小板增多、血 ALT 升高和血 AST 升高。

6. 注意事项 Ccr 为 30~50 ml/min 的患者的疗效显著低于 Ccr>50 ml/min 的患者。

四、阿维巴坦

经典的 β-内酰胺酶抑制剂均属于 β-内酰胺类化合物,抑酶机制基本相同,可与 β-内酰胺酶形成非共价键复合体,同时其自身结构也被破坏,故也称为自杀性酶抑制剂。

阿维巴坦不属于 β-内酰胺类,与经典 β-内酰胺酶抑制剂的作用机制不同。阿维巴坦自身结构可恢复,因而具有长效的抑酶作用。阿维巴坦本身并没有明显的抗菌活性,但能抑制 A 类(包括 ESBLs 和 KPC)、C 类和部分 D 类 β-内酰胺酶。因此,与头孢菌素和碳青霉烯类抗生素联合使用时具有广谱抗菌活性,尤其是对产 ESBLs 的大肠埃希菌和肺炎克雷伯菌、含有高产 AmpC 酶的大肠埃希菌,以及同时含有 AmpC 酶和 ESBLs 的大肠埃希菌的活性显著。

阿维巴坦主要与头孢他啶组成复方制剂(头孢他啶/阿维巴坦)应用。

(一) 抗菌作用

本品对大肠埃希菌、肺炎克雷伯菌、产酸克雷伯菌、阴沟肠杆菌、产气肠杆菌、变形杆菌属、斯氏普罗威登斯菌和弗劳地柠檬酸杆菌等肠杆菌科部分产 β-内酰胺酶和 ESBLs 的细菌具抗菌活性,包括 TEM、SHV、CTX-M、KPC、AmpC 和部分 OXA。对铜绿假单胞菌产 AmpC 酶者,包括部分缺乏 OprD 者亦具抗菌作用。对产金属 β-内酰胺酶、外排泵高表达或孔蛋白突变导致耐药者无抗菌活性,本品对厌氧菌无抗菌作用。

(二) 药代动力学

头孢他啶/阿维巴坦为 4:1 制剂,静脉滴注单剂本品 2.5 g 后,即可达到 C_{max},头孢他啶与阿维巴坦的 C_{max} 分别为 88.1 mg/L 和 15.2 mg/L。本品可广泛内分布于各种组织与体液中。头孢他啶 80%~90% 以原形自尿中排泄,阿维巴坦多数以原形自尿中排泄。头孢他啶的 $T_{1/2ke}$ 为 2.22~3.27 h,阿维巴坦为 2.7 h。

(三) 适应证及临床应用

本品适用于复杂性腹腔内感染、成人复杂性尿路感染、医院获得性肺炎和呼吸机相关性肺炎;在治疗方案选择有限的成人患者中,治疗由下列对头孢他啶/阿维巴坦敏感的革兰阴性菌引起的感染:肺炎克雷伯菌、阴沟肠杆菌、大肠埃希菌、奇异变形杆菌和铜绿假单胞菌。

(四) 剂量及用法

每次 2.5 g,q8 h。

(五) 不良反应

常见不良反应有呕吐、恶心、便秘、焦虑、腹痛、焦虑和眩晕;实验室检查异常有:ALT 升高和 AKP 升高。

(六) 禁忌证及注意事项

Ccr 在 30~50 ml/min 的患者的疗效显著低于 Ccr>50 ml/min 的患者。

五、雷利巴坦

雷利巴坦的作用机制与阿维巴坦相似,是 A、C 类 β-内酰胺酶抑制剂,对产 KPC 菌具有抑酶活性。但与阿维巴坦不同,雷利巴坦对 D 类 β-内酰胺酶类活性低。

主要的复方制剂为亚胺培南/西司他丁/雷利巴坦。

(一) 抗菌作用

本品对肠杆菌科部分产 β-内酰胺酶和 ESBLs 的细菌具抗菌活性,包括 KPC、

TEM、SHV、CTX - M、CMY、DHA 和 ACT/MIR。对产金属 β-内酰胺酶、外排泵高表达或孔蛋白突变导致耐药者无抗菌活性。

(二) 药代动力学

静脉滴注亚胺培南 0.5 g、西司他丁 0.5 g、雷利巴坦 0.25 g 后,亚胺培南与雷利巴坦的血药浓度分别为 104.3 mg/L 和 64.0 mg/L。三者的 V_d 分别为 24.3 L、13.8 L 和 19.0 L。本品主要以原形自尿中排泄。亚胺培南的 $T_{1/2ke}$ 为 1 h,雷利巴坦为 1.2 h。

(三) 适应证及临床应用

适用于:①复杂性尿路感染,包括肾盂肾炎;②复杂性腹腔内感染。

(四) 剂量及用法

每次 1.25 g(含亚胺培南 0.5 g、西司他丁 0.5 g、雷利巴坦 0.25 g),q6 h,滴注,滴注时间大于 30 min。

(五) 不良反应

较常见的不良反应有呕吐、腹泻、恶心和头痛;实验室检查异常有:ALT 升高和 AST 升高。

(六) 禁忌证及注意事项

与丙戊酸合用增加癫痫的发生率。

六、法硼巴坦

法硼巴坦是一种环硼酸类非自杀性 β-内酰胺酶抑制剂,对 A、C 类 β-内酰胺酶有抑制作用,对 KPC 酶具有较高抑酶活性,但对产金属 β-内酰胺酶及 D 类酶菌株的抑制作用不明显。

主要的复方制剂为美罗培南/法硼巴坦。

(一) 抗菌作用

本品对肠杆菌科部分因产 β-内酰胺酶和 ESBLs 而导致对美罗培南耐药的细菌具抗菌活性,包括 KPC、TEM、SHV、CTX - M、CMY、DHA 和 ACT/MIR 型 β-内酰胺酶。对产金属 β-内酰胺酶、外排泵高表达或孔蛋白突变导致耐药者无抗菌活性。

(二) 药代动力学

法硼巴坦的药代动力学参数 C_{max} 和 AUC 在剂量范围内呈良好的线性关系。两者的稳态 V_d 分别是 20.2 L 和 18.6 L。美罗培南和法硼巴坦的 $T_{1/2}$ 分别为 1.22 h 和 1.68 h。两者主要通过尿液排出体外。

(三) 适应证及临床应用

适用于成人复杂性尿路感染,包括肾盂肾炎。2018 年 11 月,欧洲批准适应证有:复杂性尿路感染,包括肾盂肾炎;复杂性腹腔内感染;医院获得性肺炎,包括呼吸机相关性肺炎。

(四) 剂量及用法

每次 4 g(含美罗培南 2 g,法硼巴坦 2 g),q8 h,静脉滴注,时间大于 3 h。

(五) 不良反应

较常见的不良反应有:头痛、静脉炎/输注部位反应、腹泻、超敏反应和恶心;实验室检查异常有：ALT 升高、AST 升高和低血钾等。

（六）禁忌证及注意事项

与丙戊酸合用会增加癫痫的发生率。

（林东昉）

第八节　氧头孢烯类抗生素

氧头孢烯类（oxacephems）为广谱抗生素，有时亦被归入第三代头孢菌素。但其在化学结构和抗菌谱上均有别于后者：氧头孢烯类药物的 7-氨基头孢烷酸上的硫原子被氧原子替代，对拟杆菌属等厌氧菌亦具有良好的抗菌活性。代表药物为拉氧头孢。

一、抗菌作用

拉氧头孢对大肠埃希菌、克雷伯菌属、变形杆菌属、肠杆菌属、沙门菌属、志贺菌属、柠檬酸菌属和粘质沙雷菌等肠杆菌科细菌均具有良好的抗菌活性；对流感嗜血杆菌、淋病奈瑟菌和脑膜炎奈瑟菌的 MIC_{90} 分别为 0.1 mg/L、0.1 mg/L 和 <0.01 mg/L；拉氧头孢对铜绿假单胞菌活性较弱，较哌拉西林差。拉氧头孢对需氧革兰阳性球菌的抗菌活性不如头孢噻肟，对肺炎链球菌、化脓性链球菌和葡萄球菌属的 MIC 分别为 1 mg/L、1 mg/L 和 8～16 mg/L，对肠球菌属则无抗菌活性。本品对脆弱拟杆菌抗菌活性较头孢西丁强 2～8 倍，对多形拟杆菌抗菌活性差；对其他拟杆菌属和放线菌属的作用与头孢噻肟、头孢西丁相仿；对梭状芽胞杆菌属、革兰阳性厌氧球菌、丙酸杆菌和梭杆菌属的 MIC_{90} 均为 0.5 mg/L。拉氧头孢与庆大霉素对金黄色葡萄球菌、铜绿假单胞菌具有协同抗菌作用。本品对金黄色葡萄球菌所产青霉素酶、多数肠杆菌科细菌所产质粒介导的 β-内酰胺酶，以及铜绿假单胞菌和脆弱拟杆菌所产染色体介导的 β-内酰胺酶稳定。

二、药代动力学

拉氧头孢在组织、体液中分布广泛，在胸腔积液和腹水中药物浓度相当于同期血浓度的 50% 和 75%。静脉注射本品 1 g 后，胆汁中药物峰浓度可达 66 mg/L，给药后 5～6 h 仍维持在 48 mg/L。本品对血脑屏障通透性较好，每 4～8 h 静脉滴注 2 g 后脑脊液平均浓度可达 12～14 mg/L。本品血浆蛋白结合率为 60%。

本品在体内不代谢，约 90% 以原形经肾脏排泄。本品给药后 2 h 内尿液回收率为 45%～55%，6 h 内为 74%～83%。静脉注射本品 1 g 后 6～8 h，尿液中药物浓度仍达 145 mg/L。肾功能正常者的 $T_{1/2ke}$ 为 2.3～2.75 h，但肾功能损害者 $T_{1/2}$ 延长，最长可达 50 h。血液透析 4 h 可清除本品 48%～51%，腹膜透析不能清除本品。

三、适应证及临床应用

拉氧头孢具有抗菌谱广、对革兰阴性菌抗菌活性强、对 β-内酰胺酶稳定、血药浓度高且持续时间长，以及在脑脊液内浓度高等特点。适应证为大肠埃希菌、克雷伯菌属、变形杆菌属、柠檬酸菌属、肠杆菌属、沙雷菌属、流感嗜血杆菌及拟杆菌属等敏感菌引起的：①血流感染；②细菌性脑膜炎；③肺炎、肺脓肿和脓胸等下呼吸道感染；④腹膜炎、肝脓肿和胆道感染等腹腔感染；⑤盆腔感染；⑥肾盂肾炎等上尿路感染。但本品可导致凝血酶原缺乏、血小板减少和功能障碍而引起严重凝血功能障碍和出血，且对葡萄球菌、肺炎链球菌等革兰阳性球菌的抗菌活性差，很大程度限制了本品的临床应用。

四、剂量和用法

成人每日 1～2 g，分 2 次静脉注射或静脉滴注给药；严重感染可增加至每日 4 g，分 2 次给药。儿童每日 40～80 mg/kg，分 2～4 次静脉注射或静脉滴注给药；严重感染可增加至每日 150 mg/kg，分 2～4 次给药。肾功能不全患者应减少剂量或延长给药间隔时间。

五、不良反应

拉氧头孢引起的主要不良反应有皮疹、药物热、肝功能异常、肾功能损害、中性粒细胞减少和嗜酸性细胞增多等。备受关注的是本品可引起凝血功能障碍、导致出血倾向。可能与以下机制有关：①本品的 N-甲基硫化四氮唑侧链与谷氨酸结构相似，干扰维生素 K 参与的羧化反应，导致凝血酶原合成减少；②本品可抑制肠道中产维生素 K 的细菌；③通过免疫机制引起血小板减少。合用维生素 K 可避免大部分病例出现出血倾向。

六、禁忌证及注意事项

主要包括：①本品禁用于对氧头孢烯类药物过敏的患者，对头孢菌素类药物过敏者慎用；②应用本品期间应每日补充维生素 K；③本品在孕妇中应用的安全性尚未建立，仅在利大于弊时使用；④本品可少量分泌于乳汁，乳妇应用本品时应暂停哺乳。

七、药物相互作用

本品与呋塞米联合应用可加重肾功能损害；应用本品患者饮酒可发生双硫仑样反应，故治疗期间及治疗结束后 1 周内应禁酒。

（陈轶坚）

第九节　氨基糖苷类抗生素

氨基糖苷类抗生素在其分子结构中都有 1 个氨基环醇环和 1 个或多个氨基糖分子，由配糖键相连接。属于这类抗生素的有：①由链霉菌属的培养滤液中获得者，如链霉素、新霉素、卡那霉素和妥布霉素等；②由小单孢菌属的滤液中获得者，如庆大霉素等；③半合成氨基糖苷类，如阿米卡星（卡那霉素的半合成衍生物）、奈替米星和 plazomicin（西索米星的半合成衍生物）。

氨基糖苷类抗生素的共同特点为：①水溶性好，性质稳定；②抗菌谱广，对葡萄球菌属、需氧革兰阴性杆菌均具良好的抗菌活性，某些品种对结核分枝杆菌及其他分枝杆菌属亦有良好作用，其作用在碱性环境中较强；③作用机制主要为抑制细菌蛋白质的合成；④细菌对该类药物不同品种之间可有部分或完全性交叉耐药；⑤与人血清蛋白结合率低，大多低于 10%；⑥具有不同程度的肾毒性和耳毒性，后者包括前庭功能损害或（和）听力减退，并可有神经肌肉接头的阻滞作用；⑦胃肠道吸收差，注射给药后大部分经肾脏以原形排出。肾功能减退时其血清 $T_{1/2}$ 显著延长。

氨基糖苷类主要与细菌核糖体 30S 亚单位结合，抑制肽链延长，并影响蛋白质合成的翻译过程，造成错误的蛋白质插入细胞膜，使细胞膜渗透性发生改变，导致细胞内钾离子、腺嘌呤和核苷酸等重要物质外漏，细菌迅速死亡。氨基糖苷类钝化酶的产生是细菌对药物产生耐药性最重要的原因，亦可由于细菌细胞壁（或膜）渗透性改变、药物作用靶位的改变或某些革兰阴性菌产生 16S rRNA 甲基化酶所致。该类药物在一定剂量时，不同患者中所达到的血药浓度和 $T_{1/2}$ 差异较大。因此，有条件时应进行血药浓度监测，据以调整剂量，使血药浓度保持在有效范围内，提高疗效，减少毒性反应，在婴幼儿、老年人及肾功能减退等患者中尤其重要。氨基糖苷类属浓度依赖性抗生素，PK/PD 评价指数为 C_{max}/MIC 或 $AUC_{0\sim24h}/MIC$。氨基糖苷类抗生素具有较长的 PAE，延长间隔给药时间，可能减低药物引起的毒性反应，防止适应性耐药的发生。越来越多的文献推荐每日 1 次的给药方案。但对于感染性心内膜炎、革兰阴性杆菌脑膜炎等患者，通常需要每日多次给药。

每日 1 次给药的常用剂量是：庆大霉素和妥布霉素 5.1 mg/kg，卡那霉素或阿米卡星 15 mg/kg（表 5-1 可供参考）。

表 5-1　氨基糖苷类的给药方案及预期峰、谷浓度（每日 1 次及每日多次给药）

药　物	给药方案及预期峰、谷浓度
庆大霉素、妥布霉素	每日多次：首剂 2 mg/kg，继以 1.7 mg/kg，q8 h，峰 4～10 μg/ml，谷 1～2 μg/ml
	每日 1 次：5.1 mg/kg（危重者 7 mg/kg），峰 16～24 μg/ml，谷＜1 μg/ml

续表

药　　物	给药方案及预期峰、谷浓度
卡那霉素、阿米卡星	每日多次：7.5 mg/kg，q12 h，峰 15～30 μg/ml，谷 5～10 μg/ml 每日 1 次：15 mg/kg，峰 16～24 μg/ml，谷＜1 μg/ml
奈替米星	每日多次：2 mg/kg，q8 h，峰 4～10 μg/ml，谷 1～2 μg/ml 每日 1 次：6.5 mg/kg，峰 22～30 μg/ml，谷＜1 μg/ml
异帕米星	每日 1 次：严重患者 15 mg/kg；病情较轻者 8 mg/kg

一、链霉素

（一）抗菌作用

链霉素对结核分枝杆菌有强大的抗菌作用，非典型分枝杆菌对本品大多耐药。链霉素对大肠埃希菌、肺炎克雷伯菌等多数肠杆菌科细菌、淋球菌和脑膜炎球菌亦有抗菌作用；对金黄色葡萄球菌等多数革兰阳性球菌作用差；各组链球菌、铜绿假单胞菌对本品耐药。近年来结核分枝杆菌和许多革兰阴性杆菌对本品耐药者不断增加。

（二）药代动力学

链霉素肌注吸收良好。本品很容易渗入腹腔和胸腔积液，胸腹膜有炎症时渗透性更强。本品可穿过胎盘，在脑脊液和支气管分泌液中的量很少，在尿中浓度高。随着年龄的增长，链霉素的排泄逐渐减慢，肾衰竭患者血 $T_{1/2}$ 显著延长。本品主要经肾小球滤过排出，有相当量可经血液透析清除。

（三）适应证

目前链霉素主要与异烟肼、利福平联合用于结核病初治病例。链霉素可单独用于兔热病且疗效良好。链霉素或庆大霉素为治疗鼠疫的首选药物，联合多西环素亦可用于治疗布鲁菌病。

（四）剂量及用法

本品主要供肌内注射。治疗结核病，肾功能正常成人每日 0.75～1.5 g，分 1～2 次，40 岁以上需要较长时间应用链霉素时（如结核病），以每日 0.75 g 为宜。用于兔热病时每日 1～2 g，分 2 次，疗程 7～14 d。联合多西环素、链霉素用于鼠疫或布鲁菌病，每 12 h 肌内注射 1 g。

（五）不良反应

注射链霉素后可引起头晕、麻木等。此外，常见的不良反应有耳毒性、肾毒性和神经肌肉阻滞作用等。肌注局部有疼痛、肿胀等。亦可有皮疹、嗜酸性粒细胞增多，偶可导致过敏性休克。

（六）注意事项

（1）对本品过敏者禁用本品，对其他氨基糖苷类过敏者不宜用本品。

（2）采用本品前应对患者的前庭功能和听力进行测试并记录。疗程中应监测尿常规、肾功能和听力测试。

（3）妊娠期妇女避免应用。老年患者及肾功能减退患者应根据肾功能减退程度适当减量。婴幼儿有指征应用本品时,必须监测血药浓度,否则不宜应用。

二、卡那霉素

（一）抗菌作用

卡那霉素对多数肠杆菌科细菌有良好的抗菌作用,流感嗜血杆菌、布鲁菌属等对本品也多数敏感,对金黄色葡萄球菌亦有一定作用。其他革兰阳性细菌对其多数耐药,对铜绿假单胞菌无活性。结核分枝杆菌对卡那霉素敏感,但该菌在体外或体内均能迅速对卡那霉素产生耐药性。

（二）药代动力学

肌注后吸收迅速,在各种器官组织中分布良好。在胆汁中浓度低,很少进入支气管分泌物、脑脊液中。主要经肾小球滤过,血液透析和腹膜透析可排出相当药量。卡那霉素口服后不易吸收。

（三）适应证

卡那霉素适用于敏感性革兰阴性杆菌所致的各种感染,但目前在很大程度上已为庆大霉素所取代。卡那霉素口服可用于腹部手术前准备和肝性脑病患者。

（四）剂量及用法

肌注剂量可参见表5-1,50岁以上患者、肾功能损害者剂量应酌减。口服剂量成人每日4～8 g,分4次。

（五）不良反应

耳毒性是卡那霉素应用中引起的最重要的不良反应,主要可引起听力减退,前庭损害不多见,亦有肾毒性。偶可引起呼吸抑制、口周麻木和皮疹等。口服可引起恶心、呕吐和腹泻,长期服用偶可致吸收不良、脂肪下痢等。肌注可引起局部疼痛。

三、庆大霉素

（一）抗菌作用

庆大霉素对多数肠杆菌科细菌及铜绿假单胞菌等均有良好抗菌作用;奈瑟菌属和流感嗜血杆菌对之仅中度敏感;对布鲁菌属、鼠疫耶尔森菌和弯曲杆菌等也有抗菌作用;甲氧西林敏感葡萄球菌对庆大霉素也多敏感。

（二）药代动力学

庆大霉素口服后很少吸收。肌注后吸收迅速而完全,静脉注射或快速静脉滴注后即刻血药浓度可以甚高,可渗入胸腔、腹腔、心包、胆汁及滑膜腔液中,本品可穿过胎盘。血$T_{1/2}$为2～3 h,肾功能减退者显著延长。本品在体内不代谢,经肾小球滤过排出。血液透析与腹膜透析可清除相当药量。

（三）适应证

庆大霉素可与其他药物联合治疗复杂性尿路感染。本品常与广谱半合成青霉素类或头孢菌素类联用于治疗严重革兰阴性杆菌感染;联合治疗亦用于病原未查明的严重感染。庆大霉素可与青霉素或氨苄西林联合治疗肠球菌心内膜炎,亦可与青霉素或氨苄西林联合治疗草绿色链球菌心内膜炎;本品亦可与其他 β-内酰胺类抗生素联合治疗甲氧西林敏感金黄色葡萄球菌所致的心内膜炎。

(四) 剂量及用法

(1) 肌内注射剂量参考表 5-1。肾功能减退患者用量应按肾功能调整。

(2) 对于严重感染或血流感染患者,特别伴有休克或出血倾向的患者,可采用静脉滴注,剂量与肌内注射者同。

(3) 口服成人剂量每日 240~640 mg;儿童每日 10~15 mg/kg,分 4 次服用。用于肠道感染或肠道手术前准备。

(4) 局部给药:庆大霉素超声气溶吸入用 0.1% 溶液,每次 5~10 ml;鞘内注射每次 5~10 mg。

(五) 不良反应

庆大霉素对耳前庭功能影响大,对耳蜗的损害较小,用后可发生头昏、耳鸣、麻木和共济失调等;少数可出现听力损害。本品对肾脏的损害较卡那霉素小。偶见皮疹、呼吸抑制、恶心、呕吐、白细胞减少和粒细胞减少等。

(六) 注意事项

(1) 庆大霉素注射剂含亚硫酸钠,在某些敏感人群可能引起过敏性休克或其他严重过敏反应。

(2) 本品具有神经毒性和肾毒性,局部应用或局部冲洗时,毒性反应仍有可能发生。

(3) 应用庆大霉素等氨基糖苷类时应避免与神经毒性或肾毒性药物合用,并避免同时应用利尿药。

(4) 用氨基糖苷类的患者不宜与麻醉药、神经肌肉阻滞剂同用或接受大量输血(含枸橼酸抗凝剂),因有发生神经肌肉阻滞和呼吸麻痹的可能。出现时给予钙盐可能有效。

(5) 氨基糖苷类可能加重重症肌无力和帕金森病患者的症状。

(6) 伴有低镁、低钙和低钾血症等电解质紊乱的婴儿或成人患者采用庆大霉素时可能发生感觉异常、抽搐或意识障碍。上述患者应及时纠正电解质紊乱。

(7) 余参见链霉素。

四、妥布霉素

(一) 抗菌作用

与庆大霉素相似,对多数肠杆菌科细菌有良好作用;对铜绿假单胞菌的作用较庆大霉素强;耐甲氧西林金黄色葡萄球菌多数耐药。细菌对本品和庆大霉素有很大程度的交叉耐药。

(二) 药代动力学

妥布霉素肌内注射或静脉滴注后的体内过程与庆大霉素相似。

(三) 适应证

与庆大霉素基本相同,常与其他抗菌药联合用于各种革兰阴性杆菌所致的严重感染。

（四）剂量及用法

本品主要供肌内注射或静脉滴注,剂量参照表 5 - 1。儿童每日剂量可酌增至 5～7 mg/kg,但必须进行血药浓度监测。妥布霉素亦可用于鞘内或脑室内注射治疗细菌性脑膜炎,成人每次 5～10 mg。

（五）不良反应

妥布霉素亦可引起耳毒性和肾毒性。其耳毒性以影响前庭功能为主,动物实验结果提示,本品对于前庭和耳蜗的毒性低于庆大霉素,但临床观察未得出肯定结论。

五、阿米卡星

（一）抗菌作用

阿米卡星对各种革兰阴性杆菌(包括铜绿假单胞菌及其他假单胞菌属)及分枝杆菌属均具较强的抗菌活性,对甲氧西林敏感葡萄球菌、奈瑟菌属、星形奴卡菌等亦具较好作用。本品最大特点是对许多革兰阴性杆菌产生的氨基糖苷类钝化酶稳定。对庆大霉素等其他氨基糖苷类耐药的肠杆菌科细菌中,50％以上对本品仍敏感。

（二）药代动力学

参见链霉素。$T_{1/2ke}$ 约为 2 h,肾功能减退者显著延长。即使脑膜有炎症时,在脑脊液中也不能达到有效浓度;在支气管分泌液中的浓度不高;在胆汁中的浓度约为同时期血药浓度的 20％。阿米卡星主要经肾小球滤过排出。本品有相当量可经血液或腹膜透析清除。

（三）适应证

阿米卡星常与广谱青霉素类或头孢菌素类联合用于敏感性革兰阴性杆菌包括肠杆菌科细菌和铜绿假单胞菌所致的严重感染。本品尤其适用于对庆大霉素或妥布霉素耐药的菌株所致的感染。中性粒细胞减低或免疫缺陷患者,以及其他病原菌未查明的危重感染患者,阿米卡星与 β-内酰胺类联合可作为经验治疗。本品偶可作为治疗星形诺卡菌脑部感染的选用药物或某些不典型分枝杆菌感染的联合用药之一。

（四）剂量及用法

(1) 肌内注射剂量参照表 5 - 1。

(2) 静脉给药适用于严重感染患者,静脉给药的剂量与肌内注射同,每次滴注时间不少于 1 h。新生儿、早产儿及婴儿患者均不宜应用本品。肾功能减退者应根据肾功能检查结果适当减量,并定期监测血药浓度加以调整。

(3) 由于新的有效抗菌药物不断应用于临床,本品鞘内和脑室内注入给药现已很少应用。

（五）不良反应

阿米卡星主要引起耳蜗神经损害,在少数患者中也可引起前庭功能损害;肾毒性与庆大霉素相似;神经肌肉接头阻滞反应少见。

六、奈替米星

(一) 抗菌作用

与庆大霉素基本相似,对铜绿假单胞菌的作用不如妥布霉素和庆大霉素。但本品对葡萄球菌属的作用则优于其他氨基糖苷类,体外对部分耐甲氧西林金黄色葡萄球菌有抗菌作用。

(二) 药代动力学

参见庆大霉素。

(三) 适应证

奈替米星与β-内酰胺类联合用于敏感性革兰阴性杆菌所致的严重感染。本品亦可与其他药物联合用于病原未查明的发热患者的经验治疗。

(四) 剂量及用法

本品可供肌内注射或静脉滴注,两者的剂量相同,可参照表5-1。疗程中应定期监测血药浓度,肾功能减退者应按肾功能检查结果调整用药。

儿童用量:每日 4～6 mg/kg,同时进行血药浓度监测。

(五) 不良反应

动物实验结果显示,奈替米星的耳毒性较庆大霉素和妥布霉素低,临床研究结果不统一;亦有肾毒性;偶可引起头痛、视力模糊、瘙痒、恶心、呕吐、皮疹、嗜酸性粒细胞增多和肝酶活性增高等。

七、异帕米星

(一) 抗菌作用

抗菌谱与阿米卡星相似,体外对庆大霉素和阿米卡星敏感的肠杆菌科细菌的作用比阿米卡星强2倍;对葡萄球菌属包括甲氧西林敏感及耐药株均有良好作用,对淋球菌和脑膜炎球菌作用差。本品最大特点为对细菌产生的多数氨基糖苷类钝化酶稳定。因此,对庆大霉素等氨基糖苷类耐药的菌株,对本品多数仍呈敏感。

(二) 药代动力学

血 $T_{1/2}$ 为 2～3 h。给药后 24 h 内经肾脏以原形排出约 85%。

(三) 适应证

本品适用于对庆大霉素和其他氨基糖苷类耐药的革兰阴性杆菌(包括铜绿假单胞菌)严重感染。

(四) 剂量及用法

尿路感染或较轻感染,成人每日 8 mg/kg;较重感染,成人每日 15 mg/kg,分 1～2 次肌内注射或静脉滴注,临床疗效与阿米卡星相似。新生儿及婴儿患者均不宜选用本品。

(五) 不良反应

实验动物中,本品肾毒性与其他氨基糖苷类相似,耳毒性发生率低。

八、新霉素

抗菌作用与卡那霉素相仿,对葡萄球菌属、大肠埃希菌等肠杆菌科细菌有较好作用。

新霉素口服很少吸收。但长期口服较大剂量,特别在肝肾功能减退时,血药浓度可显著增高。本品也可经腹膜、支气管内膜、膀胱黏膜及皮肤等吸收。

由于新霉素有较强的耳毒性和肾毒性,肌内及静脉给药现已不用。新霉素口服可用于肠道感染、腹部手术前肠道准备或肝性脑病病例。此外,可局部用药、气溶吸入或滴眼等。

新霉素口服可引起食欲不振、恶心和腹泻等,长期口服偶可引起肠黏膜吸收不良、脂肪泻。局部外用可引起接触性皮炎或局部变态反应。

九、巴龙霉素

巴龙霉素的抗菌谱与新霉素、卡那霉素等基本相同,对阿米巴原虫有较强抑制作用。口服吸收很少,绝大多数以原形由肠道排出。

巴龙霉素以往主要用于治疗阿米巴肠病,现已为甲硝唑所取代。巴龙霉素由于毒性大,不能全身应用;口服可引起食欲减退、恶心、呕吐和腹泻等。

十、大观霉素

大观霉素主要对淋病奈瑟菌有高度抗菌活性。口服不吸收,主要经肾脏排出。

大观霉素临床应用的唯一适应证是无并发症的淋病(限于由青霉素耐药菌株引起的淋病或对青霉素过敏者)。大观霉素多用单剂肌注,不良反应极少。孕妇不宜应用。

十一、plazomicin

plazomicin 对多数革兰阴性、阳性需氧菌均具有良好抑菌活性,对厌氧菌抗菌活性弱。plazomicin 对多数氨基糖苷类修饰酶稳定。plazomicin 对包括庆大霉素耐药株、产ESBLs 耐药株在内的多数肠杆菌科细菌的抗菌活性好;对阴沟肠杆菌、粘质沙雷菌、奇异变形杆菌的抗菌活性优于替加环素、黏菌素;对肠杆菌科细菌的总体抗菌活性不及美罗培南。plazomicin 对含庆大霉素耐药株在内的葡萄球菌抗菌活性好,明显优于美罗培南;但对肺炎链球菌和肠球菌的抗菌活性弱;对布鲁菌有体外杀菌活性。

plazomicin 的 $T_{1/2ke}$ 在 4 h 左右,主要经肾小球滤过清除,97.5% 以原形随尿液排出。肺渗透能力与阿米卡星相近。

2018 年,在美国和欧盟批准 plazomicin 上市,适应证为碳青霉烯类耐药和产 ESBLs 的肠杆菌科细菌所致的复杂性尿路感染(包括肾盂肾炎)成人患者;Ccr>60 ml/min 的成人剂量为 15 mg/kg, q24 h;Ccr 为 30~60 ml/min 的成人剂量为 10 mg/kg, q24 h;Ccr 为 15~30 ml/min 的成人剂量为 10 mg/kg, q48 h。临床试验显示,plazomicin 15 mg/kg,每日 1 次,静滴治疗复杂性尿路感染的综合治愈率高于美罗培南。治疗耐碳青霉烯耐药肠杆菌科细菌导致的血流感染,plazomicin 组病死率低于黏菌素组。对于严重肾损伤患者,不建议使用 plazomicin,必须使用时应调整药物剂量。

plazomicin 的肾毒性低于阿米卡星、庆大霉素。常见的不良反应为恶心、呕吐、头晕和腹泻。

（袁瑾懿）

第十节　四环素类抗生素

目前临床应用的四环素类主要为半合成类四环素,品种有多西环素和米诺环素。其共同特点为:①抗菌谱广;②临床常见病原菌对其耐药性高;③半合成四环素口服吸收较完全,受进食影响小;④药物不易透过血脑屏障,在胆汁中浓度高,半合成品种在前列腺中可达有效浓度;⑤主要经肾脏排泄,肾功能不全者易在体内积聚;⑥不良反应较多,可有胃肠道反应、二重感染、过敏反应及肝脏损害等。

一、抗菌活性

四环素类具广谱抗菌作用,葡萄球菌属、化脓性链球菌、肺炎链球菌、炭疽芽胞杆菌、破伤风杆菌、产气荚膜杆菌、单核细胞增多李斯特菌、以色列放线菌和蜡样芽胞杆菌等对其敏感,诺卡菌对米诺环素敏感。B组链球菌、肠球菌属通常耐药。四环素类对多数肠杆菌科细菌、霍乱弧菌、空肠弯曲菌和幽门螺杆菌具一定抗菌活性;脑膜炎奈瑟菌、淋病奈瑟菌、流感嗜血杆菌、卡他莫拉菌和百日咳杆菌等对四环素类敏感,但目前耐药菌株多;米诺环素及多西环素对嗜麦芽窄食单胞菌、嗜肺军团菌具抗菌活性,对变形杆菌属、铜绿假单胞菌及普罗威登斯菌属无作用。

四环素类对多数厌氧菌具一定的抗菌活性,对支原体属、衣原体属、溶脲脲原体及立克次体属具良好的抗微生物活性,梅毒螺旋体、弓形虫、溶组织内阿米巴及某些非典型分枝杆菌对四环素类敏感。

该类药物属快速抑菌剂,高浓度时对某些细菌具杀菌作用。主要与细菌核糖体 30 S 亚单位结合,抑制肽链延长和蛋白质合成。国内金黄色葡萄球菌、肠杆菌科细菌等临床常见分离菌对四环素类耐药性高。主要耐药机制为细菌存在主动外排系统。此外,细菌可产生一种保护核糖体的蛋白,使药物不能与核糖体结合,偶尔耐药菌可产生药物灭活酶。耐药性主要通过质粒介导。

二、药代动力学

四环素类经胃及小肠吸收,多西环素及米诺环素吸收完全,F 分别为 93% 及 95%。单剂口服多西环素、米诺环素 200 mg 后,约 2 h 达 C_{max} 为 3～5 mg/L。进食使多西环素血药浓度下降 20%,而对米诺环素几无影响。静滴多西环素 200 mg 后 2 h、24 h 的平均血药浓度分别为 8.8 mg/L 和 3.0 mg/L。

该类药物能很好地渗透到肺、痰、胆汁、前列腺及女性生殖器官等多数组织和体液中。多西环素和米诺环素脂溶性高,在多种组织中的浓度接近或超过同期血药浓度。该类药物能储存于骨、骨髓、牙质及牙釉质中,能进入胎儿循环及羊水,在乳汁中的浓度相当高,不易透过血脑屏障。该类药物经肝肠循环在胆汁中的浓度可达同期血药浓度的 $5\sim10$ 倍。

多数品种仅少部分在肝内代谢为无抗菌活性的产物。药物主要经肾小球滤过排泄,少量经粪便排泄。多西环素口服或静脉给药后,35%～40%由肾脏排泄,部分由粪便排出,$T_{1/2ke}$ 为 14～22 h。米诺环素口服或静脉给药后,仅 4%～9%药物由肾脏排泄,相当部分药物由粪便排出,$T_{1/2ke}$ 为 11～33 h。肾功能损害时,多西环素及米诺环素的排出无影响;肝功能衰竭者米诺环素的 $T_{1/2ke}$ 并不延长。

三、适应证

作为首选或选用药物,四环素类可用于下列疾病的治疗:①立克次体病,如流行性斑疹伤寒、地方性斑疹伤寒、恙虫病和 Q 热;②支原体感染如支原体肺炎、溶脲脲原体尿道炎等;③衣原体属感染,包括肺炎衣原体肺炎、鹦鹉热、性病淋巴肉芽肿、非特异性尿道炎、输尿管炎、宫颈炎及沙眼;④回归热;⑤痤疮、酒糟鼻;⑥霍乱;⑦土拉杆菌所致的兔热病;⑧鼠疫;⑨布鲁菌病。后两者需要与链霉素或庆大霉素联合应用。该类药物也可用于青霉素过敏患者的破伤风、气性坏疽、雅司病、梅毒、淋病和钩端螺旋体病的治疗。可用于经药敏试验证实的敏感菌所致的呼吸道、胆道、尿路和皮肤软组织感染。美国 FDA 批准米诺环素作为治疗多重耐药鲍曼不动杆菌感染的联合用药之一。

四、用法用量

多西环素及米诺环素,首剂口服 200 mg,以后每次 100 mg,每日 1～2 次。8 岁以上儿童多西环素首剂 4 mg/kg,以后每日 2～4 mg/kg,分 1～2 次口服。该类药物不得鞘内注射,也不宜肌注或气溶吸入。

五、不良反应

四环素类的不良反应较多,消化道反应最常见,口服给药时更显著。其严重程度与剂量相关,主要有:食管烧灼感、腹痛、恶心和呕吐等。大剂量口服或注射给药可产生肝毒性,孕妇更易发生。

儿童用药可导致牙齿黄染,疗程长者比总剂量大者更易出现,7 岁以下儿童易受药物影响。孕妇用药也可致胎儿牙齿黄染。药物可沉积于胎儿和幼儿骨骼中,影响儿童骨骼生长,停药后可望恢复。

米诺环素可导致前庭功能紊乱,女性多见。长期用药可能引起粒细胞减少、出现异常淋巴细胞、粒细胞毒性颗粒、血小板减少等。四环素类可引起皮肤过敏反应,表现为荨麻疹、多形性红斑和湿疹等,其中以血管神经性水肿和过敏性休克最为严重。二重感染可发生于口服和注射给药者,以引起肠道感染最为常见,严重者可导致假膜性肠炎。多西环素可致光照皮炎,有时伴有指甲松离。

六、注意事项

(1) 为减少不良反应,半合成四环素推荐饭后服用。

(2) 孕妇及 8 岁以下儿童不用。

(3) 避免与以下药物联合应用:与含铝、钙、镁和铋等的抗酸剂、铁剂或抗胆碱口服药合用时,四环素类口服吸收减少,血药浓度降低。与抗凝药合用可增强抗凝作用,易引起出血。半合成四环素与苯妥英钠、卡马西平和苯巴比妥合用时,可缩短前者的 $T_{1/2ke}$。

(王明贵)

第十一节 氯霉素类抗生素

氯霉素类抗生素的主要品种为氯霉素与甲砜霉素。

一、抗菌作用

氯霉素具广谱抗菌作用,对革兰阴性菌的作用优于对革兰阳性菌。对流感嗜血杆菌、肺炎链球菌、淋病奈瑟菌及脑膜炎奈瑟菌具高度抗菌活性,具杀菌作用。对下列细菌具抑制作用:葡萄球菌属、化脓性链球菌、草绿色链球菌、伤寒及副伤寒沙门菌、大肠埃希菌、肺炎克雷伯菌、奇异变形杆菌及志贺菌属等。耐甲氧西林葡萄球菌、肠球菌属、铜绿假单胞菌、不动杆菌属、肠杆菌属及粘质沙雷菌通常对其耐药。氯霉素对包括脆弱拟杆菌在内的多数厌氧菌的抗菌活性强,对梅毒螺旋体、钩端螺旋体、支原体属、立克次体属和伯氏考克斯体亦具抗微生物作用。

氯霉素作用于细菌 70S 核糖体的 50S 亚单位,抑制转肽酶,抑制蛋白合成。细菌可产生氯霉素乙酰转移酶引起耐药,也可因细胞膜通透性改变及主动外排机制造成细菌对氯霉素耐药。

二、药代动力学

氯霉素口服吸收迅速而完全,F 为 76%～93%。单剂口服 1 g 后 1～2 h 达 C_{max},为 13.8～14.9 mg/L。

药物分布广,可在胸腔积液、腹水、房水和关节腔中达有效浓度。可透过胎盘、血脑屏障,脑脊液中的药物浓度为同时期血药浓度的 35%～65%。氯霉素也可进入乳汁、唾液腺,可通过胎盘进入胎儿体内。药物大多在肝内代谢灭活,主要经肾脏排泄,5%～10%为原形,90%为无活性代谢产物。$T_{1/2ke}$ 为 1.5～3.5 h。肾功能不全时,药物原形排出影响小,而无活性部分排出延缓。肝功能不全时,$T_{1/2}$ 可延长至 3～12 h。

甲砜霉素以原形经肾脏排泄,肝功能不全不影响血药浓度,但肾功能损害时尿排泄量减少。

三、适应证

由于常见病原菌对氯霉素的耐药性高及可能出现严重的不良反应,氯霉素在国内外的应用普遍减少。目前主要的适应证限于:①细菌性脑膜炎和脑脓肿,包括对本品敏感的革兰阴性杆菌所致的脑膜炎和需氧菌与厌氧菌混合所致的耳源性脑脓肿;②伤寒及其他沙门菌属感染;③细菌性眼科感染如敏感菌株所致的眼球炎,氯霉素全身用药与局部用药均能达较高的眼内组织浓度,有良好疗效;④其他,如厌氧菌感染、立克次体病和衣原体感染,或者与链霉素联合治疗布鲁菌病等。

四、用法用量

口服制剂推荐每日 25～50 mg/kg,2～4 周新生儿每日 25 mg/kg,均分 4 次服用。静脉注射给药成人每日 1～2 g,严重病例可增至每日 3 g,分 2～4 次静脉滴注。2 周以上婴儿及儿童每日 25～50 mg,分 2 次静脉滴注,早产儿及 2 周内新生儿应避免应用本品。

五、不良反应

氯霉素可引起严重骨髓抑制、再生障碍性贫血及灰婴综合征等不良反应。

(一) 骨髓抑制与再生障碍性贫血

当血药浓度超过 25 mg/L 及长期用药,可发生骨髓抑制,其抑制作用与药物剂量有关,停药后可恢复。儿童多于成人。葡萄糖-6-磷酸脱氢酶缺乏症患者应用本品后可诱发溶血性贫血。再生障碍性贫血的发生率为 1:25 000～1:40 000,女性多于男性,儿童多于成人,可能与遗传性体质异常有关,而与药物剂量和疗程无关,常发生于用药后 3～12 周。大多由口服给药引起,极少见于注射用药后,长期局部用药后偶可发生。甲砜霉素很少引起再生障碍性贫血。

(二) 灰婴综合征

早产儿与新生儿应用大剂量氯霉素后,在血药浓度超过 75 mg/L 时可出现皮肤苍白、血压下降,甚至休克等循环障碍的表现。妊娠末期及产后 1 个月内母亲用药,通过胎盘或授乳也可能引起新生儿灰婴综合征。

(三) 神经系统反应

主要有视神经炎、视力障碍、周围神经炎和中毒性精神病等,其发生率低。

(四) 其他不良反应

如皮疹、消化道反应和凝血功能障碍等。

六、注意事项

(1) 用药期间注意监测血常规,如有骨髓抑制表现,应及时停药。

(2) 早产儿、新生儿不宜应用。妊娠末期、分娩前的产妇慎用,产后 1 个月内的乳妇不宜应用。

(3) 用于治疗毒血症明显的伤寒和布鲁菌病,氯霉素的剂量不宜过大,且不应给予首剂饱和量,以免发生治疗休克。

（4）氯霉素具肝脏药物代谢酶抑制作用,与苯妥英钠、甲磺丁脲和双香豆素等脂溶性药物合用时,可使这些药物的血药浓度增高。而与环磷酰胺同用时,可减弱后者的疗效。

（王明贵）

第十二节　大环内酯类抗生素

目前临床应用的大环内酯类主要品种有:14元环的红霉素、克拉霉素、罗红霉素和地红霉素等;15元环的阿奇霉素;16元环的麦迪霉素、螺旋霉素、乙酰螺旋霉素、交沙霉素、柱晶白霉素和乙酰麦迪霉素等。大环内酯类的共同特点为:①主要作用于需氧革兰阳性菌与革兰阴性球菌、某些厌氧菌,以及军团菌属、弯曲菌属、支原体属和衣原体属等;②细菌对不同品种间有不完全交叉耐药性;③血药浓度较低,但组织浓度相对较高;④主要经胆汁排泄,进行肝肠循环;⑤主要用于革兰阳性菌、非典型病原体所致的呼吸道、皮肤软组织及泌尿生殖道感染等;⑥主要的不良反应为胃肠道反应及不同程度的肝脏损害。

阿奇霉素、克拉霉素和罗红霉素等20世纪80年代开发的大环内酯类药物,具有以下特点:①对流感嗜血杆菌、卡他莫拉菌及淋病奈瑟菌的抗菌活性增强,对支原体、衣原体等胞内病原体作用增强;②F提高,$T_{1/2}$延长,每日给药次数减少;③临床适应证有所扩大;④胃肠道及肝脏不良反应减轻。

酮内酯类（ketolides）为红霉素A的半合成衍生物,第1个品种替利霉素（telithromycin）于2001年在美国上市。本品对红霉素及青霉素耐药的肺炎链球菌仍具抗菌活性,对肠球菌及甲氧西林敏感葡萄球菌具良好抗菌作用,半衰期较长,可每日1次给药。由于不良反应的原因,美国FDA于2007年缩窄了替利霉素的适应证,现主要用于轻、中度社区获得性肺炎的治疗。

非达霉素（fidaxomicin）是一种窄谱大环内酯类抗菌药物,通过与细菌RNA聚合酶结合,抑制RNA合成。本品口服F低,可选择性清除肠道中的艰难梭菌,用于成人和6个月以上儿童艰难梭菌腹泻的治疗。

一、红霉素

（一）抗菌活性

对甲氧西林敏感金黄色葡萄球菌（包括产酶株）、表葡菌和各组链球菌等革兰阳性菌均具良好抗菌活性,但对肠球菌属的活性较差,耐甲氧西林葡萄球菌对其耐药;某些革兰阴性菌如脑膜炎奈瑟菌、淋病奈瑟菌、流感嗜血杆菌和百日咳杆菌等对本品敏感;对除脆弱拟杆菌和梭杆菌属以外的多种厌氧菌具抗菌活性;对军团菌属、弯曲菌属、某些螺旋体、肺炎支原体、立克次体属和衣原体属等也具良好的抗菌作用。红霉素对金黄色葡萄球菌、肺炎链球菌等革兰阳性菌具 PAE。

红霉素等大环内酯类为抑菌剂,作用于细菌 50 S 核糖体亚单位,通过阻断转肽作用和 mRNA 位移而抑制细菌的蛋白质合成。近年来,国内肺炎链球菌对红霉素的耐药率高达 50%～90%。革兰阳性菌对红霉素的主要耐药机制为靶位改变,即 23 rRNA 腺嘌呤的甲基化,导致对大环内酯类、林可酰胺类和链阳性菌素类耐药。主动外排系统在葡萄球菌属、肺炎链球菌等革兰阳性菌对红霉素的耐药机制中也起一定作用,某些菌株的耐药机制与细菌灭活酶有关。

（二）药代动力学

红霉素口服后经肠道吸收,不同制剂的吸收程度不一。其血药浓度低,但酯化物吸收较完全。红霉素碱肠溶片空腹口服 250 mg,3～4 h 后达 C_{max},为 0.3 mg/L。口服红霉素琥珀酸盐 200 mg 后 1 h,平均血药浓度为 3 mg/L。每 12 h 静滴 1 g 红霉素乳糖酸盐,8 h 后的血药浓度为 4～6 mg/L。红霉素广泛分布到各种组织和体液中,在扁桃体、中耳、肺、痰液、胸腔积液、腹水和前列腺等组织中的药物浓度较高,持续时间也比血清中长。药物不易透过血脑屏障,但可通过胎盘进入胎儿,也能渗透到中性粒细胞和巨噬细胞内。口服红霉素的 $T_{1/2ke}$ 为 1.6 h。

红霉素主要经胆汁排泄,药物在胆汁中的浓度较高。相当量的药物在肝内代谢灭活,少量经尿排泄。尿毒症患者用药后并无明显蓄积作用。肝功能不全患者药物的排泄较慢。血透和腹透均不能清除该类药物。

（三）适应证

红霉素常作为青霉素过敏患者的替代药物,用于以下感染:①化脓性链球菌、肺炎链球菌等革兰阳性菌所致的咽炎、扁桃体炎、鼻窦炎、中耳炎及轻中度肺炎;②β-溶血性链球菌引起的猩红热及蜂窝织炎;③白喉及白喉带菌者;④炭疽、气性坏疽、破伤风及放线菌病;⑤梅毒、李斯特菌病等。⑥风湿性心脏病、风湿热患者细菌性心内膜炎和风湿热的预防。

红霉素也用于以下感染:①肺炎支原体、肺炎衣原体和溶脲脲原体等所致的呼吸道、泌尿生殖道感染,其他非典型病原体引起的鹦鹉热、回归热和 Q 热,局部也可用于沙眼衣原体引起的结膜炎;②厌氧菌或厌氧菌和需氧菌所致的口腔感染;③甲氧西林敏感葡萄球菌属引起的皮肤软组织感染,如疖、痈,棒状杆菌引起的红癣;④空肠弯曲菌肠炎、军团病和百日咳等。治疗军团病、空肠弯曲菌肠炎等,红霉素为首选药物。

（四）剂量及用法

成人每日 0.75～1.5 g,儿童每日 20～40 mg/kg,分 3～4 次服用,一般以空腹口服为宜。预防风湿热,每日 250 mg,分 2 次口服。

红霉素乳糖酸盐成人及儿童均为每日 20～30 mg/kg,分 2 次静脉滴注;中至重度军团菌感染可加量至每日 2～4 g,分 4 次静脉滴注。

（五）不良反应

红霉素主要引起胃肠道的不良反应,可能与药物直接刺激胃肠道有关;偶有药疹与药物热,肝功能异常、外周血白细胞下降等实验室检查异常;假膜性肠炎、溶血性贫血、间质性肾炎和急性肾衰竭等严重不良反应罕见。静脉给药时,如血药浓度过高,可引起耳鸣和暂时性耳聋。红霉素乳糖酸盐静滴可发生血栓性静脉炎。红霉素酯化物可致肝毒性,常在用药后 $10\sim12$ d 出现,可能属过敏反应。停药后大多自行消退,预后良好。

(六) 注意事项

(1) 禁用于对红霉素等大环内酯类过敏者,禁止与抗组胺药非那丁合用。

(2) 孕妇、肝病或肝功能不全患者慎用该类药物,不宜选用红霉素酯化物。

(3) 红霉素为肝脏药物代谢酶抑制剂,可使甲泼尼松龙、茶碱类、卡马西平、华法林和环孢素等药物在肝内的代谢降低,减少地高辛等的还原,增加其 F。

二、螺旋霉素和乙酰螺旋霉素

其抗菌谱与红霉素相仿,乙酰螺旋霉素在胃肠道吸收后脱乙酰基转变为螺旋霉素。螺旋霉素抗菌活性略低于红霉素,对由诱导所致的耐红霉素葡萄球菌属及链球菌属仍具抗菌活性。口服 200 mg 螺旋霉素和乙酰螺旋霉素的 C_{max} 分别为 0.7 mg/L 和 1.0 mg/L。螺旋霉素的 $T_{1/2}$ 为 3.8 h。与其他药物的相互作用低。

乙酰螺旋霉素成人每次 $0.2\sim0.3$ g,每日 4 次,首剂可加倍;儿童每日 $20\sim30$ mg/kg,分 $2\sim4$ 次服用。弓形虫病成人每日 $3\sim4$ g,儿童每日 $50\sim100$ mg/kg,分 $2\sim4$ 次服用。

适应证及临床应用、不良反应和注意事项参见红霉素。

三、交沙霉素

其抗菌谱及抗菌活性与红霉素相仿,对部分由诱导所致的红霉素耐药葡萄球菌、链球菌属仍具抗菌活性。口服交沙霉素 1 g 后,C_{max} 为 3.2 mg/L,房水及前列腺中的浓度可达 0.4 mg/L 及 4.3 mg/kg。本品在肝脏代谢,从胆道以无活性的代谢物形式排出,低于 20% 以活性药物形式从尿中排出。

交沙霉素用于治疗轻、中度社区获得性呼吸道感染。成人每日 $800\sim1\,200$ mg,较重感染可增至每日 1 600 mg;儿童每日 30 mg/kg,分 $3\sim4$ 次口服。

不良反应少见,消化道反应明显较红霉素轻,偶有药疹。注意事项参见红霉素,本品与其他药物相互作用小。

四、阿奇霉素

阿奇霉素为 15 元环的新大环内酯类抗生素,也称为氮环内酯类(azalides)。阿奇霉素是氮环内酯类的第 1 个品种。

(一) 抗菌作用

对葡萄球菌属、链球菌属等的抗菌活性较红霉素略差,对革兰阴性菌的抗菌活性较红霉素明显增强,对流感嗜血杆菌及淋病奈瑟菌的抗菌活性达红霉素的 4 倍以上。对军团菌的抗菌活性与红霉素相仿。对支原体属、衣原体属和溶脲脲原体均具有强大的抗菌活性,对某些非结核分枝杆菌如鸟分枝杆菌具一定抗菌活性。本品具良好的 PAE。作用机制与红霉素相同,耐药革兰阳性菌与红霉素呈完全交叉耐药。

（二）药代动力学

口服后 37% 的药物被吸收,单剂口服 500 mg 后 2～4 h 达 C_{max},为 0.4～0.45 mg/L。阿奇霉素在体内的分布及排泄符合多房室模型,组织中浓度明显高于血浓度,在鼻窦分泌物、扁桃体、肺、前列腺及其他泌尿生殖系组织中可达有效药物浓度,为同期血药浓度的 10～100 倍。口服 500 mg 后在肺组织中的浓度为 3.9 mg/kg。阿奇霉素在中性粒细胞内的浓度为细胞外的 79 倍。药物在组织中释放缓慢,组织内药物 $T_{1/2ke}$ 为 2～3 d。阿奇霉素主要以原形自胆管(约 50%)排出,小部分自尿(12%)中排出,其 $T_{1/2ke}$ 长达 35～48 h。

（三）适应证

阿奇霉素适用于:①化脓性链球菌引起的急性咽炎、急性扁桃体炎;②流感嗜血杆菌、卡他莫拉菌或肺炎链球菌引起的细菌性窦炎、急性支气管炎、慢性支气管炎急性发作;③肺炎链球菌、流感嗜血杆菌、肺炎支原体、衣原体及军团菌所致的社区获得性肺炎;④沙眼;⑤杜克雷嗜血杆菌所致的软下疳,衣原体属所致的尿道炎和宫颈炎;⑥金黄色葡萄球菌或化脓性链球菌敏感株所致的皮肤软组织感染;⑦与其他药物联合,用于 HIV 感染者的鸟分枝杆菌复合体感染的预防与治疗。

（四）剂量与用法

1. 成人 ①常用量口服:首剂,500 mg 顿服;第 2～5 天,每日 250 mg 顿服,或每日 500 mg 顿服,连服 3 d。静脉滴注,社区获得性肺炎 500 mg,每日 1 次,至少连续用药 2 d,后改为口服,每日 500 mg,疗程 7～10 d。盆腔感染,每日 500 mg,1～2 d,继以每日口服 250 mg,疗程 7 d。②衣原体引起的尿道炎或宫颈炎、杜克雷嗜血杆菌引起的软下疳均为 1 g 单剂口服。③治疗淋球菌性尿道炎及宫颈炎,2 g 单剂口服。④预防鸟分枝杆菌复合体感染,每周 1 200 mg 顿服,可与利福布汀合用;鸟分枝杆菌复合体感染的治疗,每日 500 mg 口服,疗程 10～30 d,与 15 mg/kg 乙胺丁醇合用。

2. 28 d 以上儿童 ①治疗中耳炎、肺炎,首剂 10 mg/kg 顿服(每日最大量不超过 500 mg)。第 2～5 天,每日 5 mg/kg 顿服(每日最大量不超过 250 mg)。②静脉用药:10 mg/(kg·d),每日 1 次。

（五）不良反应

与红霉素相比,阿奇霉素的每日给药次数及给药剂量均明显减少,故不良反应发生率明显下降。不良反应发生率为 12%,其中胃肠道反应为 9.6%,偶可出现肝功能异常、外周血白细胞下降等实验室异常。

（六）注意事项

参见红霉素。因仅少部分药物从肾脏排出,肾功能不全时,不需做剂量调整。肝病患者的 $T_{1/2ke}$ 略有延长,但对轻、中度肝硬化患者,如仅短疗程(3～5 d)用药,不需做剂量调整。阿奇霉素不影响其他经肝脏代谢药物如茶碱类、卡马西平等的代谢,合用时不需对后者做剂量调整。

五、克拉霉素

(一)抗菌作用

克拉霉素为 14 元环的半合成新大环内酯类,对革兰阳性菌的抗菌活性较红霉素略强。流感嗜血杆菌对克拉霉素中度敏感,但其代谢产物 14-羟克拉霉素对流感嗜血杆菌的抗菌活性较红霉素强 2~3 倍。体外对幽门螺杆菌具强大的抗菌活性。对肺炎衣原体、沙眼衣原体、肺炎支原体及溶脲脲原体的抗菌活性为红霉素的数倍。对厌氧菌的作用也较红霉素有增强,对包柔螺旋体的作用强,对鸟分枝杆菌具抑制作用。

(二)药代动力学

克拉霉素的 F 为 55%,食物不影响其吸收。单次口服 250 mg 及 500 mg 后,C_{max} 为 0.78 mg/L 及 2.12 mg/L。在扁桃体、鼻黏膜、肺、皮肤、中耳液和痰液中可达相当高的浓度,为同期血药浓度的 2~6 倍。500 mg 多次给药后,肺组织中的浓度可达 17.5 mg/L。蛋白结合率为 70%,$T_{1/2ke}$ 为 3.5~4.9 h。自粪、尿中的排出量相当,尿中排出量为 32%。

(三)适应证

主要适用于:①化脓性链球菌引起的咽炎及扁桃体炎;②流感嗜血杆菌、卡他莫拉菌或肺炎链球菌所致的上颌窦炎;③上述 3 种细菌和副流感杆菌所致的慢性支气管炎急性加重;④流感嗜血杆菌、肺炎链球菌、肺炎支原体或肺炎衣原体肺炎;⑤金黄色葡萄球菌或化脓性链球菌所致的单纯性皮肤软组织感染;⑥播散性鸟分支杆菌或胞内分枝杆菌感染;⑦与阿莫西林、奥美拉唑联合用于幽门螺杆菌感染。

(四)剂量与用法

(1)成人的常用剂量为 250~500 mg,每日 2 次口服,疗程 7~14 d。

(2)儿童剂量为 7.5 mg/kg,每日 2 次口服,疗程 5~10 d。最大剂量不超过 1 g/d。儿童通常给予克拉霉素混悬液,体重为 9 kg、17 kg、25 kg 及 33 kg 时,分别给予 62.5 mg、125 mg、187.5 mg 及 250 mg,每日 2 次口服。

(3)用于鸟分枝杆菌复合群感染的剂量:每日 1~2 g,分 2 次服用,疗程 6~12 周。

(五)不良反应

克拉霉素的不良反应发生率低于红霉素,为 19.6%,主要为胃肠道反应(10.6%)。个别患者可出现头痛、耳鸣等神经系统症状,血小板缺乏症有个例报道,少数患者可出现皮疹、皮肤瘙痒等过敏反应,个别患者可出现抑郁症。可出现血清转氨酶升高等化验异常。

(六)禁忌证

参见红霉素。禁止与西沙比利、特非那丁和麦角胺等合用。

(七)注意事项

(1)本品对肝脏 P450 酶系统的干扰小,对氨茶碱、卡马西平的代谢影响小。但后者较高剂量使用时,仍需要做血药浓度监测。

（2）由于对肝酶的诱导作用，与利福平或利福布汀合用时，克拉霉素的血药浓度明显下降。老年人及轻度肾功能减退者不需减量，Ccr<30 ml/min 时需要调整剂量。

（3）动物实验显示本品对妊娠结局和（或）胚胎发育存在不良影响，在有替代药物时，本品不应用于妊娠期妇女。

（4）在心脏基础疾病患者中，本品可能带来潜在的远期心脏病或死亡风险。

六、罗红霉素

罗红霉素为 14 元环的半合成新大环内酯类，其抗菌活性与红霉素相仿或略差，与红霉素几乎完全交叉耐药。

罗红霉素单剂口服 300 mg 后的血药浓度达 9.1～10.8 mg/L，其 F 为 72%～85%，但进食可使 F 下降。150 mg 多次用药后，肺组织中的浓度为 5.6 mg/kg，蛋白结合率为 86%～91%。$T_{1/2}$ 为 8.4～15.5 h，以原形及 5 个代谢产物从体内排出，自胆管、肺及尿中的清除量分别为 53.4%、13.4% 及 7.4%。

临床用于下列细菌所致的轻、中度感染：①社区获得性呼吸道感染：由肺炎链球菌、流感嗜血杆菌、卡他莫拉菌和肺炎支原体等所致的鼻窦炎、中耳炎、支气管炎及肺炎；②由葡萄球菌及化脓性链球菌所致的皮肤软组织感染；③沙眼衣原体所致的输卵管炎及非淋病奈瑟菌性尿道炎。

成人空腹口服 150 mg，每日 2 次，也可 300 mg，每日 1 次口服；儿童每日 2.5～5 mg/kg。

罗红霉素的胃肠道反应明显低于红霉素，发生率为 3.1%；偶见皮疹、皮肤瘙痒、头昏和头痛等。总不良反应发生率为 4.1%。

注意事项参见红霉素。罗红霉素对 CYP450 干扰小，对其他药物如氨茶碱类、卡马西平的代谢影响小。

七、乙酰麦迪霉素

对大多数需氧菌的作用较红霉素差，对嗜肺军团菌、溶脲脲原体的作用较红霉素强数倍。口服 600 mg 及 1 200 mg 后，C_{max} 分别为 1.8 mg/L 及 4.5 mg/L。在支气管分泌物、痰液和前列腺等生殖器官中可达较高药物浓度。$T_{1/2ke}$ 为 2～2.5 h，口服后 24 h 自尿中排出给药量的 1.2%，本品大部分经胆道排出。

成人用量每日 0.6～1 g，儿童每日 20～50 mg/kg，均分 3～4 次口服。

临床适用于嗜血杆菌属、链球菌属、肺炎链球菌和卡他莫拉菌所致的轻、中度社区获得性呼吸道感染。其干糖浆可用于小儿感染的治疗。不良反应极微，对 12 000 余例患者的统计显示，总不良反应发生率仅为 0.54%。

（王明贵　徐　溯）

第十三节　林可酰胺类

林可酰胺类主要品种为林可霉素及克林霉素。克林霉素是林可霉素的半合成衍生物，其体外抗菌作用较后者强2～4倍，口服吸收好，在骨与骨髓中的浓度更高，假膜性肠炎的发生率低于林可霉素。林可酰胺类的抗菌谱及作用机制与大环内酯类相仿。

一、抗菌活性

对甲氧西林敏感金黄色葡萄球菌（包括产酶株）和表葡菌、肺炎链球菌、溶血性链球菌，以及草绿色链球菌均具良好抗菌作用。对多数白喉棒状杆菌、破伤风杆菌、产气荚膜杆菌和诺卡菌属也具良好作用。与庆大霉素等联合应用时，对革兰阳性菌常呈协同作用。肠球菌属与革兰阴性杆菌对之均耐药。各种厌氧菌，包括脆弱拟杆菌与其他拟杆菌属、厌氧球菌、梭杆菌属、真杆菌属及多数放线菌属，均对该类药物敏感，但多数艰难梭菌对其耐药。

二、药代动力学

林可霉素口服吸收差，且受进食影响。2 h内静滴2.1 g林可霉素，其C_{max}达37 mg/L，4 h后降至12 mg/L。克林霉素口服吸收明显较林可霉素完全，且不受进食影响，F为90％。口服300和600 mg后1～2 h达C_{max}（4.0 mg/L和8.0 mg/L）。单次静滴300和600 mg后的血药浓度分别为2.6～26 mg/L和6～30 mg/L。多次静滴600 mg的稳态C_{max}为（16.8±6.0）mg/L。

药物在体内分布广，在大多数组织、胆汁、胸腔积液、腹水、痰液和唾液等体液或分泌物中可达有效浓度，在骨组织中浓度尤高。林可霉素在骨组织中的浓度可达1.1～16.6 mg/kg。克林霉素在骨髓中的浓度为血药浓度的1.5倍。药物易透过胎盘屏障，乳汁中的浓度与血药浓度相近。即使脑膜有炎症时，药物也难以通过血脑屏障。

主要在肝脏内代谢，经胆汁和粪便排泄。粪便中的浓度足以引起肠道菌群失调。林可霉素及克林霉素的$T_{1/2ke}$分别为4～5 h及约3 h。林可霉素在肾功能不全时，$T_{1/2}$可延长至10～13 h。血透或腹透不能清除药物，需要根据肾功能调整用药。克林霉素在重度肾功能不全时剂量需要减量。肝功能损害时两者均应减量慎用，严重肝功能损害者克林霉素的$T_{1/2}$可延长3～5倍，剂量应减半。

三、临床应用

林可霉素及克林霉素用于敏感厌氧菌及需氧革兰阳性菌所致的感染。适用于：①厌氧菌、肺炎链球菌、其他链球菌属（粪肠球菌除外）及金黄色葡萄球菌所致的下呼吸道感染，包括肺炎、脓胸及肺脓肿；②化脓性链球菌、金黄色葡萄球菌及厌氧菌引起的皮肤软组织感染；③子宫内膜炎、非淋球菌性卵巢-输卵管脓肿、盆腔炎和阴道侧切术后感染；④敏感菌所致的腹膜炎、腹腔脓肿。⑤静脉制剂还可用于：金黄色葡萄球菌、链球菌属及敏感厌氧菌引起的血流感染，金黄色葡萄球菌所致的骨髓炎等。

四、剂量与用法

林可霉素成人口服剂量为每日 1.5～2 g，超过 28 d 的小儿每日 30～60 mg/kg，分 3～4 次服用。成人肌内注射或静脉滴注每日 1.2～2.4 g，小儿每日 15～40 mg/kg，分 2～3 次给药。

克林霉素口服剂量成人每日 0.6～1.8 g，超过 28 d 的小儿每日 8～20 mg/kg，分 3～4 次服用。成人静脉滴注常用剂量为 0.6～1.8 g，严重感染者每日 1.2～2.7 g，分 2～4 次给药。大于 1 个月的小儿每日 20～30 mg/kg，小于 1 个月的小儿每日 15～20 mg/kg，分 3～4 次给药。

五、不良反应

以胃肠道反应为主，口服较注射给药多见。表现为恶心、呕吐和腹泻等。林可霉素与克林霉素所致的腹泻发生率分别为 10%～15% 和 4%，与药物刺激或肠道菌群失调有关，少数属艰难梭菌引起的假膜性肠炎。假膜性肠炎多见于老年者及基础疾病患者，口服给药的不良反应的发生率较静脉给药者高 3～4 倍。

偶可出现皮疹、药物热和嗜酸性粒细胞增多等变态反应；林可霉素大剂量快速静脉注射可引起血压下降及心电图变化，偶尔因神经肌肉接头传导阻滞而引起呼吸、心跳停止。静脉给药可导致血栓性静脉炎。偶可出现肝转氨酶增高、高胆红素血症。这些化验异常可能与肌注给药时的肌肉损害有关，也可能由药物及其代谢产物干扰比色法测定结果所致。

六、注意事项

(1) 使用该类药物时，注意观察大便次数、性状等。

(2) 因神经肌肉阻滞作用，有前列腺增生的老年男性较大剂量使用该类药物时，偶可出现尿潴留。

(3) 本品不推荐用于新生儿；克林霉素属孕妇用药 B 类，在孕妇中应慎用；哺乳期妇女用药期间暂停哺乳。

(4) 静脉制剂应缓慢滴注，不可静脉推注。

（王明贵　徐　溯）

第十四节　多肽类抗生素

一、糖肽类抗生素

糖肽类(glycopeptides)抗生素的化学结构具有相似的糖和肽链,作用靶点为细菌胞壁成分 D -丙氨酰- D -丙氨酸。所有的糖肽类抗生素都对革兰阳性菌有活性,包括耐甲氧西林葡萄球菌(耐甲氧西林金黄色葡萄球菌、耐甲氧西林表皮葡萄球菌等)、肠球菌属和链球菌属等。

(一) 万古霉素和去甲万古霉素

为窄谱抗菌药,去甲万古霉素为国产原研药,其化学结构与万古霉素相近,但缺少 1 个甲基,其抗菌谱和抗菌作用与万古霉素相仿。

1. 抗菌作用　万古霉素对各种革兰阳性球菌均具强大的抗菌作用,包括对耐甲氧西林金黄色葡萄球菌、耐甲氧西林表皮葡萄球菌、耐青霉素肺炎链球菌和肠球菌属仍保持良好的抗菌活性。万古霉素对革兰阴性菌及拟杆菌属无抗菌作用。

本品属快速杀菌剂,主要作用于细胞壁,抑制肽聚糖的合成,导致细菌细胞溶解,并可选择性地抑制 RNA 的合成。与氨基糖苷类或利福平合用时,对某些耐药葡萄球菌呈协同作用。细菌对本品不易产生耐药性。

2. 药代动力学　口服后不易吸收。多次给药后,药物在体内轻度积蓄。本品吸收后迅速分布到各种组织与体液中,能通过胎盘屏障,不易渗入房水。脑膜有炎症时,脑脊液内的浓度为同期血药浓度的 7%～20%。 $T_{1/2kc}$ 为 4～6 h,肾功能不全者 $T_{1/2}$ 明显延长。静脉给药时几乎全部以原形经肾脏排泄,24 h 尿排泄率为给药量的 80%～90%,仅少部分药物在体内代谢。血液透析与腹膜透析均不能清除药物。蛋白结合率为 55%。

3. 适应证　适用于革兰阳性菌所致的严重感染,特别是耐甲氧西林葡萄球菌、肠球菌属及耐青霉素肺炎链球菌所致的感染;也可用于对青霉素类过敏患者的严重革兰阳性菌感染,包括血流感染、心内膜炎等;本品口服也可用于艰难梭菌所致的假膜性肠炎,经甲硝唑治疗无效者。

万古霉素一般不用于预防用药,但在耐药革兰阳性菌如耐甲氧西林金黄色葡萄球菌感染发生率高的医疗单位和(或)一旦发生感染后果严重的情况,如某些脑部手术、全关节置换术,也有主张给予万古霉素单剂 1 g,作为预防用药。

4. 用法用量

(1) 静脉滴注:成人剂量为万古霉素每日 2 g,儿童每日 20～40 mg/kg,分 2～4 次给药。每克药物至少加 200 ml 液体,滴注时间在 1 h 以上,滴注速度不超过 15 mg/min。一般疗程 1～2 周。严重感染如血流感染、心内膜炎可酌情延长至 3～4 周或以上。成人去甲万古霉素剂量为每日 1.6 g,分 2～4 次静脉滴注。有条件的情况下监测万古霉素血药谷浓度。重症感染患者推荐万古霉素谷浓度应维持在 15～20 mg/L。

（2）口服给药：万古霉素每次 125～500 mg，每日 3～4 次口服；去甲万古霉素每次成人 200～400 mg，儿童 15～30 mg/kg，每日 4 次口服；7～10 d 治疗艰难梭菌所致的假膜性肠炎。

（3）肾功能损害患者需要调整剂量。根据 Ccr 按不同的间隔时间给药，Ccr>50～90 ml/min 者，q12 h；Ccr 为 10～50 ml/min 者，q(24～96)h；Ccr<10 ml/min 者，q(4～7)d；剂量均为每次 1 g。血透及持续腹透患者，每 4～7 d 给予 1 g，但使用新的血透膜可使万古霉素透出量明显增加。肾功能不全患者，应用本品时个体差异大，故需要监测血药浓度。

5. 不良反应

（1）肾毒性：主要损害肾小管，轻者可有蛋白尿和管型尿，严重者可产生血尿、少尿、氮质血症，甚至肾衰竭。少数患者可发生间质性肾炎，发生率约为 5%。与氨基糖苷类抗生素或襻利尿剂合用，或者患者有肾脏基础疾病时，肾毒性出现的概率上升。目前产品纯度高，肾毒性反应轻微。

（2）耳毒性：患者可出现耳鸣、听力减退，多为可逆性，少数患者可发展至耳聋。耳毒性的发生与血药浓度过高有关，大剂量、长疗程、老年患者、肾功能不全者、原有听力功能障碍或同时应用其他耳毒性药物时，易出现耳毒性。

（3）变态反应：偶有药物热、皮疹和瘙痒等。部分病例静滴本品速度过快或药物浓度过高可能引起皮肤(后颈部、上肢、上身)潮红、瘙痒、心动过速和血压下降，称为红人(红颈)综合征。症状常在停药后 1 h 消失。红人综合征与万古霉素诱导组胺释放有关，用药前使用抗组胺药，常可减轻症状或避免症状出现。

（4）其他：静脉给药可引起血栓性静脉炎，口服给药可引起呕吐和口腔异味感。偶有中性粒细胞或血小板减少，心力衰竭等。

6. 注意事项

（1）对本品过敏的患者禁用，轻症感染不宜选用。

（2）哺乳期妇女必须采用本品治疗时，应停止授乳。

（3）肾功能不全者、老年人、新生儿与早产儿，或者原有耳、肾疾病患者慎用。有指征使用时，必须根据肾功能调整剂量。

（4）治疗期间应定期检查听力。复查肾功能和尿常规，注意尿液中蛋白、管型、细胞数及尿比重等。

（5）对于重症患者，应监测血药谷浓度，据以调整给药剂量。

（二）替考拉宁

替考拉宁(teicoplanin)，其化学结构、作用机制及抗菌谱与万古霉素相仿；$T_{1/2ke}$ 长，可每日 1 次给药。

1. 抗菌作用 本品对大多数金黄色葡萄球菌的作用与万古霉素相仿或略优；部分溶血性葡萄球菌对本品耐药。对链球菌属的 MIC_{90} 约为万古霉素的 1/2，对肠球菌属的作用与万古霉素相仿或略优。棒状杆菌属、艰难梭菌、单核细胞增多李斯特菌、芽胞杆菌属和痤疮丙酸杆菌也对本品敏感。替考拉宁的作用机制与万古霉素相似。但在体外，替考拉宁较万古霉素容易产生诱导耐药。

2. 药代动力学 口服吸收差,仅以注射途径给药。静脉滴注替考拉宁 400 mg 后,在腹腔、水泡液、肝、胆、胰及黏膜组织均可达有效药物浓度。本品难以透过血脑屏障,脑膜炎症时渗透性也差。药物在体内很少代谢,几乎全部以原形从肾脏排泄。血浆蛋白结合率为 90%。$T_{1/2ke}$ 长达 47 h,可每日 1 次给药。肾功能不全者其 $T_{1/2}$ 延长,血透和腹透均不能清除本品。

3. 适应证 耐甲氧西林葡萄球菌、肠球菌属及链球菌属等革兰阳性球菌所致的各类感染,包括血流感染、心内膜炎、皮肤和软组织感染、骨髓炎、肺炎,以及腹膜透析相关腹膜炎等,亦可用于中性粒细胞缺乏症患者的革兰阳性菌感染。

4. 用法用量

(1) 成人:常用剂量为 6 mg/kg(一般为 400 mg),每日 1 次,静脉给药。通常将本品溶于 100 ml 液体中滴注 30 min。对于严重感染,给予负荷剂量 12 mg/kg,q12 h 共 3 剂后,相同剂量每日 1 次给药。对于严重感染患者,宜进行血药浓度监测,谷浓度不低于 15～20 mg/L。

(2) 儿童:通常剂量为 10 mg/kg 每日 1 次,新生儿每日 6 mg/kg。前 3 剂负荷剂量每 12 h 静脉注射 1 次,随后静脉给药,每日 1 次。

(3) 轻度肾功能不全者(Ccr 为 50～80 ml/min),6 mg/kg,q24 h;中度肾功能不全者(Ccr 为 10～50 ml/min),6 mg/kg,q48 h;重度肾功能不全者(Ccr 为<10 ml/min),6 mg/kg,q72 h。

5. 不良反应 应用本品后常见的不良反应为注射部位疼痛和皮疹等过敏反应,其次为一过性肝、肾功能异常。少数患者可发生耳、肾毒性,偶见恶心、呕吐、眩晕、嗜酸性粒细胞增多、白细胞减少、中性粒细胞减少和血小板减少等。替考拉宁引起的红人综合征明显较万古霉素少见,而血小板减少的发生率则较万古霉素常见,尤其常见于应用高剂量者。

6. 禁忌证与注意事项

(1) 用药期间应注意肾、耳毒性的发生,必须定期随访肾功能、尿常规、血常规和肝功能,注意听力改变,必要时监测听力。

(2) 重症患者用药剂量加大时,须监测血药浓度。

(三) 脂糖肽类抗生素

脂糖肽类(lipoglycopeptides)抗生素是糖肽类抗生素的衍生物,通过在糖肽结构上修饰脂质侧链形成。目前被批准上市的有 3 个品种,分别是替拉凡星(telavancin)、奥他凡星(oritavancin)和达巴凡星(dalbavancin)。与糖肽类抗生素相比,脂糖肽类抗生素具有其药效学、药代动力学特点。奥他万星对万古霉素耐肠球菌具抗菌作用。替拉凡星为半合成脂糖肽类抗生素,对革兰阳性菌包括金黄色葡萄球菌、凝固酶阴性葡萄球菌(包括甲氧西林耐药株)、肠球菌属(万古霉素敏感株)、肺炎链球菌等链球菌属和梭菌属等均有良好的抗菌活性。

适用于:①成人敏感革兰阳性菌所致的复杂性皮肤和皮肤结构感染;②成人医院获

得性细菌性肺炎及呼吸机相关细菌性肺炎。该药用于此适应证时,应作为无适宜替代药物可选用时的保留用药用法:每日 1 次,每次 10 mg/kg,滴注时间不少于 60 min,复杂性皮肤软组织感染疗程为 7～14 d,医院获得性肺炎为 7～21 d。

达巴万星对葡萄球菌属、链球菌属、梭菌属、消化链球菌、放线菌、棒状杆菌和枯草杆菌等均具有抗菌活性,但对 VanA 型万古霉素耐药肠球菌无作用,对绝大多数革兰阴性杆菌无作用。2014 年,美国 FDA 批准达巴万星用于治疗成人耐药革兰阳性菌引起的皮肤及皮肤结构急性细菌性感染。$T_{1/2}$ 长达 15.5 d,达巴万星的推荐治疗方案为 1 500 mg 单剂给药;或者首剂 1 000 mg, 1 周后再次给予 500 mg。前者较之后者非劣效。较之万古霉素,达巴万星更易出现肝酶升高。

奥他万星为万古霉素衍生物,对耐甲氧西林金黄色葡萄球菌、耐甲氧西林凝固酶阴性葡萄球菌、耐青霉素肺炎链球菌、β-溶血性链球菌和屎肠球菌等均具有良好的抗菌活性。2014 年,美国 FDA 批准奥他万星用于治疗急性细菌性皮肤和皮肤结构感染(acute bacterial skin and skin structure infection,ABSSSI),因 $T_{1/2}$ 长达 132～356 h,对革兰阳性球菌呈浓度依赖性杀菌作用,故治疗 ABSSSI,推荐单剂 1 200 mg,单次给药。

(王明贵　秦晓华)

二、环脂肽类抗生素

环脂肽类(cyclic lipopeptides)为一类全新结构的抗生素。目前临床应用的品种仅为达托霉素,是玫瑰孢链霉菌发酵产物的衍生物。

(一) 抗菌作用

达托霉素对革兰阳性菌具有良好的抗菌活性,对革兰阴性菌无抗菌活性。抗菌谱包括:金黄色葡萄球菌(包括耐甲氧西林金黄色葡萄球菌)、表皮葡萄球菌(包括甲氧西林耐药株)、溶血性葡萄球菌等凝固酶阴性葡萄球菌、肠球菌属(包括万古霉素耐药菌株)、链球菌属(包括青霉素敏感和耐药的肺炎链球菌、化脓性链球菌、无乳链球菌和草绿色链球菌)、JK 棒状杆菌、艰难梭菌和痤疮丙酸杆菌等。达托霉素有 PAE,对金黄色葡萄球菌和肠球菌属的 PAE 持续 1～6 h。

(二) 药代动力学

健康成人单剂静脉注射 6 mg/kg 后,达稳态时,C_{max} 为 93. 9 mg/L, V_d 为 0. 10 L/kg,$T_{1/2ke}$ 为 7.9 h,蛋白结合率为 90％～93％,不能透过血脑屏障。

本品主要经肾脏排泄,从尿液中回收约 78％的给药剂量。严重肾功能不全(Ccr＜30 ml/min)的患者需要调整剂量。

(三) 适应证

批准适应证为金黄色葡萄球菌(包括甲氧西林敏感和耐药)导致的伴发右侧感染性心内膜炎的血流感染(菌血症)。临床研究显示达托霉素治疗成人及儿童(1～17 岁)复杂性皮肤软组织感染的疗效与对照药相仿,包括葡萄球菌(包括耐甲氧西林金黄色葡萄球菌)、化脓性链球菌、无乳链球菌、停乳链球菌似马亚种及粪肠球菌(万古霉素敏感株)

所致的感染。达托霉素可在肺部被灭活,不适用于肺炎的治疗。

（四）用法用量

1. **血流感染**　包括右心感染性心内膜炎,每次 6 mg/kg, q24 h,疗程 2～6 周,28 d 以上,疗程的安全性资料有限。

2. **复杂性皮肤及皮肤结构感染**　每次 4 mg/kg, q24 h,疗程 7～14 d。

3. **Ccr<30 ml/min 的患者**　包括接受血液透析或 CAPD 的患者,按上述相同剂量,q48 h。对肾功能不全的患者,应增加对肾功能和 CPK 进行监测的频率。

（五）不良反应

较常见的不良反应(≥1%)包括:腹泻、阴道炎、恶心、头痛、头晕、消化不良和皮疹等;较少见的不良反应有口干、厌食、便秘、胃胀和失眠等;实验室检查异常包括肝酶升高、CPK 升高和血肌酐升高等。该类异常多无临床症状,且为可逆性。偶见白细胞减少、假膜性肠炎等。

（六）注意事项

（1）既往对达托霉素过敏者禁用。

（2）达托霉素属妊娠期用药 B 类,即在动物实验中无明显致畸作用,但在人类中无足够的对照研究资料。因此,该药仅在妊娠患者的潜在获益大于其可能的风险时谨慎使用。

（3）哺乳期妇女应谨慎使用。

（4）该药不用于 12 个月以内的儿童,动物实验显示该药可致新生幼狗肌肉、神经肌肉、周围及中枢神经系统的不良反应。

（5）在动物中观察到与本品相关的骨骼肌作用,对于使用达托霉素患者,应注意肌痛等临床症状的观察及血清 CPK 的监测。

（王明贵　秦晓华）

三、多黏菌素类

多黏菌素类包括 5 种分子结构的化合物,其中临床上仅选用多黏菌素 B 及多黏菌素 E(黏菌素,colistin),两者均为环状含阳离子的多肽类抗生素。多黏菌素类对需氧革兰阴性杆菌有强大的抗菌作用,但有明显肾毒性。因此,多年来两者的全身用药较少。近年来,多重耐药革兰阴性菌在临床上日益增多,多重耐药铜绿假单胞菌、鲍曼不动杆菌和产碳青霉烯酶的肠杆菌科细菌等对多黏菌素类药物的耐药率低。因此,该类药物重新成为治疗多重耐药革兰阴性菌感染的选用药物之一。临床所用者为多黏菌素 B 硫酸盐和黏菌素甲磺酸盐(colistimethate sodium, CMS)。后者为无抗菌活性的前体药,给药后在体内转变为黏菌素而发挥抗菌作用。

（一）抗菌作用

多黏菌素 B 和黏菌素对绝大多数肠杆菌科细菌具强大的抗菌作用,如大肠埃希菌、克雷伯菌属、肠杆菌属、沙门菌属和志贺菌属等,但变形杆菌属、沙雷菌通常呈现耐药。

铜绿假单胞菌、不动杆菌属呈敏感;流感嗜血杆菌、百日咳杆菌、嗜肺军团菌和霍乱弧菌也常呈敏感,但埃尔托型霍乱弧菌及脆弱拟杆菌对其耐药,其他拟杆菌属和真杆菌属则对其敏感。所有革兰阳性菌对该类药物呈耐药。多黏菌素 B 的抗菌活性优于黏菌素。

（二）药代动力学

该类药物口服不吸收,肌内注射局部刺激性大,临床较少使用。CMS 150 mg(以黏菌素计)单剂静脉给药后,C_{max} 为 5～7.5 mg/L, CMS 的血 $T_{1/2}$ 为 1.5～2 h,黏菌素＞4 h。该药主要通过肾小球滤过以原形和转化形式排泄。24 h 内可自尿中排出注射给药量的 80%。黏菌素可通过胎盘屏障,但进入脑脊液量极少,可分布至乳汁中。黏菌素的蛋白结合率约 50%。

多黏菌素 B 1.5 mg/kg, q12 h,静脉给药后,稳态时平均 C_{max} 为 2.8 mg/L, 24 h AUC 为 66.9(mg·h)/L。该药在体内分布至各组织,并与细胞膜相结合,其血清蛋白结合率为 60%,在危重患者中测得为 79%～92%。本品重复给药可导致药物在体内蓄积,药物不能进入脑脊液中,也不能透过胎盘,其血清 $T_{1/2}$ 为 4.5～6 h,该药仅有少量以原形自尿中排出。

（三）适应证及临床应用

主要用于多重耐药但对多黏菌素类呈现敏感的铜绿假单胞菌、鲍曼不动杆菌、肺炎克雷伯菌及大肠埃希菌等需氧革兰阴性杆菌感染的重症病例。CMS 可用于上述细菌感染,尤其是铜绿假单胞菌所致的尿路感染病例,或经其他抗菌药治疗无效者,常与其他抗菌药联合应用。

（四）剂量及用法

1. 多黏菌素 B 硫酸盐　成人及 2 岁以上儿童每日剂量 1.5～2.5 mg/kg(1 mg＝10 000 IU),q12 h,分次静滴或连续静滴。治疗中枢神经系统感染除全身用药外,必要时可予鞘内给药,成人每次 5 mg,每日 1 次,连续 3～4 d 后隔日给药,持续至少 2 周,直至脑脊液培养转阴性。2 岁以下的小儿,鞘内给药每次 2 万 IU,每日 1 次,连续用药 3～4 d;或 2.5 万 IU,隔日给药。

2. 甲磺酸黏菌素　美国产品 Coly-Mycin 按黏菌素盐基活性(colistin base activety, CBA)计算,150 mg CBA＝400 mg CMS。每日剂量 2.5～5 mg/kg,分 2～4 次静滴。

3. 硫酸黏菌素(1.5 MIU/片)　成人、青少年及 30 kg 以上的儿童,每次 1～2 片,q8 h;15～30 kg 儿童,每次 0.5～1 片,q8 h,口服,用于治疗胃肠道感染或手术前肠道准备。

（五）不良反应

该类药物常见的不良反应为肾毒性和神经毒性。

1. 肾毒性　多黏菌素类在应用过程中可引起蛋白尿、血尿、管型尿和少尿等症状,并可有血肌酐值增高及 Ccr 降低等。一般认为其肾毒性与剂量呈正相关,但较氨基糖苷类低。

2. 神经毒性　该类药物可引起不同程度的精神、神经毒性反应,如头晕、眩晕、肌无力、麻木、头痛、听力减退、视力模糊、意识混乱、昏迷、幻觉和共济失调等;也可引起可逆性神经肌肉阻滞,导致呼吸衰竭等。症状出现迅速,无先兆,与剂量有关。应用麻醉药、镇静药或神经肌肉阻滞剂者,以及患有低血钙、缺氧和肾脏疾病者较易发生。新斯的明治疗无效,采用人工呼吸、钙剂可能有效。采用本品滴耳可能引起耳聋,应予注意。

3. 过敏反应　瘙痒、皮疹和药物热等均少见。本品气溶吸入可引起支气管痉挛、哮喘。

4. 其他　口服可引起恶心、呕吐、食欲减退和腹泻等。偶有发生白细胞减少和肝毒性。静脉给药偶见静脉炎。肌注易引起局部疼痛,故不宜采用。

(六) 禁忌证及注意事项

(1) 禁用于对多黏菌素类过敏的患者。

(2) 疗程中定期复查尿常规及肾功能。

(3) 孕妇避免应用。

(4) 不宜与肌肉松弛剂、麻醉剂等合用,以防止发生神经肌肉阻滞。

(5) 本品应静脉缓滴,每剂静滴 60～90 min,不宜静脉注射或快速静脉滴注。

(6) 多黏菌素 B 鞘内给药后可引起脑膜刺激,表现为发热、头痛、颈项强直,以及脑脊液细胞数增加、蛋白水平升高等。

(7) 应用超过推荐剂量的该类药物可能引起急性肾小管坏死和肾衰竭。腹膜透析不能清除药物,血液透析能清除部分药物。

(8) 与氨基糖苷类、万古霉素等其他肾毒性药物合用可加重本品的肾毒性。

(黄海辉)

第十五节　喹诺酮类抗菌药

一、概述

喹诺酮类抗菌药属吡酮酸类化学合成抗菌药。1962 年发现的萘啶酸为该类药物最早用于临床的品种。1974 年合成吡哌酸,1978 年合成第 1 个氟喹诺酮类——诺氟沙星。此后又相继合成一系列含氟的喹诺酮类衍生物,统称为氟喹诺酮类(Fluoroquinolones)。该类药物抗革兰阴性菌的活性明显提高,尤其是对常用抗菌药耐药的革兰阴性菌具有较强的抗菌活性,同时扩大至抗革兰阳性菌的活性,如环丙沙星、氧氟沙星等。此后,众多氟喹诺酮类品种不断问世。左氧氟沙星、加替沙星、莫西沙星和吉米沙星等品种明显增强了对肺炎链球菌等呼吸道感染常见病原菌的抗菌活性,同时对肺炎支原体、肺炎衣原体等非典型病原体具有良好的抗微生物活性,也被称为"呼吸喹诺酮类"。近年来,新的不含氟的喹诺酮类药物,如加诺沙星、奈诺沙星等品种也已应用于临床。其中,奈诺沙星增强了对革兰阳性菌的抗菌作用,抗菌谱可覆盖耐甲氧西林葡萄球菌。

氟喹诺酮类抗菌药物具有下列共同特点：①抗菌谱广，对需氧革兰阳性菌和革兰阴性菌均具良好的抗菌作用，尤其是对革兰阴性杆菌具有强大的抗菌活性；②体内分布广，在多数组织、体液内的药物浓度高于同期血药浓度，可达有效抑菌或杀菌水平；③$T_{1/2}$较长，可以减少给药次数，使用方便；④多数品种有口服及注射剂，对于重症或不能口服用药患者可先静脉给药，病情好转后改为口服进行序贯治疗；⑤不良反应大多程度较轻，患者易耐受，但心脏、肌腱等方面的不良反应受到关注，应用中必须注意。

（一）抗菌作用

氟喹诺酮类对肺炎克雷伯菌、产气肠杆菌、阴沟肠杆菌、变形杆菌属、沙门菌属、志贺菌属、柠檬酸杆菌属和沙雷菌属等肠杆菌科细菌均具强大的抗菌活性。流感嗜血杆菌对该类药物高度敏感。对不动杆菌属和铜绿假单胞菌等的抗菌作用较肠杆菌科细菌差。

国内上市的药物中，对革兰阴性杆菌的体外抗菌活性以环丙沙星最高，左氧氟沙星、氧氟沙星与之相仿或略低。

氟喹诺酮类对甲氧西林敏感葡萄球菌属均具良好的抗菌作用。但其中诺氟沙星、环丙沙星和氧氟沙星等品种对链球菌属的抗菌活性明显较差，左氧氟沙星、司氟沙星、加替沙星、莫西沙星和吉米沙星等对肺炎链球菌及其他链球菌属的作用增强。耐甲氧西林葡萄球菌对该类药物早期品种呈现耐药，新品种奈诺沙星、德拉沙星具有抗菌活性。奈瑟菌属、卡他莫拉菌对氟喹诺酮类多呈现敏感。除莫西沙星等少数品种外，脆弱拟杆菌等厌氧菌对喹诺酮类多呈耐药。

氟喹诺酮类对结核分枝杆菌和其他分枝杆菌属具抗菌活性，如左氧氟沙星、环丙沙星和司氟沙星，对结核分枝杆菌、堪萨斯分枝杆菌、偶然分枝杆菌和部分龟分枝杆菌有抗菌作用，对鸟分枝杆菌复合群则基本无作用。

左氧氟沙星、环丙沙星、加替沙星和莫西沙星，对嗜肺军团菌、支原体属和衣原体属等亦具良好作用。

氟喹诺酮类主要作用于细菌 DNA 旋转酶和（或）拓扑异构酶Ⅳ，抑制细菌 DNA 合成，起快速杀菌作用。近年来，随着氟喹诺酮类在国内广泛应用于临床，细菌对该类药物的耐药性也逐渐增多。耐药性上升最明显的是大肠埃希菌，已达 50％～60％。

（二）药代动力学

喹诺酮类药物口服吸收良好，绝大多数药物的口服 F＞50％，部分品种可达 100％。口服给药后，C_{max} 多在服药后 1～3 h 到达。氟喹诺酮类的蛋白结合率通常较低，为15％～50％。喹诺酮类药物可广泛分布至各种组织中，在白细胞和巨噬细胞内也可达到较高浓度。主要自肾脏排泄的喹诺酮类药物在肾组织和尿液中浓度均较高，喹诺酮类在唾液、前列腺液、脑脊液中的浓度较同期血浓度低，但均可达有效治疗浓度。喹诺酮类的$T_{1/2ke}$ 从诺氟沙星的 3 h 至司氟沙星的 20 h 不等。因此，多数品种每天给药 1～2 次即可。多数药物体内代谢较少，以原形排泄。不同的喹诺酮类的排泄途径不同，左氧氟沙星主要自肾脏排泄，莫西沙星等药物主要自非肾脏途径排泄。

（三）适应证及临床应用

由于不同品种药物的抗菌活性和体内过程的差异，各品种的适应证仍有不同。较早临床应用的环丙沙星、氧氟沙星和诺氟沙星等主要对肠杆菌科细菌、铜绿假单胞菌等革兰阴性菌具良好的抗菌作用，而对革兰阳性菌，除对葡萄球菌（甲氧西林敏感株）有较好的抗菌作用外，对社区获得呼吸道感染常见病原菌如肺炎链球菌、化脓性链球菌的抗菌活性均较低；呼吸喹诺酮类则增强了对肺炎链球菌、化脓性链球菌等革兰阳性菌，以及肺炎支原体、肺炎衣原体和嗜肺军团菌等社区获得呼吸道感染病原微生物的作用。呼吸喹诺酮类药物可用于治疗以肺炎链球菌、化脓性链球菌等为主要病原菌的社区获得性呼吸道感染，如社区获得性肺炎等。同时，细菌耐药性的变迁对选用喹诺酮类药物具有较大影响。

该类药物的适用范围包括泌尿生殖道感染、呼吸道感染、伤寒沙门菌感染、肠道感染、腹腔和胆道感染、皮肤软组织感染、骨关节感染、中耳炎和窦炎。可作为耐药结核分枝杆菌感染的二线用药。

（四）剂量及用法

氟喹诺酮类药物属浓度依赖性抗菌药，呼吸喹诺酮类药物每日剂量1次给予的给药方案已证实有效，并可减少细菌耐药性的发生。

（五）不良反应

喹诺酮类总体被认为是耐受性较好、比较安全的抗菌药物。但一些发生率较低的不良反应很难在临床试验中被观察到，以致某些品种上市后出现了严重不良反应，如肝毒性、溶血尿毒综合征、光敏反应、血糖波动、心血管事件和肌肉骨骼不良反应等，影响了药物的应用。

由于氟喹诺酮类的各类不良反应的发生，近期美国 FDA 针对其不良反应，要求在药品说明书上发布黑框警告。氟喹诺酮类药物全身用药时可导致致残性和潜在的永久性严重不良反应。这些不良反应包括肌腱炎、肌腱断裂、中枢神经系统相关反应、重症肌无力患者病情恶化、外周神经系统病变、Q-T 间期延长、尖端扭转型室速及光毒性等。上述不良反应可发生在用药后数小时内至几周内，且几种不良反应可能会同时发生。急性细菌性窦炎、慢性支气管炎急性细菌感染和单纯性尿路感染患者使用氟喹诺酮类抗菌药治疗引发相关严重不良反应的风险通常大于其受益。因此，针对上述疾病，氟喹诺酮类药品仅可用于无其他药物可供选择的患者。

喹诺酮类的胃肠道反应最为多见。中枢神经系统的不良反应仅次于胃肠道反应，表现为失眠、头晕，少见且较为严重的表现有幻觉、谵妄、精神错乱和癫痫样发作等。

过敏和皮肤反应中，非特异性皮疹最为常见。光毒性反应在目前应用的喹诺酮类品种中少见，临床表现为皮肤轻度红斑，直至广泛、严重的疱疹，直接或间接暴露于阳光或紫外线下均可引起。幼年动物给予氟喹诺酮类可出现承重关节炎症，表现为软骨损害和非炎症性渗出。应用多种喹诺酮类药物可出现肌腱炎，可伴有疼痛、水肿和皮肤改变。严重者发生肌腱断裂。

喹诺酮类药物可造成 Q-T 间期延长，使室性心律失常的风险增加，包括尖端扭转型室性心动过速。严重低血糖报道多见于糖尿病患者口服降糖药时。老年非糖尿病患者服用加替沙星时出现高血糖也有报道。

（六）禁忌证及注意事项

对喹诺酮类药物过敏者禁用。多属美国 FDA 妊娠期用药分类 C 类。喹诺酮类可分泌至乳汁中，应充分考虑药物对哺乳期妇女的获益，决定是否停药，或是否暂停哺乳。静脉滴注时间宜超过 1 h，以减少静脉炎。

二、环丙沙星

（一）抗菌作用

环丙沙星具广谱抗菌作用，尤其是对革兰阴性杆菌的抗菌活性高。对铜绿假单胞菌的作用是目前上市的氟喹诺酮类药物中的最强者。对下列细菌在体外具良好的抗菌作用：大部分肠杆菌科细菌，包括柠檬酸杆菌属、阴沟肠杆菌等肠杆菌属、克雷伯菌属、变形杆菌属、沙门菌属、志贺菌属、普罗威登菌属、沙雷菌属、摩根菌属、弧菌属和耶尔森菌属等。但 50%～60% 的大肠埃希菌呈现耐药。对不动杆菌属和铜绿假单胞菌等假单胞菌属的大多数菌株具有抗菌作用。本品对流感嗜血杆菌、卡他莫拉菌具有抗菌活性，但 80% 以上淋病奈瑟菌对本品呈现耐药。环丙沙星对甲氧西林敏感葡萄球菌、肺炎链球菌、溶血链球菌、粪肠球菌和炭疽芽胞杆菌亦具抗菌活性，耐甲氧西林葡萄球菌对本品呈现耐药。本品对革兰阳性球菌的作用较对肠杆菌科细菌的作用低。此外，本品还对沙眼衣原体、支原体属和军团菌具有抗微生物作用，对结核分枝杆菌和非结核分枝杆菌亦有一定抗菌活性。本品对厌氧菌的抗菌作用差。

（二）药代动力学

空腹口服后吸收迅速，F 为 49%～70%；口服 250 mg、500 mg 和 750 mg 后的平均 C_{max} 于 1～2 h 内到达，分别为 1.2～2.4 mg/L、2.4～2.6 mg/L 和 3.4～4.3 mg/L。静脉滴注环丙沙星 200 mg、400 mg，滴注时间 60 min，1 h 达 C_{max}，分别为 2.1 mg/L、4.6 mg/L。本品广泛分布到各组织、体液（包括脑脊液），在组织中的药物浓度常超过同期血药浓度，在脑脊液中的浓度为同期血药浓度的 30% 以上；V_d 为 2～3 L/kg，血 $T_{1/2ke}$ 为 5～6 h。给药后 24 h 内以原形经肾排出给药量的 40%～50%，以代谢物形式排出约 15%；经胆汁与粪便于 5 d 内排出 20%～35%。

（三）适应证及临床应用

本品可用于敏感菌所致的下列感染：①泌尿生殖道感染；②呼吸道感染；③胃肠道细菌感染；④伤寒；⑤骨、关节感染；⑥皮肤软组织感染；⑦腹腔感染（常与甲硝唑同用）。

（四）剂量及用法

成人每日常用量为 0.5～1.5 g，分 2～3 次口服。静脉用环丙沙星成人每日常用量为 0.4～1.2 g。

（五）不良反应

（1）胃肠道反应较为常见，可表现为腹部不适或疼痛、腹泻、恶心或呕吐。

（2）中枢神经系统反应，可有头昏、头痛、嗜睡或失眠。

（3）过敏反应，皮疹、皮肤瘙痒，偶可发生渗出性多形红斑及血管神经性水肿。少数患者有光毒性反应。

（4）偶可有癫痫发作、精神异常、烦躁不安、意识混乱、幻觉和震颤；血尿等间质性肾炎表现；结晶尿，多见于高剂量应用时；关节疼痛。

（5）少数患者可有血清氨基转移酶升高、血肌酐及 BUN 增高，以及周围血象白细胞减少、嗜酸性粒细胞增高和血小板降低等，多属轻度，并呈一过性。

（六）药物相互作用

（1）本品与咖啡因、丙磺舒、茶碱类和华法林同用可减少后者的清除，使其血药浓度升高，可能产生毒性反应。

（2）环孢素与环丙沙星同用可使环孢素的血药浓度升高，必须监测环孢素血药浓度，并调整剂量。

三、氧氟沙星

（一）抗菌作用

氧氟沙星具广谱抗菌作用。对下列细菌或病原微生物具活性。①需氧革兰阴性菌：除大肠埃希菌以外的肠杆菌科的大多数细菌，但 50%～60% 的大肠埃希菌呈现耐药。②流感嗜血杆菌、不动杆菌属和铜绿假单胞菌等假单胞菌属，但 80% 以上淋病奈瑟菌对本品呈现耐药。③需氧革兰阳性菌：如金黄色葡萄球菌（耐甲氧西林葡萄球菌除外）、化脓性链球菌和肺炎链球菌，但其作用较对肠杆菌科细菌低。④此外，对沙眼衣原体、军团菌和结核分枝杆菌亦有作用。其抗菌活性较环丙沙星略低。

（二）药代动力学

本品口服后吸收迅速，F 为 98%，口服后平均 C_{max} 于 1～2 h 内到达，多剂给药达稳态浓度时，C_{max} 为 4.6 mg/L。单剂静脉滴注本品 200 mg 和 400 mg 后，C_{max} 分别为 2.7 mg/L 和 4 mg/L。本品广泛分布于全身各组织、体液中，V_d 为 120 L。氧氟沙星主要自肾脏排泄，$T_{1/2ke}$ 为 5～7 h。

（三）适应证及临床应用

口服和静脉给药适用于敏感菌所致的下列感染：①泌尿生殖道感染；②慢性支气管炎急性细菌感染及肺炎；③消化道感染；④伤寒；⑤骨、关节感染；⑥皮肤软组织感染；⑦腹腔、胆道感染；⑧急性盆腔感染。

（四）剂量及用法

成人常用量为每次 200～300 mg，q12 h，口服或静滴。重症感染或铜绿假单胞菌等感染可增至每次 400 mg，q12 h。

（五）不良反应

氧氟沙星的不良反应轻微而少见，发生率为 2.5%～8.5%。可出现胃肠道反应、中枢神经系统反应、过敏反应和局部刺激反应。

四、诺氟沙星

（一）抗菌作用

诺氟沙星具广谱抗菌作用，尤其是对需氧革兰阴性杆菌的抗菌活性高。对下列细菌在体外具良好的抗菌作用:肠杆菌科细菌中的大部分菌属,但50%～60%的大肠埃希菌呈现耐药。对流感嗜血杆菌和卡他莫拉菌亦有良好的抗菌作用。本品对甲氧西林敏感葡萄球菌属、肺炎链球菌和溶血性链球菌等革兰阳性球菌的作用差,对厌氧菌的抗菌作用差。

(二) 药代动力学

空腹时口服吸收迅速但不完全,可吸收给药量的30%～40%;口服后1～2 h血药浓度达峰值。药物吸收后广泛分布于各种组织、体液中,但很少分布于中枢神经系统。肾脏和肝胆系统为主要排泄途径。$T_{1/2ke}$ 为3～4 h。

(三) 适应证及临床应用

本品口服仅部分吸收,血药浓度较低,但尿、粪中的药物浓度较高。因此,本品口服适用于敏感菌所致的下尿路感染、细菌性前列腺炎、肠道感染和伤寒及其他沙门菌感染。

(四) 剂量及用法

成人剂量每次400 mg,每日2次。

(五) 不良反应

常见胃肠道反应,可出现中枢神经系统反应、过敏反应等。

五、左氧氟沙星

(一) 抗菌作用

左氧氟沙星是氧氟沙星的左旋异构体,氧氟沙星中起抗菌作用者为其左旋体,对多数临床分离菌的抗菌活性为氧氟沙星的2倍。左氧氟沙星具广谱抗菌作用。在体外和体内显示,对下列细菌或病原微生物具活性。①需氧革兰阴性菌:肠杆菌科的大多数细菌,但50%～60%的大肠埃希菌呈现耐药。②流感嗜血杆菌、不动杆菌属和铜绿假单胞菌等假单胞菌属,80%以上淋病奈瑟菌对本品呈现耐药。③需氧革兰阳性菌:金黄色葡萄球菌(甲氧西林或苯唑西林耐药者除外)、化脓性链球菌和肺炎链球菌,但其作用较对肠杆菌科细菌低。④此外,对支原体属、衣原体属和军团军属亦有作用。本品对肺炎链球菌等呼吸道感染各类病原亦具有一定抗菌作用,但与近年来新氟喹诺酮类的抗菌活性相比仍略差。

(二) 药代动力学

左氧氟沙星各项药代动力学参数与氧氟沙星相近。本品口服后吸收迅速而完全,F约为99%,口服后 C_{max} 于1～2 h内到达。单剂静脉滴注本品500 mg后,C_{max} 为6.2 mg/L。每日1次连续给药,48 h内达稳态浓度。本品500 mg口服或静脉滴注后的血药浓度相近。给药后广泛分布于全身各组织、体液中,V_d 为89～112 L。左氧氟沙星主要自肾脏排泄,约87%的给药量自尿中以原形排出。$T_{1/2ke}$ 为6～8 h。

(三) 适应证及临床应用

左氧氟沙星适用于敏感菌所致的下列感染:①急性窦炎;②慢性支气管炎急性细菌感染;③肺炎;④单纯性皮肤软组织感染;⑤急性肾盂肾炎、单纯性和复杂性尿路感染。近年来,本品已作为治疗多重耐药性结核病的联合用药之一。

(四) 剂量及用法

成人常用量为每次 0.5 g,每日 1 次。

(五) 不良反应

左氧氟沙星的不良反应较氧氟沙星少见,较常见的不良反应有:恶心、腹泻、头痛和失眠等。

六、莫西沙星

(一) 抗菌作用

莫西沙星具广谱抗微生物作用。对下列革兰阳性菌和革兰阴性菌均有较高抗菌活性:除大肠埃希菌以外的肠杆菌科的大部分细菌,但 50%~60% 的大肠埃希菌呈现耐药;对不动杆菌属和铜绿假单胞菌等假单胞菌属的大多数菌株、洋葱伯克霍尔德菌、嗜麦芽窄食单胞菌亦具有抗菌作用。本品对流感嗜血杆菌、卡他莫拉菌均有抗菌活性。莫西沙星对甲氧西林敏感葡萄球菌、肺炎链球菌和溶血性链球菌亦具较高的抗菌活性。此外,本品还对肺炎衣原体、支原体和军团菌具有抗微生物作用。本品对脆弱拟杆菌等厌氧菌具较高的抗菌作用。

(二) 药代动力学

本品口服吸收完全,口服 F 为 91%。单剂口服本品 1~3 h 达 C_{max}。单剂静脉给药 1 h 后达 C_{max}。莫西沙星 V_d 为 1.7~2.7 L/kg。莫西沙星可在体内代谢为硫化物和葡萄糖醛酸盐,前者占给药量的 38%,主要经粪便排泄;后者占给药量的 14%,主要经肾脏排泄。莫西沙星给药量的 45% 以原形排泄,经肾脏排出 20%,粪便排出 25%。$T_{1/2ke}$ 约为 12 h,轻度肝、肾功能损害不影响其代谢。莫西沙星不经 CYP450 代谢,不影响其他药物代谢。

(三) 适应证及临床应用

莫西沙星适用于敏感菌所致的下列感染:①急性细菌性窦炎;②慢性支气管炎急性细菌感染;③社区获得性肺炎;④非复杂性皮肤软组织感染;⑤复杂性皮肤软组织感染;⑥腹腔感染,但仅用于轻症患者。

(四) 剂量及用法

成人 400 mg,每日 1 次,静脉滴注或口服。

(五) 不良反应

较常见的不良反应有恶心、腹泻、头痛和头晕,以及 Q-T 间期延长。

七、吉米沙星

(一) 抗菌作用

吉米沙星具广谱抗微生物作用。对下列革兰阳性菌和革兰阴性菌均有较高抗菌活性:肠杆菌科的大部分细菌,但 50%~60% 的大肠埃希菌呈现耐药;对不动杆菌属和铜绿假单胞菌等假单胞菌属的大多数菌株、洋葱伯克霍尔德菌、嗜麦芽窄食单胞菌亦具有抗菌作用。本品对流感嗜血杆菌、卡他莫拉菌均有抗菌活性。吉米沙星对甲氧西林敏感葡萄球菌、肺炎链球菌、溶血性链球菌、化脓性链球菌等亦具较高的抗菌活性。对肺炎链球菌等呼吸道感染病原体的抗菌作用明显增强,为喹诺酮类中对肺炎链球菌抗菌活性最强者。此外,本品还对肺炎衣原体、支原体和军团菌具有抗微生物作用。本品对脆弱拟杆菌等厌氧菌亦具一定抗菌作用。

(二) 药代动力学

本品口服吸收较完全,口服 F 为 71%。单剂口服本品 360 mg 后,0.5～2 h 达 C_{max},每日 1 次口服本品 320 mg,C_{max} 为 1.61 mg/L,AUC 为 9.93(mg·h)/L。吉米沙星的 V_d 为 4.18 L/kg。吉米沙星可经粪便和尿液排泄,分别占给药量的 61% 和 36%。$T_{1/2ke}$ 约 7 h。

(三) 适应证

适用于敏感菌所致的慢性支气管炎急性细菌性加重和轻、中度肺炎。

(四) 剂量和用法

成人每日 1 次,口服 320 mg。

(五) 不良反应

吉米沙星较常见的不良反应有:腹泻、皮疹、恶心和头痛。

(六) 注意事项

临床试验中,皮疹的发生率为 2.8%,其中 10% 为重症,多在用药第 8～10 天出现,80% 在停药 14 d 后缓解。一旦出现皮疹,应立即停药。

八、加替沙星

(一) 抗菌作用

加替沙星在体外对革兰阳性菌和革兰阴性菌均具有广谱抗菌作用。本品对需氧革兰阳性菌包括甲氧西林敏感金黄色葡萄球菌、肺炎链球菌(青霉素敏感株)和化脓性链球菌有抗菌作用。对需氧革兰阴性菌包括多数肠杆菌科细菌有活性,但 50%～60% 的大肠埃希菌呈现耐药。对不动杆菌属、流感嗜血杆菌、副流感嗜血杆菌和卡他莫拉菌均具抗菌作用,对消化链球菌等少数厌氧菌有抗菌作用,对肺炎衣原体、嗜肺军团菌和肺炎支原体亦具抗微生物作用。对呼吸道感染病原菌的抗菌活性与莫西沙星相仿,优于左氧氟沙星。

(二) 药代动力学

加替沙星口服绝对 F 为 96%,口服 1～2 h 后到达 C_{max}。单剂静脉滴注加替沙星 200 mg、400 mg 后,C_{max} 分别为 2.2 mg/L、5.5 mg/L。加替沙星 V_d 为 1.5～2.0 L/kg。本品主要以原形经肾脏排泄。加替沙星的平均 $T_{1/2ke}$ 为 7～14 h。

(三) 适应证及临床应用

适用于敏感菌所致的下列感染:①慢性支气管炎急性细菌感染;②急性窦炎;③社区获得性肺炎,静脉制剂亦可用于治疗敏感菌所致的医院获得性肺炎;④单纯性上、下尿路感染和复杂性尿路感染。

(四) 剂量及用法

治疗单纯性下尿路感染,成人每次 200 mg,每日 1 次。治疗其他感染,每日 400 mg,

每日 1 次。

（五）不良反应

加替沙星较常见的不良反应有恶心、腹泻、头痛和眩晕，静脉用药者还可见注射部位的局部反应。

（六）注意事项

有报道加替沙星可影响血糖，导致高血糖综合征或低血糖综合征，通常发生在糖尿病患者中。因此，糖尿病患者应用加替沙星时，应监测血糖。

九、依诺沙星

（一）抗菌作用

依诺沙星具广谱抗菌作用，对需氧革兰阴性菌，如肠杆菌科细菌、流感嗜血杆菌、不动杆菌属和铜绿假单胞菌等假单胞菌属均具抗菌活性，但 50%～60% 的大肠埃希菌呈现耐药；对需氧革兰阳性菌，如金黄色葡萄球菌（耐甲氧西林葡萄球菌除外）、化脓性链球菌和肺炎链球菌亦具抗菌作用。依诺沙星对需氧革兰阴性菌的作用较环丙沙星差，对需氧革兰阳性菌的作用较环丙沙星和氧氟沙星差。依诺沙星对沙眼衣原体等有一定作用，亦较环丙沙星和氧氟沙星差。

（二）药代动力学

本品口服后吸收迅速，F 为 90%，口服后 C_{max} 于 1～3 h 内到达。口服吸收后广泛分布于全身各组织、体液中。给药量 15%～20% 的依诺沙星在体内代谢，并可影响肝脏 CYP450。本品主要通过肾脏排泄。$T_{1/2ke}$ 为 3～6 h。

（三）适应证及临床应用

口服可用于治疗敏感菌所致的下列感染：①单纯性下尿路感染（膀胱炎）；②复杂性尿路感染；③由淋病奈瑟菌所致的单纯性淋菌性尿道炎和宫颈炎（仅限于药敏结果为敏感株者）。

（四）剂量及用法

治疗单纯性下尿路感染，每次 200 mg，每日 2 次；治疗复杂性尿路感染，每次 400 mg，每日 2 次，疗程 14 d。

（五）不良反应

依诺沙星较常见的不良反应有：恶心、呕吐、头晕、头痛、失眠、腹痛、腹泻、消化不良及味觉异常、皮疹和光敏反应等。

（六）禁忌证及注意事项

在使用依诺沙星时，偶有患者出现角膜及晶状体病变，虽然在安慰剂中也有类似现象，但用药过程中仍应注意。

十、洛美沙星

（一）抗菌作用

洛美沙星具广谱抗菌作用，与氧氟沙星相仿或略差，对下列细菌或病原微生物具抗菌或抗微生物活性。①需氧革兰阴性菌：大多数肠杆菌科细菌，但50％～60％的大肠埃希菌呈现耐药；②流感嗜血杆菌、不动杆菌属和铜绿假单胞菌等假单胞菌属。③需氧革兰阳性菌：金黄色葡萄球菌（甲氧西林或苯唑西林耐药者除外）、化脓性链球菌和肺炎链球菌，但其作用较对肠杆菌科细菌的抗菌活性低。此外，对沙眼衣原体亦有一定作用。

（二）药代动力学

本品口服吸收迅速，F为95％～98％。单剂口服后0.8～1.4 h达C_{max}。400 mg多剂给药，2 d后达稳态，T_{max}为1.5 h。洛美沙星吸收后广泛分布于体内各组织，在肺、前列腺、痰液和尿液中的药物浓度均超过同期血浓度。洛美沙星的$T_{1/2ke}$为7～8 h，主要自肾脏排泄，仅有给药量的5％在体内代谢。

（三）适应证及临床应用

洛美沙星适用于敏感菌所致的下列感染：①慢性支气管炎急性细菌感染；②单纯性下尿路感染；③复杂性尿路感染。

（四）剂量及用法

成人常用剂量为每次400 mg，每日1次。

（五）不良反应

洛美沙星的不良反应发生率约为2.6％。其中较常见的不良反应有：头痛、恶心、光敏反应、晕眩、腹泻和腹痛等，据报道，光敏反应较其他氟喹诺酮类多见。

十一、氟罗沙星

（一）抗菌作用

氟罗沙星对革兰阴性菌，包括肠杆菌科细菌、铜绿假单胞菌、脑膜炎奈瑟菌、流感嗜血杆菌、卡他莫拉菌和嗜肺军团菌等均有较强的抗菌作用。对甲氧西林敏感葡萄球菌属、溶血性链球菌等革兰阳性球菌亦具有中等抗菌作用。但50％～60％的大肠埃希菌、80％以上的淋病奈瑟菌呈现耐药。

（二）药代动力学

口服F约为100％。静脉滴注氟罗沙星注射液0.1 g后，C_{max}为2.85 mg/L，血$T_{1/2ke}$为8.6 h，T_{max}为0.33 h，V_d为80 L。给药量的60％～70％以原形及代谢物经肾脏排泄，少部分由胆汁排泄。

（三）适应证及临床应用

本品适用于急性支气管炎、慢性支气管炎急性加重及肺炎等呼吸系统感染；泌尿生殖系统感染；伤寒沙门菌感染、细菌性痢疾等感染；皮肤软组织感染，骨、关节感染，腹腔感染及盆腔感染等。后两者需要联合使用甲硝唑。

（四）剂量及用法

治疗单纯性下尿路感染，每次口服200 mg，每日1次。治疗其他感染，成人常用剂量为每次400 mg，每日1次，口服。

用法：注射剂避光缓慢静脉滴注，1次0.2～0.4 g，每日1次。

(五) 不良反应

不良反应发生率约为 20%,常见胃肠道反应、头晕和头痛等中枢神经系统反应等。

十二、司氟沙星

(一) 抗菌作用

司氟沙星对革兰阳性菌和革兰阴性菌具广谱抗菌活性。对需氧革兰阳性菌包括甲氧西林敏感金黄色葡萄球菌、肺炎链球菌、化脓性链球菌和无乳链球菌,需氧革兰阴性菌包括肠杆菌科细菌、不动杆菌属、流感嗜血杆菌、副流感嗜血杆菌和卡他莫拉菌等均具抗菌作用。本品对厌氧菌作用较差,仅对消化链球菌等少数厌氧菌有抗菌作用。对肺炎衣原体、肺炎支原体亦具抗微生物作用。对结核分枝杆菌有良好抗菌作用。但 $50\% \sim 60\%$ 的大肠埃希菌,80% 以上的淋病奈瑟菌呈现耐药。

(二) 药代动力学

司氟沙星口服吸收良好,F 为 92%,口服 $3 \sim 6$ h 后到达 C_{max}。单剂口服司氟沙星 400 mg 后,C_{max} 为 1.3 mg/L。司氟沙星广泛分布于组织和体液中,V_d 为 3.9 L/kg。司氟沙星主要在肝脏代谢,经肾、粪便排泄各占 50%。司氟沙星的平均 $T_{1/2ke}$ 为 $16 \sim 30$ h。

(三) 适应证及临床应用

适用于社区获得性肺炎和慢性支气管炎急性细菌感染。

(四) 剂量及用法

成人常用剂量为:第 1 天 400 mg,顿服;第 2 天起每次 200 mg,每日 1 次。

(五) 不良反应

较常见的不良反应有:光敏反应、恶心、呕吐、腹泻、头痛、眩晕、厌食、腹痛、失眠、味觉异常、瘙痒、Q-T 间期延长、胃肠胀气和皮疹。其中光敏反应、瘙痒及 Q-T 间期延长较其他品种多见。

(六) 注意事项

司氟沙星使用期间至停药后 5 d,不应暴露于阳光、强烈日光或紫外线下。

十三、帕珠沙星

(一) 抗菌作用

帕珠沙星对肠杆菌科细菌、不动杆菌属、流感嗜血杆菌和卡他莫拉菌等革兰阴性菌具有良好的抗菌活性,与左氧氟沙星等其他氟喹诺酮类药物相似,但 $50\% \sim 60\%$ 的大肠埃希菌呈现耐药。对葡萄球菌属(甲氧西林敏感株)具抗菌活性,对肺炎链球菌及其他链球菌和肠球菌属的活性较环丙沙星强,但比左氧氟沙星差。铜绿假单胞菌对本品的敏感性范围较大。本品对肺炎衣原体、支原体和军团菌具有抗微生物作用。对脆弱拟杆菌等厌氧菌亦具一定的抗菌作用。

(二) 药代动力学

健康志愿者单剂静脉滴注帕珠沙星 300 mg、500 mg,C_{max} 分别为 8.99 mg/L 和 11.0 mg/L;V_d 分别为 24.66 L 和 20.10 L。本品 $T_{1/2}$ 为 $1.74 \sim 1.88$ h。在给药后 24 h,

89.5%～93.9%的给药量以原形随尿液排泄。

（三）适应证及临床应用

适用于：①慢性呼吸道疾病伴发感染；②肾盂肾炎、膀胱炎。③烧伤感染、外科伤口感染等皮肤软组织感染；④胆道感染；⑤腹腔内感染；⑥生殖系统感染；⑦耳、鼻、咽喉部感染。腹腔感染及生殖系统感染需与甲硝唑联合应用。

（四）剂量及用法

静脉滴注，每次 300 mg 或 500 mg，每日 2 次。

十四、加诺沙星

本品为不含氟的喹诺酮类新品种。

（一）抗菌作用

加诺沙星对革兰阳性菌、革兰阴性菌和非典型病原体均有良好活性。对甲氧西林敏感金黄色葡萄球菌和甲氧西林敏感表葡菌的抗菌活性是莫西沙星的 2～4 倍，是左氧氟沙星和环丙沙星的 8～16 倍。对青霉素敏感或耐药的肺炎链球菌和化脓性脓链球菌具有高度的抗菌活性，较莫西沙星、左氧氟沙星强。本品对革兰阴性杆菌具有良好活性，但较环丙沙星略弱。本品对于肺炎支原体和人型支原体、沙眼衣原体和肺炎衣原体，以及解脲支原体均具较强的抗微生物活性，比莫西沙星强。对结核分枝杆菌的抗菌活性与左氧氟沙星相当。本品对厌氧菌具有抗菌活性，是莫西沙星的 2 倍。

（二）药代动力学

本品口服吸收迅速，健康志愿者单剂口服加诺沙星 400 mg，T_{max} 为 1.96 h。口服吸收后广泛分布至组织中，肺泡和肺泡巨噬细胞中的药物浓度明显超过同期血浓度。少量药物在肝脏代谢。$T_{1/2ke}$ 为 11.1 h。在尿液和粪便中排泄给药量的 41.8% 和 45.4%。

（三）适应证及临床应用

适用于：咽（喉）炎、扁桃体炎（包括扁桃体周炎和扁桃体周脓肿）、急性支气管炎、肺炎、慢性呼吸道疾病继发感染、中耳炎和窦炎。

（四）剂量及用法

口服，每次 400 mg，每日 1 次。

（五）不良反应

加诺沙星的常见不良反应有：腹泻、头痛和稀便等。常见实验室检查异常有：血清 ALT 升高、AST 升高及血淀粉酶升高。

十五、西他沙星

（一）抗菌作用

本品对革兰阳性菌、革兰阴性菌、厌氧菌和非典型病原体均有良好活性。对临床分离的金黄色葡萄球菌和甲氧西林敏感的表葡菌具有良好的抗菌活性，对部分耐甲氧西林葡萄球菌也具有一定抗菌活性。对青霉素敏感或耐药的肺炎链球菌及其他链球菌具有良好的抗菌活性。本品对革兰阴性菌具有良好活性，包括肠杆菌科细菌，流感嗜血杆菌、不动杆菌属及铜绿假单胞菌等假单胞菌属,其作用与环丙沙星相仿或略强,强于莫西沙星。本品对肺炎支原体和人型支原体、沙眼衣原体和肺炎衣原体,以及解脲支原体均具较强的抗微生物活性,比莫西沙星强。本品对厌氧菌具有抗菌活性,强于莫西沙星。

(二) 药代动力学

本品口服吸收快,F为43%～96%。单剂口服西他沙星T_{max}为1.2 h。本品吸收后广泛分布至肺、鼻窦黏膜、中耳黏膜和扁桃体中。本品主要以原形经肾脏排泄,$T_{1/2}$约为6 h,给药后72 h,80%的药物经肾脏排泄,20%经粪便排泄。

(三) 适应证及临床应用

敏感菌所致的咽喉炎、扁桃体炎、急性支气管炎、肺炎、慢性呼吸道疾病继发感染、膀胱炎、肾盂肾炎、尿道炎、盆腔炎、中耳炎、窦炎、牙周炎、冠周炎和下颌骨骨髓炎。

(四) 剂量及用法

每次50 mg或100 mg,每日2次,口服。

(五) 不良反应

西他沙星的常见不良反应有:腹泻、头痛、恶心和胃部不适等。常见实验室检查异常有:血清ALT升高、AST升高、γ-GT升高及嗜酸性粒细胞计数升高。

十六、奈诺沙星

(一) 抗菌作用

奈诺沙星为广谱抗菌药,对需氧革兰阳性菌及需氧革兰阴性菌均具有良好的抗菌作用。本品对需氧革兰阳性球菌具有强大的抗菌作用,包括对甲氧西林敏感的金黄色葡萄球菌、耐甲氧西林金黄色葡萄球菌、青霉素敏感肺炎链球菌、青霉素中介株、耐青霉素肺炎链球菌、化脓性链球菌和无乳链球菌等均具有高度抗菌活性。对粪肠球菌亦具良好的抗菌作用,但对屎肠球菌的抗菌作用差。本品对上述细菌中耐甲氧西林金黄色葡萄球菌、耐青霉素肺炎链球菌和粪肠球菌的作用优于其他喹诺酮类抗菌药。本品对需氧革兰阴性杆菌中的流感嗜血杆菌、卡他莫拉菌亦具高度抗菌活性,但对淋病奈瑟菌的作用略差。对大多数肠杆菌科细菌、铜绿假单胞菌、鲍曼不动杆菌和嗜麦芽窄食单胞菌亦具良好的抗菌作用,抗菌活性较环丙沙星、左氧氟沙星略低。对艰难梭菌抗菌活性高,对脆弱拟杆菌、消化链球菌亦具良好的抗菌作用。对肺炎支原体、肺炎衣原体和嗜肺军团菌均具有高度抗微生物活性。对结核分枝杆菌的抗菌作用差。

(二) 药代动力学

奈诺沙星口服后吸收迅速而完全,1～2 h内达到C_{max},F为100%。单次口服本品250～750 mg,呈线性药代动力学特征。空腹口服本品500 mg或750 mg,每日1次连续给药,至第3天达到稳态。平均V_d为200 L。本品主要经肾脏排泄。单次口服给药后72 h内,约给药量的70%以原形自尿中排出,约6%的原形药自粪便排出。$T_{1/2}$约为11 h。

(三) 适应证及临床应用

适用于社区获得性肺炎。

（四）剂量及用法

成人每次 0.5 g，每日 1 次，口服。

（五）不良反应

主要为恶心、呕吐和腹泻等消化道反应，头晕、头痛等神经系统反应。实验室检查异常主要有 ALT 升高、白细胞计数降低、AST 升高及 γ-GT 升高。

十七、德拉沙星

（一）抗菌作用

德拉沙星为广谱抗菌药，对需氧革兰阳性菌及需氧革兰阴性菌均具有良好抗菌作用。本品对需氧革兰阳性球菌具有强大的抗菌作用，包括对甲氧西林敏感的金黄色葡萄球菌、耐甲氧西林金黄色葡萄球菌、肺炎链球菌、化脓性链球菌和无乳链球菌等均具有高度抗菌活性。本品对需氧革兰阴性杆菌中的肺炎克雷伯菌、大肠埃希菌等大多数肠杆菌科细菌，铜绿假单胞菌和流感嗜血杆菌亦具良好的抗菌作用。对肺炎支原体、肺炎衣原体和嗜肺军团菌均具有高度抗微生物活性。

（二）药代动力学

单次口服德拉沙星 450 mg 的绝对 F 为 58.8%，与单次静脉给药 300 mg 的 AUC 相当。口服或静脉给药 T_{max} 约 1 h。德拉沙星的稳态 V_d 为 30～48 L。$T_{1/2}$ 为 3.7 h，50% 自尿液排泄，48% 自粪便排泄。

（三）适应证及临床应用

急性细菌性皮肤和皮肤结构感染、社区获得性细菌性肺炎。

（四）剂量及用法

成人每次 450 mg，q12 h，口服；或每次 300 mg，q12 h，静脉滴注。

（五）不良反应

常见的不良反应主要为恶心、呕吐、腹泻和头痛等；实验室检查异常主要有转氨酶升高。

（林东昉）

第十六节　磺胺类药与磺胺增效剂

1933 年，磺胺类药始用于临床。此后 80 余年来，虽有许多新抗菌药问世，但由于该类药物性质稳定、抗菌谱广，且用于敏感病原所致的感染疗效确切、使用方便及价格合理，故目前在临床上仍占一定地位。该类药物的作用机制为磺胺类在结构上类似于对氨基苯甲酸（para aminobenzoic acid，PABA），可与后者竞争细菌的二氢叶酸合成酶，阻断叶酸代谢，抑制细菌核酸合成。TMP 选择性作用于细菌二氢叶酸还原酶，与磺胺类合用使叶酸的合成过程遭到双重阻断，起协同作用。

根据其药理学特点,磺胺类药可分为口服易吸收、口服不易吸收,以及局部应用3类。口服易吸收磺胺类药主要用于治疗全身各系统感染;口服不易吸收者仅作为肠道感染的治疗用药;局部应用磺胺类药作为皮肤、黏膜感染的外用药物。目前临床应用较多者为口服易吸收磺胺类药,包括 SMZ、磺胺嘧啶(sulfadiazine,SD)及其与 TMP 的复方制剂,如 SMZ/TMP。

一、全身应用的磺胺类药

全身应用的磺胺类药主要为口服易吸收者,如 SMZ、SD、磺胺多辛(sulfadoxine)和磺胺林(sulfalene,SMPZ)等。

(一) 抗菌作用

磺胺类药对金黄色葡萄球菌、化脓性链球菌和肺炎链球菌具良好抗菌活性,炭疽杆菌、破伤风杆菌及部分李斯德菌属亦对其敏感。对肠杆菌科细菌如大肠埃希菌、变形杆菌属、克雷伯菌属、沙门菌属和志贺菌属的抗菌作用在不同菌株间差异较大,敏感及耐药菌株均存在。淋病奈瑟菌、脑膜炎奈瑟菌和流感嗜血杆菌也大多对其敏感。SMZ 对嗜肺军团菌也具一定的抗菌作用。此外,磺胺类药在体外对沙眼衣原体、星形诺卡菌、恶性疟原虫和鼠弓形虫也有抗微生物活性。

近年,链球菌属、肠杆菌科、奈瑟菌属和葡萄球菌属细菌等临床常见病原菌对 SMZ 等磺胺类药的耐药性日益增高,成人分离的耐青霉素肺炎链球菌耐药率达 90%,50%以上志贺菌属对磺胺类耐药。伤寒沙门菌等沙门菌属亦出现了耐药菌株,其耐药程度随不同地区、不同菌株而异。在脑膜炎奈瑟菌中,A、B、C、Y 组中均有耐药菌株产生,我国部分地区各型耐药率已超过 90%。

(二) 药代动力学

SMZ、SD 等口服后均易吸收。给药后 2~4 h 达 C_{max},血药浓度可超过 60 mg/L。口服吸收后广泛分布于肝、肾、消化道和脑等组织,在胸腔积液、腹水和房水等体液中可达较高药物浓度。在脑膜有炎症时,脑脊液中可达同期血药浓度的 80%~90%,脑膜无炎症时可达血药浓度的 50%,均可达有效治疗浓度。该类药物也易进入胎儿血循环,胎儿血药浓度可达母体血药浓度的 50%~100%。

SMZ 和 SD 的 $T_{1/2ke}$ 分别为 10 h 和 8~13 h,均属中效磺胺类药。肾功能不全者药物排泄缓慢,药物在肝内乙酰化过程增强,毒性随之增高。肝功能不全者药物代谢减慢,药物可与葡萄糖醛酸结合而从尿中排泄,碱性尿中排泄增多。少量药物自粪、乳汁和胆汁等排泄。给药后 24 h 内,自尿中以原形排出给药量的 16%~33%,约 30%以无抗菌活性的乙酰化形式排出。腹膜透析不能排出本品,血液透析仅中等程度清除本品。

(三) 不良反应

1. *过敏反应*　较常见,一般在用药后 7~10 d 内出现。表现为不同类型的皮疹,如斑丘疹、渗出性多形红斑、剥脱性皮炎和大疱表皮松解萎缩性皮炎等,也可发生光感皮炎、药物热和血清病样反应等。

2. *血液系统反应*　表现为粒细胞减少、血小板减少、再生障碍性贫血和溶血性贫血等。后者在葡萄糖-6-磷酸脱氢酶缺乏症者中易发生,在新生儿、婴幼儿中多见。

3. 肾脏损害　可有结晶尿、管型尿、血尿及肾功能减退等。

4. 肝脏损害　可出现肝功能异常、黄疸和肝坏死等。

5. 高胆红素血症和新生儿胆红素脑病　磺胺类可与胆红素竞争蛋白结合部位,使游离胆红素增高。新生儿肝功能发育不全,易发生高胆红素血症,偶见胆红素脑病。

6. 其他症状　常见消化道反应和头痛、乏力等中枢神经系统症状,甲状腺肿大及功能减退也偶有发生。

（四）适应证

适应证参见"复方磺胺类药"部分。近年,许多临床常见的病原菌对该类药物耐药,故仅用于该类药物敏感的细菌或其他病原微生物所致的感染。

（五）注意事项

（1）磺胺类药各品种间呈交叉过敏性,有该类药过敏史者禁用所有磺胺类药。

（2）妊娠后期、哺乳期妇女及新生儿不宜应用本品。

（3）肝、肾功能不全者避免应用,老年患者慎用。

（4）全身用药时,首剂应加倍给药。

（5）长期大量口服者应加等量碳酸氢钠碱化尿液,且多饮水,以防产生结晶尿、血尿,造成肾脏损害。

（6）用药期间,每隔 2～3 d 查尿、血常规。白细胞总数低于 $3 \times 10^9/L$ 或中性粒细胞低于 $1.5 \times 10^9/L$ 时,应停药。

（7）与酸性药物合用可增加肾毒性。与口服降糖药合用可增加降血糖效果。与巴比妥类合用,可增强中枢抑制作用。

（六）用法与用量

SMZ：①成人常用量,首剂 2 g,以后每日 2 g,分 2 次口服；②儿童常用量,治疗 2 个月以上婴儿及儿童的一般感染,首剂按体重,每日 50～60 mg/kg（总量不超过 2 g）,以后每日按体重 50～60 mg/kg,分 2 次口服。

二、磺胺增效剂与复方磺胺类药

（一）磺胺增效剂

主要是指 TMP,属抑菌剂,对大肠埃希菌、肺炎克雷伯菌、奇异变形菌、沙门菌属和志贺菌属均具有抗菌活性。TMP 主要与磺胺类药合用,可使细菌的叶酸代谢遭到双重阻断,从而使磺胺类药的抗菌活性增强。

本品吸收迅速而完全,口服 0.1 g,C_{max} 为 1 mg/L。该药可广泛分布于组织、体液中,组织中药物浓度超过血药浓度,易通过血脑屏障,并可透过胎盘屏障。主要自肾脏排泄。

应用本品后可出现血液系统不良反应,包括白细胞计数下降、血小板计数减少等；也可发生瘙痒、皮疹等；部分患者可有恶心、呕吐和腹泻等胃肠道反应。

本品通常与 SMZ、SD 联合应用。用法与用量请参见"复方磺胺类药"。

(二)复方磺胺类药

1. 适应证　目前,临床常用者为 SMZ/TMP 和 SD/TMP,以前者较为常用。复方磺胺类药主要适用于敏感菌株所致的下列感染:

(1)尿路感染:SMZ/TMP 可用于各类轻症尿路感染,亦可用于慢性尿路感染患者的预防用药。

(2)呼吸道感染:复方磺胺类药物均可用于治疗对该类药物敏感的病原菌所致的慢性支气管炎急性细菌性加重。

(3)伤寒和其他沙门菌属感染:该类药物可用于敏感沙门菌属所致的伤寒、副伤寒和其他沙门菌属感染。

(4)肠道感染:该类药物可用于福氏和宋氏志贺菌所致的肠道感染。也可用于产肠毒素大肠埃希杆菌及志贺菌属所致的旅游者腹泻的治疗。

(5)小儿急性中耳炎:由肺炎链球菌、流感嗜血杆菌和卡他莫拉菌所致的小儿急性中耳炎。

(6)用于肺孢子菌肺炎及诺卡菌感染的治疗和肺孢子菌肺炎的预防。

下列情况不宜应用本品:①中耳炎的预防或长程治疗;②化脓性链球菌扁桃体炎和咽炎,因细菌不易被清除。

2. 用法与用量　SMZ/TMP,用量以 TMP 计。

(1)成人常用量:治疗细菌性感染,每次 160 mg, q12 h。治疗肺孢子菌病,每次 3.75~5 mg/kg, q6 h,服用 21 d;艾滋病患者长期抑制治疗,起始剂量:TMP 每次 160 mg,每周服 3 次。

(2)儿童常用量　治疗细菌感染,2 个月以上、体重 40 kg 以下的婴幼儿,按体重每次 4~6 mg/kg,口服,q12 h;体重≥40 kg 的儿童剂量同成人常用量。治疗肺孢子菌病,按体重每次 3.75~5 mg/kg,口服,q6 h,共 21 d。

三、局部应用磺胺类药

磺胺嘧啶银等局部应用磺胺类药对多数革兰阳性菌、革兰阴性菌和酵母等真菌均有良好的抗菌作用。对铜绿假单胞菌、大肠埃希菌和葡萄球菌属均有抗菌作用。部分药物所含银盐具收敛作用,使创面干燥、结痂和早期愈合。

(一)药代动力学

磺胺嘧啶银与创面渗出液接触时缓慢代谢,部分药物可自局部吸收入血,磺胺嘧啶银的血药浓度可达 10~20 mg/L。当创面广泛、用药量大时,吸收量增加,血药浓度可更高。一般情况下,本品中银的吸收量不超过其含量的 1%。本品对坏死组织的穿透性较差。

(二)适应证

磺胺嘧啶银主要用于烧伤继发创面感染的预防和治疗。磺胺醋酰钠抗菌可用于治疗结膜炎、睑缘炎等敏感微生物所致的眼部感染。

(三)注意事项

参见"全身应用的磺胺类药"部分。

（四）用法与用量

磺胺嘧啶银：以软膏或乳膏涂布于创面，约 1.5 mm 厚度。也可将混悬剂制成油纱布敷用，1～2 d 换药 1 次。

（徐晓刚）

第十七节　硝基咪唑类

目前用于临床的硝基咪唑类药物主要包括甲硝唑和替硝唑、奥硝唑、左奥硝唑和吗啉硝唑。该类药物对厌氧菌具强大的抗菌活性，对滴虫，阿米巴原虫和蓝氏贾第鞭毛虫等也具强大的抗原虫作用。该类药物自临床应用以来，耐药株很少产生。

一、甲硝唑

甲硝唑早年用于治疗原虫感染，如滴虫病、阿米巴原虫病及蓝氏贾第鞭毛虫病等。至 1960 年，发现本品对厌氧菌具强大的抗菌作用后，广泛用于治疗厌氧菌感染，至今仍为厌氧菌感染的首选药物。

（一）抗菌与抗原虫作用

甲硝唑在体外对梭菌属、真杆菌属、消化球菌、消化链球菌、脆弱拟杆菌等拟杆菌属、梭杆菌属和普雷沃菌属等革兰阳性和阴性厌氧菌均具良好抗菌活性。放线菌属、乳酸杆菌属和丙酸杆菌属对本品多呈耐药。甲硝唑对溶组织肠阿米巴、阴道滴虫、梨形肠鞭毛虫和结肠小袋纤毛虫均有良好的抗原虫作用。本品杀菌机制尚未完全阐明，抗阿米巴原虫的机制为抑制其氧化还原反应，使原虫的氮链发生断裂。

（二）药代动力学

口服吸收完全，F 为 90%，与食物同服不影响其吸收。$T_{1/2ke}$ 为 6～14 h。该类药物在体内分布广，胎盘、乳汁及胆汁中的浓度与同期血药浓度相近。能透过血脑屏障，在肝脓肿脓液、肺、骨、精液和阴道分泌物中均可达到有效杀菌浓度。药物主要经肾脏排泄。本品及其代谢产物可经血液透析清除，腹膜透析不能清除本品。

（三）适应证及临床应用

（1）腹腔感染等各种厌氧菌感染，但需与其他抗需氧菌药物联合使用。

（2）阿米巴病、阴道滴虫病、贾第虫病和结肠小袋纤毛虫等寄生虫病的治疗。

（3）艰难梭菌肠炎。

（4）与其他药物联合用于幽门螺杆菌所致的胃窦炎、牙周感染和加德纳菌阴道炎。

（四）剂量及用法

成人常用剂量：①厌氧菌感染，静脉给药，首剂 15 mg/kg，维持量为每次 7.5 mg/kg，q(6～8) h，疗程 7～10 d 或更长。口服剂量为每次 7.5 mg/kg，q(6～8) h，疗程 7～10 d。②阿米巴病：急性肠阿米巴病，口服每次 400～600 mg，每日 3 次，疗程

7 d;肠外阿米巴病,口服每次 600~800 mg,每日 3 次,疗程 20 d。③滴虫病:口服每次 200 mg,每日 4 次,疗程 7 d。⑤贾第虫病:每次 400 mg,每日 3 次,疗程 5~10 d。⑥艰难梭菌肠炎:口服每次 500 mg,每日 3 次,疗程 10~14 d。

(五) 不良反应

胃肠道反应最常见。严重的不良反应为大剂量[>300 mg/(kg·d)]时引起的癫痫发作和周围神经病变,后者主要表现为肢端麻木和感觉异常。某些病例长程用药可产生周围神经病变。其他包括皮疹等过敏反应,口腔中金属味等。

(六) 禁忌证及注意事项

(1) 禁用于对本品和硝基咪唑类药物有过敏史者。

(2) 有活动性中枢神经系统疾病和血液病者禁用。

(3) 本品属妊娠期用药 B 类。

(4) 肾功能减退和(或)严重肝功能减退患者须调整剂量。

(5) 治疗阴道滴虫病时,须同时治疗其性伴侣。

(6) 使用本品期间及停药后至少 3 d 内,不可饮酒。

二、替硝唑

(一) 抗菌作用

与甲硝唑基本相仿,对脆弱拟杆菌及梭杆菌属的作用较甲硝唑强,但对梭状芽胞杆菌属的作用则略差。本品对阴道滴虫、溶组织阿米巴等原虫具有活性。

(二) 药代动力学

口服吸收 F 高,建议与食物同服。$T_{1/2ke}$ 为 12 h。广泛分布于组织及体液中,对血脑屏障的穿透性较甲硝唑高。本品在肝脏代谢,主要经肾脏排泄,血透可快速清除。

(三) 适应证及临床应用

同甲硝唑。

(四) 剂量及用法

1. 口服制剂 ①细菌性阴道炎:每日 1 g 单剂,疗程 5 d;或每日 2 g 单剂,疗程 2 d。②阴道滴虫病和贾第虫病:2 g 单剂顿服;部分病例必要时可重复上述剂量 1 次。③肠阿米巴病:每日 2 g 顿服,疗程 3 d;阿米巴肝脓肿:每日 2 g 顿服,疗程 5 d。

2. 静脉制剂 成人厌氧菌感染,每日 1 次,0.8 g 缓慢静脉滴注。

(五) 不良反应

与甲硝唑相比,替硝唑的不良反应较少见而轻微,以胃肠道反应最为多见,主要表现为恶心、呕吐、食欲减退、腹泻和口腔金属味。

(六) 禁忌证与注意事项

肝功能减退患者须调整剂量。妊娠期用药分类 C 类,孕初 3 个月禁止使用。余同甲硝唑。

(黄海辉 李 颖)

第十八节 其他抗菌药物

一、利奈唑胺和泰迪唑胺

利奈唑胺与泰迪唑胺(tedizolid)均属于全合成抗菌药恶唑烷酮类(oxazolidinones)。

(一) 利奈唑胺

1. 抗菌作用 利奈唑胺对葡萄球菌属、肠球菌属和链球菌属均显示良好的抗菌作用,包括金黄色葡萄球菌(甲氧西林敏感或耐药菌株)、凝固酶阴性葡萄球菌(甲氧西林敏感或耐药菌株)、粪肠球菌(万古霉素敏感或耐药菌株)、屎肠球菌(万古霉素敏感或耐药菌株)、肺炎链球菌(包括耐青霉素肺炎链球菌)、无乳链球菌、化脓性链球菌和草绿色链球菌。利奈唑胺对厌氧菌亦具抗菌活性,对艰难梭菌的作用与万古霉素相似,对拟杆菌属和梭杆菌属具有一定抗菌作用。利奈唑胺对革兰阴性菌作用差。利奈唑胺对支原体属和衣原体属、结核分枝杆菌和鸟分枝杆菌亦有一定的抑制作用。

利奈唑胺与细菌核糖体50S亚单位结合,抑制mRNA与核糖体结合,阻止70S起始复合物的形成,从而抑制细菌蛋白质的合成。利奈唑胺为抑菌剂,但对肺炎链球菌等链球菌属可呈现杀菌作用。

2. 药代动力学 利奈唑胺口服吸收快速且完全,F为100%。健康志愿者单剂口服利奈唑胺375 mg或600 mg,在1.52 h或1.28 h内达到C_{max},分别为8.10 mg/L和12.70 mg/L。进食可使利奈唑胺T_{max}延迟1.5~2.2 h,C_{max}降低23%,但对AUC和F没有影响。单剂静脉滴注利奈唑胺625 mg,T_{max}为0.50 h,C_{max}达12.90 mg/L。利奈唑胺在体内广泛分布于血液灌注良好的组织,蛋白结合率为31%。本品为时间依赖性抗菌药,V_d为50 L。利奈唑胺在体内缓慢氧化为羧酸化合物,CLnr约占利奈唑胺总CL的65%。稳态时,约有30%的药物以原形随尿排泄。约有6%和3%的药物分别以代谢产物的形式经粪便排出。$T_{1/2ke}$为4.5~5.5 h。

3. 适应证及临床应用 本品用于治疗敏感菌引起的下列感染:①万古霉素耐药屎肠球菌感染;②医院获得性肺炎;③复杂性皮肤软组织感染;④单纯性皮肤软组织感染;⑤社区获得性肺炎。

4. 剂量及用法 医院获得性肺炎、复杂性皮肤软组织感染、社区获得性肺炎和万古霉素耐药屎肠球菌感染:成人每次600 mg,q12 h,静脉滴注或口服。单纯性皮肤软组织感染:成人每次400 mg,每日2次,口服。

5. 不良反应 较常见的不良反应包括腹泻、头痛、恶心、呕吐、失眠、便秘、皮疹、头晕和发热;实验室检查有血小板计数减少、血白细胞计数减少、贫血、肝功能异常和BUN升高。利奈唑胺相关的血小板减少表现为与疗程相关(通常疗程均超过2周)。

6. 注意事项

(1) 应用本品有出现骨髓抑制的报道,尤其以血小板减少多见。亦可表现为贫血、白细胞减少或全血细胞减少。在本品治疗中也有出现视物模糊的报道。

(2) 疗程超过 28 d 者发生周围神经病、视神经病变及其他不良反应的可能性增加。

(3) 利奈唑胺具有轻度可逆的、非选择性的单胺氧化酶抑制剂作用,与肾上腺素能或 5-羟色胺类药物合用有产生相互作用的可能,需要观察患者发热、血压升高等 5-羟色胺综合征的症状和体征。

(二) 泰迪唑胺

泰迪唑胺的口服及注射用药均为磷酸泰迪唑胺,为前药,在体内磷酸酯酶作用下转为其活性成分泰迪唑胺而起作用。

1. 抗菌作用 泰迪唑胺的抗菌谱和作用机制与利奈唑胺相仿,但作用更强。

2. 药代动力学 本品空腹口服后约 3 h 达 C_{max},其绝对 F 为 91%。静脉输注给药时,C_{max} 出现在输注结束时。健康成人志愿者单剂口服或静脉给药本品 200 mg 的 C_{max} 分别为 2.0 mg/L 和 2.3 mg/L。本品的血浆蛋白结合率为 70%~90%。单剂静脉给药后,泰迪唑胺 V_d 为 67~80 L。绝大多数本品在体内代谢,以原形从粪便和尿液排出的药物<3%。$T_{1/2ke}$ 约为 12 h。

3. 适应证及临床应用 本品用于治疗敏感菌引起的急性细菌性皮肤与皮肤结构感染。

4. 剂量及用法 18 岁以上成人每次 200 mg,每日 1 次,静脉滴注或口服,总疗程 6 d。

5. 不良反应 泰迪唑胺较常见的不良反应包括恶心、头痛、腹泻、呕吐和眩晕等。

6. 药物相互作用 与利奈唑胺相似,泰迪唑胺在体外具有可逆的单胺氧化酶抑制剂作用。

(林东昉)

二、替加环素

替加环素属甘氨酰环素类(glycylcyclines)抗生素。

(一) 抗菌作用

替加环素对甲氧西林敏感及耐药的金黄色葡萄球菌和凝固酶阴性葡萄球菌、糖肽类中介金黄色葡萄球菌的抗菌活性高;对粪肠球菌和屎肠球菌的体外抗菌活性分别是万古霉素和利奈唑胺的 8 倍和 16 倍;对肺炎链球菌、草绿色链球菌,以及 β 溶血链球菌亦具高度抗菌活性,包括青霉素耐药株。

替加环素对产或非产 ESBLs 大肠埃希菌和肺炎克雷伯菌的抗菌活性相仿,对变形杆菌属、摩氏摩根菌和粘质沙雷菌的抗菌活性较差。在体外对鲍曼不动杆菌属、嗜麦芽窄食单胞菌具抗菌活性,但对洋葱伯克霍尔德菌活性较差。铜绿假单胞菌对该药呈耐药。

替加环素对于拟杆菌属、产气荚膜梭菌,以及微小消化链球菌等厌氧菌有较好作用。对肺炎支原体和人型支原体亦有良好作用,对解脲脲原体作用略差。替加环素对脓肿分枝杆菌等快速生长分枝杆菌具良好的抗菌活性。

（二）药代动力学

单剂静脉滴注替加环素 100 mg，C_{max} 为 0.9～1.45 mg/L，血浆蛋白结合率为 71%～89%。本品组织分布广，其分布超过血浆容量。替加环素在体内仅少量代谢，给药剂量的 59% 通过胆道或粪便排泄消除，33% 经尿液排泄（原形 22%）。$T_{1/2ke}$ 为 42.4 h。

（三）适应证及临床应用

本品适用于 18 岁以上患者，由敏感菌所致的复杂性腹腔感染、复杂性皮肤和皮肤结构感染，以及社区获得性肺炎。对于无其他药物可用的感染，经有经验的医师讨论后可用于治疗 8 岁及以上敏感菌所致的复杂性腹腔感染、复杂性皮肤和皮肤结构感染。

（四）剂量及用法

成人：静脉滴注，首剂 100 mg，然后每次 50 mg，q12 h。

（五）不良反应

最为常见的不良反应为恶心、呕吐、腹泻、腹痛、头痛和肝功能异常。其余较常见的不良反应包括乏力、静脉炎、头晕、皮疹、AKP 升高、淀粉酶升高、胆红素血症、BUN 升高和低蛋白血症等。亦有报告过敏反应、急性胰腺炎、肝胆汁淤积、严重皮肤反应，以及有症状的低血糖。

（六）禁忌证及注意事项

（1）已知对替加环素过敏者禁用，对四环素类抗生素过敏者避免使用。

（2）轻至中度肝功能损害患者无须调整剂量，重度肝功能损害患者（Child Pugh 分级为 C 级者）慎用替加环素。

（3）如使用替加环素后怀疑引发胰腺炎，应停药。

（4）在牙齿发育期间（怀孕中后期，8 岁以前）使用本品可导致牙齿永久变色，应避免使用。

（5）避免单用本品治疗肠穿孔继发的复杂性腹腔感染。

（黄海辉）

三、磷霉素

磷霉素有口服制剂磷霉素钙、磷霉素氨丁三醇和注射剂磷霉素钠。

（一）抗菌作用

磷霉素对需氧革兰阳性和革兰阴性菌具广谱抗菌作用。该药在体外及体内对下列细菌具良好抗菌作用：大肠埃希菌、志贺菌属、金黄色葡萄球菌、凝固酶阴性葡萄球菌（包括甲氧西林敏感及耐药株）和肠球菌属。磷霉素在体外对以下细菌亦具抗菌活性：流感嗜血杆菌、沙门菌属、霍乱弧菌、脑膜炎奈瑟菌、链球菌属、屎肠球菌、克雷伯菌属、变形杆菌属、柠檬酸杆菌属和沙雷菌属，但抗菌活性较青霉素类及头孢菌素类差，对假单胞菌属具有不同程度的敏感性，对不动杆菌属作用差。磷霉素对于部分产 ESBLs 和碳青霉烯酶的肠杆菌科细菌具有良好的抗菌活性。

(二) 药代动力学

单剂空腹口服磷霉素钙盐 1 g 和 2 g 后,C_{max} 于服药后 2 h 到达,分别为 5.98 mg/L 及 8.89 mg/L;口服磷霉素钙盐的 F 为 12%。单剂口服磷霉酸氨丁三醇 3 g 后迅速吸收,并在体内转化为磷霉素游离酸,2 h 内达 C_{max},为 26.1 mg/L,单剂空腹口服绝对 F 为 37%～42%,进食后服药的 F 下降至 30%。肌注磷霉素钠盐 2 g 后 C_{max} 于 2 h 后到达,为 33.73 mg/L。静脉注射磷霉素钠 1 g 后 30 min,C_{max} 为 74 mg/L,静脉滴注磷霉素钠 0.5 g、1.0 g、2.0 g 和 4.0 g 后的 C_{max} 分别为 28 mg/L、46 mg/L、90 mg/L 和 195 mg/L,每 6 h 静注 0.5 g,其稳态血药浓度为 36 mg/L。本品的血浆蛋白结合率为 2.16%。磷霉素可广泛分布于各种组织和体液中,V_d 为 136.1 L。磷霉素在体内不代谢,口服磷霉素氨丁三醇后主要以磷霉素形式自尿和粪中排泄,CL 和 CLr 分别为 16.9 L/h 和 6.3 L/h。自尿和粪中各排出给药量的 38% 和 18%。口服磷霉素钙盐后,尿中排出给药量的 9%～18%。单次空腹口服磷霉素氨丁三醇 3 g 后 2～4 h 内,尿药浓度为 706 mg/L,给药后 72～84 h,尿药浓度为 10 mg/L。口服本品的血 $T_{1/2}$ 为(5.7±2.8)h。静脉滴注磷霉素钠后大部分以原形经尿排出。$T_{1/2kc}$ 为 1.5～2 h,给药后 24 h 内,自尿中约排出给药量的 90%。

(三) 适应证及临床应用

口服磷霉素钙盐可用于治疗敏感菌所致的急性单纯性下尿路感染和肠道感染(包括细菌性痢疾)。单剂口服磷霉素氨丁三醇用于单纯性下尿路感染的治疗。磷霉素钠注射剂可用于治疗敏感菌所致的呼吸道感染、尿路感染和皮肤软组织感染等。

(四) 剂量及用法

磷霉素钙盐口服成人每日 2～4 g,分 3～4 次给药。磷霉素氨丁三醇空腹或进餐后口服单剂 5.631 g(含磷霉素酸 3 g)。磷霉素钠静脉给药治疗成人轻、中度感染每日 4～8 g。用于重症感染时,每日剂量可增至 16～24 g,分 3～4 次给药。

(五) 不良反应

较常见者为轻度胃肠道反应,如恶心、食欲降低、中上腹不适、稀便或轻度腹泻,一般不影响继续用药,偶可表现为假膜性肠炎。静脉给药可引起静脉炎。

(六) 注意事项

(1) 1 g 磷霉素酸中含钠离子 0.32 g。因此,心功能不全、肾功能不全和高血压等需要限制钠盐摄入量的患者应用本品时,必须注意保持体内钠离子的平衡。

(2) 本品不可快速静脉滴注,以免出现静脉炎。

(林东昉)

四、夫西地酸

(一) 抗菌作用

夫西地酸属抑菌剂,高浓度时亦具杀菌作用。它对革兰阳性需氧菌如金黄色葡萄球菌、表皮葡萄球菌有高度抗菌活性,对甲氧西林耐药菌株亦具良好抗菌作用,但 PAE 时间较短,仅 $1\sim2$ h。对腐生葡萄球菌及其他革兰阳性菌如链球菌属、肺炎链球菌和肠球菌属作用差。革兰阴性需氧菌除淋病奈瑟菌、脑膜炎奈瑟菌外,对本品均耐药。在厌氧菌中,除梭菌属外多较敏感。

夫西地酸通过抑制细菌蛋白合成起抗菌作用,与其他抗菌药没有交叉耐药现象。

（二）药代动力学

夫西地酸可静脉应用,也可口服或局部使用。口服吸收好,一次口服 0.5 g 后,T_{max} 为 $2\sim3.5$ h,C_{max} 为 $14.5\sim33.3$ mg/L,$T_{1/2ke}$ 为 $8.9\sim16.0$ h,但个体差异明显。血浆蛋白结合率高,为 $95\%\sim97\%$。夫西地酸胶囊口服 F 为 69%,口服混悬液为 46%,口服薄膜包衣片可达 91%。静脉注射夫西地酸 100 mg 后,C_{max} 为 21 mg/L。静脉滴注夫西地酸 500 mg 后即刻可达 C_{max},为 $23.6\sim52.4$ mg/L,$T_{1/2ke}$ 为 $9.8\sim14.5$ h。夫西地酸在体内清除较慢,重复使用常规剂量可有蓄积。夫西地酸可广泛分布于体内各种组织和体液中,但难以通过血脑屏障。夫西地酸经肝脏代谢并主要经胆汁排泄。在粪便中约有 2% 药物以原形排泄,在尿中排泄量极少。

（三）适应证及临床应用

夫西地酸宜与其他抗菌药物联合治疗葡萄球菌属,包括耐甲氧西林葡萄球菌所致的各种感染。静脉制剂适用于较重病例或耐药革兰阳性菌感染。

（四）剂量及用法

口服:成人每日 1.5 g,分 3 次服用。静脉滴注:体重 $\geqslant$ 50 kg 者,每日 3 次,每次 500 mg;体重 $<$ 50 kg 者,每日 3 次,每次 7 mg/kg。

（五）不良反应

口服夫西地酸较常见的不良反应以胃肠道反应为主,发生率随剂量增加而增加。静脉滴注时常见的不良反应为局部疼痛、血栓性静脉炎和静脉痉挛。可发生肝功能异常、黄疸和血胆红素升高等。

（六）注意事项

本品应输入血流良好、直径较大的静脉,或从中心静脉插管输入,以减少静脉痉挛及血栓性静脉炎的发生。

（七）药物相互作用

与辛伐他汀、阿托伐他汀合用时,辛伐他汀由 CYP3A4 调节的代谢被夫西地酸抑制,出现肌病或横纹肌溶解的风险增加。

（林东昉）

五、呋喃类

（一）硝基呋喃类

硝基呋喃类药物属广谱抗菌药物,对大多数革兰阳性菌和革兰阴性菌及原虫等病原体均有杀灭作用。细菌对之不易产生耐药性,但其口服吸收差,血药浓度低。该类药物包括呋喃妥因、呋喃唑酮。呋喃妥因主要用于敏感菌所致的急性单纯性膀胱炎的治疗，以及反复发作性尿路感染的预防。呋喃唑酮又名痢特灵，主要治疗肠道感染，贾第虫及阴道滴虫病的治疗。

下面介绍呋喃妥因的相关特点和临床应用情况。

(1) 抗菌作用：多数大肠埃希菌对本品敏感，克雷伯菌属、产气肠杆菌及志贺菌属等对本品敏感性差异较大，铜绿假单胞菌与变形杆菌属通常耐药。本品对部分金黄色葡萄球菌、表葡菌、腐生葡萄球菌等凝固酶阴性葡萄球菌和肠球菌属也具抗菌活性。在酸性环境中，药物抗菌活性增高。

(2) 药代动力学：本品口服吸收较差，口服常规剂量后，血药浓度低于有效水平。30%～40%的药物以原形自尿排出，尿药浓度高达 $50～250\ mg/L$。尿 pH＜5 时，抗菌活性高；pH5～8 时，对大肠埃希菌活性降低 20 倍。本品亦可经胆汁排泄，并经透析清除。$T_{1/2ke}$ 为 0.3～1 h。肾功能不全者、新生儿和婴儿用药时，药物经肾脏排泄减少，血药浓度的轻微升高足以产生严重毒性反应。

(3) 适应证：本品仅适用于敏感的大肠埃希菌、腐生葡萄球菌、肠球菌属、肠杆菌属及克雷伯菌属细菌所致的急性单纯性膀胱炎。呋喃妥因亦可用于反复发作性尿路感染的预防。本品不宜用于肾盂肾炎及肾脓肿的治疗。

(4) 不良反应：①以消化道反应最为常见，表现为恶心、呕吐、食欲降低和腹泻等；②少见的不良反应为皮疹、药物热、嗜酸性粒细胞增多、粒细胞减少和肝炎等；③偶可发生头痛、头昏、嗜睡、肌痛和眼球震颤等神经系统不良反应及血清氨基转移酶增高等；④长期服药 6 个月以上者，偶可发生弥漫性间质性肺炎或肺纤维化。

(5) 注意事项：①本品禁用于对呋喃类药物过敏及无尿、少尿或肾功能明显受损者 (Ccr＜60 ml/min)；②亦禁用于孕妇妊娠后期(38～42 周)及新生儿，哺乳期妇女应用时须停止哺乳；③肾功能不全可加重周围神经病变的发生；④长期应用本品 6 个月或以上者可发生弥漫性间质性肺炎或肺纤维化，故将本品作长期预防应用者须权衡利弊；⑤本品可诱发伯氨喹敏感性溶血性贫血，如发生溶血，应即停用本品；⑥应用本品可发生假膜性肠炎，因此，应用本品的患者如发生腹泻，应考虑假膜性肠炎的可能，须立即停用本品。

(二) 呋喃唑酮

本品对沙门菌属、志贺菌属、大肠埃希菌、肠杆菌属、肺炎克雷伯菌、金黄色葡萄球菌、肠球菌属、霍乱弧菌、弯曲菌属和拟杆菌属均具一定的抗菌作用。在一定浓度下，对毛滴虫、贾第鞭毛虫也有作用。

本品口服吸收仅为 5%，肠道内药物浓度高。

临床上主要用于治疗：①敏感菌所致的各种肠道感染，包括志贺菌属感染、沙门菌属感染和霍乱；②也可以用于伤寒、副伤寒、贾第鞭毛虫病和滴虫病等。本品可与制酸剂等药物联用于治疗幽门螺杆菌所致的胃窦炎。

不良反应主要有恶心、呕吐、腹泻、头痛、头晕、药物热、皮疹和肛门瘙痒等，偶可出现溶血性贫血和黄疸，以及多发性神经炎。剂量过大可引起精神障碍及多发性神经炎。

注意事项同呋喃妥因。此外，口服本品期间饮酒可引起双硫仑样反应，表现为皮肤潮红、瘙痒、发热、头痛、恶心、腹痛、心动过速、血压升高和胸闷烦躁等。故服药期间,禁止饮酒及饮用含酒精饮料。与三环类抗抑郁药合用可引起急性中毒性精神病,应予避免。

（赵　旭）

六、非达霉素

非达霉素(fidaxomicin)是具有 18 元环结构的新型大环内酯类抗生素。

（一）抗菌作用

非达霉素对包括艰难梭菌在内的梭菌属具有良好的抗菌活性。

（二）药代动力学

非达霉素口服吸收差,口服后部分水解成主要的活性代谢物 OP－1118,在肝内无明显代谢。本品主要分布在胃肠道。超过 92% 以上的本品和 OP－1118 从粪便排泄。$T_{1/2ke}$ 分别为(11.7 ± 4.80)h 和(11.2 ± 3.01)h。

（三）适应证及临床应用

成人(≥18 岁)艰难梭菌相关性腹泻。

（四）剂量及用法

口服,每次 200 mg,每日 2 次,疗程 10 d,可与或不与食物同服。

（五）不良反应

临床试验中较常见的不良反应包括:恶心、呕吐、腹痛、胃肠道出血、贫血和中性粒细胞降低等;实验室检查异常包括 AKP、ALT 升高,血小板降低,血糖升高及代谢性酸中毒等。上市后报告的不良反应主要为过敏反应(呼吸困难、血管性水肿、皮疹和瘙痒)。

（六）禁忌证及注意事项

(1) 对非达霉素过敏者禁用。

(2) 由于口服吸收差,不宜用于全身性感染。

(3) 有大环内脂类过敏史的患者慎用本品。

（黄海辉）

七、利福昔明

利福昔明为衍生自利福霉素的非氨基糖苷类半合成抗生素。

（一）抗菌作用

本品对肠产毒素大肠埃希菌、肠聚集性大肠埃希菌、肠出血性大肠埃希菌、志贺菌属和沙门菌属等多种肠道致病菌具抗菌活性,但对弯曲杆菌属无抗菌作用。对阴沟肠杆菌、肺炎克雷伯菌、消化链球菌、艰难梭菌及拟杆菌属亦具有一定的体外抗菌活性。

（二）药代动力学

口服几乎不吸收,但肝功能不全患者口服本品后,AUC 可增加 12 倍。蛋白结合率为 67.5%。部分经肝药酶 CYP3A4 代谢。绝大部分以原形由粪便排出。$T_{1/2ke}$ 约为 5.6 h。

（三）适应证及临床应用

非侵袭性大肠埃希菌所致的旅行者腹泻；降低成人肝性脑病复发风险；成人肠易激综合征伴腹泻。

（四）剂量及用法

1. 成人和12岁以上儿童旅行者腹泻　每次200 mg，每日3次口服，连服3 d。

2. 肝性脑病　每次550 mg，每日2次口服。

3. 肠易激综合征伴腹泻　每次550 mg，每日3次口服，连服14 d。

（五）不良反应

常见的不良反应包括头痛、头晕、周围性水肿、恶心、乏力和肝功能异常等。

（六）禁忌证及注意事项

（1）既往对利福昔明和（或）利福霉素过敏者禁用。

（2）非大肠埃希菌所致的伴有发热或血便的旅行者腹泻禁用。

（3）严重肝功能不全（Child-Pugh C级）患者慎用。

（4）与P-糖蛋白抑制剂如环孢素合用，可能大幅增加利福昔明全身暴露，同时使用应谨慎。

（黄海辉）

八、莫匹罗星

（一）抗菌作用

莫匹罗星对包括甲氧西林耐药菌株在内的金黄色葡萄球菌、表葡菌、腐生葡萄球菌，以及化脓性链球菌等革兰阳性球菌具抗菌活性，但对肠球菌属无抗菌作用。对革兰阴性菌中的嗜血杆菌属、巴斯德菌属和博德特菌属有一定抗菌活性，对假单胞菌属、肠杆菌科细菌的抗菌作用差，对厌氧菌无抗菌作用。

（二）药代动力学

本品局部应用后在成人中基本不吸收，但在新生儿和婴儿中可有部分吸收。

（三）适应证及临床应用

本品为局部外用抗生素，适用于葡萄球菌属或化脓链球菌引起的脓疱病。也可鼻腔内局部应用以消除金黄色葡萄球菌的带菌状态。

（四）剂量及用法

本品仅供外用，涂于局部患处，每日3次，疗程10 d。鼻腔内用时，将莫匹罗星软膏适量挤入鼻腔，并挤压鼻翼片刻，每日2次。

（五）不良反应

临床试验中较为常见的不良反应包括局部烧灼感、蜇刺感、疼痛及瘙痒等。上市后有报告莫匹罗星软膏引起全身性过敏反应，如过敏性休克、荨麻疹、血管性水肿和全身皮疹，但罕见。

（六）禁忌证及注意事项

（1）既往对莫匹罗星过敏者禁用。

（2）2个月～16岁的儿童可安全使用本品。

（3）莫匹罗星软膏不应接触眼部；鼻腔内使用时应用其鼻用软膏。

（4）莫匹罗星软膏所用基质可经皮肤创面吸收并经肾脏排出。因此,肾功能中、重度不全患者不应大量应用。

（5）不宜应用于静脉导管或中心静脉插管部位。

（黄海辉）

第十九节　抗结核药物

一、一线抗结核药物

（一）异烟肼

1. 抗菌活性　异烟肼是目前使用的重要抗结核药,对结核分枝杆菌有高度选择性抗菌活性,影响其细胞壁的合成。对生长旺盛的结核分枝杆菌有杀菌作用,对静止期结核分枝杆菌仅有抑菌作用。异烟肼易渗入吞噬细胞,对细胞内外的结核分枝杆菌均有杀菌作用,故称"全效杀菌药"。本品耐药性最不稳定,即便在耐药情况下,仍能具有一定的抗结核作用,并可延缓或防止结核分枝杆菌对其他抗结核药产生耐药性。对于初治单异烟肼耐药患者可考虑使用 600 mg/d。

2. 药代动力学　本品口服后吸收快,分布于全身组织和体液中,包括脑脊液(脑膜炎时与血药浓度近似,非脑膜炎时只有血药浓度的 20%)、胸腔积液、腹水、皮肤、肌肉、乳汁和干酪样组织。可穿过胎盘屏障,进入胎儿血液循环。血浆蛋白结合率仅为 0～10%。口服 4～6 h 后血药浓度因患者的乙酰化快慢而异。本品主要在肝脏经乙酰化代谢成无活性代谢产物,其中有的代谢产物具有肝毒性。慢乙酰化者常有肝脏 N-乙酰转移酶缺乏。$T_{1/2}$ 在快乙酰化者中为 0.5～1.6 h,慢乙酰化者为 2～5 h,肝、肾功能损害者可能延长。

本品约 70% 经肾脏在 24 h 内排出,大部分为无活性代谢物。快乙酰化者 93% 以乙酰化型在尿液中排出,慢乙酰化者为 63%;快乙酰化者尿液中 7% 的异烟肼呈游离型或结合型,而慢乙酰化者则为 37%。本品亦可从乳汁排出,少量可自唾液、痰液和粪便中排出。相当量的异烟肼可经血液透析与腹膜透析清除。

3. 适应证　异烟肼与其他抗结核药联用,适用于各型结核病及部分非结核分枝杆菌病的治疗(如鸟分枝杆菌病、堪萨斯分枝杆菌病)。异烟肼可用于结核分枝杆菌潜伏感染的预防。

4. 剂量与用法

（1）每日用药:成人每日 4～6 mg/kg,或者 0.3 g/d;儿童每日 10～15 mg/kg,不宜

超过 0.3 g/d。每日 1 次,顿服。大剂量用药为异烟肼每日 16～20 mg/kg 或 600 mg/d。一般空腹口服给药,也可静脉滴注。

(2)隔日用药:成人每次 0.6 g,口服或静脉滴注。

5. 不良反应

(1)使用常规剂量时,不良反应少见,慢乙酰化代谢者较易出现神经炎等不良反应。

(2)异烟肼对肝脏的损害,一般认为与药物过敏或药物中毒有关。肝损害随着年龄增长而增加,20 岁以下者少见。与利福平合用时肝毒性增加。

(3)其他不良反应包括过敏反应;内分泌障碍,如性欲减退、痛经、男子乳房发育和甲状腺功能障碍等;血液系统可有粒细胞减少、嗜酸性细胞增多和高铁血红蛋白血症;老年患者可偶见排尿困难、便秘。还可能出现视神经炎、关节痛、中枢神经系统的变化、药物诱发的狼疮和腹泻等。

6. 注意事项

(1)老年人、产后妇女和哺乳婴儿,或者合并 HIV 感染、慢性肝病、糖尿病和尿毒症等疾病,以及癫痫、酗酒、营养不良、外周神经病变或大剂量服用异烟肼者应用时,可加用维生素 B_6,但应与异烟肼分开服用。鉴于维生素 B_6 在体外能降低异烟肼的抗菌作用。故常规剂量应用时,一般无须加服维生素 B_6。

(2)本品可加强香豆素类抗凝血药、某些抗癫痫药、降压药、抗胆碱药和三环抗抑郁药等的作用,合用时需要注意。

(3)肝功能异常、有精神病和癫痫病史者、孕妇等慎用。

(4)多脂肪饮食、抗酸药,尤其是氢氧化铝,可抑制本品的吸收,不宜同服。

(二) 利福平

1. 抗菌活性　利福平为杀菌剂,通过与依赖于 DNA 的 RNA 多聚酶的 β 亚单位牢固结合,抑制细菌 RNA 的合成,防止该酶与 DNA 连接,阻断 RNA 转录过程,抑制蛋白质合成。本品为脂溶性,易进入细胞内,对革兰阳性、阴性菌和结核分枝杆菌等均有抗菌活性。单独用于治疗结核病时可迅速产生细菌耐药性,必须与其他抗结核药合用。

2. 药代动力学　本品口服吸收良好,血浆蛋白结合率为 80%～91%,进食或高脂肪饮食后服药吸收下降。可分布至全身大部分组织和体液中,包括脑脊液。当脑膜有炎症时脑脊液内药物浓度增加。在唾液中亦可达有效治疗浓度。本品可通过胎盘屏障,进入胎儿血液循环。$T_{1/2}$ 为 3～5 h,多次给药后缩短为 2～3 h。本品在肝脏中可被自身诱导微粒体氧化酶的作用而迅速去乙酰化,成为具有抗菌活性的代谢物 25 - O -去乙酰利福平,水解后形成无活性的代谢物由尿排出。

本品主要经胆汁从肠道排泄,存在肝肠循环。60%～65% 的药物经粪便排出,6%～15% 的药物以原形、15% 以活性代谢物经尿排出;7% 则以无活性的 3 -甲酰衍生物排出。亦可经乳汁分泌。由于自身诱导肝微粒体氧化酶的作用,在服用利福平的 6～10 d 后消除增加;用高剂量后,本品的排泄可能延缓。利福平不能经血液透析或腹膜透析清除。

3. 适应证　与其他抗结核药联合用于初治与复治结核病。与其他药物联用于麻风及非结核分枝杆菌病的治疗。

4. 剂量与用法

(1) 每日用药:每日 8～12 mg/kg;成人体重＜50 kg, 0.45 g/d;体重≥50 kg, 0.6 g/d;儿童 10～20 mg/kg,不宜超过 0.6 g/d。每日 1 次,空腹顿服或静脉滴注。

(2) 隔日用药:成人每次 0.6 g,口服或静脉滴注。

5. 不良反应

(1) 可出现氨基转移酶升高、黄疸和肝大等。老年人、嗜酒、营养不良及原有肝胆疾病患者易发生肝损害。利福平与异烟肼并用可增加肝毒性。

(2) 消化道常见不良反应有:上腹不适、厌食、恶心、呕吐、腹痛、腹泻或便秘等。

(3) 精神系统障碍可出现头痛、嗜睡、眩晕、疲乏、肢体麻木、视力障碍和共济失调等症状。

(4) 过敏反应,如发热、皮疹、荨麻疹、嗜酸性粒细胞增多、白细胞及血小板减少、凝血酶原减少、溶血、紫癜和急性肾衰竭等。

(5) 流感样综合征,常在间歇给药方案中出现。

(6) 体液橘红染色。

6. 注意事项

(1) 孕妇、酒精中毒和肝功能损害者慎用。注意利福平的肝酶诱导作用。

(2) 利福平用于间歇疗法时,最高剂量不宜超过 0.6 g。

(3) 对利福霉素类药过敏者禁用。

(三) 利福布汀

1. 抗菌活性　利福布汀的抗菌作用机制与利福平相同。本品为杀菌剂,是由 S 利福霉素衍生而来的半合成抗生素,抗结核分枝杆菌作用强,对部分非结核分枝杆菌,尤其对鸟复合分枝杆菌有较强的杀菌作用。利福布汀对细胞内和细胞外的结核分枝杆菌均有杀菌作用,与其他抗结核药物联用时杀菌作用更加显著,是完全杀菌药。与利福平、利福喷丁之间存在着不完全的交叉耐药性。

2. 药代动力学　本品具有高亲脂性,血浆蛋白结合率约 85%,吸收后分布广泛,易进入组织、细胞内,F 为 85%,高脂肪餐使吸收减慢但并不影响吸收总量。利福布汀在肺中的浓度可达到血清中的 10～20 倍。本品代谢后生成 5 种代谢产物,其中以"25 - O"及"31 - OH"最为重要,前者的活性与母药相似,占药物全部抗菌活性的 10%。本品口服后 53% 通过尿液排出,30% 从粪便排出。利福布汀在血浆中清除缓慢,$T_{1/2}$ 为(45±17)h。

老年人与健康成年人相比,利福布汀的药代动力学更易变化,剂量的选择应更慎重。目前尚未研究过 18 岁以下人群的利福布汀药代动力学。严重肾功能不全患者(Ccr＜30 ml/min)的 AUC 增加 71%,轻、中度肾功能不全患者(Ccr 为 30～61 ml/min)的 AUC 增加 41%。建议对于 Ccr＜30 ml/min 的患者应减少利福布汀的给药剂量。

3. 适应证　适用于与其他抗结核药联合治疗结核分枝杆菌所致的各型结核病,亦可用于非结核分枝杆菌感染的治疗,还适用于晚期 HIV 感染患者预防鸟-胞分枝杆菌复合群(*Mycobacterium* avium-intracellulare complex,MAC)的播散。

4. 剂量与用法　成人体重＜50 kg, 0.15～0.3 g/d;体重≥50 kg, 0.3 g/d;每日 1

次,顿服。儿童剂量尚未确定。

5. **不良反应** 常见的不良反应有皮疹、胃肠道反应和中性粒细胞减少,偶尔出现血小板功能不全。发生率<1%的不良反应包括流感样综合征、肝功能异常、溶血、关节痛、骨髓炎和呼吸困难。还可能出现眼部疼痛、视觉改变或畏光。尚不能完全确立的不良反应包括惊厥、麻木、失语和非特异性 T 波改变。

6. **注意事项**

(1)艾滋病合并活动性结核患者,利福布汀不能单用于预防 MAC,易导致结核分枝杆菌对利福布汀和利福平产生耐药。

(2)在动物实验中本品对胎儿骨骼生长有影响,妊娠妇女只有在利大于弊时方可使用。

(3)老年人、合并严重肾功能损害者用药时,注意调整剂量。

(4)利福布汀和利福平存在高度交叉耐药,利福布汀对耐利福平菌株的敏感性不足 20%。

(5)基于抗结核药和抗病毒药间的相互影响,在耐药结核病合并艾滋病的情况下,宜选用利福布汀。

(6)对利福霉素类药过敏者禁用。

(四) 利福喷丁

1. **抗菌活性** 利福喷丁为利福类药物衍生物,体内外抗菌活性同利福平,与利福平存在 100% 的交叉耐药。

2. **药代动力学** 本品 $T_{1/2}$ 长为其特点,$T_{1/2}$ 为 19.9 h,更适合直接督导下的短程化疗(directly observed treatment short course, DOTS)。体内抗结核实验表明,给小鼠一次灌胃利福喷丁 10 mg/kg,其体内抗结核活性可维持 4~5 d,而利福平不足 1 d;以相同剂量的利福喷丁每周 1 次用药,可获得利福平每周 6 次用药相似的疗效。

利福喷丁口服吸收缓慢,在胃肠道中吸收不完全,但本品的微晶 F 可提高。血浆蛋白结合率>98%。本品吸收后在体内分布广,尤其在肝组织中分布最多,其次为肾,其他组织中亦有较高浓度,但不易透过血脑屏障。利福喷丁主要在肝内去乙酰化,但比利福平慢,生成活性代谢产物 25 -去乙酰利福喷丁,其血浆蛋白结合率为 93%。本品有肝肠循环。本品和 25 -去乙酰利福喷丁主要经胆汁随粪便排出,约 17% 由尿中排出。肾衰竭或血液透析患者无须调整剂量。

3. **适应证** 常与其他抗结核药联合用于初治与复治结核病,不宜用于结核性脑膜炎;与其他抗麻风药联合用于麻风病的治疗可能有效;亦可用于非结核分枝杆菌感染的治疗,如堪萨斯分枝杆菌、蟾分枝杆菌感染,但鸟分枝杆菌对本品耐药。

4. **剂量与用法**

(1)成人:体重<50 kg,每次 0.45 g;体重≥50 kg,每次 0.6 g,每周 1~2 次;每次不宜超过 0.6 g,空腹顿服。

(2)儿童:每次 10 mg/kg,每周 1 次。12 岁以上儿童:体重<45 kg,每次 450 mg,每周 1 次;体重≥45 kg,每次 600 mg,每周 1 次。

5. 不良反应 同利福平,但较轻微。

6. 注意事项

(1) 对本品及利福平、利福布汀过敏者禁用。

(2) 不建议与大部分抗反转录病毒药合并使用。

(五) 吡嗪酰胺

1. 抗菌活性 吡嗪酰胺渗透入吞噬细胞后并进入结核分枝杆菌菌体内,菌体内的酰胺酶使其脱去酰胺基,转化为吡嗪酸而发挥抗菌作用。吡嗪酰胺在化学结构上与烟酰胺相似,通过取代烟酰胺而干扰脱氢酶,阻止脱氢作用,妨碍结核分枝杆菌对氧的利用,影响其正常代谢。本品对半静止状态下的结核分枝杆菌有杀菌作用,但机制不明。

本品为烟酰胺的衍生物,仅对结核分枝杆菌有效,对其他分枝杆菌属及其他微生物无效。对结核分枝杆菌具有抑菌或杀菌作用,但取决于药物浓度和细菌敏感度。结核分枝杆菌容易对本品迅速产生耐药性,单用时约 6 周即可产生耐药,与其他抗结核药并用可延缓耐药性的产生。本品与其他抗结核药无交叉耐药。

本品仅在偏酸($pH \leqslant 5.6$)时有抗菌活性。基于大多数耐多药结核病患者伴有肺部慢性炎症,吡嗪酰胺在炎症的酸性环境中可充分发挥作用的原理,在无可靠药敏测定结果证明吡嗪酰胺耐药的情况下,推荐吡嗪酰胺在耐药结核病的治疗中全程使用。

2. 药代动力学 吡嗪酰胺口服后吸收快而完全,广泛分布于全身组织和体液中,包括肺、脑脊液、肾、肝及胆汁。脑脊液内药物浓度可达同期血药浓度的 87%～105%。血浆蛋白结合率为 10%～20%。本品主要在肝内代谢,水解生成活性代谢产物吡嗪酸,继而羟化成为无活性的代谢物。经肾小球滤过排泄,24 h 内用药量的 70% 主要以代谢物从尿中排出(其中吡嗪酸约 33%),3% 以原形排出。$T_{1/2}$ 为 9～10 h,肝、肾功能减退时可能延长。血液透析 4 h 吡嗪酰胺的血药浓度可降低 55%。

3. 适应证 适用于与其他抗结核药联合治疗结核分枝杆菌所致的各型结核病。

4. 剂量与用法

(1) 每日用药:成人每日 20～30 mg/kg;体重<50 kg, 1.5 g/d;体重≥50 kg, 1.75 g/d。儿童每日 30～40 mg/kg,不宜超过 2 g/d。每日 1 次或分次口服。

(2) 隔日用药:成人体重<50 kg,每次 1.5 g;体重≥50 kg,每次 2 g。

(3) 肾功能不全患者每次 25～35 mg/kg,每周 3 次口服。

5. 不良反应

(1) 吡嗪酰胺可引起氨基转移酶升高,肝大。长期大剂量应用时可发生中毒性肝炎,造成严重肝细胞坏死、黄疸及血浆蛋白减少等。肝损害与剂量和疗程有关,老年人、酗酒和营养不良者肝损害的发生率增加。

(2) 吡嗪酰胺的代谢产物吡嗪酸能抑制肾小管对尿酸的排泄(促进尿酸的重吸收),引起高尿酸血症。

(3) 可出现食欲缺乏、恶心、呕吐。偶见发热及皮疹,重者可出现黄疸。个别患者可发生光敏反应,皮肤暴露部位呈红棕色。

6. 注意事项

(1) 糖尿病、痛风患者,严重肝功能减退者,以及孕妇慎用;对本品过敏者禁用。

(2) 本品毒性较强,除非必需,通常儿童不宜应用。

(六) 乙胺丁醇

1. 抗菌活性　乙胺丁醇抑制分枝杆菌细胞壁的合成,可渗入分枝杆菌内干扰 RNA 的合成从而抑制细菌的繁殖,但是作用机制尚未完全阐明。本品对结核分枝杆菌、非结核分枝杆菌中的堪萨斯分枝杆菌和鸟分枝杆菌等有抑菌作用,在中性环境中作用最强。本品为抑菌药,仅对生长繁殖期的结核分枝杆菌有作用。其对细胞壁的破壁作用促进其他药进入细菌细胞内,与其他一线抗结核药有协同作用,延缓其他药物耐药性的产生。经复治标准化学治疗方案治疗失败者,如无可靠的药物敏感性试验结果证明乙胺丁醇敏感,原则上不推荐使用。未发现本品与其他抗结核药有交叉耐药性。

2. 药代动力学　本品口服给药,F 为 75%～80%,血浆蛋白结合率为 20%～30%。吸收后广泛分布于全身各组织和体液中(除脑脊液外)。红细胞内药物浓度与血药浓度相等或为其 2 倍,可持续 24 h;肾、肺、唾液和尿液内的药物浓度都很高,但胸腔积液和腹水中的浓度则很低。本品不能渗入正常脑膜,但结核性脑膜炎患者的脑脊液中可有微量渗入;可通过胎盘进入胎儿血液循环;可从乳汁分泌,乳汁中的药物浓度约相当于母体血药浓度。主要经肝脏代谢,约 15% 的给药量代谢成为无活性代谢物。给药后约 80% 在 24 h 内经肾小球滤过和肾小管分泌排出,其中至少 50% 以原形排泄,约 15% 为无活性代谢物。约 20% 在粪便中以原形排出。$T_{1/2}$ 为 3～4 h,肾功能减退者可延长至 8 h。相当量的乙胺丁醇可经血液透析和腹膜透析从体内清除。

3. 适应证　适用于与其他抗结核药联合治疗结核分枝杆菌所致的各型结核病,亦可用于非结核分枝杆菌(堪萨斯和鸟分枝杆菌感染)的治疗。

4. 剂量与用法

(1) 每日用药:每日 15～25 mg/kg,不宜超过 1.5 g/d。上限剂量仅在强化期使用,继续期推荐 15 mg/kg。成人体重<50 kg, 0.75 g/d;体重≥50 kg, 1.0 g/d。儿童每日 15～25 mg/kg。每日 1 次顿服或分 2 次口服。

(2) 隔日口服:成人体重<50 kg,每次 1.0 g;体重≥50 kg,每次 1.25～1.5 g。

(3) 肾功能不全患者每次 15～25 mg/kg,每周 3 次口服。

5. 不良反应　视神经毒性常见,与剂量呈正相关。早期表现为视力模糊、眼球胀满感、异物感、流泪和畏光等。严重者可出现视力减退、视野缺损、辨色力减弱,甚至失明。其他不良反应有过敏、瘙痒、皮疹、头痛、眩晕、关节痛、胃肠反应、全身不适、精神反应、肝功能异常和粒细胞减少等。

6. 注意事项

(1) 本品不宜用于小儿,婴幼儿禁用。

(2) 有痛风、视神经炎及不能准确表达症状者慎用。

(3) 肾功能减退时排泄减少,可引发蓄积中毒,故肾功能减退者慎用。

(4) 球后视神经炎的发生与剂量相关,肾功能减退或肾衰竭时风险加大。

（5）治疗期间应注意检查视野、视力和红绿鉴别力等。

（七）对氨基水杨酸异烟肼

1. 抗菌活性　本品化学名称为 4-吡啶甲酰肼-4-氨基水杨酸,是异烟肼与对氨基水杨酸的化学合成物。作用机制尚未阐明,可能与抑制敏感细菌分枝菌酸的合成而使细胞壁破裂有关。参见异烟肼和对氨基水杨酸。

2. 药代动力学　本品在血液中维持较高、较持久的异烟肼浓度。临床分别服用等量的异烟肼和本品后发现,12 h 异烟肼的血药浓度仅有 0.03 mg/L,本品却有 2.6 mg/L;14 h 异烟肼的血药浓度已为 0,本品仍高达 2 mg/L。这不仅增强了药物的杀菌作用,同时也延迟了细菌耐药性的产生。

3. 适应证　临床上可用于对异烟肼敏感的单耐药和多耐药结核病,以及部分耐异烟肼但对氨基水杨酸异烟肼仍敏感的耐药结核病。余参见异烟肼和对氨基水杨酸。

4. 剂量与用法　成人每日 10～20 mg/kg;体重＜50 kg, 0.8 g/d;体重≥50 kg,1.0 g/d;不宜超过 1.2 g/d。儿童每日 20～40 mg/kg。每日 1 次顿服或分次服用。

5. 不良反应　偶有头晕、头痛、失眠、发热、皮疹、恶心、乏力、黄疸、周围神经炎、视神经炎及血细胞减少等不良反应发生。

6. 注意事项

（1）孕妇、哺乳期妇女和肝肾功能不良者,以及有精神病史、癫痫病史及脑外伤史者慎用。

（2）精神病、癫痫患者和严重肝功能障碍患者禁用。

（3）治疗过程中出现视神经炎症状,须立即进行眼部检查,定期复查。

（4）抗酸药,尤其是氢氧化铝,可抑制本品吸收,不宜同服。

（5）本品可加强香豆素类抗凝血药,某些抗癫痫药、降压药、抗胆碱药、三环抗抑郁药的作用,合用时需要注意。

二、氟喹诺酮类药物

氟喹诺酮类药主要用于耐药结核病。对结核分枝杆菌的 MIC 中,莫西沙星(MIC=0.25 μg/ml)优于左氧氟沙星(MIC=0.5 μg/ml)。在巨噬细胞中莫西沙星最低杀菌浓度(minimum bactericidal concentration，MBC)为 0.5 μg/ml,强于左氧氟沙星(MBC=2 μg/ml)。

（一）左氧氟沙星

抗菌活性及药代动力学参见第五章第十五节。

1. 适应证　主要用于耐药结核病的治疗。

2. 剂量与用法

（1）成人:每日 10～15 mg/kg;体重＜50 kg, 0.4 g/d;体重≥50 kg, 0.5 g/d;世界卫生组织推荐成人剂量 0.75 g/d,最大剂量可达到 1.0 g/d。每日 1 次或分次,口服或静脉滴注。

（2）儿童:≤5 岁:每日 15～20 mg/kg,分 2 次服用;＞5 岁:10～15 mg/kg,每日 1

次,口服或静脉滴注。

(3) 肾衰竭或透析患者:当 Ccr<30 ml/min 时,每次 750～1 000 mg,每周 3 次。

不良反应及注意事项参见第五章第十五节。

(二) 莫西沙星

抗菌活性及药代动力学参见第五章第十五节。

1. 适应证　主要用于耐药结核病的治疗。

2. 剂量与用法　每日 7.5～10 mg/kg;成人每日 0.4 g/d。耐多药结核病短程治疗可用 0.8 g/d 的剂量。每日 1 次或分次,口服或静脉滴注,以 1 次顿服为佳。

3. 不良反应　同氧氟沙星,对 Q - T 间期延长的作用更显著。

注意事项参见第五章第十五节。

三、注射类抗结核药

(一) 链霉素

1. 抗菌活性　链霉素属氨基糖苷类抗生素主要作用于结核分枝杆菌的核糖体,抑制蛋白质合成。碱性环境可增强其抗菌作用。在抗结核注射剂中,链霉素的抗结核活性最强。大多数非结核分枝杆菌对本品耐药。单用链霉素迅速发生耐药,耐药菌的毒力不减,也不会转敏感,而且可产生链霉素依赖菌。故耐药后一般不考虑再用。

2. 药代动力学　本品肌内注射后吸收良好,蛋白结合率为 20%～30%。主要分布于细胞外液,并可分布于除脑以外的所有器官、组织。本品到达脑脊液和支气管分泌液中的量很少(脑膜有炎症时渗透增加),可到达胆汁、胸腔积液、腹水、结核性脓肿和干酪样组织。在尿液中浓度高,可穿过胎盘组织。本品在体内不代谢,主要经肾小球滤过排出,80%～98%在 24 h 内排出,约 1%从胆汁排出。此外,亦有少量从乳汁、唾液和汗液中排出。本品有相当量可经血液透析清除。

3. 适应证　与其他抗结核药联合用于结核病的治疗。

4. 剂量与用法

(1) 每日用药:每日 15～18 mg/kg,不超过 1.0 g/d。成人 0.75 g/d;儿童 20～40 mg/kg,不宜超过 1.0 g/d;>59 岁每日 10 mg/kg,不宜超过 750 mg/d,或每次 15 mg/kg,每周 3 次。肌内注射。

(2) 间歇治疗:成人每次 0.75～1.0 g,每周 2～3 次,肌内注射。

(3) 肾功能不全者:每次 12～15 mg/kg,每周 2～3 次。

5. 不良反应

(1) 常见的不良反应有口唇麻木、肌肉抽搐,注射后不久即可出现。与药品所含杂质如甲醛链霉胍和甲醛链霉素等有关。

(2) 对第Ⅷ对脑神经的损害是链霉素的严重不良反应,主要引起前庭功能障碍,如眩晕、恶心、呕吐、共济失调和步履蹒跚;其次是耳蜗损害,可出现耳鸣、耳聋。此毒性常为永久性损伤。

(3) 肾毒性一般为轻度损害,多见管型尿和蛋白尿,BUN、肌酐升高。严重者必须停药。

（4）可出现皮疹、发热、关节痛,乃至过敏性休克等过敏反应。

（5）可出现电解质紊乱。

6. 注意事项

（1）本品与阿米卡星和卷曲霉素具交叉耐药性。对阿米卡星或卷曲霉素耐药时,使用链霉素无效。

（2）老年人应减量。儿童慎用,孕妇禁用。病情特别需要时,可采用间歇给药,每周2～3次。

（3）链霉素与其他氨基糖苷类药先后连续局部或全身应用,可增加耳毒性、肾毒性,以及神经肌肉阻滞作用的可能性。

（4）利尿剂与氨基糖苷类药合用时,耳毒性风险增加。

（5）条件允许情况下,可对患者的血药浓度进行密切监测及随访。

（二）阿米卡星

1. 抗菌活性　阿米卡星通过干扰蛋白质的合成阻止细菌生长。本品和卡那霉素的作用相似,两者具完全交叉耐药性。但本品对结核分枝杆菌的杀菌活性更高,而毒副反应低于卡那霉素。本品与卷曲霉素有部分双向交叉耐药性。

2. 药代动力学　参见第五章第九节。

3. 适应证　本品为氨基糖苷类广谱抗生素,对结核分枝杆菌有杀菌作用,主要用于复治及耐药结核病的治疗。

4. 剂量与用法

（1）成人:每日15～20 mg/kg,不超过1.0 g/d。强化期每次15 mg/kg（0.75～1 g/d,不超过1 g/d,最佳剂量为每日15～20 mg/kg）,每周5～7次;如需要,继续期治疗可以采用每次15 mg/kg,每周3次。年龄>59岁者,推荐强化期每次10 mg/kg（不超过750 mg/d）,每周5～7次,继续期每周2～3次。在中国,成人常用剂量为0.4～0.6 g/d,一般不超过0.8 g/d。深部肌内注射或静脉滴注,肌内注射时注意变换注射部位。

（2）儿童:强化期每次15～30 mg/kg（不超过1 g/d）,每周5～7次;继续期每次15～30 mg/kg（不超过1 g/d）,每周3次。深部肌内注射或静脉滴注。

不良反应及注意事项参见第五章第九节。

（三）卷曲霉素

1. 抗菌活性　卷曲霉素属多肽类药,作用机制尚不明确。对结核分枝杆菌具有杀菌作用,适用于复治、耐药结核病治疗。链霉素耐药菌株对本品仍然敏感,卡那霉素或阿米卡星耐药菌株对本品部分敏感。

2. 药代动力学　本品很少经胃肠道吸收,需肌内注射。在尿中浓度甚高,也可穿过胎盘进入,不能渗透进入脑脊液。$T_{1/2}$为3～6 h,主要经肾小球滤过以原形排出。给药12 h内以原形排出50%～60%,少量经胆汁排出。肾功能损害患者$T_{1/2}$延长,血清中可有卷曲霉素蓄积。本品可经血液透析清除。

3. 适应证　适用于复治、耐药结核病治疗。

4. 剂量与用法

(1) 成人:每日 15~20 mg/kg,不超过 1.0 g/d。体重<50 kg:0.75 g/d;体重≥50 kg:1.0 g/d。深部肌内注射或静脉滴注。

(2) 儿童:每日 15~30 mg/kg,不超过 1.0 g/d。

(3) 老年人:剂量酌减。年龄>59 岁:每次 10 mg/kg,每周 5~7 次;或每次 15 mg/kg,每周 3 次;每次最大剂量 0.75 g。

(4) 肾衰竭或透析患者:每次 12~15 mg/kg,每周 2~3 次。

5. 不良反应 发生率相对较多者:血尿、尿量或排尿次数显著增加或减少,以及食欲减退或极度口渴。发生率较少者:过敏反应、耳毒性、肾毒性和神经肌肉阻滞等。可出现电解质紊乱,尤其是低钾血症。

6. 注意事项

(1) 用药期间应做电解质、肾功能和尿常规检查。有电解质紊乱的患者,须在电解质获得纠正后使用。

(2) 用药期间严密观察头晕、耳鸣和听力减退等反应。

(3) 本品与阿片类镇痛药并用,有抑制呼吸的作用。

(4) 与万古霉素等肾毒性药物联用,可增加肾毒性和耳毒性。

(5) 禁用于有听力障碍、肾功能障碍、重症肌无力和帕金森病患者。禁用于妊娠期、哺乳期妇女及对本品过敏者。

四、二线口服类抗结核药

(一) 丙硫异烟胺

1. 抗菌活性 本品为异烟酸的衍生物,其作用机制尚不清楚,但能抑制霉菌酸的合成。对结核分枝杆菌有抑菌作用,对结核分枝杆菌的 MIC 为 0.6 $\mu g/ml$,能抑制异烟肼在肝内的乙酰化,增加异烟肼的抗结核作用。

2. 药代动力学 本品口服后吸收迅速,F 约为 100%。广泛分布于全身组织、体液中,在各种组织和脑脊液内的药物浓度与同期血药浓度接近。可穿过胎盘进入胎儿血液循环。血浆蛋白结合率约 30%。本品主要在肝内代谢为亚砜,仍有部分活性;然后生成无活性代谢产物。主要经肾脏排泄,其中 1% 为原形,5% 为活性代谢产物,其余均为失活性代谢产物。$T_{1/2}$ 为 2~3 h。

3. 适应证 治疗各类型的结核病,需要与其他抗结核药物联合应用;适用于复治、耐药结核病或不能使用其他药物治疗者;适用于非结核分枝杆菌病的治疗。

4. 剂量与用法

(1) 成人:体重<50 kg, 0.5~0.6 g/d;体重≥50 kg, 0.75~0.8 g/d;不宜超过 1 g/d。每日分 2~3 次服用,也可 1 次顿服,睡前或与食物同服。

(2) 儿童:每日 12~15 mg/kg,不宜超过 1 g/d。服用方法同成人。

5. 不良反应

(1) 常见:精神忧郁,同时服用环丝氨酸可能加大神经系统毒性;胃肠道不适和食欲缺乏；金属味觉；肝毒性。

（2）少见：步态不稳或麻木、针刺感、烧灼感、手足疼痛、精神错乱或其他精神改变，以及肝功能损害。

（3）罕见：视力模糊或视力减退、合并或不合并眼痛（视神经炎）、月经失调或怕冷、性欲减退及男性乳腺发育、脱发、皮肤干糙、可逆性甲状腺功能减退、关节疼痛，以及僵直肿胀。

（4）如持续发生以下情况者应予注意：腹泻、唾液增多、流口水、食欲减退、口腔金属味、恶心、口痛、胃痛、胃部不适、呕吐、眩晕、嗜睡和软弱。

6. 注意事项

（1）不适宜间歇用药。

（2）慢性肝病患者、精神病患者和孕妇禁用。

（3）因胃肠反应不能耐受者，可酌情减量，或者从小剂量开始，逐步递增用量。同时采用抗酸药、解痉药等可减轻胃肠反应。

（4）本品亦引起烟酰胺的代谢紊乱，部分患者宜适当补充 B 族维生素，尤其补充维生素 B_6、维生素 B_2。

（5）要定期检测肝功能，营养不良者、糖尿病患者和酗酒者须适当缩短检测周期。

（6）长期服药者不宜长时间在阳光下暴晒，避免发生光敏反应。

（二）环丝氨酸

1. 抗菌活性　本品是 D -丙氨酸类，抑制细菌细胞壁的合成。对结核分枝杆菌和其他分枝杆菌具有抗菌活性，对结核分枝杆菌的 MIC 为 5～20 $\mu g/ml$。本品与其他抗结核药没有交叉耐药，与其他抗结核药物联合应用时，可延缓其耐药性的产生。

2. 药代动力学　环丝氨酸口服后吸收快而完全（F 为 70%～90%），进食会轻度减少药的吸收。广泛分布于机体的组织和液体中，如肺、胆汁、腹腔液、胸膜腔液、滑膜液、淋巴液和痰液。有非常好的脑脊液渗透性（脑脊液中的浓度可达到血药浓度的 80%～100%，脑膜炎时更高）。能通过胎盘，进入胎儿血液循环。也可经乳汁分泌。本品 60%～70% 通过肾小球滤过，以原形经尿排出，少量随粪便排泄，少量通过代谢清除。对于肾功能减退者，本品可蓄积。$T_{1/2}$ 为 10 h，肾功能减退者延长。本品可通过血液透析清除。

3. 适应证　主要用于复治、耐药尤其是耐多药和广泛耐多药结核病治疗。

4. 剂量与用法　成人每日 15 mg/kg，常用量每日 0.5 g，每日量不宜超过 1.0 g。每日量分 2～3 次口服，如 0.75 g/d 分 2 次使用时，推荐上午 0.25 g，晚上 0.5 g。儿童每日 10 mg/kg，不宜超过 1 g/d。

成人剂量 1 g/d 时，建议同时服用维生素 B_6，每服用 250 mg 的环丝氨酸可给予 50 mg 维生素 B_6。当 Ccr＜30 ml/min 时，建议剂量 250 mg/d；或每次 500 mg，每周 3 次。肾功能不全或透析患者使用剂量为 250～500 mg/d，每周 3 次。

5. 不良反应

（1）常见：神经精神症状，包括头痛、易怒、睡眠障碍、有进攻性，以及震颤、齿龈炎、皮肤苍白、抑郁、意识模糊、眩晕、不安、焦虑、噩梦、严重的头痛和嗜睡。

(2)偶见:视觉改变、皮疹、麻木、手脚刺痛或烧灼感、黄疸及眼睛疼痛。

(3)罕见:Stevens-Johnson 综合征、惊厥及自杀意念。

6. 注意事项

(1)最初 2 周每 12 h 口服本品 250 mg,然后根据情况小心加量,最大加至每 6~8 h 口服 250 mg,并监测血药浓度。

(2)妊娠/哺乳:安全等级 C。哺乳时同时补充婴儿维生素 B_6。

(3)严重肾损害患者尽量避免使用。

(4)密切监测神经毒性的症状;如有可能,测量血药浓度,调整用药方案。

(5)严重焦虑、精神抑郁或精神病者,有癫痫发作史者,以及酗酒者禁用。

(6)与异烟肼或丙硫异烟胺联合应用时,两药均可促进其血药浓度升高,加重中枢神经系统毒性作用,如嗜睡、眩晕和步态不稳等。

(7)与苯妥英钠联合应用,使后者代谢减慢、毒性作用增强。

(三)特立齐酮

本品又名苯环丝氨酸,含有 2 个分子的环丝氨酸,与环丝氨酸同属吩嗪类衍生物,可替代环丝氨酸。两者的作用机制、药效和不良反应等相似,具完全性交叉耐药。其抗菌活性、药代动力学特征、适应证和不良反应参见环丝氨酸。

1. 剂量与用法　成人体重<50 kg, 0.6 g/d;体重≥50 kg, 0.6~0.9 g/d。儿童用量参照环丝氨酸,不宜超过 0.9 g/d。每日量分 2~3 次服用。

2. 注意事项　特立齐酮毒性较环丝氨酸低,毒副反应较环丝氨酸少。但是,针对肝功能不全及 Ccr<30 ml/min 者,尚无推荐剂量。

(四)对氨基水杨酸

1. 抗菌活性　本品的结构类似于对氨基苯甲酸,通过对结核分枝杆菌叶酸合成的竞争性抑制作用而抑制结核分枝杆菌的生长繁殖。对氨基水杨酸对结核分枝杆菌有抑菌作用,对非结核分枝杆菌无效。与异烟肼、链霉素联合应用可加强后两者的抗结核作用。必须与其他抗结核药物配伍应用。与杀菌药联合有延缓耐药产生的作用。

2. 药代动力学　本品口服吸收良好,较其他水杨酸类吸收快。吸收后迅速分布至肾、肺、肝等组织和各种体液中,在干酪样组织中可达较高浓度,在胸腔积液中也可达到很高浓度,但在脑脊液中的浓度很低(脑膜炎时有增加)。血浆蛋白结合率低(15%)。$T_{1/2}$ 为 45~60 min,肾功能损害者可达 23 h。本品在肝中代谢,50% 以上经乙酰化成为无活性代谢物。给药量的 85% 在 7~10 h 内经肾小球滤过和肾小管分泌迅速排出,14%~33% 为原形,50% 为代谢物。本品亦可经乳汁分泌。血液透析能否清除本品不明。

3. 适应证　适用于复治、耐药结核病。

4. 剂量与用法　一般不适宜间歇用药。

成人:片剂,体重<50 kg, 8 g/d;体重≥50 kg, 10 g/d。颗粒剂,8 g/d。针剂(对氨基水杨酸钠),用量参照片剂。不宜超过 12 g/d。儿童每日 200~300 mg/kg。

每日 1 次或分 2~3 次口服；静脉用药：用生理盐水或 5%葡萄糖液将本品稀释成 3%~4%浓度，避光下静脉滴注，2~3 h 完成。

5. 不良反应

（1）胃肠道症状：食欲缺乏、恶心、呕吐、胃烧灼感、腹上区疼痛、腹胀及腹泻，甚至可致溃疡和出血，饭后服药可减轻反应。

（2）肝脏损害：氨基转移酶升高、胆汁淤滞，以及出现黄疸等。

（3）过敏反应：皮肤瘙痒、皮疹、剥脱性皮炎、发热及嗜酸性粒细胞升高等，应立即停药。

（4）肾脏刺激症状：如结晶尿、蛋白尿、管型尿和血尿等。

（5）甲状腺功能低下：合用乙硫异烟胺时会增加甲状腺功能低下的风险。

（6）罕见：可逆性甲状腺功能减退（可予甲状腺素替代治疗），与乙硫异烟胺合用时风险增大；大剂量能抑制凝血酶原的生成，使凝血时间延长。

6. 注意事项

（1）使用本品需要定期做血常规、肝、肾功能和电解质检查。

（2）静脉滴注液必须新鲜配制并避光保存，变色后不能使用，以避免分解成间位氨基酸引起溶血。

（3）本品可干扰利福平的吸收，与之联用时，两者给药时间宜相隔 6~8 h；该药可降低强心苷的吸收，与之并用时，要注意调整后者的剂量。

（4）可促使抗凝血药、苯妥英钠作用增强，并用时注意观察有无出血征象。

（5）维生素 C 可酸化尿液，易造成对氨基水杨酸结晶，引起肾损害。

（6）肝、肾功能减退者慎用。

（五）利奈唑胺

抗菌活性及药代动力学参加第五章第十八节。

1. 适应证　利奈唑胺与其他抗结核药物无交叉耐药性，在体外有非常强的抗结核作用，尤其是对耐多药和广泛耐药结核菌株。在我国《利奈唑胺抗结核治疗专家共识》中，将利奈唑胺推荐为治疗利福平耐药结核病，耐多药结核病，广泛耐药结核病，耐药、重症及难治性结核病的核心药物和重要药物。

2. 剂量与用法　成人 300~600 mg/d，不宜超过 600 mg/d。儿童每次 10 mg/kg，q8 h，不宜超过 600 mg/d。口服或静脉滴注。

3. 不良反应　主要不良反应有腹泻、头痛、恶心、骨髓抑制、多发神经炎和精神改变等。长疗程用药容易出现末梢神经炎。

4. 注意事项　参加第五章第十八节。

（六）氯法齐明（氯苯吩嗪）

1. 抗菌活性　本品可能通过干扰麻风杆菌的核酸代谢，抑制细菌蛋白的合成，发挥其抗菌作用。本品可进入巨噬细胞，不仅对麻风分枝杆菌有缓慢杀菌作用，与其他抗分枝杆菌药合用对结核分枝杆菌，以及溃疡分枝杆菌等部分非结核分枝杆菌亦有效。在体外具有抗结核活性，而体内活性数据不多。

2. 药代动力学　口服吸收率为 45%～62%,个体差异大,与食物同服可增加其吸收。本品具有高亲脂性,主要沉积于脂肪组织和单核-吞噬细胞系统内,被全身的巨噬细胞摄取,其组织浓度高于血浆浓度。组织 $T_{1/2}$ 约为 70 d。大多数药物经粪、胆汁排泄,少量由尿液、痰液、皮脂及汗液排泄,乳汁中也含有药物。

3. 适应证　作为治疗瘤型麻风的选用药,通常应与氨苯砜联合使用。与利福平或乙硫异烟胺联用于耐砜类药物的菌株所致的感染。可用于红斑结节性麻风反应和其他药物引起的急性麻风反应。可与其他抗结核药物联用于艾滋病患者合并非结核分枝杆菌感染。亦可用于耐药结核病的治疗。

4. 剂量与用法　成人在最初 2 个月剂量为 200～300 mg/d,以后 100 mg/d,每日 1次或分次口服。儿童资料有限。

5. 不良反应

(1) 光敏反应、皮肤黏膜着色为其主要不良反应。服药 2 周后即可出现皮肤和黏膜红染,呈粉红色、棕色,甚至黑色。着色程度与剂量、疗程成正比。停药 2 个月后逐渐减退,1～2 年才能完全褪去。本品可使尿液、汗液、乳汁、精液和唾液呈淡红色,且可通过胎盘使胎儿着色。

(2) 70%～80% 用本品治疗的患者,其皮肤有鱼鳞病样改变,尤以四肢多见,发病以冬季为主。停药后 2～3 个月可好转。

(3) 可出现食欲减退、恶心、呕吐、腹痛和腹泻等胃肠道反应。

(4) 个别患者可产生眩晕、嗜睡、肝功能损害、上消化道出血和皮肤瘙痒等,个别患者可产生皮肤色素减退、阿-斯综合征。

6. 注意事项

(1) 对本品过敏者禁用,有胃肠疾患史、肝功能损害及对本品不能耐受者慎用。

(2) 应与食物或牛奶同时服用。

(3) 每日剂量超过 100 mg 时应严密观察,疗程尽可能短。

(4) 对诊断的干扰:可致红细胞沉降加快,血糖、白蛋白、血清氨基转移酶及胆红素升高,血钾降低。

(5) 用药期间,患者出现腹部绞痛、恶心、呕吐和腹泻时,应减量、延长给药间期或停药。偶有服药期间发生脾梗死、肠梗阻或消化道出血而需要进行剖腹探查者。

(6) 本品能透过胎盘并进入乳汁,使新生儿和哺乳儿皮肤染色。孕妇避免应用本品,哺乳期妇女不宜应用本品。

(七) 贝达喹啉(富马酸贝达喹啉)

1. 抗菌活性　贝达喹啉是一种二芳基喹啉类抗分枝杆菌药,通过抑制分枝杆菌结核分枝杆菌能量生成所必需的 ATP(5′-三磷酸腺苷)合成酶,发挥抗菌及杀菌作用。

2. 药代动力学　贝达喹啉的代谢主要以氧化代谢的方式进行,生成 N-单去甲基代谢物(M2)。M2 对临床疗效无显著作用,在人体内其平均暴露量较低(23%～31%),抗分枝杆菌活性也较母药低(为母药的 1/4～1/6)。M2 浓度可能与 Q-T 间期延长有关。

3. 适应证　本品适用于成人耐多药结核病的联合用药;不适用于治疗潜伏性结核分枝杆菌感染、肺外结核病或非耐药性结核病。本品应用于 DOTS。

4. 剂量与用法

(1) 成人:前 2 周 400 mg/d,每日 1 次;后 22 周每次 200 mg,每周 3 次,两次用药之间至少间隔 48 h,每周总剂量 600 mg。餐时服用,总疗程 24 周(由于在临床试验中缺乏继续服用>24 周的经验。因此,更长时间的用药应权衡风险与获益,慎重判断)。

(2) 儿童用药剂量暂未确定。

(3) 如果前 2 周中服药有遗漏,不需要弥补,而只需完成余下的服药疗程。从第 3 周开始,若有漏服应尽快补服,然后恢复每周 3 次的方案。

(4) 肾功能不全:轻度至中度肾功能不全,不需要调整剂量。严重肾功能不全的用药经验不足,须谨慎使用。

5. 不良反应

(1) 常见:胃肠道反应(恶心、呕吐、腹痛和食欲不佳)、关节疼痛、头痛、咯血和胸痛。

(2) 少见:Q-T 间期延长、高尿酸血症、磷脂在身体组织中的积累、氨基转移酶增高和胰腺炎等。

(3) 贝达喹啉通过 CYP3A4 进行代谢,因此,在与 CYP3A4 诱导剂(如利福平、利福喷丁和利福布汀)联用期间,其全身暴露量及治疗作用可能减弱。将本品与强效 CYP3A4 抑制剂联用时,可能增加贝达喹啉的全身暴露量,从而可能增加发生不良反应的风险。

6. 注意事项

(1) 在一项安慰剂对照试验中,观察到本品治疗组的死亡风险较安慰剂治疗组增加。

(2) Q-T 间期延长:Q-T 间期>500 ms、室性心律失常患者禁用。应随访心电图检查。基线时应检测血清钾、钙和镁。

(3) 当贝达喹啉与延长 Q-T 间期的其他药共用时,有相加或协同作用(如氯法齐明、氟喹诺酮类药物、德拉马尼和唑类抗真菌药等)。

(4) 一旦发生晕厥,应立即进行临床评估及心电图检查。

(5) 肝功能损害:本品用于轻度或中度肝损害患者时,不需要进行剂量调整。尚未获得在重度肝损害患者中的药代动力学研究数据,但建议严重肝脏疾病患者禁用。

(6) 肾脏排泄贝达喹啉原形的量很少(<0.001%)。轻、中度肾损害患者不需要调整剂量,重度肾损害或肾病终末期需要血液透析或腹膜透析的患者应谨慎使用。

(八) 德拉马尼

1. 抗菌活性　德拉马尼是一种硝基咪唑恶唑类衍生物,抑制分枝杆菌细胞壁成分甲氧基分枝菌酸和酮基分枝菌酸的合成。本品的代谢产物未显示抗分枝杆菌活性。体外实验结果表明,分枝杆菌对德拉马尼产生自然耐药的发生率类似于异烟肼,较利福平高。有报道德拉马尼在治疗期间发生耐药,机制为结核分枝杆菌的辅酶 F420 相关基因的突变。德拉马尼与目前使用的抗结核药无交叉耐药性。

2. 药代动力学　餐后口服德拉马尼的 F 相比于空腹状态提高了约 2.7 倍。增加德拉马尼的服用剂量,血药浓度不会因此而成比例增加。本品的蛋白结合率≥99.5%,血浆 $T_{1/2ke}$ 为 30～38 h。在人体的完整代谢及分布尚未完全阐明。

3. 适应证　适用于成人耐多药结核病的联合用药。

4. 剂量与用法　成人推荐剂量为每次 100 mg,每日 2 次口服,连续用药 24 周(缺乏应用>24 周的经验,因此,更长时间的用药应权衡风险与获益)。18 岁以下患儿和老年患者(>65 岁),安全性和有效性尚不明确。

5. 不良反应　不良反应有:心悸、Q-T 间期延长;恶心、腹泻、胃痛和食欲下降;头痛、感觉异常、震颤、头晕和耳鸣;失眠、精神不振;关节或肌肉疼痛;网织红细胞增多;低血钾、高尿酸血症;咯血。

6. 注意事项

(1) 治疗前必须进行心电图检查。

(2) 有心脏风险因素的患者不得启动德拉马尼治疗,除非经权衡潜在获益大于潜在风险。

(3) 在中度至重度肝功能异常患者中不建议使用德拉马尼。

(4) 轻度或中度肾功能异常患者无须调整剂量。尚不明确血液透析或腹膜透析是否会显著清除德拉马尼及其代谢产物。

(5) 德拉马尼的暴露量在与洛匹那韦/利托那韦联合应用后略有增加。

(6) 动物研究显示德拉马尼具有生殖毒性,不建议妊娠女性或育龄期女性使用德拉马尼,除非采取可靠的避孕措施。

(罗雪娇　沙　巍)

第二十节　抗真菌药

目前用于治疗深部真菌感染的药物主要有以下 4 类:多烯类(两性霉素 B 及其含脂制剂)、吡咯类、棘白菌素类和氟胞嘧啶。两性霉素 B 为广谱抗真菌药,该药曾为治疗深部真菌感染的标准药物,目前仍为深部真菌感染的主要选用药物之一。然而,其明显的肾毒性和输注相关不良反应限制了其临床应用。两性霉素 B 含脂制剂的抗菌谱、抗菌活性和临床疗效与两性霉素 B 去氧胆酸盐相仿,但毒性反应明显减低。临床常用的吡咯类抗真菌药有氟康唑、伊曲康唑、伏立康唑、泊沙康唑和艾沙康唑。氟康唑主要作用于念珠菌和隐球菌,对球孢子菌、组织胞浆菌和皮炎芽生菌亦具抗菌活性;伊曲康唑抗真菌谱拓展至曲霉等;伏立康唑主要作用于曲霉,其抗真菌谱进一步拓展至镰孢霉属和赛多孢霉属;泊沙康唑的作用尚可覆盖毛霉、根霉、根毛霉及犁头霉等真菌。棘白菌素类抗真菌药如卡泊芬净、米卡芬净、阿尼芬净,具广谱抗真菌活性,对耐氟康唑及两性霉素 B 的念珠菌属、曲霉属、组织胞浆菌属、芽生菌属和球孢子菌属等均具较好的活性,但对隐球菌作用差。氟胞嘧啶的抗菌谱较窄,且单独应用时,真菌对其易产生耐药性,故常与两性霉素B或吡咯类联合治疗深部真菌感染。

一、两性霉素 B 及其含脂制剂

(一) 两性霉素 B 去氧胆酸盐

1. 抗菌作用 本品为多烯类抗真菌药物,体外对多种真菌具高度抗菌活性,如荚膜组织胞浆菌、粗球孢子菌、念珠菌属、皮炎芽生菌、红酵母、新生隐球菌、申克孢子丝菌、高大毛霉(mucor mucedo)和烟曲霉等。念珠菌属中白念珠菌对本品极为敏感,而非白念珠菌则敏感性略差。波氏假阿利什霉和镰孢霉属对本品通常耐药;部分曲霉对本品耐药;皮肤和毛发癣菌则大多耐药。

本品通过与敏感真菌细胞膜上的甾醇(主要为麦角固醇)相结合,引起细胞膜的通透性改变,导致细胞内钾离子、核苷酸和氨基酸等重要物质外漏,从而破坏细胞的正常代谢,抑制其生长。本品亦可与哺乳类细胞膜中的甾醇(主要为胆固醇)结合,这可能是其对动物和人类具有毒性的原因。由于本品对真菌细胞膜通透性的影响,使一些药物如氟胞嘧啶易于进入真菌细胞内而产生协同作用。

2. 药代动力学 口服本品后自胃肠道吸收少且不稳定。本品每日静脉滴注 0.65 mg/kg,4～6 h 的 C_{max} 为 1.8～3.5 mg/L,T_{max} 为开始滴注后 1 h,谷浓度为 0.2～0.5 mg/L。血 $T_{1/2ke}$ 成人中约为 21 h。本品 V_d 为 4～5 L/kg。蛋白结合率为 91%～95%。本品在肝组织中的浓度最高,占给药总量的 27.5%,在其余组织:脾、肺、肾、胰腺、心、骨骼肌、脑、脂肪、食管、甲状腺和骨组织中依次递减。本品在炎性胸腔积液、腹水和滑膜腔液中的药物浓度通常低于同期血药浓度的 50%。脑脊液内药物浓度极少超过同时期血药浓度的 2.5%。支气管分泌物中药物浓度亦低。

本品在体内经肾脏缓慢排泄(2 周至数月),每日有给药量的 2%～5%以原形排出,7 d 内自尿排出给药量的 40%。停药后自尿中排泄至少持续 7 周,在碱性尿液中,药物排泄量增多。本品不易为透析清除。

3. 适应证及临床应用 本品适用于下列真菌感染的治疗:隐球菌病、北美芽生菌病、播散性念珠菌病、球孢子菌病和组织胞浆菌病;由毛霉属、根霉属、犁头霉属、内孢霉属和蛙粪霉属等所致的毛霉病;由申克孢子丝菌引起的孢子丝菌病,以及由烟曲霉所致的曲霉病等。两性霉素 B 可用于治疗上述真菌引起的血流感染、心内膜炎、脑膜炎(隐球菌及其他真菌所致者)、腹腔感染(包括与透析相关者)、肺部感染、尿路感染和眼内炎等。

由于两性霉素 B 的明显毒性,故本品主要用于诊断已经确立的深部真菌感染,且病情危重呈进行性发展者。本品不宜用于皮肤、黏膜的真菌感染,如免疫功能正常者的口腔念珠菌病、阴道念珠菌病和食管念珠菌病。

4. 剂量及用法 成人常用剂量:开始静脉滴注时,先试以 1～5 mg,或者按体重每日 1 次 0.02～0.1 mg/kg 给药。以后根据患者耐受情况每日或隔日增加 5 mg,当增至每次 0.6～0.7 mg/kg 时,即可停止递增,此为一般治疗量。成人最高每次剂量不超过 1 mg/kg,每日给药 1 次,剂量及疗程需要视病情及疾病种类而定。治疗食管念珠菌病的给药剂量为 0.3 mg/(kg·d),芽生菌病、播散性组织胞浆菌病及皮肤外孢子丝菌病为 0.5 mg/(kg·d),隐球菌脑膜炎为 0.6～0.8 mg/(kg·d),球孢子菌病为 1 mg/(kg·d)。毛霉病及侵袭性曲霉病为 1～1.5 mg/kg,粒细胞缺乏发热患者为 0.5～1.0 mg/(kg·d)。对敏感真菌感染宜采用较小剂量,即成人每日 0.2～0.3 mg/kg,疗程仍宜长。

5. 不良反应

(1) 输注相关不良反应:通常发生在给药后 15～20 min,亦可发生在静滴过程中或静滴结束后,表现为寒战、高热、严重头痛及全身不适。有时可出现血压下降、眩晕等。

(2) 几乎所有患者在疗程中均可出现不同程度的肾功能损害,尿中可出现红细胞、白细胞、蛋白和管型,BUN 和肌酐增高,也可引起肾小管性酸中毒。

(3) 低钾血症,由于尿中排出大量钾离子所致。

(4) 正常红细胞性贫血,偶可有白细胞或血小板减少。

(5) 食欲不振、恶心、呕吐、腹泻、消化不良和上腹部痉挛性疼痛等。急性肝衰竭、肝炎、黄疸、出血性胃肠炎和黑粪症等较少见。

(6) 静滴过快时可出现低血压、呼吸困难,严重者发生心室颤动或心脏骤停。此外,本品所致的电解质紊乱亦可导致心律失常的发生。

(7) 本品刺激性大,不可作为肌内注射用药,在静脉滴注部位可发生疼痛或血栓性静脉炎。

(8) 骨骼肌肉系统,可出现全身疼痛,包括肌肉和关节。

(9) 鞘内注射本品可引起严重头痛、发热、呕吐及颈项强直、下肢疼痛及尿潴留等,严重者偶可发生下肢截瘫等。

(10) 过敏性休克、皮疹等变态反应偶有发生。

6. 禁忌证及注意事项

(1) 本品应缓慢避光静脉滴注,每次滴注时间需 6 h 或更长。

(2) 本品慎用于肾功能减退患者。当治疗累积剂量＞4 g 时,可引起不可逆性肾功能损害。部分患者给药前补充水分和钠离子,可降低发生肾毒性的风险。补充碱性物质可降低肾小管性酸中毒并发症的发生。

(3) 正接受输注白细胞或输注后不久的患者应用本品可发生急性肺部反应,两者应间隔一定时间应用。

(4) 应用本品可发生白细胞脑病,文献报告提示全身放疗可能为风险因素。

(5) 本品治疗如中断 7 d 以上者,应重新自小剂量(0.25 mg/kg)开始逐渐增加至所需剂量。

(6) 治疗期间定期严密随访血、尿常规,肝、肾功能,血镁,血钾和心电图等,如 BUN 或血肌酐明显升高时,必须减量或暂停治疗,直至肾功能恢复。

(7) 为减少本品的不良反应,给药前可给解热镇痛药或抗组胺药,如吲哚美辛或异丙嗪等。或者给予琥珀酸氢化可的松 25～50 mg 或地塞米松 1～2 mg,给药前 30 min 静脉推注。

(8) 本品属妊娠期 B 类药物。孕妇如确有应用指征,应权衡利弊后决定是否应用。

哺乳期妇女应用本品时宜停止哺乳。

（9）本品已成功地用于治疗小儿系统性真菌感染，未发生不可预测的不良反应。

（10）氨基糖苷类、抗肿瘤药物、环孢菌素、喷他脒、卷曲霉素、多黏菌素类和万古霉素等肾毒性药物与本品同用时可增强其肾毒性。

（二）两性霉素 B 含脂制剂

目前应用于临床的两性霉素 B 含脂制剂有 3 种：两性霉素 B 脂质复合体（amphotericin B lipid complex，ABLC），两性霉素 B 胆固醇复合体，又称两性霉素 B 胶质分散体（amphoterin B colloidal dispersion，ABCD）和两性霉素 B 脂质体（liposome amphotericin B，L-AmB）。

1. 抗菌作用　两性霉素 B 含脂制剂的抗菌谱及抗菌活性同两性霉素 B 去氧胆酸盐。

2. 药代动力学　两性霉素 B 含脂制剂在人体内多分布于网状内皮系统，如肝、脾和肺组织中，减少了在肾组织的分布。两性霉素 B 去氧胆酸盐与两性霉素 B 含脂制剂的药动学特性比较见表 5-2。

表 5-2　两性霉素 B 含脂制剂的理化及药动学特性比较

	两性霉素 B	ABLC	ABCD	L-AmB
常用剂量(mg/kg)	0.6~1	3~5	3~4	3~5
C_{max}(mg/L)	1.1	1.7	2.6~2.9	57.6
给药剂量(mg/kg)	0.6	5	3~4	5
AUC[(mg·h)/L]	17.1	14	29~36	269
CL[ml/(kg·h)]	10	436	105~112	21
$T_{1/2ke}$(h)	24	173.4 (终末 $T_{1/2}$)	27.5~28.2	7~10
V_d(L/kg)，人体内组织分布: mg/kg(总剂量,%)	5.1	131	3.8~4.1	0.16
肝	93.2(26.2)	196		175.5(18.3)
脾	59.3(1)	290		201.5(3)
肺	12.9(3.1)	222		16.8(0.6)
肾	18.9(0.8)	6.9		22.8(0.3)
脑	无资料	1.6		0.56(1)
心	3.7(0.13)	5		4.3(0.1)

3. 适应证及临床应用　两性霉素 B 含脂制剂治疗深部真菌感染如曲霉病、隐球菌病和念珠菌病的临床疗效与两性霉素去氧胆酸盐相仿，肾毒性则较后者低。适用于不能耐受两性霉素 B 去氧胆酸盐引起的毒性反应或出现与静脉用药相关的严重毒性反应，或经两性霉素 B 去氧胆酸盐治疗无效的患者。L-AmB 还适用于中性粒细胞缺乏伴发热患者疑为真菌感染的经验治疗。所有两性霉素 B 含脂制剂均不用于局

部给药。

4. 剂量及用法

（1）ABCD：成人及儿童推荐剂量为每日 $3\sim4$ mg/kg。以注射用水溶解，再用 5% 的葡萄糖注射液稀释，按 1 mg/(kg·h) 的速度静脉滴注。在开始治疗时，建议在首次给药前首先予以试验剂量，以本品 5 mg 溶于 10 ml 稀释液中静脉滴注 $15\sim30$ min，而后再仔细观察 30 min。

（2）ABLC：成人及儿童推荐剂量为每日 5 mg/kg，每日单剂静脉滴注。本品应按 2.5 mg/(kg·h) 的速度静脉滴注。本品静脉滴注液的终浓度应为 1 mg/ml。

（3）L-AmB：成人及儿童用于中性粒细胞缺乏伴发热患者经验治疗的推荐剂量为每日 3 mg/kg，系统性曲霉、念珠菌和隐球菌病推荐剂量为每日 $3\sim5$ mg/kg。

5. 不良反应　两性霉素 B 含脂制剂静脉滴注时，其毒性反应均较两性霉素 B 去氧胆酸盐为低，尤其是肾脏毒性明显减少，与输液有关的毒性反应如发热、寒战和恶心仍可发生，但发生率较两性霉素 B 去氧胆酸盐为低，其中以 ABCD 的不良反应发生率相对较高。两性霉素 B 含脂制剂的不良反应发生率较两性霉素 B 去氧胆酸盐低（表 5-3）。

表 5-3　两性霉素 B 去氧胆酸盐及含脂复合制剂的不良反应发生率比较（%）

不良反应	L-AmB	ABLC	ABCD	两性霉素 B
输注相关不良反应	$<5\sim20$	$33\sim50$	~86	$50\sim90$
肾毒性	~15	28	~17	$15\sim90$

二、氟胞嘧啶

（一）抗菌作用

对新生隐球菌、白念珠菌和非白念珠菌，如克柔念珠菌、热带念珠菌、葡萄牙念珠菌、近平滑念珠菌和光滑念珠菌等具有良好的抗菌作用，但非白念珠菌对该药的敏感性较白念珠菌差。本品为抑菌剂，高浓度时具杀菌作用。氟胞嘧啶经胞嘧啶透酶系统进入真菌细胞，在真菌细胞内经胞嘧啶脱氨酶作用代谢成为氟尿嘧啶，替代尿嘧啶进入真菌的 RNA，从而抑制 DNA 和 RNA 的合成，导致真菌死亡。哺乳类细胞内胞嘧啶脱氨酶缺乏或活性极低，在人体内并不能大量将氟胞嘧啶转换为氟尿嘧啶。因此，本品对真菌具有选择性毒性作用。

单用本品时，真菌易对其产生耐药性，在治疗过程中即可出现真菌耐药现象。本品与多烯类抗真菌药，尤其是两性霉素 B 具协同作用。

（二）药代动力学

本品口服吸收迅速而完全，F 达 $78\%\sim90\%$。正常受试者单剂口服 2 g 后 C_{max} 为 $30\sim40$ mg/L，T_{max} 为 2 h。V_d 为 (0.78 ± 0.13) L/kg。血浆蛋白结合率甚低，仅为 $2.9\%\sim4\%$。药物广泛分布于肝、肾、心、脾和肺组织中，炎性脑脊液中药物浓度可达同期血药浓度的 50%～100%。本品可透过胎盘屏障,亦可进入感染的腹腔、关节腔及房水中。$T_{1/2ke}$ 为 2.4～4.8 h。本品主要经肾小球滤过排泄,90% 以上的给药量以原形自尿中排出;约 10% 的药物口服不吸收,随粪便排出。本品可经血液透析排出体外。

(三) 适应证及临床应用

本品适用于敏感念珠菌和(或)隐球菌所致的严重感染的治疗,如血流感染、心内膜炎和尿路感染。本品治疗播散性真菌病通常与两性霉素 B 联合应用,因单独应用时易导致真菌耐药性的发生。

(四) 剂量及用法

口服及静脉滴注每日 100～150 mg/kg,口服者分 4 次;静脉滴注分 2～4 次给药,成人一般每次 2.5 g(1%,250 ml),静滴速度 4～10 ml/min。肾功能不全者,应根据肾功能减退程度减量给药。

(五) 不良反应

(1) 口服本品常见的不良反应为恶心及腹泻,与给药剂量有关,发生率约为 6%。

(2) 偶见皮疹、荨麻疹、瘙痒和光敏反应,艾滋病患者亦可发生过敏性休克。

(3) 本品可致骨髓毒性、白细胞减少和血小板减少,发生率约 6%。偶可发生再生障碍性贫血和嗜酸性粒细胞增多。

(4) 血清氨基转移酶一过性升高,引起血清胆红素升高及肝大者甚为少见,罕有发生肝坏死者。

(六) 禁忌证及注意事项

(1) 本品禁用于严重肾功能不全及对本品过敏患者。

(2) 下列情况应慎用:骨髓抑制、血液系统疾病或同时接受骨髓抑制药物者;肝功能损害者;肾功能损害、肾功能减退者须减量用药。

(3) 单用本品在短期内可产生耐药。与两性霉素 B 联合应用可延缓耐药性的产生。

(4) 用药期间须定期检查血常规、肝功能、肾功能和尿常规等。

(5) 本品属妊娠期用药 C 类。孕妇如确有应用指征,应仔细权衡利弊后决定是否应用。哺乳期妇女不宜使用或于使用时停止哺乳。

(6) 不推荐儿童患者使用本品。

三、吡咯类抗真菌药

吡咯类抗真菌药包括咪唑类和三唑类。咪唑类中以酮康唑应用最多,但由于该药严重的肝毒性反应的发生,目前已很少用于治疗系统性真菌感染。克霉唑、咪康唑和益康唑口服吸收均差,目前均主要为局部用药。三唑类有氟康唑、伊曲康唑、伏立康唑和泊沙康唑,除伊曲康唑胶囊剂外,均具有良好的药代动力学特点,是治疗深部真菌感染的选用药物。

吡咯类药物具有广谱抗真菌作用,对深部及浅部真菌病的病原真菌均具抗菌活性。作用机制是抑制真菌中由 CYP450 介导的 14α-甾醇去甲基化,从而抑制真菌细胞膜主要成分麦角固醇的生物合成,损伤真菌细胞膜,以致细胞内重要物质的摄取受影响或流失而使真菌死亡。药物在低浓度时为抑菌作用,高浓度时可为杀菌作用。

（一）氟康唑

1. 抗菌作用　氟康唑具广谱抗菌作用,对多数新生隐球菌具抗菌作用;通常对念珠菌属中的白念珠菌、热带念珠菌和近平滑念珠菌具抗菌作用,对吉列蒙念珠菌作用较弱。光滑念珠菌对本品呈剂量依赖性敏感,克柔念珠菌通常耐药,曲霉属对本品耐药。氟康唑的体内抗菌活性明显高于体外,对念珠菌属、隐球菌属、粗球孢子菌、皮炎芽生菌和荚膜组织胞浆菌等所致的动物感染具有良好疗效。

2. 药代动力学　本品口服后吸收完全,F 达 90％以上。正常志愿者空腹单次口服 400 mg 后,平均 C_{max} 为 6.7 mg/L,T_{max} 为 1～2 h。血浆蛋白结合率12％。分布广泛,在皮肤、水疱液、腹腔液、唾液和痰液中的浓度为血药浓度的 1～2 倍,在脑脊液中的药物浓度可达同期血药浓度的 60％,脑膜有炎症时约为同期血药浓度的 80％。该药主要经肾小球滤过,以原形自尿中排出给药量的 80％以上,少量在肝脏代谢。血液透析或腹膜透析可清除本品。

3. 适应证及临床应用

（1）念珠菌病:用于治疗口咽部和食管感染;播散性念珠菌病,包括血流感染、腹膜炎、肺炎和尿路感染等;念珠菌外阴阴道炎。还可用于骨髓移植受者接受细胞毒类药物或放射治疗时,预防念珠菌感染的发生。

（2）隐球菌病:用于脑膜炎以外的新生隐球菌病;在治疗隐球菌脑膜炎时,本品可作为两性霉素 B 联合氟胞嘧啶初治后的维持用药。

（3）球孢子菌病。

（4）芽生菌病、组织胞浆菌病:本品可作为伊曲康唑的替代选用药物。

4. 剂量及用法

（1）口服:成人常用量:

1）播散性念珠菌病:第 1 天 800 mg,以后每日 400 mg,均为每日 1 次口服,疗程至少 4 周,症状缓解后至少继续用药 2 周。

2）食管念珠菌病:第 1 天 200～400 mg,以后每日 100～200 mg,疗程 14～30 d,重度免疫功能受损患者可能需要更长时间。

3）口咽部念珠菌病:第 1 天 200～400 mg,以后每日 100～200 mg,一次服用,疗程 7～21 d,重度免疫功能受损患者可能需要更长时间。

4）念珠菌外阴阴道炎:150 mg,单剂口服。

5）预防念珠菌病:有预防用药指征者,口服 100～200 mg,每日 1 次。

（2）氟康唑注射剂:供静脉滴注用。成人常用剂量同口服,用于上述患者中病情较重者及隐球菌脑膜炎。

隐球菌脑膜炎:每日 400 mg,一次静脉滴注,直至病情明显好转。然后可给予每日 200～400 mg,每日 1 次,用至脑脊液转阴后至少 10～12 周。亦可用初始剂量 400 mg,每日 2 次,共 2 d,以后为每日 400 mg,疗程同前述。

5. 不良反应　不良反应发生率为 10％～16％,主要为胃肠道反应,症状大多轻微。

通常耐受良好,仅1.5%的患者需要中止治疗。不良反应主要表现为以下几种。

(1)过敏反应:皮疹、血管神经性水肿、面部水肿和瘙痒症等,偶可发生严重剥脱性皮肤病、渗出性多形红斑。

(2)恶心、呕吐、腹痛、腹泻、胃肠胀气和消化不良等。

(3)治疗过程中可发生一过性血清氨基转移酶升高,偶可出现肝毒性症状。

(4)偶可发生淋巴细胞减少、中性粒细胞减少及缺乏和血小板减少等。

6. 禁忌证及注意事项

(1)本品禁用于对本品及其赋形剂过敏的患者。对其他吡咯类过敏者应慎用。本品禁止与特非那丁、西沙比利等药物同时应用。

(2)氟康唑使用过程中应密切监测肝功能。

(3)艾滋病患者更易发生严重的皮肤反应,应严密观察,一旦出现大疱性损害或多形性红斑,应立即停药。

(4)本品属妊娠期用药C类。哺乳期妇女应用本品时必须停止哺乳。

(5)不推荐本品用于6个月以下的小儿。

(6)本品过量可发生幻觉和兴奋性偏执行为,可予以洗胃、利尿及对症处理。

(二)伊曲康唑

1. 抗菌作用　本品对皮炎芽生菌、荚膜组织胞浆菌、黄曲霉、烟曲霉、白念珠菌和新生隐球菌均具抗菌活性。本品对申克孢子丝菌、毛癣菌、克柔念珠菌和其他念珠菌的抗菌作用变异较大。本品在实验动物模型中对皮炎芽生菌、杜氏组织胞浆菌、烟曲霉、粗球孢子菌、新生隐球菌、巴西副球孢子菌、申克孢子丝菌和毛癣菌等具抑菌作用。

2. 药代动力学　本品为高度脂溶性化合物,胶囊剂口服吸收差,F为36%,与食物同服可增加药物吸收。口服液F为55%,不需与食物同服。本品蛋白结合率为99.8%,仅0.2%呈游离状态。本品在肺、肾脏、肝脏、骨骼、胃、脾脏和肌肉中的浓度约为血药浓度的2~3倍。本品在脑脊液中浓度甚低。本品主要在肝内被CYP3A4酶代谢成为多种代谢产物,主要代谢产物为羟基伊曲康唑,其抗菌活性与伊曲康唑相似,其血药浓度是原药的2倍。$T_{1/2}$为30~40 h。约40%的无活性代谢物和≤0.03%的药物以原形自尿中排泄,3%~18%的给药量以原形经粪便排泄。

3. 适应证及临床应用

(1)胶囊剂:适用于治疗肺部及肺外芽生菌病;组织胞浆菌病,包括慢性空洞性肺部疾病和非脑膜组织胞浆菌病;不能耐受两性霉素B或两性霉素B治疗无效的肺部或肺外曲霉病。本品还适用于皮肤真菌所致的足趾或(和)手指甲癣。

(2)口服液:与本品注射液序贯使用,用于中性粒细胞缺乏怀疑真菌感染患者的经验治疗,也可用于口咽部和食管念珠菌病的治疗。

(3)静脉注射液:适用于中性粒细胞缺乏怀疑真菌感染患者的经验治疗,还适用于治疗肺部及肺外芽生菌病;组织胞浆菌病,包括慢性空洞性肺部疾病和非脑膜组织胞浆菌病;不能耐受两性霉素B或两性霉素B治疗无效的肺部或肺外曲霉病。

4. 剂量及用法

（1）胶囊剂：治疗芽生菌病、组织胞浆菌病和曲霉病成人常用剂量为每日 $200\sim$ 400 mg，剂量超过 400 mg 时宜分 2 次给药。治疗足趾甲癣予以 200 mg，每日 1 次，连用 12 周；手指甲癣每次 200 mg，每日 2 次，连服 7 d 为 1 个疗程，停药 21 d 后再予以第 2 个疗程。

（2）口服液：治疗口咽部念珠菌病予以口服液每日 200 mg(20 ml)，连用 $1\sim2$ 周；治疗食管念珠菌病予以口服液每日 100 mg(10 ml)，连用 2 周。

（3）静脉注射液：治疗皮炎芽生菌病、组织胞浆菌病和曲霉病成人常用剂量为第 1、第 2 天，每日 2 次，每次 200 mg；从第 3 天起，每日 1 次，每次 200 mg。静脉滴注时间至少 1 h。伊曲康唑静脉用药时间不宜超过 14 d，应继以口服液序贯疗法。总疗程为 3 个月或用药至真菌感染的临床症状体征消失及实验室检查恢复正常。

5. **不良反应**　常见的不良反应有胃肠道不适，如消化不良、恶心、腹痛和便秘。较少见的不良反应有头痛、可逆性血清氨基转移酶升高、月经紊乱、头晕和瘙痒等过敏反应。极个别患者可发生外周神经病变。接受本品长期治疗（1 个月以上）的患者可发生低血钾症、水肿、肝炎和脱发等症状。

6. **禁忌证及注意事项**

（1）禁用于对本品过敏者；禁用于孕妇患者。对其他吡咯类过敏者不宜用本品。

（2）禁止与某些经 P450 酶系代谢的药物合用，因其可使本品血药浓度增高，导致严重的、危及生命的心律失常。例如，特非那丁、阿司咪唑、三唑仑、咪达唑仑、西沙比利、洛伐他汀和辛伐他汀。

（3）本品不宜用于充血性心力衰竭患者。

（4）极个别患者可出现严重肝毒性，包括肝衰竭和死亡。先前有肝功能异常的患者、持续用药超过 1 个月的患者，以及治疗过程中发生肝功能不全症状或体征的患者，应监测肝功能。肝硬化患者本品 $T_{1/2}$ 延长，应考虑调整剂量。

（5）本品胶囊应与食物同服以增加吸收；但口服液应空腹口服。

（6）胃酸降低时可影响本品的吸收。接受碱性药物（如氢氧化铝）治疗的患者服用本品时两者至少间隔 2 h。

（7）本品属妊娠期用药 C 类，哺乳妇女应用本品时应停止哺乳。

（8）不推荐本品用于儿童患者。

（9）Ccr<30 ml/min 的患者不宜应用本品静脉制剂。

（三）伏立康唑

1. **抗菌作用**　本品属三唑类抗真菌药，具广谱抗真菌作用。对黄曲霉、烟曲霉、土曲霉、黑曲霉和构巢曲霉等具杀菌作用；对赛多孢霉属和镰孢霉属，包括腐皮镰孢霉的作用有差异；对白念珠菌、部分都柏林念珠菌、光滑念珠菌、平常念珠菌、克柔念珠菌、近平滑念珠菌、热带念珠菌和吉列蒙念珠菌，包括耐氟康唑的克柔念珠菌、光滑念珠菌和白念珠菌耐药菌株均具抗菌活性。

伏立康唑治疗有效的其他真菌感染包括新生隐球菌、皮炎芽生菌、粗球孢子菌、链格孢属、头分裂芽生菌、支孢霉属、冠状耳霉、喙明脐霉、棘状外瓶霉、裴氏着色霉、足菌肿马杜拉菌、淡紫拟青霉、拟青霉属、马尔尼菲篮状菌、烂木瓶霉、短尾帚霉和丝孢酵母属,包括白吉利丝孢酵母菌所致的感染。

伏立康唑在体外对支顶孢属、链格孢属、双极菌属、支孢瓶霉属、荚膜组织胞浆菌具抗菌活性。对弯孢属和孢子丝菌属亦具抗菌作用。

2. 药代动力学　药代动力学呈非线性,AUC 增加的比例远大于剂量增加的比例。当给予受试者负荷剂量后,24 h 内其血药浓度接近于稳态浓度。伏立康唑血药平均浓度和 C_{max} 分别为 2.4 mg/L 和 3.7 mg/L。口服后绝对 F 约为 96%。当与高脂饮食同时应用时,伏立康唑的 C_{max} 和 AUC 分别减少 34% 和 24%。本品在组织中广泛分布,血浆蛋白结合率约为 58%。伏立康唑主要在肝脏通过 CYP450 同工酶、CYP2C19、CYP2C9 和 CYP3A4 代谢。肝硬化患者的 AUC 较肝功能正常者高。仅有少于 2% 的药物以原形经尿排出。伏立康唑的 $T_{1/2ke}$ 与剂量有关。口服 200 mg 后 $T_{1/2ke}$ 约为 6 h。赋形剂二丁醚硫-β-环糊精在中度至重度肾功能减退者[血肌酐值>221 μmol/L(2.5 mg/dl)]中可发生蓄积。

3. 适应证及临床应用　本品适用于治疗侵袭性曲霉病;非粒缺患者念珠菌血症及念珠菌所致播散性皮肤感染、腹部、肾脏、膀胱壁及伤口感染;食管念珠菌病;不能耐受其他药物或其他药物治疗无效的赛多孢霉属和镰孢霉属,包括腐皮镰孢霉所致的严重感染。

4. 剂量及用法　本品片剂应在餐前或餐后 1 h 服用。本品静脉制剂应静脉滴注给药,滴注速度不可超过 3 mg/(kg·h)。

成人及儿童:无论是静脉滴注或是口服给药,第 1 天均应给予负荷剂量,使其血浓度尽快达稳态浓度(表 5-4)。

表 5-4　伏立康唑的给药剂量及方法

	静脉滴注	口服	
		患者体重≥40 kg	患者体重<40 kg
负荷剂量(第1天)	q12 h,每次 6 mg/kg(适用于第1天)	q12 h,每次 400 mg(适用于第 1 天)	q12 h,每次 200 mg(适用于第 1 天)
维持剂量(第1天以后)	念珠菌感染:3 mg/kg, q12 h;曲霉、赛多孢霉属和镰孢霉等霉菌:4 mg/kg, q12 h	q12 h,每次 200 mg	q12 h,每次 100 mg

5. 不良反应　最为常见的不良反应为视力障碍、发热、皮疹、恶心、呕吐、腹泻、头痛、周围性水肿和腹痛。这些不良反应通常为轻度到中度。最常导致中停的相关不良反应为肝功能异常、皮疹和视力障碍。

(1)视觉障碍:大约 30% 的用药者曾出现过视觉改变、视力增强、视力模糊、色觉改变或畏光。视觉障碍通常为轻度,罕有导致停药者。这种改变在疗程超过 29 d 后不再进展,并且停药后可以完全恢复。

（2）皮肤和附件：皮疹发生率约为6％，皮疹、瘙痒和斑丘疹常见；皮肤的光敏反应、脱发、剥脱性皮炎、Stevens-Johnson综合征和荨麻疹少见；偶见有盘形红斑狼疮、多形红斑和中毒性表皮坏死溶解。

（3）血清氨基转移酶异常发生率为13.4％。绝大部分患者不影响继续用药，或者调整剂量继续用药（包括停药）后均可缓解。在伴有其他严重基础疾病的患者中，偶可发生严重的肝毒性反应，其中包括黄疸。肝炎或致死性的肝衰竭极为少见。

（4）全身反应：常见反应有发热、寒战、头痛、腹痛和胸痛等；少见反应有衰弱、背痛、水肿和流感样症状等。

（5）心血管系统：常见反应有心动过速、高血压和低血压；少见反应有心律失常、房室完全阻滞、深静脉血栓、Q-T间期延长、晕厥和室性心动过速（包括尖端扭转型）等。

（6）消化系统：常见有恶心、呕吐、腹泻、肝功能异常、口干和黄疸；少见反应有食欲减退、便秘。

（7）血液和淋巴系统：常见反应有血小板减少、贫血；少见的有中性粒细胞缺乏症、嗜酸性粒细胞增多和骨髓抑制。

（8）神经系统：眩晕、幻觉等常见；精神错乱、抑郁、焦虑、震颤、激动、感觉异常、运动失调、复视、感觉障碍和眼球震颤少见。

（9）静脉滴注相关反应：有过敏性休克样的即刻反应，包括脸红、发热、出汗、心动过速、胸闷、呼吸困难、晕厥、恶心、瘙痒和皮疹。

（10）泌尿生殖系统：血肌酐、BUN增高、蛋白尿和血尿常见，有报道重症患者应用本品时可发生急性肾衰竭。

6. 禁忌证及注意事项

（1）本品禁用于对伏立康唑或任何赋形剂有过敏史者。有其他吡咯类过敏史者慎用。

（2）本品禁止与CYP3A4底物，特非那丁、阿司咪唑、西沙必利、派迷清或奎尼丁合用，因为本品可增加上述药物的血药浓度，导致Q-T间期延长，尖端扭转型室性心动过速极少见。

（3）本品禁止与利福平、利福布汀、卡马西平和长效巴比妥类合用，这些药物可以显著降低本品的血药浓度。

（4）本品禁与麦角生物碱类药物（麦角胺、二氢麦角胺）合用。麦角生物碱类为CYP3A4的作用底物，两者合用会使麦角类药物的血药浓度增高，导致麦角中毒。

（5）伏立康唑可以使西罗莫司的血药浓度显著增加，因此，禁止同时应用这两种药物。

（6）用药期间应注意监测肝、肾功能。

（7）本品属妊娠期用药D类，乳妇应用本品时必须停止哺乳。

（8）不推荐本品用于12岁以下的小儿。

（9）半乳糖不耐受：本品片剂含乳糖，不宜应用于罕见的遗传性半乳糖不耐受、乳糖酶缺乏或葡萄糖-半乳糖吸收障碍的患者。

(10) 部分吡咯类,包括本品与心电图 Q-T 间期延长有关。极个别服用本品的患者可发生尖端扭转型室速。该类患者多为重症,存在多种复杂的风险因素。如,心脏毒性化疗、心肌病、低血钾和合用的其他药物。存在潜在心律失常情况的患者慎用本品。应用本品前应纠正血钾、血镁和血钙。

(四) 泊沙康唑

1. 抗菌作用 本品对念珠菌属的作用略逊于伏立康唑,但优于氟康唑和伊曲康唑。对白念珠菌、近平滑念珠菌、热带念珠菌、挪威念珠菌和都柏林念珠菌抗菌活性强,对光滑念珠菌和克柔念珠菌略弱。对曲霉属的抗菌活性与伏立康唑大致相仿。对隐球菌属均具良好的抗菌活性。本品对根霉属和毛霉属具抗菌活性,但不如两性霉素 B。对双相真菌如组织胞浆菌、芽生菌属、球孢子菌属和副球孢子菌属抗菌活性强。

2. 药代动力学 本品有注射制剂、缓释片和口服悬液剂。在健康志愿者中静脉制剂单剂 200 mg 给药后 $AUC_{0\sim\infty}$ 为 35 400 ng/(ml·h),C_{max} 为 2 250 ng/ml,$T_{1/2ke}$ 为 23.6 h。缓释片首日 300 mg,每日 2 次,继以 300 mg,每日 1 次口服,达稳态后的 $AUC_{0\sim24}$ 为 51 618(ng·h)/ml、C_{max} 为 2 764 ng/ml,$T_{1/2ke}$ 为 31 h。口服混悬液 200 mg,每日 3 次,达稳态后的 C_{max} 为 583 ng/ml,$AUC_{0\sim24}$ 为 15 900(ng·h)/ml、$T_{1/2ke}$ 为 37.2 h。静脉给药的 V_d 为 261 L(226~295 L),具有高度组织穿透力。可透过胎盘,在乳汁中有分泌。蛋白结合率>98%,给药量的 71%经粪便排泄,13%经肾脏排泄。

3. 适应证及临床应用

(1) 13 岁及以上严重免疫功能缺陷患者,如用于造血干细胞移植受者发生移植物抗宿主病,或血液系统恶性肿瘤化疗后长期中性粒细胞缺乏者,预防侵袭性曲霉和念珠菌感染。

(2) 口咽部念珠菌病的治疗,包括伊曲康唑或氟康唑治疗无效者。

4. 剂量及用法

(1) 预防侵袭性曲霉和念珠菌感染:静脉制剂首日负荷剂量 300 mg,每日 2 次,维持剂量 300 mg 每日 1 次。本品注射剂需经中央静脉导管或经外周静脉穿刺中心静脉置管(peripherally inserted central venous catheters,PICC)给药,每次静脉滴注 90 min。缓释剂首日负荷剂量 300 mg,每日 2 次,维持剂量 300 mg 每日 1 次。口服混悬液 200 mg(5 ml),每日 3 次。治疗口咽部念珠菌病口服混悬液负荷剂量 100 mg,每日 2 次,继以 100 mg 每日 1 次,疗程 13 d。

(2) 治疗伊曲康唑或氟康唑无效的口咽部念珠菌病,口服混悬液,400 mg(10 ml),每日 2 次。

(3) 口服混悬液均须与食物共服,不能进食者应改用其他抗真菌药。

5. 不良反应 口服混悬液的安全性及耐受性与氟康唑大致相仿。口服混悬剂最常见的不良反应有胆红素血症、血清氨基转氨酶升高、肝细胞损害,以及恶心和呕吐。静脉制剂最常见的不良反应有腹泻、低钾血症、发热、恶心、皮疹、头痛和腹痛等。缓释剂最常见的不良反应有腹泻、发热、恶心和低钾血症。

6. 禁忌证及注意事项

（1）本品不可与麦角生物碱类药物（麦角胺、二氢麦角胺）合用。

（2）本品禁止与 CYP3A4 底物、特非那丁、阿司咪唑、西沙必利、派迷清、卤泛群或奎尼丁合用，因为本品可增加上述药物的血药浓度，导致 Q-T 间期延长，但尖端扭转型室性心动过速极少见。

（3）有其他吡咯类过敏史者慎用。

（4）用药期间应注意监测肝功能，如肝功能持续恶化，应考虑停用泊沙康唑。

（5）部分吡咯类，包括本品与心电图 Q-T 间期延长有关。存在潜在心律失常可能性的患者慎用本品。应用本品前应纠正血钾、血镁和血钙。

四、棘白菌素类抗真菌药

棘白菌素类抗真菌药包括卡泊芬净、米卡芬净和阿尼芬净，对曲霉和念珠菌属等各种真菌和酵母均有良好的抗菌活性，但对隐球菌属均无作用。可用于治疗侵袭性曲霉病和念珠菌病等真菌感染，亦可用于真菌感染的经验治疗或预防用药。

（一）卡泊芬净

1. 抗菌作用　卡泊芬净为杀菌剂，在体外具有广谱抗真菌活性。卡泊芬净对烟曲霉、黄曲霉、土曲霉和黑曲霉具良好抗菌活性，对白念珠菌、光滑念珠菌、克柔念珠菌和热带念珠菌具高度抗真菌活性，明显优于氟康唑及氟胞嘧啶，与两性霉素 B 相仿，但对近平滑念珠菌作用相对较弱。此外，卡泊芬净对丝状真菌和一些双相真菌具有抗菌活性，如顶孢霉属、拟青霉属等，且优于两性霉素 B。对组织胞浆菌和肺孢菌也有一定的作用。新生隐球菌对本品天然耐药。卡泊芬净对镰孢霉属、根霉属、丝孢酵母属等作用差。

卡泊芬净通过非竞争性抑制 β-(1,3)-D-糖苷合成酶，破坏真菌细胞壁糖苷的合成。而哺乳动物无类似的细胞壁合成过程，故对于哺乳类动物毒性减少。

体外及体内研究显示，本品与两性霉素 B 联合应用无拮抗作用，其临床意义尚不清楚。

2. 药代动力学　随着静脉应用卡泊芬净剂量的加大，健康人的血药浓度成比例地增加。首日 70 mg，继以每日 1 次，每次 50 mg 静脉滴注，共 14 d。第 1 天 $AUC_{0\sim24}$ 为 97.63($\mu g \cdot h$)/ml，第 14 天为 100.47($\mu g \cdot h$)/ml。第 1 天静滴结束后血药浓度为 12.09 mg/L，第 14 天为 9.94 mg/L。卡泊芬净的血浆蛋白结合率可高达 97%。肝、肾和大肠的 $AUC_{0\sim24}$ 组织-血浆比分别为 16、2.9 和 2。小肠、肺和脾组织中的药物浓度与血浆内浓度相似，心、脑和大腿的药物浓度低于血浆内浓度。卡泊芬净主要代谢形式是肝脏代谢，通过水解和 N 乙酰化代谢，速度缓慢，也有自发的化学降解过程。本品 $T_{1/2ke}$ 为 9～10 h。约 35% 给药量的本品及其代谢产物经粪便排泄，41% 经尿液排泄。其中约 1.4% 以原形从尿液中排泄。

3. 适应证及临床应用

（1）念珠菌血流感染和下列念珠菌感染：腹腔脓肿、腹膜炎和胸腔感染。

（2）食管念珠菌病。

（3）难治性或不能耐受其他抗真菌药治疗（如两性霉素 B 去氧胆酸盐、两性霉素 B

含脂制剂和(或)伊曲康唑)的侵袭性曲霉病。

4. 剂量及用法

(1) 念珠菌血流感染及其他念珠菌感染:成人剂量为首日负荷剂量70 mg,继以每日50 mg,缓慢静脉滴注1 h。疗程依据患者的临床及微生物学反应而定,一般为血培养阴性后14 d。中性粒细胞缺乏患者疗程宜长,持续至中性粒细胞恢复。

(2) 食管念珠菌病:每日50 mg,缓慢静脉滴注1 h。由于HIV患者易于复发,可予以长期抑制治疗。

(3) 侵袭性曲霉病:首日负荷剂量70 mg,继以每日50 mg,缓慢静脉滴注1 h。疗程依据患者基础疾病的严重程度、免疫缺陷恢复情况,以及临床反应而定。

(4) 肾功能损害及轻度肝功能损害患者无须调整剂量。中度肝功能损害患者首日负荷剂量为70 mg,继以每日35 mg。

5. 不良反应　卡泊芬净的临床不良反应及输注相关不良反应发生率分别为28.9%和20.2%,显著低于两性霉素B的58.4%和48.8%。实验室检查异常发生率为24.3%,显著低于两性霉素B的54.0%。常见的临床不良反应有发热、恶心、呕吐,以及静脉滴注相关反应。常见的实验室检查异常有血清氨基转移酶、胆红素、AKP、血肌酐和BUN升高,血钾、血细胞比容和血红蛋白降低。

6. 禁忌证及注意事项

(1) 本品禁用于对本品及其任何组分过敏的患者。

(2) 本品不宜与环孢菌素合用,除非利大于弊。

(3) 本品属妊娠期用药C类,哺乳妇女应用本品时,应停止哺乳。

(4) 不推荐本品用于18岁以下儿童、青少年及婴幼儿患者。

(二) 米卡芬净

1. 抗菌作用　本品对白念珠菌(包括氟康唑敏感及耐药菌株)、光滑念珠菌、克柔念珠菌、近平滑念珠菌和热带念珠菌具有杀菌作用;对曲霉属具抑菌作用,可抑制孢子发芽和菌丝生长;对隐球菌属、镰孢霉属和毛孢子菌无效。

2. 药代动力学　本品每日给药100 mg和150 mg后的C_{max}分别为10.0 mg/L和16.4 mg/L,达稳态时的AUC分别为115(μg·h)/L和167(μg·h)/L。V_d为(0.39±0.11)L/kg。血浆蛋白结合率大于99%。脑脊液内药物浓度低。$T_{1/2\beta}$为14.0~17.2 h。总CL为1.5 L/min。米卡芬净主要经肝脏代谢,给药后28 d经粪便和尿液共排出给药量的82.5%,其中71%经粪便排出,主要为代谢物。

3. 适应证　由曲霉和念珠菌属引起的下列感染:真菌血症、呼吸道真菌病和胃肠道真菌病;食管念珠菌病;造血干细胞移植患者移植前预防念珠菌病。

4. 剂量及用法

(1) 曲霉病:成人一般每次50~150 mg,静脉滴注,每日1次。严重或难治性曲霉感染,根据患者情况可增至每日300 mg。

(2) 念珠菌病:成人一般每次50 mg,静脉滴注,每日1次。严重或难治性念珠菌感染,根据患者情况可增至每日 300 mg。

(3) 本品剂量增至每日 300 mg 用于治疗严重或难治性念珠菌感染的安全性尚未完全确立,应慎用。体重为 50 kg 及以下者,剂量不应超过 6 mg/(kg·d)。

5. 不良反应　本品耐受性好,2 042 例应用米卡芬净的患者中,717 例发生不良反应,发生率为 29.9%。常见的不良反应有白细胞减少(1.6%)、恶心(2.8%)、呕吐(2.4%)、腹泻(1.6%)、腹痛(1.5%)、发热(1.5%)、AST 增高(2.7%)、ALT 增高(2.6%)、AKP 增高(2.0%)、低钾血症(1.2%)、低钙血症(1.1%)、低镁血症(1.1%)、头痛(2.4%)、皮疹(1.6%)和静脉炎(1.6%)。严重的不良反应有溶血性贫血、血管内溶血、血小板减少性紫癜、急性肾功能损害和过敏性休克等。

6. 禁忌证及注意事项

(1) 禁用于对米卡芬净药品中任一成分或其他棘白菌素类药物过敏的患者。

(2) 个别患者可对本品发生严重过敏反应,应立即停药,并予恰当治疗。

(3) 患者使用本品的疗程中应监测肝、肾功能。如出现肝功能异常时,应严密监测,并仔细权衡利弊后决定是否继续使用。

(4) 应用本品可发生血肌酐值和 BUN 增高,极个别患者发生肾功能不全或急性肾衰竭。患者使用本品出现肾功能异常时,应继续监测肾功能。

(5) 应用本品可能发生血管内溶血和血红蛋白尿。如出现临床或实验室溶血或溶血性贫血的证据时,应继续监测,并仔细权衡利弊后决定是否继续使用。

(6) 本品属妊娠风险分级 C 类,哺乳妇女应用本品必须停止哺乳。

五、制霉菌素

(一) 抗菌作用

本品为多烯类抗真菌药,具广谱抗真菌作用,对念珠菌属的抗菌活性高。此外,新生隐球菌、曲霉、毛霉、小孢子菌、荚膜组织浆胞菌、皮炎芽生菌及皮肤癣菌在体外亦对本品敏感。作用机制同两性霉素 B。

(二) 药代动力学

本品口服后胃肠道不吸收,给常用口服量后血药浓度极低,对深部真菌感染无治疗作用。服药量几乎全部自粪便内排出。局部外用亦不被皮肤和黏膜吸收。本品的注射剂毒性大,故不作为注射用药。

(三) 适应证及临床应用

本品主要用于治疗皮肤黏膜念珠菌病;口服该药可治疗肠道或食管念珠菌病;局部用药治疗口腔念珠菌病、阴道念珠菌病和皮肤念珠菌病。

(四) 剂量及用法

1. 消化道念珠菌病　口服,成人每次 50 万～100 万 IU,每日 3 次。

2. 口腔念珠菌病　本品混悬剂每次 40 万～60 万 IU,含于口中,充分接触病损面,然后吞服,每日 4 次。小儿每日 10 万～20 万 IU,每日 4 次。

3. 皮肤念珠菌病　用霜剂或软膏涂患处,每日 2～3 次。

4. 阴道念珠菌病 用阴道片或栓剂,每日 1~2 次,每次 1 片或 1 粒。

(五) 不良反应

本品口服后可发生腹泻、恶心、呕吐和上腹疼痛等消化道反应,减量或停药后迅速消失;皮肤黏膜局部应用时刺激性不大,个别阴道用药者白带增多。

(六) 禁忌证及注意事项

(1) 对本品过敏的患者禁用。

(2) 本品对全身真菌感染无治疗作用。

(3) 孕妇及哺乳期妇女慎用。

(黄海辉 李 颖)

第二十一节 抗病毒药

病毒寄生在细胞内,利用宿主细胞代谢系统进行增殖复制。多数抗病毒药物对宿主细胞均有毒性。近年来,开发的新抗病毒药物试图从分子生物学水平寻找病毒与宿主代谢间的差异,发现抗病毒攻击的靶点,但通常对隐匿状态的病毒无效。

近 10 年来,艾滋病及 HIV 的发现,使抗病毒药物的发展突飞猛进。目前已在临床应用并有确切疗效的抗病毒药已不下 20 种。本章简要介绍部分抗病毒药(不包括抗肝炎病毒药和抗 HIV 药)。

一、金刚烷胺

金刚烷胺能特异性地抑制甲型流感病毒复制,干扰病毒进入细胞,阻止病毒脱壳及其核酸的释出,并改变血凝素的构型而抑制病毒装配。本品对乙型和丙型流感病毒无作用。口服后 3~4 h 达 C_{max},$T_{1/2}$ 为 12~17 h。几乎全部以原形经肾脏排出。本品主要用于甲型流感的预防和治疗,对乙型流感则无效。口服本品后可使 50% 的患者发热及其他症状的持续时间缩短 1~2 d,排毒量减少。治疗甲型流感:成人每日口服 200 mg(或每 12 h 口服 100 mg),疗程 5~7 d。预防用药每日 100 mg,服用整个流行期(通常为 4~8 周)。

二、金刚乙胺

金刚乙胺的作用机制未完全阐明,可能抑制甲型流感病毒脱壳及其核酸的释出,从而抑制病毒复制。本品对甲型流感病毒的抑制作用比金刚烷胺强 4~10 倍。金刚乙胺主要用于甲型流感病毒的预防和治疗。预防用药:成人每日 2 次,每次口服 100 mg。治疗用药:成人每日 2 次,每次口服 100 mg。

三、扎那米韦

扎那米韦是唾液酸类似物,是一种神经氨酸酶抑制剂,为供喷雾吸入的粉剂。本品可抑制流感病毒表面的神经氨酸酶,使病毒颗粒不能进入宿主细胞,从而抑制流感病毒的复制和释放。本品对甲型和乙型流感病毒均有作用。本品口服吸收差,经口吸入后,给药量的 8%~21% 进入肺组织。本品与血浆蛋白不结合,在体内不代谢,主要以原形经肾脏排出。口腔吸入后血 $T_{1/2}$ 为 2.6~5 h。本品可用于甲型和乙型流感的治疗。用一种专门的装置经口喷药,每日 2 次,每次 2 喷(2×5 mg),疗程 5 d。应在出现症状后 48 h 内开始治疗。

四、奥司他韦

奥司他韦磷酸盐是一种神经氨酸酶抑制剂的乙酯前体药。口服后在体内转变为有活性的奥司他韦羧酸盐,与流感病毒表面的神经氨酸酶结合,抑制新生成的流感病毒颗粒从受感染细胞释出。本品在体外对甲型和乙型流感病毒均有强大抑制作用。口服本品后 F 约为 80%。在体内各种组织中分布广,血浆蛋白结合率约 42%。其 $T_{1/2ke}$ 为 1~3 h,尿中排出原形药约 5%,其中 60%~70% 为活性代谢物;约 20% 由粪便排出,其中约 50% 为活性代谢物。严重肾功能减退患者应适当减量。本品适用于甲型和乙型流感的治疗与预防。治疗用药:成人每日服药 2 次,每次 75 mg 或 150 mg,疗程 5 d。预防用药:成人每日服 1~2 次,每次 75 mg,疗程 6 周以内。

五、阿昔洛韦和伐昔洛韦

阿昔洛韦是去氧鸟苷类化合物,对疱疹病毒 DNA 的合成有抑制作用,可口服或静脉滴注。伐昔洛韦是阿昔洛韦的 L -缬氨酸酯,仅供口服。阿昔洛韦经疱疹病毒的胸苷激酶(thymidine kinase, TK)激活后,经磷酸化后形成单磷酸阿昔洛韦。经细胞酶的作用后单磷酸阿昔洛韦转变成双磷酸或三磷酸阿昔洛韦,能与脱氧核糖核苷竞争性地抑制 DNA 病毒多聚酶并阻断病毒 DNA 的合成。本品在体外和实验动物中主要对疱疹病毒有抑制作用,尤其对 Ⅰ 型和 Ⅱ 型单纯疱疹病毒(HSV)的作用比对带状疱疹病毒(herpes zoster virus, HZV)的作用强 10 倍。本品在体外对 EB 病毒的复制亦有抑制作用,但对隐匿型细胞感染无效,对巨细胞病毒(cytomegalovirus, CMV)作用差。伐昔洛韦是阿昔洛韦的前体药,口服吸收迅速而完全,在肠壁和肝脏经酶水解后几乎完全转变为阿昔洛韦而发挥抗病毒作用。

阿昔洛韦主要适用于:①HSV 感染,包括免疫缺陷患者初发或复发性 HSV(Ⅰ型及Ⅱ型)所致的皮肤及黏膜感染,新生儿 HSV 感染、单纯疱疹脑炎、初发或复发性外生殖器疱疹病毒感染和疱疹病毒角膜炎等;②HZV 感染;③其他:水痘。

口服伐昔洛韦可用于初发或复发性外生殖器 HSV 感染,免疫缺陷者 HSV 所致的皮肤黏膜病,HSV 所致的复发性口唇疱疹。

（一）阿昔洛韦的剂量与用法

1. 单纯疱疹病毒性脑炎　阿昔洛韦为首选药物。12 岁以上儿童及成人患者每次 10 mg/kg，q8 h，每次静脉滴注 1 h 以上，共 14～21 d。

2. 免疫缺陷患者 HSV（Ⅰ型及Ⅱ型）所致的皮肤及黏膜感染　12 岁以上儿童及成人 5 mg/kg，q8 h，静脉滴注 1 h 以上，共 7 d。

3. 外生殖器疱疹病毒感染　12 岁以上儿童及成人严重病例：5 mg/kg，q8 h，静脉滴注 1 h 以上，共 5 d。外生殖器疱疹病毒初次治疗，口服阿昔洛韦 200 mg，q4 h，每日 5 次，疗程 10 d。复发性感染每次 200 mg，每日 5 次，共 5 d；复发性感染的慢性抑制疗法，每次 200 mg，每日 3 次，共 6 个月，必要时剂量可加至每日 5 次，每次 200 mg，共 6～12 个月。

4. 急性 HZV 感染　每次 800 mg，口服，q4 h，每日 5 次，共 7～10 d。

5. 免疫缺陷者 HZV 感染　12 岁以上儿童及成人每次 10 mg/kg，静脉滴注 1 h，q8 h，共 7 d。

（二）伐昔洛韦的用法与剂量

1. 生殖器单纯疱疹初发　成人每日口服 1 g，每日 2 次，疗程 7～10 d。

2. 生殖器疱疹复发　成人每日 0.5 g，每日 2 次，疗程 3 d。

3. 对反复发作患者的慢性抑制治疗　用于减轻症状，成人每日口服 0.5 g 或 1 g。

4. 免疫缺陷患者（如艾滋病患者）或重症患者的口唇疱疹　成人口服每日 0.5～1 g，每日 2 次，疗程 7 d，应在疱疹发生 3 d 内开始用药。

5. HZV 感染患者　成人口服每日 1 g，每日 3 次，疗程 7 d。

六、喷昔洛韦与泛昔洛韦

喷昔洛韦是无环核苷类化合物，其抗病毒谱与阿昔洛韦相似。泛昔洛韦是喷昔洛韦的前体药，口服后在肠壁吸收，在体内转变为喷昔洛韦而起作用。口服泛昔洛韦后（成为喷昔洛韦）的 F 可达 77%。喷昔洛韦的抗病毒作用机制与阿昔洛韦相似，但本品在细胞内的浓度远较后者高，留居细胞内的时间亦显著较长（其血 $T_{1/2ke}$ 约为 2 h，细胞内 $T_{1/2}$ 为 7～20 h），可在感染细胞内发挥持久的抗病毒作用。本品适用于：①急性 HZV 感染；②免疫功能正常者复发性外生殖器 HSV 感染，以及 HIV 感染者中反复发作性皮肤黏膜 HSV 感染。

泛昔洛韦口服用于生殖器 HSV 或 HZV 感染患者，或免疫缺陷者 HSV 感染患者，但免疫缺陷者 HZV 感染患者不宜应用本品。治疗用泛昔洛韦，可以与食物同服。

1. HZV 感染　成人每日 500 mg，q8 h，共 7 d。治疗应尽早开始。

2. HSV 感染　复发性外生殖器 HSV 感染患者每日 2 次，每次 125 mg，共 5 d。治疗应于症状出现后立即开始。慢性反复发作的患者每日 2 次，每次 250 mg，疗程 1 年。

3. HIV 感染者口唇或外生殖器 HSV 感染　每日服药 2 次，每次 500 mg，共 7 d。

七、更昔洛韦与缬更昔洛韦

更昔洛韦是去氧鸟苷类化合物,对水痘病毒和疱疹病毒的作用机制与阿昔洛韦同。缬更昔洛韦(valganciclovir)是更昔洛韦的 L -缬氨酰酯化物,为前体药。口服后在体内迅速转变为更昔洛韦而起抗病毒作用。更昔洛韦对人的各种疱疹病毒的体外抑制作用大大超过阿昔洛韦,对 CMV 的抑制作用是阿昔洛韦的 $25\sim100$ 倍。更昔洛韦口服吸收差,供静脉给药,静脉滴注后脑脊液内药物浓度可达血药浓度的 $24\%\sim67\%$。更昔洛韦血 $T_{1/2}$ 为 2.5 h,在细胞内的 $T_{1/2ke}$ 可长达 24 h 以上,主要经肾脏排出。本品毒性大,治疗剂量时可抑制骨髓,发生率约 25%。此外,可引起蛋白尿、血肌酐增高,血钾、血钙减低,粒细胞减低、乏力和头痛等。故本品只限于治疗免疫缺陷患者发生的 CMV 视网膜炎和严重 CMV 感染,以及器官移植患者可能合并 CMV 感染者的预防等。但艾滋病患者伴 CMV 感染经本品治疗后,多数在停药 1 个月内复发,给予长期维持量可减少复发。儿童患者慎用,孕妇及乳妇不宜使用。

更昔洛韦与缬更昔洛韦适应证与用法如下。

1. 免疫缺陷者合并 CMV 视网膜炎与严重 CMV 肺炎　肾功能正常的成人患者诱导期每次用 5 mg/kg,静脉滴注 1 h 以上,q12 h;或口服缬更昔洛韦 900 mg,每日 2 次,共 $14\sim21$ d。维持期可采用:每日 1 次更昔洛韦 5 mg/kg,静脉滴注 1 h 以上;或每日 1 次 6 mg/kg,静脉滴注 1 h 以上,每周给药 5 d,或者口服缬更昔洛韦 900 mg,每日 1 次。维持期疗程的长短取决于免疫缺陷持续时间和器官移植种类。有个别报道,玻璃体内植入更昔洛韦,每日可释出少量药物,维持 8 个月。如患者在维持期用药时病情加重,可重新转为诱导期用药。有报道在严重视力损害时,作为紧急治疗,可用更昔洛韦玻璃体内注射 200 mg(限 1 次),继以口服缬更昔洛韦或静脉滴注更昔洛韦。

2. 晚期 HIV 感染患者预防发生 CMV 感染　肾功能正常者口服缬更昔洛韦每日 2 次,每次 900 mg,进餐时服用。

3. 器官移植受者预防 CMV 感染　肾功能正常者成人每日 5 mg/kg,静脉滴注 1 h 以上,q12 h,$7\sim14$ d。继以每日 5 mg/kg,静脉滴注,每日 1 次;或者每日 1 次,每次 6 mg/kg,静脉滴注,每周用药 5 d。成人口服缬更昔洛韦每日 2 次,每次 900 mg,进餐时服。疗程视器官移植种类而定。

八、膦甲酸钠

膦甲酸钠为无机焦磷酸盐衍生物。可竞争性地抑制多种病毒(包括 CMV、EB 病毒、水痘-带状疱疹病毒、HSV - Ⅰ、HSV - Ⅱ、人类疱疹病毒- 8、HBV 和 HDV 等)的 DNA 多聚酶及流感病毒 RNA 多聚酶,也可非竞争性地抑制反转录病毒、HIV 等。其作用机制可能是非竞争性地阻断病毒多聚酶的焦磷酸盐结合部位,抑制焦磷酸盐自三磷酸去氧核苷酸解离,从而抑制病毒生长。其血 $T_{1/2}$ 短,细胞穿透性差,脑脊液内药物浓度可达血药浓度的 $13\%\sim68\%$。

本品主要用于以下情况。

1. *免疫缺陷患者合并CMV视网膜炎*　肾功能正常的成人患者,诱导期用膦甲酸钠60 mg/kg,静脉滴注 1 h 以上,q8 h;或者 90 mg/kg 静脉滴注 1.5~2 h,q12 h,连续 2~3 周。维持期用药成人每日 90 mg/kg,静脉滴注 2 h。静脉滴注时应用输液泵,以保持恒速,滴速不超过 1 mg/(kg·min),并给予足量液体。

2. *免疫缺陷患者合并耐阿昔洛韦的 HSV 感染*　肾功能正常的成人患者,诱导期40 mg/kg,静脉滴注 1 h 以上,q(8~12) h,连续应用 2~3 周或至疱疹愈合。

肾毒性是本品最主要的不良反应。

九、利巴韦林

利巴韦林为鸟苷类似物。抗病毒谱广,在组织培养中对流感病毒、呼吸道合胞病毒、腺病毒、本雅病毒和乙型脑炎病毒等均有抑制作用。口服 1~1.5 h 达 C_{max},本品可透过血脑屏障,脑脊液中的药物浓度可达血药浓度的 50%~100%。血 $T_{1/2}$ 为 20 h,主要经肾脏排出,72 h 内排出 53%。

本品适用于:①气雾剂须用特殊的呼吸器并由医护人员操作,不宜常规应用,仅适用于婴幼儿中呼吸道合胞病毒所致的细支气管炎及肺炎的危重住院病例,用后可能减轻病情、退热及减少排毒量。儿童剂量为 0.82 $\mu g/(kg \cdot h)$,放入氧气帐或呼吸器内,速率为 12.5 L/min,每日给药 12~18 h,共 3~6 d。②本品静脉滴注或口服亦用于治疗拉沙热或流行性出血热(具肾脏综合征或肺炎表现者)。最好在发病 6 d 内开始治疗,可降低病死率。首剂 30 mg/kg,静脉滴注;继以 15 mg/kg,q6 h,共 4 d;再继以 7.5 mg/kg,共6 d。③口服本品联合干扰素 α-2b 可用于慢性丙型肝炎的治疗。

十、福米韦生

福米韦生是 21-亚磷硫代寡核苷酸。本品与 CMV 编码调节病毒基因表达的蛋白序列互补,从而影响 CMV 的 mRNA 的转录。此外,本品还具有非反义作用,抑制病毒复制及细胞对病毒的吸收。本品对耐更昔洛韦、膦甲酸钠和西多福韦的 CMV 仍具作用。

本品供眼玻璃体内注射,用于治疗 HIV 感染合并 CMV 视网膜炎患者不能耐受其他治疗药物或用其他药物无效或有禁忌者。成人每两周玻璃体内注射 330ug,可使病情的发展延缓。用药后约 1/4 的患者可能产生虹膜炎或玻璃体炎,局部应用皮质激素可缓解;患者可发生眼内压增高,疗程中应监测眼压。最近曾接受西多福韦治疗的患者不宜应用本品,因易引起虹膜炎等眼部炎症。

十一、西多福韦

西多福韦为单磷酸核苷酸类似物。西多福韦对多种病毒具有抑制作用,包括人疱疹病毒中的 EB 病毒、CMV、人疱疹病毒-6、人疱疹病毒-8,以及其他 DNA 病毒,包括乳头状瘤病毒、多瘤病毒、痘病毒及腺病毒等。西多福韦与病毒 DNA 多聚酶结合后延缓并阻断 DNA 链的延长,从而抑制病毒 DNA 合成。一次静脉给药 5 mg/kg 后 C_{max} 可达

11.5 mg/L,血 $T_{1/2ke}$ 约为 2.6 h,给药后 24 h 内以原形从尿中排出 80%。本品仅适用于艾滋病患者并发的 CMV 视网膜炎。用法如下。①诱导期:血肌酐值≤133μmol/L(1.5 mg/dl),并用公式计算所得 Ccr>55 ml/min、尿蛋白<100 mg/dl(或 2 个"+"以下)者,给予 5 mg/kg,静脉滴注 1 h,每周 1 次,连续 2 周。②维持期:5 mg/kg,静脉滴注 1 h,每 2 周 1 次。肾毒性是静脉滴注本品后主要的不良反应。

十二、曲氟尿苷

曲氟尿苷为氟化嘧啶核苷。对 HSV-Ⅰ、HSV-Ⅱ、CMV、水痘病毒及某些腺病毒具抑制作用。其作用机制为抑制病毒 DNA 的合成。本品亦可抑制宿主细胞 DNA 合成。本品在实验动物中具有致畸、致突变及抗肿瘤作用。临床上,主要局部用于 HSV-Ⅰ、HSV-Ⅱ 所致的角膜炎和角膜结膜炎。用 1% 溶液滴眼,q2 h,每日不超过 9 滴,疗程 21 d。本品对耐碘苷及耐阿糖腺苷的 HSV 眼部感染有效,亦可用于 HSV 所致的皮肤及黏膜损害。用药后可能出现局部不适、水肿,偶有局部刺激及过敏等反应。

（林东昉）

参考文献

1. 汪复,张婴元.实用抗感染治疗学[M].2 版.北京:人民卫生出版社,2012.
2. 国家卫生计生委办公厅,国家中药管理局办公室,解放军总后勤部卫生部药品器材局.抗菌药物临床应用指导原则(2015 版)[M].北京:人民卫生出版社,2015.
3. 陈虹彤,李国庆,游雪甫,等. Plazomicin 的药理学研究及临床应用进展[J].中国抗生素杂志,2020,45(2):122-130.
4. 中国防痨协会.耐药结核病化学治疗指南(2019 年简版)[J].中国防痨志,2019,41(10):1025-1073.
5. 时翠林,牛广豪,王霞芳,等.耐药结核病治疗药物研究进展[J].中华结核和呼吸杂志,2020,43(1):58-63.
6. 中华医学会结核病学分会.中国耐多药和利福平耐药结核病治疗专家共识(2019 年版)[J].中华结核和呼吸杂志,2019,42(10):733-749.
7. Torres A, Mouton J W, Pea F. Pharmacokinetics and dosing of ceftobiprole medocaril for the treatment of hospital- and community-acquired pneumonia in different patient populations [J]. Clin Pharmacokinet. 2016,55(12):1507-1520.
8. Eljaaly K, Wali H, Basilim A, et al. Clinical cure with ceftriaxone versus ceftaroline or ceftobiprole in the treatment of staphylococcal pneumonia: a systematic review and meta-analysis [J]. Int J Antimicrob Agents. 2019,54(2):149-153.
9. Bennett J E, Dolin R, Martin J. Mandell, Douglas, and Bennett's principles and practice of infectious diseases [M]. 9th ed. Pennsylvania: Churchill Livingstone, 2020.
10. Hamilton-Miller J M. Development of the semi-synthetic penicillins and cephalosporins [J]. Int J Antimicrob Agents. 2008,31(3):189-92.
11. Cooper T W, Gibbs W J, Bronze M S, et al. Antimicrobial symposium. part IV. cephalosporins [J]. J Okla State Med Assoc. 2006,99(12):579-83.
12. Grayson M L. Kucers' the use of antibiotics: a clinical review of antibacterial, antifungal,

antiparasitic and antiviral drugs [M]. 7th ed. Boca Raton: CRC Press, 2017.

13. Crotty M P, Krekel T, Burnham C A, et al. New gram-positive agents: the next generation of oxazolidinones and lipoglycopeptides [J]. J Clin Microbiol, 2016,54(9):2225 - 2232.

14. Van Bambeke F. Lipoglycopeptide antibacterial agents in gram-positive infections: a comparative review [J]. Drugs, 2015,75(18):2073 - 2095.

15. World Health Organization. WHO consolidated guidelines on drug-resistant tuberculosis treatment [EB/OL]. 2019. WHO/CDS/TB/2019. 7.

16. World Health Organization. Guidlines for treatment of drug-susceptible tuberculosis and patient care [EB/OL]. 2017. WHO/HTM/TB/2017. 05.

17. Nett J E, Andes D R. Antifungal agents: spectrum of activity, pharmacology and clinical indications [J]. Infect Dis Clin North Am. 2016,30(1):51 - 83.

18. Malani A N, Kerr L E, Kauffman C A. Voriconazole: how to use this antifungal agent and what to expect [J]. Semin Respir Crit Care Med. 2015,36(5):786 - 795.

19. Moore J N, Healy J R, Kraft W K. Pharmacologic and clinical evaluation of posaconazole [J]. Expert Rev Clin Pharmacol. 2015,8(3):321 - 334.

第六章 各类感染的抗微生物治疗

第一节 血流感染和感染性心内膜炎

一、血流感染

血流感染是指由细菌、真菌等病原微生物入侵血流所致的全身性炎症反应综合征（systemic inflammatory response syndrome，SIRS），血培养可获阳性结果，包括败血症和菌血症。血流感染的发病率和病死亡率高居威胁生命严重感染的第 3 位或第 4 位。多重耐药菌所致的医院获得性血流感染，其病死率更可高达 20％～50％。及早、正确的诊断和投予最适宜的抗微生物治疗是降低病死率、改善预后的关键。血流感染的病原诊断及治疗须综合考虑以下方面：①积极寻找原发感染灶并做出相应处理；②明确患者原发疾病及有无免疫功能受损，尤其是接受侵袭性诊断或治疗措施的情况；③了解患者所在地区细菌耐药性变迁情况。在病原诊断未确立之前，可根据上述因素综合考虑，先积极进行经验性抗菌药物治疗，待病原诊断确立后再予以调整。

(一) 病原学

血流感染的病原大多数为细菌，其中又以需氧菌为主，厌氧菌和真菌明显较需氧菌少见。随着时代变迁，血流感染的病原菌分布发生了较大变化。20 世纪 70 年代，病原菌以需氧革兰阴性菌为主，至 80 年代中期以后，需氧革兰阳性球菌比例呈上升趋势，并逐渐占据了重要地位。而 21 世纪以来，三级医院血液标本分离菌又以大肠埃希菌、肺炎克雷伯菌为多见。真菌血流感染的病原主要是念珠菌属，近年来在医院获得性感染和免疫低下患者中呈增多趋势。

血流感染的病原微生物种类与获得感染处所的环境、原发病灶和入侵途径等均有关。在医院获得性感染者中，凝固酶阴性葡萄球菌、克雷伯菌属、铜绿假单胞菌、肠杆菌属、不动杆菌属、沙雷菌属、嗜麦芽窄食单胞菌、黄单胞菌、黄杆菌和念珠菌属等较社区获得性感染者明显多见。而社区获得性感染者中，大肠埃希菌、肺炎链球菌、溶血性链球菌、沙门菌属和奇异变形杆菌等较医院获得性感染者多见。静脉导管留置是葡萄球菌属血流感染的最常见原因，其次为皮肤和软组织感染、术后伤口感染等。肺炎链球菌多来自呼吸道，肠球菌属血流感染多由胃肠道或泌尿生殖道的感染病灶入侵。大肠埃希菌血流感染的最常见原发病灶为泌尿生殖系统感染，其次为肠道感染。肺炎克雷伯菌、铜绿假单胞菌等感染常由呼吸道或泌尿生殖道感染所致。肠杆菌科细菌、不动杆菌属等革兰阴性杆菌血流感染的原发灶可为胃肠道、腹腔和胆系感染等。脆弱拟杆菌等厌氧菌血流感染多来自腹腔、盆腔感染。真菌血流感染的原发灶以肺部感染为多见。

血流感染的致病菌种类还与年龄、性别有关。在小儿中，肺炎链球菌、溶血性链球菌和沙门菌属所致的血流感染较成人中为常见。由于常有慢性肺部、泌尿生殖系、胆道等感染史，成人中由肠杆菌科细菌、肠球菌属和厌氧菌等所致的血流感染较小儿多见。大肠埃希菌血流感染女性明显较男性多，此与尿路感染好发于女性有关。

血流感染的病原菌，尤其是医院获得者的耐药性呈增长趋势。例如，葡萄球菌属中的耐甲氧西林葡萄球菌、耐碳青霉烯类肺炎克雷伯菌、大肠埃希菌、产 AmpC 酶的肠杆菌属、多重耐药的不动杆菌属和铜绿假单胞菌等，给治疗带来了一定的困难。

（二）发病和诱因

血流感染的发病率占入院患者的 0.34%～2.8%。但在不同规模的医院，不同患者人群中发病率可相差甚多。在一些大型综合医院重症监护室（Intensive Care Unit，ICU）患者中及骨髓移植受者中，血流感染发病率可达 1%以上。在院外获得的感染中，血流感染的发病率则较低。

机体免疫功能缺陷或低下是血流感染的最重要诱因。健康者在病原菌入侵后，一般仅表现为短暂的菌血症，细菌可被人体的防御免疫系统迅速消灭，并不引起任何症状。但各种防御免疫功能缺陷者，包括局部或全身屏障功能的缺失，均易诱发血流感染。各种大手术的开展、肾上腺皮质激素和广谱抗菌药物的应用、放射治疗，以及细胞毒类药物的应用等均为血流感染的重要诱因。烧伤创面、气管插管、气管切开、静脉导管和留置导尿管等的应用均可使机体局部免疫功能受损，成为病原菌的入侵门户。此外，严重的原发疾病如肝硬化、结缔组织病、糖尿病和尿毒症等也是血流感染的诱因。上述各种诱因中，如患者同时存在两种或两种以上诱因时，则发生血流感染的风险性明显增高。

（三）诊断

血培养获阳性结果并非诊断血流感染的唯一依据。如短暂的细菌入血，并无明显临床症状者是菌血症。在泌尿生殖道的手术操作或检查如尿道扩张、前列腺手术、膀胱镜检查等，口腔手术如拔牙等操作时均可发生菌血症，但持续时间短暂，仅 5～15 min。如菌血症持续数小时至数日以上，且伴有畏寒、寒战、发热及毒血症状或中毒性休克时，可诊断为败血症。

血流感染可分为非复杂性和复杂性。非复杂性血流感染定义为血培养阳性并符合以下情况：可排除心内膜炎；无修复植入物；初次血培养后 2～4 d 重复检查细菌不再生长；初始有效治疗后 72 h 内热退；无迁徙病灶的证据。复杂性血流感染定义为血培养阳性并且不符合非复杂性血流感染标准。

由于血流感染病原菌种类众多，难以根据临床表现鉴别，正确的病原学诊断有赖于及早采取血液、脓液或其他体液等相关标本进行培养。在给予抗菌药物前，应采血送培养至少 2 次，一般 3～4 次，每次采血时须采自 2 处不同部位，采血量至少 10 ml，最大量不超过 30 ml。如应用抗菌药物后发热不退，仍可继续送血培养。疑有厌氧菌或真菌血流感染时，应加送厌氧及真菌培养。当血培养获阳性结果时，有助于血流感染的诊断，但并非血培养阳性者均可诊断为血流感染。因此,对血培养阳性结果的诊断意义必须结合临床情况考虑,尤其是一些条件致病菌。例如,血培养凝固酶阴性葡萄球菌生长,在符合下列全部情况时考虑是标本污染:①仅从单一血培养标本中获该菌;②患者并无血管内留置导管或其他植入装置;③原有感染类型并不像由该菌所引起。因此,对条件致病菌所致的血流感染,如2次血培养获同一种细菌,或者血培养结果与脓液、胸腔积液腹水等其他标本培养结果相同时,可诊断为该菌所致的血流感染。

(四)治疗

由于血流感染病情危急,而病原菌常无法在短期内检出,故在血流感染临床诊断初步确立、留取血液和其他相关标本送培养后,即应开始经验治疗。根据患者原发病种类、免疫缺陷情况、流行病学资料和可能的入侵途径等对病原菌种类及当地病原菌耐药变迁情况拟订经验治疗方案,给予适宜的药物(表6-1)。获知细菌药敏报告后,再根据患者治疗后的反应和药敏结果调整用药。血流感染的抗菌治疗一般可采用2种有效抗菌药物的联合,亦可单药治疗。在抗菌治疗开始时,宜静脉给药,以保证药效。疗程宜较长,体温平稳后,还需要继续用药7~10 d,如有迁徙病灶者则需更长。有局部病灶者可能还要配合外科引流等措施。

表6-1 血流感染时抗菌药物的选用

病原菌	首选药物	替代选用药物	备注
金黄色葡萄球菌和凝固酶阴性葡萄球菌			
甲氧西林或苯唑西林敏感	苯唑西林或氯唑西林	头孢噻吩、头孢唑林、头孢呋辛或磷霉素	有青霉素类过敏性休克史者不宜选用头孢菌素类
甲氧西林或苯唑西林耐药	万古霉素或去甲万古霉素	达托霉素、利奈唑胺、万古霉素+利福平或磷霉素、奎奴普丁/达福普汀、替考拉宁、夫西地酸、SMZ/TMP、奈替米星、阿米卡星或异帕米星	万古霉素或去甲万古霉素宜联合利福平或磷霉素钠 氨基糖苷类、夫西地酸宜作为联合用药
肺炎链球菌			
青霉素敏感	青霉素	阿莫西林、头孢噻吩、头孢唑林或头孢呋辛	
青霉素耐药	万古霉素或去甲万古霉素	万古霉素+利福平、左氧氟沙星、头孢曲松、头孢吡肟、亚胺培南或美罗培南	并发脑膜炎者可选用头孢曲松或头孢吡肟,联合万古(去甲万古)霉素,不宜选用亚胺培南,可选用美罗培南
溶血性链球菌	青霉素	阿莫西林、头孢噻吩、头孢唑林或头孢呋辛	
肠球菌			
氨苄西林敏感	氨苄西林或青霉素+氨基糖苷类	万古霉素或去甲万古霉素	

续表

病原菌	首选药物	替代选用药物	备　注
氨苄西林耐药、万古霉素敏感	万古霉素或万古霉素＋氨基糖苷类	利奈唑胺	万古霉素与氨基糖苷类联合应用时须严密监测耳、肾毒性的发生。万古霉素耐药菌株间敏感性差异大，宜根据药敏结果选药。奎奴普丁/达福普汀对粪肠球菌无效
氨苄西林耐药、万古霉素耐药	利奈唑胺或达托霉素	替考拉宁或奎奴普丁/达福普汀	
大肠埃希菌、肺炎克雷伯菌等克雷伯菌属			
ESBLs 阴性	头孢噻肟、头孢曲松等第三代头孢菌素	环丙沙星等氟喹诺酮类、氨曲南、氨苄西林/舒巴坦，以及氨基糖苷类	菌株之间对药物敏感性差异大，须根据药敏结果选用。须注意大肠埃希菌对氟喹诺酮类耐药者多见
ESBLs 阳性	碳青霉烯类	头孢哌酮/舒巴坦、哌拉西林/他唑巴坦，以及环丙沙星等氟喹诺酮类、氨基糖苷类	菌株之间对药物敏感性差异大，须根据药敏结果选用药物品种，氨基糖苷类常为联合用药
肠杆菌属、黏质沙雷菌、柠檬酸菌属	头孢吡肟等第四代头孢菌素	碳青霉烯类、环丙沙星等氟喹诺酮类	
不动杆菌属	氨苄西林/舒巴坦	头孢哌酮/舒巴坦、碳青霉烯类、氨基糖苷类或氟喹诺酮类	同上
铜绿假单胞菌	头孢他啶、头孢哌酮、头孢吡肟、哌拉西林等抗铜绿假单胞菌β-内酰胺类联合氨基糖苷类	头孢哌酮/舒巴坦、哌拉西林/他唑巴坦、碳青霉烯类、环丙沙星或左氧氟沙星联合氨基糖苷类	同上，一般联合用药
嗜麦芽窄食单胞菌	SMZ/TMP	替卡西林/克拉维酸、环丙沙星等氟喹诺酮类	须根据药敏结果选用药物
脆弱拟杆菌	甲硝唑	氯霉素、克林霉素或碳青霉烯类	
念珠菌属			
非中性粒细胞减少患者	卡泊芬净等棘白菌素类或氟康唑	两性霉素 B 含脂制剂、两性霉素 B 去氧胆酸盐或伏立康唑	对于中重症感染及近期使用过唑类药物者，宜选棘白菌素类
中性粒细胞减少患者	卡泊芬净等棘白菌素类或两性霉素 B 含脂制剂	氟康唑或伏立康唑	大多首选棘白菌素类，对近期未用过唑类且病情不太严重者，推荐用氟康唑，若须覆盖霉菌，推荐用伏立康唑

(五) 分类

1. 需氧革兰阳性球菌所致的血流感染 在需氧革兰阳性球菌所致的血流感染中,葡萄球菌属占首位。近年来,由肠球菌属细菌所致的医院获得及社区获得血流感染也呈上升趋势;肺炎链球菌、β-溶血性链球菌和草绿色链球菌等链球菌属亦为重要病原菌。

(1) 葡萄球菌血流感染:病原菌主要为金黄色葡萄球菌和表皮葡萄球菌等凝固酶阴性葡萄球菌。常见于静脉留置导管或有其他血管内装置者,原发病灶也可为皮肤软组织感染、肺炎(常伴机械通气)等。由于葡萄球菌属目前对青霉素几乎全耐药,葡萄球菌血流感染的经验治疗宜首选苯唑西林或氯唑西林。对青霉素类有过敏史者可选用头孢噻吩或头孢唑林。治疗耐甲氧西林葡萄球菌血流感染时,首选去甲万古霉素或万古霉素,可选用达托霉素、利奈唑胺和替考拉宁等。

(2) 肠球菌血流感染:在血流感染中,由肠球菌属所致者呈增多趋势。据欧美等国家大系列报道,肠球菌属在血流感染病原菌中已占第3~4位。在肠球菌属中,以粪肠球菌最为常见,少数为屎肠球菌。对拟诊为肠球菌血流感染的经验治疗可首选氨苄西林与氨基糖苷类联合。待获知药敏试验报告后,可根据结果选用万古霉素、替考拉宁和利奈唑胺等药物。万古霉素耐药肠球菌所致者宜选用利奈唑胺,如属 VanB 型耐药者,对替考拉宁仍可呈现敏感。

(3) 链球菌血流感染:在链球菌属细菌所致的血流感染中,肺炎链球菌所致者最常见,其次为溶血性链球菌和草绿色链球菌。后者最常见者为缓症链球菌和血液链球菌。近10年来,肺炎链球菌对青霉素的敏感性逐渐降低,出现了对青霉素呈现中介和耐药株。耐青霉素肺炎链球菌对红霉素、克林霉素和氯霉素等亦呈多重耐药。治疗中介株所致的血流感染仍可应用青霉素,但需要加大剂量,替代选用药物有第一、第二代头孢菌素,如头孢唑林、头孢呋辛等。对耐青霉素肺炎链球菌所致感染宜选用第三代或第四代头孢菌素,如头孢曲松、头孢噻肟和头孢吡肟等。溶血性链球菌目前仍多数对青霉素敏感,因此,治疗时仍以青霉素为首选,第一、第二代头孢菌素为替代选用药物。B组溶血性链球菌对青霉素的敏感性低于 A 组,因此,应用青霉素时宜用较大剂量,并可与氨基糖苷类联合应用。草绿色链球菌所致的血流感染常可并发心内膜炎,且对青霉素敏感性亦较低。因此,亦宜应用较大剂量青霉素,必要时与氨基糖苷类或万古霉素联合。

2. 需氧革兰阴性杆菌所致的血流感染 需氧革兰阴性杆菌所致的血流感染多继发于严重原发疾病基础上,病情大多危重,多属医院获得性感染。革兰阴性杆菌对各种抗菌药的敏感性在不同菌株之间差异甚大。因此,根据细菌药敏结果用药至为重要。

(1) 肠杆菌科细菌所致的血流感染:在肠杆菌科细菌所致的血流感染中,大肠埃希菌占第1位,其他依次为克雷伯菌属、肠杆菌属和变形杆菌属等。大肠埃希菌所致的血流感染多来自尿路、肠道等感染灶;肺炎克雷伯菌和肠杆菌属等所致的血流感染则多获自医院内。近年来,大肠埃希菌耐药性增加明显,经验性用药可选用 β-内酰胺类与 β-内酰胺酶抑制剂复方,也可选用头孢菌素。肠杆菌属、柠檬酸菌属等所致的血流感染多是医院内获得,常产 AmpC 酶,耐药程度较高,可选用第四代头孢菌素或根据药敏选用氟喹诺酮类,也可选用碳青霉烯类。近年来,耐碳青霉烯类肠杆菌科细菌多见于医院获得性感染。如产碳青霉烯酶的肠杆菌科细菌感染,可选择头孢他啶/阿维巴坦治疗;单产金属酶者可考虑使用氨曲南治疗。

(2)非发酵革兰阴性杆菌所致的血流感染:以铜绿假单胞菌等假单胞菌属、鲍曼不动杆菌等不动杆菌属为多见。铜绿假单胞菌是医院获得性血流感染的主要病原菌,在 ICU 的患者中更为常见。抗菌治疗宜选用对该菌有效的 β-内酰胺类抗生素与氨基糖苷类的联合。不动杆菌所致的血流感染多是医院内获得,常有严重原发疾病。病原菌呈多重耐药。可选用含舒巴坦与 β-内酰胺类抗生素复方,因前者本身对不动杆菌属亦具抗菌作用,也可根据药敏试验结果选用氟喹诺酮类或碳青霉烯类,可联合应用氨基糖苷类。对于广泛耐药鲍曼不动杆菌和铜绿假单胞菌重症感染包括血流感染,近年来又有报道重新应用黏菌素(多黏菌素 E)或多黏菌素 B,具有一定疗效。此外,也有将替加环素用于广泛耐药鲍曼不动杆菌感染的报道,但因其血药浓度低,一般不建议单用替加环素治疗血流感染。

3. 厌氧菌所致的血流感染 厌氧菌所致的血流感染近年来呈下降趋势,早期的发病占血流感染病原的 10%~15%,近期则为 5% 或以下。但外科、妇科和骨髓移植术后患者中发病率略高。病原菌主要为脆弱拟杆菌等厌氧革兰阴性杆菌,约占厌氧菌分离菌的 70%;其次为消化链球菌,约占 10%;梭状芽胞杆菌占 5%~10%。厌氧菌常是复数菌所致血流感染的病原之一,多是厌氧菌与需氧菌的混合感染。甲硝唑、氯霉素、克林霉素、头孢西丁、β-内酰胺类与 β-内酰胺酶抑制剂合剂,以及亚胺培南等对脆弱拟杆菌均有良好抗菌作用,消化链球菌对青霉素也大多呈现敏感,故可根据病情、细菌药敏情况分别选用。脆弱拟杆菌等厌氧菌常与肠杆菌科细菌混合感染,尤多见于以腹腔、盆腔感染为原发灶者。故应用甲硝唑、克林霉素等药物时,常与广谱青霉素类、第三代头孢菌素类或氨基糖苷类等联合应用。

4. 真菌所致的血流感染 真菌所致的血流感染的发病近年来呈上升趋势。念珠菌属是医院获得性血流感染的主要病原菌之一。真菌性血流感染中,念珠菌血症最为常见,常使用卡泊芬净、米卡芬净或氟康唑治疗。注意在非中性粒细胞减少者与中性粒细胞减少者中,治疗方案略有不同(表 6-1)。

5. 几种特殊情况下血流感染

(1)血管内导管相关血流感染:中心静脉或周围静脉导管留置者均可伴发血流感染。抗菌药的经验治疗可参考该医院或某病区的细菌培养结果,如耐甲氧西林葡萄球菌检出率高者,则可选用万古霉素或去甲万古霉素;如耐甲氧西林葡萄球菌菌株极少者,可选用耐酶青霉素类如苯唑西林、氯唑西林等,第一代头孢菌素(头孢唑林)等亦可应用。如可能为肠道革兰阴性杆菌和铜绿假单胞菌时,则可选用第三、第四代头孢菌素类,如头孢他啶和头孢吡肟。疑为念珠菌血症时,按念珠菌血症予经验用药,根据细菌培养和药敏结果再调整给药方案。抗菌药物的选用参照相应病原菌的治疗方案。

(2)新生儿血流感染:由于新生儿存在多处细菌入侵门户,免疫防御功能又未发育完善,易导致血流感染发生。病情多危重,临床表现不典型。病原菌以金黄色葡萄球菌、表皮葡萄球菌、B 组溶血性链球菌和大肠埃希菌等革兰阴性杆菌为多见。治疗同上述各类菌所致的血流感染。须注意根据儿童特点制订个性化给药方案。

（3）严重烧伤后血流感染：严重烧伤时，致病菌可自创面大量、多次进入血循环，病情常危重。病原菌以铜绿假单胞菌、金黄色葡萄球菌、大肠埃希菌和真菌等为多见，亦有部分患者为2种以上病原菌的混合感染。血流感染的病原菌常与焦痂下细菌种类相同，治疗用药分别按上述常见病原菌选用。

二、感染性心内膜炎

感染性心内膜炎是指由细菌、真菌、立克次体和病毒等病原微生物所致的心瓣膜、心内膜炎症，也包括动脉内膜炎。其中以细菌性、真菌性心内膜炎为常见。随着心瓣膜修复术及其他心血管手术开展的增多，人工瓣膜心内膜炎（prosthetic valve endocarditis，PVE）发病在感染性心内膜炎中所占比例呈增多趋势。

（一）病原学和发病诱因

自身瓣膜心内膜炎（native valve endocarditis，NVE）和PVE的病原分布不同（表6-2）。NVE患者仍以链球菌科细菌为主，占60%～80%，其中仍以草绿色链球菌为多见（30%～40%），其次为肠球菌属（5%～18%）等。在静脉药瘾者NVE病原中，葡萄球菌属、假单胞菌属和沙雷菌属等需氧革兰阴性杆菌，以及念珠菌属等真菌则明显较一般NVE患者多见。人工瓣膜置换或修复等心血管手术，则是近年来导致PVE的重要诱因。PVE的病原菌在手术时及术后自患者皮肤、静脉输液、各种导管及辅助呼吸器等周围环境进入血液循环致病。迟发PVE的病原菌入侵与口腔、皮肤和泌尿生殖系等处黏膜或组织损伤后的暂时性菌血症有关。

表6-2　感染性心内膜炎的病原菌[*]

NVE	PVE（发病距心脏手术时间）		
	≤2个月	>2～12个月	>12个月
草绿色链球菌	凝固酶阴性葡萄球菌	凝固酶阴性葡萄球菌	链球菌
金黄色葡萄球菌	金黄色葡萄球菌	金黄色葡萄球菌	金黄色葡萄球菌
其他链球菌	需氧革兰阴性杆菌	肠球菌	肠球菌
肠球菌	肠球菌	链球菌	凝固酶阴性葡萄球菌
需氧革兰阴性杆菌	真菌	真菌	HACEK组[**]
真菌	棒状杆菌	需氧革兰阴性杆菌	需氧革兰阴性杆菌
凝固酶阴性葡萄球菌	链球菌		棒状杆菌
			真菌

注：[*]，各列中病原菌由多至少排列；[**]，包括 *Haemophilus*、*Actinobacillus*、*Cardiobacterium*、*Eikenella* 和 *Kingella*

（二）诊断

由于感染性心内膜炎的临床表现常不典型，以及近年来人工瓣膜、静脉药瘾、老龄患者中心内膜炎的增多，使其临床表现更为多样化。目前使用改良Duke标准进行诊断。

1. 确诊标准

(1) 病理学标准：

1) 微生物：由赘生物培养或组织学，或由赘生物栓子，或由心内脓肿证实该微生物。

2) 病理损害：呈现为赘生物或心内脓肿，经组织学证实为活动性心内膜炎。

3) 临床标准(参见下述主要和次要标准)：2 项主要标准；或 1 项主要标准和 3 项次要标准；或 5 项次要标准。

2. 疑似标准　1 项主要标准和 1 项次要标准；或 3 项次要标准。

非感染性心内膜炎：有其他的明确诊断可解释心内膜炎的临床表现；或抗生素治疗疗程≤4 d，心内膜炎征象完全消失者；或在治疗抗生素≤4 d 后手术或尸解未发现有感染性心内膜炎证据者。

3. 主要标准

(1) 阳性血培养结果：

1) 自 2 次分别留取的血培养标本中持续分离到下列任一种典型微生物：①草绿色链球菌、牛链球菌或 HACEK 组细菌；②在无原发感染灶情况下，分离到金黄色葡萄球菌或社区获得肠球菌。

2) 可致感染性心内膜炎的微生物持续血培养阳性：①≥2 次血培养阳性，采血时间间隔＞12 h；②3 次血培养的全部或 4 次血培养的大多数为阳性，首次及末次取血时间间隔至少 1 h；③贝纳柯克斯体单次血培养阳性或抗 phase 1 IgG 抗体滴度＞1∶800。

(2) 侵及心内膜的依据：

1) 心内膜炎的超声心动图阳性者，即有人工心瓣膜，按临床标准分级至少为疑似的病例或复杂性感染性心内膜炎(瓣膜周围脓肿)患者，推荐经食管超声心动图(transesophageal echocardiography，TEE)检查。其他病例首先做经胸腔超声心动图(transthoracic echocardiography，TTE)检查。阳性发现包括：①在心瓣膜上、支持结构、瓣膜返流路径或医用装置上出现心内可摆动的物质，而缺乏其他解剖方面的解释；②脓肿；③人工瓣膜新的部分裂开。

2) 新出现的瓣膜返流(原有杂音增强或改变并非充分依据)。

4. 次要标准

(1) 诱发因素：以往心脏病史或静脉吸毒者。

(2) 发热：体温≥38℃。

(3) 血管：动脉栓塞、脓毒性肺梗死、真菌性动脉瘤、颅内出血、结膜出血和 Janeway 损害。

(4) 免疫现象：肾小球肾炎、Osler 结节、Roth 斑和类风湿因子。

(5) 微生物学证据：血培养阳性，但不符合上述主要标准或感染性心内膜炎病原菌血清学改变。

(三) 预防

患有风湿性心脏病、先天性心脏病等器质性心脏病患者，经受拔牙、牙周手术和扁桃体摘除术等口咽部大手术时，均需要于术前预防性应用阿莫西林或氨苄西林，过敏者改用克林霉素，以防止菌血症导致草绿色链球菌心内膜炎的发病。如患者接受泌尿生殖道或胃肠道手术，有肠球菌菌血症可能时，可选用氨苄西林＋庆大霉素静滴，之后继以阿莫西林口服。

（四）治疗

感染性心内膜炎治愈的关键在于清除心内膜或心瓣膜赘生物中的病原微生物。抗感染治疗原则为：①应用杀菌剂；②原则上选用2种具有协同作用的抗菌药物联合应用；③剂量应高于一般常用量，以期感染部位达到有效浓度。也可测定患者体内血清杀菌浓度（以1∶16以上为宜，至少1∶8）；④静脉给药；⑤疗程4～6周，PVE患者疗程6～8周或更长，以降低复发率；⑥部分患者需要进行外科手术治疗，移除已感染材料或脓肿引流，以清除感染灶；⑦大剂量应用青霉素等药物时，宜分次静滴，避免高剂量给药后可能引起的中枢神经系统毒性反应，如青霉素脑病等的发生。不同病原微生物的抗感染治疗分述如下（表6-3）。

表6-3　感染性心内膜炎的抗菌治疗方案

病原菌	抗菌药治疗剂量及方法	疗程（周）	备注
草绿色链球菌和牛链球菌青霉素高度敏感株（青霉素MIC≤0.12 mg/L）	(1) 青霉素每日1200～1800万U，分4～6次静滴或24 h持续静滴；头孢曲松2 g，每日1次，静滴 小儿剂量：青霉素（G）每日20万U/kg，分4～6次静滴；头孢曲松每日100 mg/kg，每日1次，静滴或肌注	4[①] 4[①]	此方案适用于年龄＞65岁或有肾功能损害或第Ⅷ对脑神经损害的大多数患者
	(2) 青霉素每日1200～1800万U，分6次静滴或24 h持续静滴；头孢曲松2 g，每日1次，静滴，联合庆大霉素3 mg/kg，每日1次，静滴 小儿剂量：青霉素、头孢曲松剂量同(1)；庆大霉素每日3 mg/kg，每日1次或分3次，静滴或肌注	2 2	2周疗程的治疗方案不宜用于下列患者：已知有心脏或心脏外脓肿、Ccr＜20 ml/min、第Ⅷ对脑神经功能损伤、乏养菌属、颗粒链菌属或孪生球菌属感染患者
	(3) 万古霉素每日30 mg/kg，分2次静滴，每日总量≤2 g，除非血药浓度低；去甲万古霉素每日1.6 g，分2次静滴。万古霉素小儿剂量为每日40 mg/kg，分2～3次静滴	4	万古霉素仅推荐用于不能耐受青霉素或头孢曲松的患者（β-内酰胺类过敏者），万古霉素剂量应调整至C_{max}（静滴结束后1 h）30～45 g/ml，谷浓度10～15 g/ml
草绿色链球菌和牛链球菌青霉素相对耐药株（青霉素0.12 mg/L＜MIC≤0.5 mg/L）	(1) 青霉素每日2400万U，分6次静滴或24 h持续静滴；头孢曲松2 g，每日1次，静滴。联合庆大霉素3 mg/kg，每日1次，静滴	4[①] 2	病原菌为青霉素耐药株（MIC＞0.5 g/ml）时，治疗方案按肠球菌心内膜炎

续表

病原菌	抗菌药治疗剂量及方法	疗程（周）	备 注
	(2) 万古霉素每日 30 mg/kg，分 2 次静滴，每日总量≤2 g，除非血药浓度低。去甲万古霉素每日 1.6 g，分 2 次静滴	4[②]	万古霉素仅推荐用于不能耐受青霉素或头孢曲松的患者（β-内酰胺类过敏者），进行血药浓度监测，参见上述
肠球菌	(1) 氨苄西林每日 12 g，分 6 次静滴。联合庆大霉素 1 mg/kg，q8 h，静滴或肌注 小儿剂量：氨苄西林每日 300 mg/kg，分 4～6 次静滴；青霉素每日 30 万 U/kg，分 4～6 次静滴；庆大霉素每日 3 mg/kg，分 3 次静滴	4～6[②] 4～6[②]	NVE：出现感染性心内膜炎症状≤3 个月者推荐 4 周疗程；症状>3 个月者推荐 6 周疗程。PVE 和心脏其他部位修复者，疗程至少 6 周
	(2) 青霉素每日 1800～3 000 万 U，24 h 持续静滴或分 6 次静滴。联合庆大霉素 1 mg/kg，q8 h，静滴或肌注	4～6[②] 4～6[②]	
	(3) 万古霉素每日 30 mg/kg，分 2 次静滴；或者去甲万古霉素每日 1.6 g，分 2 次静滴，联合庆大霉素 1 mg/kg，q8 h，静滴或肌注 小儿剂量：万古霉素每日 40 mg/kg，分 2～3 次静滴；庆大霉素每日 3 mg/kg，分 3 次静滴	4～6[②] 4～6[②] 4～6[②]	万古霉素仅推荐用于不能耐受青霉素或氨苄西林者（青霉素过敏者） 万古霉素疗程推荐 6 周，因对肠球菌抗菌活性低。万古霉素、庆大霉素均应进行血药浓度监测
甲氧西林敏感葡萄球菌	(1) 氯唑西林或苯唑西林每日 12 g，分 4～6 次静滴，联合庆大霉素每日 3 mg/kg，分 2～3 次，静滴或肌注	4～6（≥6）[③] 3～5 d[③]	对青霉素类过敏者可选用头孢唑林，但必须除有青霉素即刻型过敏反应史即过敏性休克史的患者。头孢唑林剂量每日 6 g，分 3 次静脉给药
	(2) 万古霉素每日 30 mg/kg，分 2 次静滴，每日总量≤2 g。或去甲万古霉素每日 1.6 g，分 2 次静滴	4～6（≥6）[③]	用于对青霉素类过敏患者
耐甲氧西林葡萄球菌	(1) 万古霉素或去甲万古霉素（同上剂量）联合磷霉素钠每日 15～20 g，分 3～4 次静滴	4～6	监测血药浓度 万古霉素也可联合利福平替代磷霉素钠，PVE 者也可万古霉素联合利福平和庆大霉素
	(2) 达托霉素 6 mg/kg，每日 1 次治疗右心内膜炎	（≥6）[③]	
需氧革兰阴性杆菌	哌拉西林联合氨基糖苷类[④]	6～8	替代选用第三代头孢菌素或 β-内酰胺类与酶抑制剂合剂联合氨基糖苷类[④]

续表

病原菌	抗菌药治疗剂量及方法	疗程（周）	备 注
念珠菌属	两性霉素 B 每日 0.6～1 mg/kg 或两性霉素 B 含脂制剂每日 3～5 mg/kg，联合氟胞嘧啶 25 mg/kg，每日 1 次。对于病情稳定、血培养阳性的敏感念珠菌感染者，可转为氟康唑（每日 400～800 mg，6～12 mg/kg）治疗	6～8	
巴尔通体属	头孢曲松，2 g，每日 1 次，疗程 6 周 + 庆大霉素 1 mg/kg，q8 h，疗程 2 周 + 多西环素 100 mg 每日 2 次，静滴或口服，疗程 6 周		

注：表中剂量未注明者所列均为成人剂量。①表中所列系草绿色链球菌 NVE 的抗菌治疗方案，对 PVE 抗菌治疗方案见正文有关内容；②PVE 疗程为 6 周；③表中所列是葡萄球菌 NVE 的抗菌治疗疗程，括号内为该菌所致 PVE 的抗菌治疗疗程；④病原菌为铜绿假单胞菌时，应选用对该菌有效的 β-内酰胺类和氨基糖苷类

感染性心内膜炎，尤其是 PVE 患者，单用抗感染药物治疗常难以奏效，而有指征地进行药物与手术的联合治疗，可提高患者的存活率。一般认为以下情况有手术治疗指征：①感染性心内膜炎患者出现难治性充血性心力衰竭者；②发生过 1 次以上的严重的体循环栓塞；③虽经适宜的抗感染药物治疗，感染仍不能控制者；④缺乏有效的抗菌治疗药物，如真菌性心内膜炎、肠球菌性心内膜炎等；⑤在早期发病的 PVE 患者中，感染病原菌耐药程度高，如葡萄球菌属、肠道革兰阴性杆菌等，抗菌治疗难以控制感染者；⑥已出现局部化脓性并发症者，如瓣膜周围脓肿、心肌脓肿；⑦真菌性动脉瘤等；⑧由于瓣膜功能不全已发生中度至重度心力衰竭者；⑨因感染瓣膜破坏严重，穿孔或破裂、瓣膜周围漏、瓣膜狭窄或新近出现传导阻滞者。

（陈轶坚）

第二节　呼吸系统感染

呼吸系统感染是临床最为常见的感染，分为上呼吸道感染与下呼吸道感染。广义上，上呼吸道感染包括中耳炎及窦炎。呼吸系统感染的病原体种类多，包括病毒、细菌、非典型病原体、真菌和原虫等。本章主要叙述由细菌和非典型病原体引起的上呼吸道感染（咽炎、扁桃体炎、中耳炎和窦炎）及下呼吸道感染（社区获得性肺炎、医院获得性肺炎、慢性阻塞性肺病细菌感染、肺脓肿和脓胸）的诊断与抗微生物治疗。

一、急性咽炎及扁桃体炎

急性咽炎和急性扁桃体炎为儿童及青少年最常见的感染之一,在成人中也很常见。绝大部分由病毒如腺病毒、流感病毒、副流感病毒和呼吸道合胞病毒等引起。主要的细菌性病原体为化脓性链球菌,即 A 组 β-溶血性链球菌(group A Beta-hemolytic streptococci, GABHS),占 15%～30%。C 组、G 组溶血性链球菌,卡他莫拉菌和白喉棒状杆菌等所致者较少。GABHS 还可导致风湿热、肾小球肾炎等非化脓性并发症。

病毒所致者对症治疗即可。细菌性感染时须采用足够疗程的抗菌治疗,以清除细菌并防止非化脓性并发症,总疗程应为 10 d。GABHS 对青霉素仍呈现高度敏感,青霉素为首选。①青霉素类:可口服青霉素 V,儿童每次 250 mg,每日 2～3 次;青少年及成人患者每次 250 mg,每日 4 次。预计难以完成口服给药 10 d 疗程者,可肌内注射苄星青霉素 120 万 U,儿童体重<27 kg 者 60 万 U,单剂注射。幼儿患者可用阿莫西林混悬剂替代上述青霉素。②青霉素过敏,但非严重即刻反应者,可选用口服头孢呋辛酯、头孢克洛和头孢丙烯等。

二、急性中耳炎及乳突炎

(一) 急性中耳炎

急性中耳炎(acute otitis media,AOM)好发于 0～3 岁儿童,在成人中并不多见。病原菌以肺炎链球菌和流感嗜血杆菌最为常见,GABHS、金黄色葡萄球菌和卡他莫拉菌较少见。病毒性上呼吸道感染是发生 AOM 最常见的诱因,25%AOM 患儿可从中耳液中分离到呼吸道病毒,其中以呼吸道合胞病毒、流感病毒、肠道病毒、冠状病毒和鼻病毒最为常见。念珠菌属和曲霉感染可见于免疫缺陷患者慢性化脓性中耳炎。

1. 经验治疗 有症状、体征者,可予大剂量阿莫西林口服。如近 1 个月内曾用过抗生素,首选大剂量阿莫西林或阿莫西林/克拉维酸口服,次选口服头孢地尼、头孢泊肟、头孢丙烯或头孢呋辛酯。疗程:<2 岁者 10 d,≥2 岁者 5～7 d,成人 10 d。大剂量阿莫西林治疗无效者,予以口服大剂量阿莫西林/克拉维酸,口服头孢地尼、头孢泊肟、头孢丙烯或头孢呋辛酯,或者肌内注射头孢曲松 3 d。阿莫西林/克拉维酸治疗无效者,予以肌内注射头孢曲松 3 d±鼓膜穿刺术。成人亦可考虑应用左氧氟沙星或莫西沙星。

2. 经鼻插管 48 h 后发生的中耳炎 常见病原菌为假单胞菌属、克雷伯菌属和肠杆菌属。经验治疗可选用头孢他啶、头孢吡肟、亚胺培南、美罗培南、哌拉西林/他唑巴坦或环丙沙星,均为静脉滴注。

3. 预防反复发作性重症 AOM 主要有:①抗菌药预防,阿莫西林 20 mg/kg,睡前口服,每日 1 次。②疫苗接种,包括肺炎链球菌疫苗和流感病毒疫苗。③鼓室造孔置管时,行腺样体切除术。

(二) 急性乳突炎

急性乳突炎常伴有 AOM,为中耳炎的并发症。早期症状与 AOM 相仿,表现为听力丧失、耳痛和发热,随后出现局部膨胀感、局部变红和乳突骨组织压痛。脓性分泌物可通过鼓膜穿孔处溢出。

首次发作急性乳突炎的常见病原菌为肺炎链球菌、流感嗜血杆菌及卡他莫拉菌,继发于慢性中耳炎的常见病原菌为金黄色葡萄球菌、铜绿假单胞菌及肺炎链球菌。留取标本送细菌培养后立即使用经验抗菌治疗,急性乳突炎选用头孢曲松 2 g,静脉滴注每日 1 次,或者左氧氟沙星 500 mg 或 750 mg,静脉滴注,每日 1 次。

三、急性窦炎

社区获得性急性鼻窦炎常继发于病毒性上呼吸道感染,以累及上颌窦者多见。病原菌以肺炎链球菌最为常见,其次为流感嗜血杆菌,两者共占 50% 以上。卡他莫拉菌、其他链球菌属、金黄色葡萄球菌和厌氧菌相对较为少见。腺病毒、副流感病毒和鼻病毒约占病原的 10%,真菌亦为某些急性和慢性鼻窦炎的重要病原。侵袭性真菌性鼻窦炎是一种暴发性感染,且常伴有播散性病变,多发生于有严重基础疾病的患者。病原真菌包括曲霉、毛霉、根霉、镰刀霉、鲍氏假性阿利什利菌(*Pseudallescheria boydii*),以及支链孢属等皮肤真菌。过敏性真菌性鼻窦炎发生于免疫功能正常但对真菌有特异性反应者,病原包括曲霉和双极霉等。

医院获得性急性鼻窦炎是医疗操作后的并发症,常见病原菌有金黄色葡萄球菌、假单胞菌属等革兰阴性杆菌及肺炎链球菌。

(一)急性窦炎

如不伴发热且分泌物引流良好,可予以抗组胺药物等对症处理。经上述处理 10 d 后,仍有颌面部疼痛和流脓涕的患者需要抗感染治疗。重症患者(疼痛、发热)通常须住院抗感染治疗。①如近期未用过抗生素,可给予大剂量口服阿莫西林、阿莫西林/克拉维酸、头孢地尼、头孢泊肟或头孢丙烯;②如近期用过抗生素,给予阿莫西林/克拉维酸、左氧氟沙星或莫西沙星(成人)口服,疗程 10 d,剂量参见 AOM。③对 β-内酰胺类过敏者,可选用阿奇霉素、克拉霉素、SMZ/TMP 或多西环素口服。④须注意有发热和面部红斑的患者,金黄色葡萄球菌感染的可能性大,可选用萘夫西林或苯唑西林,耐甲氧西林金黄色葡萄球菌感染者选用万古霉素。⑤如治疗 3 d 后无效,应进行诊断性穿刺或抽吸分泌物再次检测病原菌。如为糖尿病急性酮症酸中毒、中性粒细胞减少症患者,有根霉、毛霉或曲霉感染的可能,经验治疗可选用两性霉素 B。

(二)医院获得性急性窦炎

治疗应首先拔除插管,持续发热者在开始经验治疗前先做窦引流液细菌涂片及培养。经验治疗首选亚胺培南或美罗培南,疑为耐甲氧西林金黄色葡萄球菌所致者加用万古霉素。可选药物为头孢他啶或头孢吡肟联合万古霉素。如鼻窦吸取物涂片为酵母菌,采用氟康唑。

四、社区获得性细菌性肺炎

社区获得性肺炎是指在医院外罹患的感染性肺实质炎症,包括具有明确潜伏期的病原体感染在入院后于潜伏期内发病的肺炎。

（一）病原学

社区获得性肺炎的病原体主要有：细菌、病毒和非典型病原体（支原体属、衣原体属、军团菌属等），本节主要叙述社区获得性细菌性（包括非典型病原体）肺炎。肺炎支原体和肺炎链球菌是我国成人社区获得性肺炎的重要致病原，其他常见病原体包括流感嗜血杆菌、肺炎衣原体、嗜肺军团菌和肺炎克雷伯菌。金黄色葡萄球菌、铜绿假单胞菌和鲍曼不动杆菌少见。有吸入因素的患者，为厌氧菌或需氧菌与厌氧菌混合感染。

2018 年中国细菌耐药监测网（China Antimicrobial Surveillance Network，CHINET）全国耐药监测显示，肺炎链球菌对青霉素不敏感率在儿童和成人中分别为10.6%和4.8%，对红霉素及克林霉素的耐药率均在90%以上，少数菌株对喹诺酮类耐药（低于5%）。上海、北京地区肺炎支原体儿童分离株对红霉素的耐药率为80%～90%，成人株为69%，而对四环素类及喹诺酮类均未发现耐药株。

（二）诊断

1. 临床诊断　根据咳嗽、咳痰、发热和胸痛等症状，肺部啰音等体征，以及胸部 X 线检查发现肺部渗出病灶可诊断为肺炎，如发病场所为社区，即可诊断为社区获得性肺炎。社区获得性肺炎须与结缔组织病如血管炎的肺部渗出表现、肺部肿瘤及肺结核等疾病鉴别。对诊断社区获得性肺炎的患者常用肺炎严重程度指数（pneumonia severity index，PSI）和 CURB-65 评估肺炎严重程度，以确定治疗地点（门诊或住院）。需要注意患者是否伴随基础疾病：慢性心、肺、肝、肾疾病，糖尿病，酗酒，恶性肿瘤，脾切除，免疫缺陷或使用免疫抑制剂。重症社区获得性肺炎须收入 ICU 治疗，其诊断标准为符合下列 1 项主要标准或≥3 项次要标准。

（1）主要标准：①需要气管插管行机械通气治疗；②脓毒症休克经积极液体复苏后仍需要血管活性药物治疗。

（2）次要标准：①呼吸频率≥30 次/分钟；②氧合指数≤250 mmHg（1 mmHg=0.133 kPa）；③多肺叶浸润；④意识障碍和（或）定向障碍；⑤BUN≥7.14 mmol/L；⑥收缩压<90 mmHg，需要积极的液体复苏。

2. 病原学诊断　社区获得性肺炎的临床诊断较易确立，但病原诊断困难。病原学检查包括痰涂片、痰培养及菌落计数、血培养、血清学检查（肺炎支原体、肺炎衣原体和嗜肺军团菌）和尿抗原（肺炎链球菌和嗜肺军团菌）检测。美国胸科学会推荐重型肺炎者行痰涂片、痰培养、血培养、军团菌和肺炎链球菌尿抗原、军团菌选择培养基培养或核酸检测。有耐甲氧西林金黄色葡萄球菌或铜绿假单胞菌感染风险、既往 90 d 内住院并接受静脉抗感染治疗者行痰涂片、培养和血培养。有相关流行病学史者检测军团菌尿抗原。

（三）抗菌治疗

1. 经验治疗　可根据疾病的严重程度及能否口服抗菌药等因素，社区获得性肺炎患者分为不需住院、需住院及需入住 ICU，不需住院者又分为无基础疾病、有基础疾病或 3 个月内使用过抗菌药，据此选用不同的抗菌药进行经验治疗。根据我国细菌耐药状况，结合社区获得性肺炎国际及国内指南，推荐社区获得性肺炎的治疗方案如下（表6-5）。

表 6-5　社区获得性肺炎的经验治疗

伴随情况	可能的病原	宜选药物	可选药物
不需住院,无基础疾病,3个月内未使用抗菌药	肺炎链球菌、肺炎支原体、流感嗜血杆菌、肺炎衣原体、呼吸道病毒	青霉素、氨苄西林或阿莫西林 ± 大环内酯类[1]、多西环素	头孢唑林或头孢呋辛 ± 大环内酯类[1]
不需住院,有基础疾病,3个月内使用过抗菌药	同上 + 有多重耐药肺炎链球菌或革兰阴性菌感染可能	大剂量阿莫西林或阿莫西林/克拉维酸[3] ± 大环内酯类[1]、头孢呋辛、头孢泊肟或头孢曲松 ± 大环内酯类[1]	氟喹诺酮类[2]
需住院,非 ICU 患者	同上 + 军团菌属、厌氧菌、革兰阴性菌、金黄色葡萄球菌	头孢呋辛、头孢噻肟或头孢曲松 ± 大环内酯类[1],氨苄西林/舒巴坦或阿莫西林/克拉维酸 ± 大环内酯类[1]	氟喹诺酮类[2]、厄他培南(可用于考虑为产 ESBLs 革兰阴性杆菌感染时)
重型患者需住ICU	同上 + 金黄色葡萄球菌、军团菌属、革兰阴性杆菌包括铜绿假单胞菌	头孢曲松、头孢噻肟或氨苄西林/舒巴坦 ± 大环内酯类[1] 或氟喹诺酮类[2]	有铜绿假单胞菌感染可能者,(哌拉西林/他唑巴坦或头孢吡肟、亚胺培南或美罗培南) + (环丙沙星或左氧氟沙星)或 + (氨基糖苷类及阿奇霉素)或 + (氨基糖苷类及喹诺酮类),青霉素过敏者以氨曲南替代上述 β-内酰胺类

注:①大环内酯类包括红霉素、阿奇霉素、克拉霉素;②氟喹诺酮类指左氧氟沙星、莫西沙星、奈诺沙星、加替沙星;③大剂量阿莫西林为 1 g,每日 3 次,阿莫西林/克拉维酸为 2 g,每日 2 次

对红霉素耐药的肺炎支原体感染,多数患者以大环内酯类治疗仍可能有效,经治疗 72 h 临床情况仍无明显改善时可改用喹诺酮类或四环素类。

有铜绿假单胞菌感染风险因素(假单胞菌和其他耐药革兰阴性杆菌感染的最大风险因素是已知定植或既往感染,以及过去 3 个月内住院接受静脉用抗生素治疗)时,选用同时具抗铜绿假单胞菌及肺炎链球菌作用的药物,不宜选用对肺炎链球菌抗菌作用较差的头孢他啶、头孢哌酮或头孢哌酮/舒巴坦。有耐甲氧西林金黄色葡萄球菌感染可能时,加用万古霉素或利奈唑胺,直至排除其感染的可能。

在重症感染治疗初期予以静脉给药,临床症状、体征显著改善后,可改为口服给药。通常社区获得性肺炎患者体温<38.3℃、心率<100 次/分、收缩压>90 mmHg,以及血氧饱和度>90%。胃肠道功能正常患者可改为口服治疗。静脉用药时间一般为 3~5 d,可继以大环内酯类、头孢菌素类或氟喹诺酮类口服。

2. 病原治疗　病原菌明确后,可根据药敏结果及经验治疗后的治疗反应调整用药,社区获得性肺炎的病原治疗见表 6-6。

表 6-6　社区获得性肺炎的病原治疗

病　原	宜选药物	可选药物
肺炎链球菌		
青霉素敏感(MIC<2 mg/L)	青霉素、阿莫西林	口服头孢菌素(头孢呋辛酯、头孢丙烯、头孢泊肟和头孢地尼),或静脉用头孢菌素(头孢呋辛、头孢噻肟和头孢曲松)、喹诺酮类①、克林霉素和大环内酯类
青霉素耐药(MIC≥2 mg/L)	根据药敏选择,如头孢曲松、头孢噻肟、氟喹诺酮类	万古霉素、利奈唑胺和大剂量阿莫西林(青霉素 MIC≤4 mg/时,3 g/d)
流感嗜血杆菌		
非产 β-内酰胺酶	阿莫西林	氟喹诺酮类、阿奇霉素、克拉霉素、多西环素
产 β-内酰胺酶	阿莫西林/克拉维酸、氨苄西林/舒巴坦、第二代或第三代头孢菌素	氟喹诺酮类、阿奇霉素、克拉霉素和多西环素
肺炎支原体	大环内酯类、多西环素	左氧氟沙星、莫西沙星
肺炎衣原体	大环内酯类、多西环素	左氧氟沙星、莫西沙星
军团菌属	氟喹诺酮类、阿奇霉素	多西环素
金黄色葡萄球菌		
甲氧西林敏感	苯唑西林、氯唑西林、氟氯西林	头孢唑林、克林霉素
甲氧西林耐药	万古霉素、利奈唑胺	万古霉素＋复方磺胺甲噁唑或磷霉素或利福平
肠杆菌科细菌	第三代头孢菌素,如头孢噻肟、头孢曲松	酶抑制剂合剂②、氟喹诺酮类、碳青霉烯类③(用于产 ESBLs 细菌感染)
铜绿假单胞菌	抗假单胞菌活性 β-内酰胺类④联合环丙沙星、左氧氟沙星或氨基糖苷类	氨基糖苷类＋环丙沙星或左氧氟沙星
厌氧菌(吸入性肺炎)	β-内酰胺酶抑制剂合剂②,克林霉素	碳青霉烯类

　　注:①氟喹诺酮类指左氧氟沙星、莫西沙星、奈诺沙星和加替沙星;②酶抑制剂合剂指哌拉西林/他唑巴坦、氨苄西林/舒巴坦、阿莫西林/克拉维酸;③碳青霉烯类指亚胺培南、美罗培南、厄他培南;④抗假单胞菌活性 β-内酰胺类指哌拉西林、哌拉西林/他唑巴坦、头孢吡肟、亚胺培南和美罗培南

　　3. 抗菌药物在呼吸道中的分布　抗菌药物治疗呼吸道感染的疗效与支气管、肺组织内药物浓度密切相关。红霉素等大环内酯类、克林霉素及利福平等较易透入支气管组织及肺组织中。氟喹诺酮类如氧氟沙星、环丙沙星在支气管分泌物中的浓度为同期血药浓度的 53%～111%,肺组织中的浓度可达同期血药浓度的 3～4 倍。青霉素类及头孢菌素类通过弥散进入支气管及肺组织,在支气管分泌物及痰液中的浓度远较同期血药浓度低(为同期血药浓度的 1%～10%),但因可用较大剂量,且炎症时渗入的药物浓度明显上升,故仍是治疗肺部感染的常用药物。氨基糖苷类在支气管分泌物中浓度约为同期血浓度的 20%(10%～40%),但炎性分泌物中的酸性及厌氧环境可影响其抗菌活性,故单独应用疗效常不满意。

　　4. 社区获得性肺炎治疗后无反应的原因　由于病原体检查的限制,社区获得性肺

炎多采用经验治疗。据统计,6%～15%需住院的社区获得性肺炎患者,对初始治疗无良好反应。其原因有:①出现感染合并症,包括脓胸、脑膜炎、关节炎、心力衰竭和肾衰竭等;②宿主因素,包括使用人工呼吸机、急性呼吸窘迫综合征(acute respiratory distress syndrome,ARDS)、呼吸衰竭、长期住 ICU、严重基础疾病和年龄 60 岁以上等患者;③病原因素,包括某些革兰阴性杆菌、少见病原菌、复数菌、真菌及耐药菌感染;④应用的抗菌药未能覆盖病原菌、抗菌药的剂量不足及感染部位药物浓度低等;⑤存在非感染性因素,如肺栓塞、充血性心力衰竭、支气管肺癌和嗜酸性粒细胞性肺炎等。如经治疗后疗效不明显,应重复送细菌培养。必要时做支气管镜、经皮细针穿刺等进一步检查,以明确病因或病原。

5. 疫苗的接种　目前应用于临床的主要为肺炎链球菌疫苗及流感病毒灭活疫苗,以预防肺炎链球菌及流感病毒的感染。肺炎链球菌疫苗为多价疫苗,可覆盖临床90%以上的肺炎链球菌,对预防 65 岁以上老年人侵袭性肺炎链球菌感染的总有效率为44%～75%。流感病毒既可引起原发肺炎,亦可继发细菌性肺炎,流感病毒疫苗预防呼吸道疾病的有效率为 70%,对老年人有效率为 56%。

肺炎链球菌疫苗推荐接种的人群为:≥65 岁老年人、2～64 岁的高危人群及吸烟者。流感病毒疫苗推荐接种的人群为:≥50 岁、6 月龄～49 岁的高危人群、与高危者接触的家庭人员、医务人员及 6～23 月龄儿童。高危人群包括:慢性心血管、肺、肾、肝疾病,糖尿病,免疫缺陷或使用免疫抑制剂及长期住护理院者。流感病毒灭活疫苗应每年接种 1次。有下列情况者,接种肺炎链球菌疫苗 5 年后应再接种 1 次:65 岁及以上老年人(首次接种在 65 岁以前)、脾切除者和免疫抑制者。

五、医院获得性细菌性肺炎

医院获得性肺炎是指入院后 48 h 或以后出现的肺炎;呼吸机相关性肺炎为气管内插管 48 h 后出现的肺炎。我国医院获得性肺炎的发病率为 1.3%～3.4%,为医院感染死亡原因中的首位,亦为老年人死于感染性疾病的第 1 位原因。

(一) 病原学

医院获得性肺炎常见病原体包括:革兰阴性需氧杆菌,如大肠埃希菌、肺炎克雷伯菌、肠杆菌属细菌、铜绿假单胞菌和不动杆菌;革兰阳性球菌,如金黄色葡萄球菌、链球菌。不同地区,甚至不同病区的病原谱及其耐药情况有较大差异。呼吸机相关性肺炎近40%为复数菌感染,病原菌以铜绿假单胞菌及不动杆菌属细菌多见。近年来,不动杆菌属的临床分离株呈明显上升趋势,在我国已超过铜绿假单胞菌的分离株数。昏迷及休克等患者常因吸入口腔分泌物而发生厌氧菌感染或厌氧菌与需氧菌的混合感染。免疫缺陷患者中,真菌、病毒、原虫和非典型分枝杆菌等病原微生物感染的发生率上升。对碳青霉烯类耐药的革兰阴性菌,特别是肠杆菌科细菌感染的发生率近年来有大幅上升。

细菌耐药性的上升对医院获得性肺炎和呼吸机相关性肺炎的治疗带来严峻挑战。医院获得性肺炎和呼吸机相关性肺炎常见的耐药菌包括产 ESBLs 的肠杆菌科细菌,对碳青霉烯类耐药的鲍曼不动杆菌、铜绿假单胞菌、肠杆菌科细菌,以及耐甲氧西林金黄色葡萄球菌等。

（二）抗菌治疗

1. 经验抗菌治疗　医院获得性肺炎和呼吸机相关性肺炎的经验治疗应根据患者的病情严重程度、是否具有多重耐药菌感染的风险因素选用不同抗菌药（见表 6－7）。了解当地的病原谱与耐药情况有助于制订合理的经验治疗方案。

表 6－7　医院获得性肺炎的经验治疗

非危重患者		危重患者或呼吸机相关性肺炎[b] 联合治疗
MDR[a] 菌感染低风险	MDR 菌感染高风险	
单药治疗	单药或联合治疗	
抗铜绿假单胞菌青霉素类（哌拉西林等）、β－内酰胺酶抑制剂合剂（阿莫西林/克拉维酸、哌拉西林/他唑巴坦、头孢哌酮/舒巴坦）、第三代头孢菌素（头孢噻肟、头孢曲松和头孢他啶等）、第四代头孢菌素（头孢吡肟）或喹诺酮类（环丙沙星、左氧氟沙星和莫西沙星）	具有抗铜绿假单胞菌活性的β－内酰胺类（哌拉西林/他唑巴坦、头孢哌酮/舒巴坦、头孢他啶、头孢吡肟、亚胺培南和美罗培南），以上药物单药或联合喹诺酮类（环丙沙星、左氧氟沙星）或氨基糖苷类（阿米卡星、庆大霉素），有耐甲氧西林金黄色葡萄球菌感染风险时可联合万古霉素或利奈唑胺	具有抗铜绿假单胞菌活性的β－内酰胺类（哌拉西林/他唑巴坦、头孢哌酮/舒巴坦、亚胺培南和美罗培南）联合喹诺酮类（环丙沙星、左氧氟沙星）或氨基糖苷类（阿米卡星、庆大霉素），有XDR[c] 感染风险时联合多黏菌素（多黏菌素 B 或 E），有耐甲氧西林金黄色葡萄球菌感染风险时可联合万古霉素或利奈唑胺

注：a，多重耐药（multidrug resistant，MDR）；b，呼吸机相关性肺炎患者 MDR 菌感染低风险时，可用具有抗铜绿假单胞菌活性的 β－内酰胺类单药治疗；c，广泛耐药（extensively drug resistant，XDR）

危重患者具有的死亡高危因素包括因医院获得性肺炎需要使用呼吸机及感染性休克。医院获得性肺炎和呼吸机相关性肺炎发生多重耐药的风险因素包括 90 d 内接受静脉抗菌药、住院 5 d 以上、病情危重合并感染性休克、发生 ARDS、接受肾脏替代治疗、有多重耐药的细菌感染或定植史、反复或长期住院、入住 ICU、结构性肺病、免疫缺陷，以及有在耐药菌高发的医疗机构住院史等。耐甲氧西林金黄色葡萄球菌感染的风险因素包括：90 d 内曾静脉内使用抗菌药、病区的耐甲氧西林金黄色葡萄球菌检出率未知或＞20％，以及以往检出耐甲氧西林金黄色葡萄球菌。

对中性粒细胞减少或器官移植患者，还须考虑曲霉、耶氏肺孢菌感染的可能。中性粒细胞减少者还有铜绿假单胞菌感染可能，抗感染药物应选用具抗假单胞菌活性的青霉素类或头孢菌素类；器官移植、艾滋病等免疫缺陷患者除革兰阴性杆菌感染外，可有耶氏肺孢菌、真菌等感染，应选用 SMZ/TMP 或抗真菌药物。

美国感染病学会和美国胸科学会的《2016 年医院获得性肺炎和呼吸机相关性肺炎指南更新版》推荐 7 d 短疗程抗菌治疗，可根据临床、影像学及实验室检查指标的改善程度决定具体疗程的长短。推荐使用降阶梯治疗，通过更换抗菌药或将联合用药改为单用,使经验治疗的广谱抗菌药改为窄谱药。推荐结合降钙素原水平及临床停药标准决定是否停用抗菌药。

2. 多重耐药菌的抗菌治疗

(1) 不动杆菌属:对于多重耐药菌感染可选用亚胺培南等碳青霉烯类或β-内酰胺类与舒巴坦合剂如头孢哌酮/舒巴坦、氨苄西林/舒巴坦;对碳青霉烯类耐药时,可选用β-内酰胺类与舒巴坦合剂或多黏菌素类或联合替加环素,舒巴坦合剂通常与其他抗菌药(米诺环素、多西环素或利福平等)合用。

(2) 铜绿假单胞菌:对铜绿假单胞菌具抗菌活性的常用抗菌药有:①β-内酰胺类,如哌拉西林、哌拉西林/他唑巴坦、头孢他啶、头孢哌酮/舒巴坦、氨曲南、亚胺培南和美罗培南等;②氨基糖苷类,如阿米卡星、异帕米星等;③氟喹诺酮类,环丙沙星及左氧氟沙星。对铜绿假单胞菌感染采用联合治疗的方案有:β-内酰胺类+氨基糖苷类,两者联合具协同作用,但缺点为氨基糖苷类在肺组织的浓度低,在炎症部位酸性环境中的抗菌活性下降,并具耳、肾毒性;β-内酰胺类+环丙沙星,两者联合具相加或协同抗菌作用,优点为环丙沙星的组织穿透性强、肺组织浓度高,且对细菌产生的生物膜有抑制作用。对多重耐药的铜绿假单胞菌可采用以多黏菌素、β-内酰胺类、环丙沙星和氨基糖苷类为基础,与磷霉素、利福平等不同种类的药物组成两药联合或三药联合方案。

(3) 肠杆菌科细菌:对产 ESBLs 的大肠埃希菌及克雷伯菌属等细菌,碳青霉烯类为首选,可用于严重感染者;根据药敏试验也可选用头霉素类(头孢美唑、头孢西丁)、β-内酰胺酶抑制剂合剂、氟喹诺酮类和氨基糖苷类。肠杆菌属细菌如阴沟肠杆菌可产生Bush-1 组 AmpC β-内酰胺酶,可选用头孢吡肟或碳青霉烯类。耐碳青霉烯类肠杆菌感染多需要联合用药,以多黏菌素类或替加环素为基础,联合碳青霉烯类、氨基糖苷类和磷霉素,头孢他啶/阿维巴坦适用于产 KPC 的耐碳青霉烯类肠杆菌感染。碳青霉烯类用于耐碳青霉烯类肠杆菌感染的治疗时需要注意:对碳青霉烯类 MIC≤8 mg/L 者,联合用药,并根据 PK/PD 原理大剂量缓慢滴注。如美罗培南 2 g,q8 h,静滴,每 2 g 静滴 3～4 h。

3. 局部气溶吸入　气溶吸入主要适用于下列 3 种情况:①药物毒性大,患者肾功能差,不能耐受肾毒性药物全身用药者。②慢性支气管炎肺部感染经痰液引流及全身用药效果不佳者。③泛耐药细菌,如仅对多黏菌素类敏感的不动杆菌或铜绿假单胞菌,可选用黏菌素或多黏菌素 B 静滴,联合黏菌素雾化吸入。应用的抗菌药物有氨基糖苷类、两性霉素 B 和多黏菌素等。雾化吸入药物浓度宜低,以免刺激咽喉部、气管及支气管。庆大霉素的浓度为 0.05%～0.1%,两性霉素 B 为 0.01%～0.02%,每日吸入 2～3 次,每次 5～10 ml。黏菌素基质 30～60 mg 溶于 3～4 ml 生理盐水中,每日 2 次雾化吸入,联合全身用药治疗多重耐药革兰阴性菌所致的肺部感染。

六、慢性阻塞性肺疾病急性细菌感染

慢性阻塞性肺疾病(chronic obstructive pulmonary disease，COPD)为临床上较常见的慢性疾病。COPD 急性细菌感染者的病原菌以流感嗜血杆菌较为常见,其次为卡他莫拉菌、肺炎链球菌及非典型病原体,部分患者可为肺炎克雷伯菌等肠杆菌科细菌感染。也有报道病毒最常见,为 20%~50%;肺炎衣原体为 5%;肺炎支原体低于 1%

　　COPD 急性加重患者多选用下列 3 类抗菌药之一治疗:大环内酯类、β-内酰胺类及喹诺酮类。选用药物有阿莫西林/克拉维酸、头孢克洛、头孢拉定、SMZ/TMP、多西环素,以及环丙沙星、左氧氟沙星、阿奇霉素和克拉霉素等(见表 6-8)。发作频繁的患者,可在好发季节到来前采用肺炎链球菌疫苗和流感嗜血杆菌疫苗。

表 6-8　慢性阻塞性肺病急性细菌感染的抗菌治疗

临床情况	常见病原体	口服抗菌药	其他口服抗菌药	静脉用抗菌药
轻度发作 无其他基础疾病,每年发作 3 次以内,3 个月内未用抗菌药	流感嗜血杆菌、肺炎链球菌、卡他莫拉菌和肺炎衣原体	阿莫西林、多西环素、大环内酯类	阿莫西林/克拉维酸、头孢菌素类	不推荐
中度发作 有其他基础疾病,每年发作 3 次及以上,3 个月内使用过抗菌药	同上＋耐药菌株:耐青霉素肺炎链球菌、肠杆菌科细菌(肺炎克雷伯菌、大肠埃希菌和肠杆菌属)	阿莫西林/克拉维酸、大环内酯类	氟喹诺酮类、头孢菌素类	阿莫西林/克拉维酸、头孢菌素类、氟喹诺酮类
重度发作 有其他基础疾病,每年发作 3 次及以上,3 个月内使用过抗菌药,有铜绿假单胞菌感染风险因素	同上＋铜绿假单胞菌	氟喹诺酮类	无	喹诺酮类、具抗铜绿假单胞菌活性的 β-内酰胺类

七、肺脓肿

　　肺脓肿多见于中、老年患者,吸入因素为最常见的入侵途径,其次为血源性,部分患者继发于肺部和邻近组织感染。常见症状为发热、全身乏力、盗汗和咳黄脓痰,痰有臭味,胸痛常见。外周血白细胞常增高,病程长者血红蛋白计数下降。胸部 X 线显示,肺空洞并有气液平,空洞壁厚,其周围肺组织常有渗出,部分患者同时有胸腔积液。

　　引起肺脓肿的最常见病原菌为厌氧菌(包括消化链球菌、拟杆菌属和梭杆菌属)、肺炎链球菌、A 组链球菌、草绿色链球菌、肺炎克雷伯菌和金黄色葡萄球菌等,偶也可由真菌引起。复数菌感染常见。有报道,90 例社区获得性肺脓肿患者经胸壁穿刺培养,厌氧菌 34%,革兰阳性球菌 26%(其中米氏链球菌 16%),肺炎克雷伯菌 25%,诺卡菌属 3%,21% 为复数菌感染。

　　肺脓肿的抗菌药物治疗须用对需氧菌和厌氧菌有效的药物,如氨苄西林/舒巴坦、阿莫西林/克拉维酸、克林霉素,也可选用大剂量青霉素、哌拉西林/他唑巴坦、头孢哌酮/舒巴坦、莫西沙星,以及头孢曲松或头孢噻肟联合甲硝唑,疗程至少1~2个月,每1~2周复查胸部X线,脓肿消失或呈炎症后遗改变时停药。若脓肿过大(8 cm以上)、经内科治疗3个月以上脓腔无缩小,或者合并脓胸、支气管胸膜瘘者需要外科治疗,10%~15%患者需要手术治疗。

八、脓胸

脓胸常继发于肺炎、肺脓肿、食管或腹部感染。急性脓胸常有高热、呼吸急促、胸痛及全身乏力等症状,积脓较多者还有胸闷、咳嗽和咳痰表现。体检患侧语颤减弱,叩诊呈浊音,听诊呼吸音减弱或消失。外周血白细胞总数及中性粒细胞增高,胸部X线检查示患侧胸腔有积液,慢性脓胸显示胸膜增厚、肋间隙变窄及胸腔变小。胸腔穿刺可获脓性胸腔积液。

较常见的病原菌有肺炎链球菌、A组溶血性链球菌、其他链球菌属、金黄色葡萄球菌和流感嗜血杆菌等;慢性脓胸则以厌氧菌所致者较常见,部分患者可为肠杆菌科细菌和结核分枝杆菌感染。30%~40%的胸腔感染是多种微生物的混合感染。

在全身应用抗菌药物治疗的同时,脓胸需行脓腔引流。急性期患者考虑肺炎链球菌、A组链球菌感染者可选用大剂量青霉素、头孢唑林、头孢噻肟、头孢曲松或克林霉素。葡萄球菌属感染根据其对甲氧西林的敏感性,选用苯唑西林或万古(去甲万古)霉素。流感嗜血杆菌或肠杆菌科细菌感染可用氨苄西林/舒巴坦、阿莫西林/克拉维酸。慢性脓胸首选克林霉素联合第二代或第三代头孢菌素或哌拉西林联合庆大霉素。对于产ESBLs等多重耐药革兰阴性菌感染,也可选用哌拉西林/他唑巴坦、碳青霉烯类抗菌药。对于抗菌治疗效果不显著、影响呼吸的慢性脓胸患者,可考虑外科手术治疗,切除厚壁脓腔。

(王明贵　王明华)

第三节　尿路感染和细菌性前列腺炎

一、尿路感染

尿路感染是最常见的感染性疾病之一。据报道全球每年约有1.5亿人患尿路感染,消耗医疗费用约60亿美元。美国每年因急性尿路感染就诊的人数达600万以上,其中67.5%为女性患者,约1万人需住院治疗,每年需花费1亿美元。尿路感染常见于年轻人、20~40岁性活跃者,绝经期后妇女尤为多见。6个月以内的婴幼儿发病率为1%~2%,学龄儿童菌尿症发生率女性为1.2%~4.5%,男性则明显较低,为0.03%。老年人无症状菌尿症较常见,某些报道可达40%~50%。尿路感染也为常见的医院感染之一,占30%~40%,为医院感染的首位。

症状典型者尿路感染诊断极易确立，但临床表现不典型者，可造成诊断困难或误诊。根据感染部位及有无复杂因素，尿路感染可分为非复杂性上尿路感染（肾盂肾炎）和下尿路感染（膀胱炎、尿道炎）、复杂性尿路感染；根据病程又可分为急性和慢性尿路感染。急性尿路感染中包括首次感染和反复发作性感染（复发和再感染）。非复杂性尿路感染，尿路在解剖和功能上皆正常，对抗菌治疗反应良好。复杂性尿路感染是指有泌尿系统解剖或功能异常，或者有全身免疫功能受损，如异物（结石、导尿管或其他引流管）、尿路阻塞、免疫功能受损、肾衰竭、肾移植和尿潴留。此外，男性、孕妇、儿童及医疗相关感染均可视为复杂性。复杂性尿路感染的病原菌通常对抗菌药物耐药程度高，无症状菌尿症亦属于尿路感染范畴。

（一）病原学

急性非复杂性尿路感染最常见的病原菌为革兰阴性杆菌，其中大肠埃希菌占80%以上。其他如变形杆菌属、克雷伯菌属，偶见肠杆菌属细菌等；腐生葡萄球菌、凝固酶阴性葡萄球菌在急性尿路感染患者中占10%~15%。反复发作性尿路感染的病原菌与非复杂性尿路感染者相似。复杂性尿路感染中，粪肠球菌及金黄色葡萄球菌在患有肾结石和有尿器器械操作史的患者中较常见。老人、孕妇无症状菌尿症者，常见的病原菌为凝固酶阴性葡萄球菌和肠球菌属。长期留置导尿管、尿路梗阻、有尿路操作史及尿感反复发作者中可有沙雷菌属、普罗威登菌属、铜绿假单胞菌及肠杆菌属感染。约10%的尿路感染可由念珠菌属等真菌引起，尤其常见于长期留置导尿管及免疫缺陷患者。部分儿童出血性膀胱炎可为腺病毒所致。沙眼衣原体、溶脲脲原体常见于非淋球菌性尿道炎患者。绝大多数尿路感染患者为1种病原菌的感染，2种以上病原菌混合感染的患者约占5%。

近年来，细菌对常用抗菌药物的耐药性日益受到重视。据国内耐药性监测资料显示，大肠埃希菌对环丙沙星等氟喹诺酮类的耐药性明显高于国外，可高达50%以上，对SMZ/TMP的耐药率>60%。治疗由该菌引起的感染应根据药敏试验结果选择用药。

（二）发病机制

尿路感染的发生与多种因素有关，包括性别、年龄、生理状态改变、泌尿系解剖和功能异常、尿路器械操作，以及机体免疫功能减弱等。6个月以内的婴幼儿及60岁以上的老年人均为尿路感染的好发人群，女性尿路感染的发病率明显高于男性。孕妇及20~40岁女性性功能活跃者也与菌尿症和尿感反复发作有关。泌尿系解剖和功能异常，尿路器械操作如留置导尿管、膀胱镜检查等，糖尿病、使用化疗药物、长期使用激素及免疫抑制剂患者均为尿路感染的诱发因素。

尿路感染的细菌入侵途径主要有上行性感染、血行感染和淋巴系统扩散。其中上行性感染是主要的入侵途径。通常前尿道有少量肠道细菌寄殖，当机体免疫力降低时，细菌即可繁殖，侵入膀胱。各种器械操作（导尿、膀胱镜检查等）也可将细菌带入膀胱，细菌可经输尿管上行至肾盂，引起肾盂肾炎。近年来，在无尿路复杂因素而尿路感染反复发作者中，膀胱输尿管反流的机制更引起重视，尤其在儿童。血行感染大多由于葡萄球菌血流感染或感染性心内膜炎的病原菌经血液循环侵入肾实质，并引起肾盂肾炎和肾脓肿。有留置静脉导管者也可为念珠菌属的血流感染。

（三）诊断

症状典型的尿路感染诊断易确立。急性膀胱炎的症状,以尿频、尿急和尿痛等尿路刺激症状最为常见。若同时伴有发热、腰酸腰痛者应考虑急性肾盂肾炎。但约 1/3 的下尿路感染及部分上尿路感染患者并无明显的临床表现,因而可能造成诊断困难或误诊。尿路感染的诊断须根据患者的临床表现,结合尿常规检查、细菌学及影像学检查结果,尤其是尿常规及细菌学检查结果确立。

1. 尿常规检查　清洁中段尿中,白细胞计数$\geq$5/HPF 或$\geq$10/ml,或尿白细胞酯酶阳性,或亚硝酸盐还原试验阳性。尿白细胞酯酶检测阳性为脓尿的快速检测方法,其敏感性为 75%,特异性为 94%～98%。尿亚硝酸盐还原试验阳性呈高度特异性,但敏感性较差。

2. 尿细菌学检查　在正常情况下,膀胱内尿液处于无菌状态,但在收集尿液时即使采用导尿术,亦有污染的可能。因此,正常尿标本的收集方法应为清洁中段尿。有意义的尿培养结果为:尿液中菌落计数$\geq$$10^5$ cfu/ml,但约 1/3 有症状的女性膀胱炎患者,尿培养的菌落计数$\leq$$10^5$ cfu/ml。对于长期保留导尿而出现无症状性菌尿症的女性患者,1 次尿培养的菌落计数$\geq$$10^5$ cfu/ml,尿路感染的可能性为 80%;若 2 次尿培养菌落计数$\geq$$10^5$ cfu/ml 时,尿路感染的可能性为 95%。而男性患者则不同,1 次尿培养的菌落计数$\geq$$10^3$ cfu/ml 者已提示有尿路感染。也有作者认为上述菌尿症的诊断标准仅适用于肠杆菌科细菌。革兰阳性球菌、真菌和一些少见病原菌引起尿路感染的诊断标准应为:尿培养菌落计数为 10^4～10^5 cfu/ml。

3. 影像学检查　非复杂性下尿路感染一般不需要做影像学检查,但当治疗效果不理想时,也应可考虑进行尿路 B 超、CT 平扫或静脉尿路造影(intravenous urography, IVU)等,以发现可能存在的尿路解剖结构或功能异常。以下情况应考虑行影像学检查:①尿路感染反复发作;②疑为复杂性尿路感染;③少见的细菌感染;④妊娠期曾有无症状性菌尿症或尿路感染者;⑤尿路感染持续存在。

4. 各种类型尿路感染的诊断

（1）非复杂性下尿路感染(急性单纯性膀胱炎):非复杂性下尿路感染多无明显全身症状,常表现为尿频、尿急、尿痛及排尿不畅等膀胱刺激症状。尿常规检查有脓尿和血尿,50%～70% 的患者有菌尿。病原菌以大肠埃希菌最常见,其次为腐生葡萄球菌,偶见变形杆菌属等。若患者有上述症状,除外复杂因素,尿常规中白细胞计数$\geq$5/HPF 或$\geq$10/ml,清洁中段尿培养菌落计数$\geq$$10^5$ cfu/ml,则急性单纯性膀胱炎诊断即可确立。

几乎所有急性单纯性下尿路感染的初发病例均由大肠埃希菌所引起,故宜应用毒性小、口服方便和价格便宜的有效药物,如 SMZ/TMP、呋喃妥因、阿莫西林、头孢氨苄或头孢拉定、诺氟沙星和左氧氟沙星等口服药物。疗程宜短,一般为 3～5 d;也有人主张女性急性单纯性下尿路感染患者可用磷霉素氨丁三醇 3 g,单剂顿服。但短程疗法不推荐用于男性、儿童及孕妇。男性急性膀胱炎患者可选用上述药物,但疗程至少 14 d。孕妇、儿童宜选用口服头孢菌素类或其他 β-内酰胺类,如阿莫西林/克拉维酸,疗程分别为 10～

14 d(孕妇)和 5~10 d(儿童)。

尿道炎见"性传播疾病"相关章节。

（2）非复杂性上尿路感染（肾盂肾炎）：典型的急性肾盂肾炎患者有寒战、高热等全身症状及腰酸腰痛等局部症状，部分患者可有肾区叩击痛，血培养可能获阳性结果，病原菌与急性单纯性膀胱炎相同，以大肠埃希菌最为常见。若患者具有上述症状，影像学检查未发现尿路解剖和功能异常，尿常规中有脓细胞（白细胞计数≥5/HPF 或≥10/ml），清洁中段尿培养菌落计数≥10^4~10^5 cfu/ml，即可考虑急性肾盂肾炎的诊断。上尿路感染和下尿路感染的鉴别有时比较困难，初步印象为肾盂肾炎者，宜根据患者的病情、年龄、并发症和疾病预后等决定门诊治疗或住院治疗。老年患者伴血流感染、全身中毒症状明显者，需要住院治疗，并采用杀菌剂为宜。

急性单纯性肾盂肾炎在尿培养和药敏结果得知前，宜立即予以经验治疗，首选的药物为阿莫西林/克拉维酸、氨苄西林/舒巴坦、头孢呋辛，也可以选用氟喹诺酮类，如氧氟沙星、左氧氟沙星、环丙沙星，以及哌拉西林，或者头孢噻肟、头孢曲松、头孢他啶等第三代头孢菌素，注意莫西沙星不用于尿路感染治疗。若考虑为腐生葡萄球菌感染者，宜选用头孢唑林、头孢拉定或头孢呋辛。值得注意的是氟喹诺酮类的抗菌谱广，也可用于肾盂肾炎。但近年来，引起尿路感染的病原菌，尤其是大肠埃希菌对氟喹诺酮类耐药性甚高，在 50% 以上。故应根据药敏结果选用该类药物。疗程宜个体化，但应不短于 14 d，有人主张需要用药 4~6 周，甚至更长。患者体温正常后 2~3 d，可考虑改为口服给药。

（3）复杂性尿路感染：尿路感染患者常伴有以下情况之一者为复杂性尿路感染：留置导尿管、排空尿后残余尿≥100 ml、尿路梗阻（尿路结石、纤维化）、内源性肾病所致氮质血症和尿潴留（包括由良性前列腺肥大所致的尿潴留）。此外，亦有将伴有糖尿病、妊娠、尿路解剖异常和免疫抑制等归入复杂因素者。还有将男性尿路感染均视为复杂性尿路感染者。尿常规白细胞计数≥5/HPF 或≥10/ml，清洁中段尿培养菌落计数≥10^4~10^5 cfu/ml，复杂性尿路感染的诊断较易成立。泌尿系统的超声波、IVU，以及 CT 等影像学检查更有助于诊断及鉴别诊断。引起复杂性尿路感染最常见的病原菌为大肠埃希菌、克雷伯菌属、变形杆菌属、铜绿假单胞菌及凝固酶阴性葡萄球菌等。

复杂性尿路感染的治疗关键是祛除复杂因素，积极治疗基础病，尽快解除尿路梗阻情况。根据药敏结果选用有效抗菌药物，如阿莫西林/克拉维酸、氨苄西林/舒巴坦，以及头孢菌素类。轻症患者可选用口服药，如头孢呋辛酯、阿莫西林/克拉维酸；症状较重者应采用静脉给药，并考虑住院治疗。疗程均为 10~14 d，甚至更长。

长期保留导尿患者的尿路感染称为导尿管相关尿路感染，也可归类为复杂性尿路感染。长期留置导尿管常易导致菌尿症、肾盂肾炎和革兰阴性杆菌血流感染等，菌血症的发生率为 1%~2%。引起导尿管相关尿路感染最常见的病原菌为变形杆菌属、铜绿假单胞菌、克雷伯菌属、沙雷菌属及大肠埃希菌等。根治关键在于尽快治愈其原发疾病，早日拔除导尿管，去除尿道异物。对于导尿管伴无症状菌尿症者不主张常规给予抗菌药物治疗和预防，也不推荐常规给予抗菌药物做导尿管冲洗。但是对有明显临床症状者，以及一旦疑为或确定为并发血流感染者，则在培养结果获知前立即开始用经验疗法，给予广谱抗菌药物(如哌拉西林、头孢菌素类、碳青霉烯类或氟喹诺酮类等,必要时合用氨基糖苷类)。如为葡萄球菌属(耐甲氧西林金黄色葡萄球菌或耐甲氧西林凝固酶阴性葡萄球菌)感染,则采用万古霉素(或去甲万古霉素),剂量应个体化。通常疗程 10～14 d。部分患者可有念珠菌属等真菌感染。此时,可根据病情,应用氟康唑等唑类药物或氟胞嘧啶,必要时可用两性霉素 B。

(4) 反复发作性尿路感染:目前将 1 年内有 3 次以上或半年内有 2 次以上尿路感染发作史的患者视为反复发作性尿路感染,反复发作性尿路感染可分为复发(relapse)和再感染(reinfection)。①复发:感染出现较早,一般在停药后 2 周及数周之内。病变部位在肾脏,主要引起肾盂肾炎。复发时病原菌与治疗前相同(同种属、同血清型)。多数女性患者尿路感染的复发与雌激素水平降低有关,L 型变异株的出现也有可能。②再感染:一般发生于治疗后较长时期(2 周以后),以反复发作性膀胱炎多见,再感染的病原菌与治疗前不同。诊断可依据以往的病史,尿常规白细胞计数≥5/HPF 或≥10/ml,清洁中段尿培养菌落计数≥10^5 cfu/ml。影像学检查往往无异常发现。

对于反复发作性尿路感染有急性发作者,应首选氨苄西林/舒巴坦、阿莫西林/克拉维酸,也可选用氟喹诺酮类及头孢菌素类。若为肠球菌属感染,则可采用阿莫西林、氨苄西林,也可选用哌拉西林,耐药者可给予万古霉素(或去甲万古霉素)。急性感染控制后,可予以长期小剂量药物,作为抑制性治疗。每晚睡前口服 SMZ/TMP 半片或 1 片,或 TMP 100 mg,或呋喃妥因 50～100 mg。如发作频繁,则按复发患者处理,并对尿路系统做进一步检查。女性患者由性生活导致的反复发作性膀胱炎可于性交后服用单剂呋喃妥因或 SMZ/TMP。绝经期妇女雌激素浓度较低者,可加用雌激素治疗,以减少复发。

(5) 无症状性菌尿症:临床上无明显的尿路刺激症,尿常规可正常或白细胞计数≥5/HPF,连续 2 次清洁中段尿培养为同一种病原菌、菌落计数≥10^5 cfu/ml,无症状性菌尿症的诊断即可确立。一般无症状性菌尿症造成进行性肾损害者少见,也很少出现肾衰竭。多数无症状性菌尿症患者可不经特效药物治疗而自愈。但某些患者在儿童时代和青春期即有无症状性菌尿症,尤其是女性,约有 50% 发展为尿路感染,并可伴有持续的明显的肾损害。

有些专家认为无症状性菌尿症不一定给予药物治疗。但孕妇则不同,约 5% 的孕妇有无症状性菌尿症,其中 1/4～1/3 的患者将发展为肾盂肾炎。此外,无症状性菌尿症孕妇患者易出现流产、早产、小胎儿和死胎等现象。因此,多数专家认为对孕妇无症状性菌尿症患者必须给予低毒、无致畸作用的有效抗菌药物。对于一般无症状性菌尿症患者,抗感染药物应首选呋喃妥因,也可采用磷霉素氨丁三醇、氨苄西林或阿莫西林,口服头孢拉定、头孢克洛等头孢菌素类治疗。

(6) 女性急性尿道综合征:临床表现类似膀胱炎,但尿培养结果常阴性或菌落计数<10^4 cfu/ml。主要是由尿道局部机械性刺激所引起,包括洗浴、性交和避孕措施等,也可为沙眼衣原体、溶脲脲原体或某些细菌感染所致。治疗针对病因。对于培养阴性的脓尿(尿常规白细胞计数≥5/HPF 或≥10/ml)患者,应用四环素 10 d,可获满意疗效。

二、肾周脓肿和肾脓肿

肾周脓肿是指肾周组织的化脓性炎症而形成的脓肿,以单侧多见,病变常位于肾深筋膜与肾周围筋膜之间。肾周脓肿并不常见,最常见的基础疾病为尿路结石和糖尿病,也可继发于肾盂感染及血流感染患者。引起肾周脓肿的病原菌最常见的为革兰阴性杆菌,革兰阳性菌引起者较常见于血源性感染。约 25% 的患者为复数菌感染,部分患者可合并真菌感染,尤其是白念珠菌感染。

肾周脓肿的临床症状类似急性肾盂肾炎,如发热伴腹痛、腰痛和下尿路刺激症状。部分患者症状并不典型,约半数患者可能有腹部影像学异常,表现为肾周和肾旁脂肪间隙消失,代之以混杂密度肿块,内可有小气泡影。增强检查呈规则或不规则单发或多发环状强化。尿常规检查有血尿和蛋白尿,约 30% 患者尿常规正常,40% 患者尿培养阴性。血常规检查常有白细胞或中性粒细胞计数升高。依据患者临床症状及影像学检查结果可做出诊断,但有 1/3 的患者在尸体解剖时才确诊。

肾脓肿是指身体某一部位化脓性感染灶或细菌经血运到达肾皮质引起局部或全部肾组织感染。肾脓肿是肾皮质化脓性感染,早期阶段为水肿,伴有为数不等的小脓肿,小脓肿可联合形成感染性肿块,重者坏死液化明显时,即形成典型的肾脓肿。多由血源性感染所致,也可由尿路逆行性感染引起。肾脓肿常见于血流感染患者,尤其是葡萄球菌血流感染者。少数患者病原菌为大肠埃希菌、克雷伯菌属和摩根菌属等。若肾盂肾炎患者抗感染治疗无效,同时伴有高热、显著腰痛和肾区叩击痛,结合超声波及腹部 CT 检查可做出该病的诊断。

肾周脓肿及肾脓肿的治疗应根据可能的病原菌选择有效的抗菌药物。若为甲氧西林敏感金黄色葡萄球菌感染者,首选苯唑西林或头孢唑林,耐甲氧西林金黄色葡萄球菌感染者应选用万古霉素或替考拉宁。若同时伴有肾盂肾炎者,按上述方案处理。若病原菌为大肠埃希菌、克雷伯菌属等革兰阴性杆菌者,采用哌拉西林、头孢菌素类、碳青霉烯类或氟喹诺酮类等,必要时合用氨基糖苷类,疗程常在 4 周以上。一旦诊断确立,尽早给予经皮肾穿刺引流脓液。经皮肾穿刺治疗肾周脓肿及肾脓肿的有效率达 90%(延误治疗或漏诊者病死率可达 20%～50%)。脓肿直径<3 cm 者可选用有效的抗感染药物治疗;>5 cm 者除给予抗感染药物外,需要经皮穿刺排脓或外科手术引流。

三、细菌性前列腺炎

前列腺炎是指前列腺在病原体和(或)某些非感染因素作用下,患者出现以骨盆区域疼痛或不适、排尿异常及全身症状等为特征的一组疾病。前列腺炎是泌尿、男性生殖系统的常见病,约有 50% 的男性曾经受其影响。前列腺炎的发病率较高,同时也是造成尿路感染反复发作的因素之一。根据临床表现、病原菌和实验室检查结果,目前将前列腺炎分为 4 型。Ⅰ型:急性细菌性前列腺炎(acute bacterial prostatitis, ABP)。Ⅱ型:慢性细菌性前列腺炎(chronic bacterial prostatitis, CBP)。Ⅲ型:慢性前列腺炎/慢性骨盆疼痛综合征(chronic prostatitis/chronic pelvic pain syndromes, CP/CPPS),是前列腺炎中最常见的类型。主要表现为长期、反复的骨盆区域疼痛或不适,持续时间超过 3 个月,可伴有不同程度的排尿异常症状和性功能障碍。Ⅳ型:无症状性前列腺炎(asymptomatic inflammatory prostatitis, AIP)。其中Ⅰ型和Ⅱ型为细菌性前列腺炎,常需要采用抗菌药物治疗。而Ⅲ型患者绝大部分为无菌性前列腺炎,一般采用 α-受体阻滞剂、非类固醇抗炎药和 M 受体阻滞剂等治疗,采用抗菌药物疗效有限。而Ⅳ型一般不需要治疗。本节主要阐述细菌性前列腺炎的临床表现、实验室检查及抗菌药物治疗。

(一) 发病机制和诱发因素

引起起细菌性前列腺炎的入侵途径主要是血流感染或从尿道上行性感染和经淋巴系统扩散。尿液反流机制在细菌性前列腺炎患者中也起重要作用。尿道的器械操作和外科手术是已知细菌性前列腺炎的诱因。性伴侣阴道寄殖菌也为细菌性前列腺炎的诱发因素之一。部分患者可能无明显诱因。

(二) 诊断与鉴别诊断

1. ABP　急性细菌性前列腺炎主要表现为发热、会阴部痛或不适感,也可有尿频、排尿困难等下尿路感染症状。直肠指检可发现肿胀、坚硬和有压痛的前列腺。前列腺液检查显示白细胞,革兰染色找到病原菌,尿培养一般可为阳性。引起 ABP 的病原体(≤35 岁)以淋病奈瑟菌或沙眼衣原体为常见,艾滋病患者可能有隐球菌感染。ABP(>35 岁)最常见的病原菌为大肠埃希菌、肺炎克雷伯菌等肠杆菌科细菌。在留置导尿管患者中,病原菌以革兰阴性杆菌和肠球菌属多见。ABP 的诊断可依据典型的临床症状,以及尿液、前列腺液的常规和培养结果。盆腔 CT 或 MR 检查有助于诊断。

2. CBP　CBP 的临床表现多样化,患者可无急性前列腺炎史。但多数患者可有反复菌尿史。多数患者缺乏典型的临床症状,部分患者可出现尿急、尿频、尿痛和夜尿等下尿路刺激症状。CBP 为反复发作性尿路感染的常见诱因之一。最常见的病原菌为大肠埃希菌、克雷伯菌属等肠杆菌科细菌,约占 80%,肠球菌属占 15%,偶见铜绿假单胞菌。部分患者前列腺液中白细胞数可无异常,但多数学者认为白细胞计数≥15/HPF。前列腺液中病原菌量超过清洁中段尿培养中的 10 倍以上,超声波检查提示前列腺炎有助于诊断。

(三) 治疗

1. 治疗原则

(1) 前列腺炎患者的病原菌检查:可采取前列腺液做细菌培养,但不宜对急性前列腺炎患者进行前列腺按摩留取前列腺液,以防感染扩散,可取中段尿进行细菌培养,作为参考。

(2) 应选用能覆盖可能的病原菌并能渗透至前列腺组织的抗菌药物进行经验治疗。获知病原菌后,根据药敏试验结果调整用药。

(3) 按照感染病原菌选用在前列腺组织和前列腺液中可达到有效浓度的抗菌药物,如氟喹诺酮类、SMZ/TMP、大环内酯类和四环素类等。在急性感染期,氨基糖苷类、头孢菌素类也能渗入炎性前列腺组织,达到一定的药物浓度。也可根据病原菌种类选用。

(4) 细菌性前列腺炎治疗较困难,疗程较长,ABP 需 10~28 d;CBP 需 1~3 个月,应用氟喹诺酮类药物时,疗程可为 4~6 周。CBP 除应用抗菌药外,还需要配合局部理疗或前列腺按摩治疗。

（5）经积极抗感染治疗疗效不满意者，需要进行前列腺 B 超等检查，寻找是否存在前列腺结石或其他原发病灶。

2. 治疗方案

（1）ABP：治疗 ABP 年龄＜35 岁者，病原体以淋病奈瑟菌或沙眼衣原体为常见，可选用头孢曲松 0.25 g 单剂肌注后，改多西环素口服，疗程 10 d。ABP 年龄≥35 岁者，病原菌以大肠埃希菌、肺炎克雷伯菌等肠杆菌科细菌为常见，可选 SMZ/TMP 或氟喹诺酮类药物（环丙沙星、左氧氟沙星等）。但国内大肠埃希菌对氟喹诺酮类药物耐药率高，需要根据药敏结果选用。为防止感染发展成为慢性，有人建议疗程至少 30 d，部分患者还需要外科手术治疗。

（2）CBP：常见的病原菌为大肠埃希菌、克雷伯菌属等肠杆菌科细菌，肠球菌属，但多数对革兰阴性杆菌有效的抗菌药物较难渗透至前列腺中，治疗比较困难。目前，首选氟喹诺酮类（左氧氟沙星、环丙沙星等）口服，也可选用 SMZ/TMP，其疗效相仿。有指南推荐左氧氟沙星，剂量为 500～750 mg，每日 1 次口服，疗程 4 周。有报道疗程可延长至 3 个月，但伴有前列腺结石者疗效差。对某些顽固病例，宜进行进一步检查，经尿道前列腺切除是安全的，但仅对 1/3 患者有效。故多数患者应用抗菌药物长期维持疗法。

（赵　旭）

第四节　腹腔内感染

腹腔内感染为腹膜腔内的感染，包括腹膜炎及腹腔内脏器感染。腹腔内感染的开始阶段是腹腔被细菌、化学物质或两者共同污染引起的炎症反应，继而发展为感染，可呈弥漫性或局限为 1 个或多个脓肿。

根据病因不同，腹腔内感染可分为原发性、继发性化脓性和第三类腹膜炎。①原发性腹膜炎：通常是血源性细菌感染或肠道菌群移位所致，与其他腹腔内病变无直接关系，即无明显的原发病灶。②继发性化脓性腹膜炎：指继发于腹腔内脏器疾病的腹膜炎症，根据炎症累及腹膜的范围又可分为弥漫性腹膜炎和局限性腹膜炎；与原发性相比，后者没有腹腔内病灶，而前者有腹腔内病灶。③第三类腹膜炎：指的是在抗菌治疗后，仍然难以治愈的一类腹膜炎，常常与基础疾病和耐药菌感染有关。④腹膜透析伴发的腹膜炎：腹膜炎是持续性非卧床腹膜透析（CAPD）的常见并发症，是继发性感染的一种特殊类型。腹腔内感染还可进一步分为非复杂性和复杂性。非复杂性感染局限于单一脏器，没有解剖学破坏。复杂性感染累及多个脏器，可形成局限性或弥漫性感染，病原体进入清洁腹腔。腹腔内感染还可分为社区获得性和医疗保健相关性，社区获得性感染约占 80%，后者多与医疗机构有关。

一、原发性腹膜炎

原发性腹膜炎又称为自发性细菌性腹膜炎,指腹腔内或邻近组织没有感染灶的腹膜感染。

(一) 病原学

原发性腹膜炎以单一菌感染为主,主要由肠杆菌科细菌及葡萄球菌属所致。肝硬化合并原发性腹膜炎患者,由肠源性细菌所致者约占69%,以大肠埃希菌最为常见,其次为肺炎克雷伯菌、肺炎链球菌、其他链球菌属及肠球菌属。厌氧菌及微需氧菌少见。由需氧菌所致的原发性腹膜炎伴发菌血症者高达75%,而厌氧菌所致者极少。

(二) 诊断

原发性腹膜炎的症状有发热、腹痛、恶心、呕吐和腹泻等,体征主要有弥漫性腹部压痛、反跳痛,以及肠鸣音减弱或消失。诊断须首先排除原发于腹腔内的感染灶,原发性腹膜炎患者经适当抗菌药物治疗48~72 h后,病情可改善,有助于其与继发性腹膜炎的鉴别诊断。

(三) 治疗

经验治疗可选头孢噻肟、头孢曲松或氨苄西林联合氨基糖苷类,但后者可能有肾毒性的风险。亦可根据不同情况选用广谱青霉素类(哌拉西林、替卡西林和美洛西林)、碳青霉烯类(亚胺培南、美罗培南、厄他培南和多立培南)、β-内酰胺类/β-内酰胺酶抑制剂复方(哌拉西林/他唑巴坦、替卡西林/克拉维酸、氨苄西林/舒巴坦和头孢哌酮/舒巴坦)及氟喹诺酮类(左氧氟沙星、莫西沙星)等药物。

二、继发性化脓性腹膜炎

(一) 病原学

急性化脓性腹膜炎属继发性,即复杂性腹腔内感染,常继发于急性阑尾炎穿孔,其次为胃十二指肠溃疡穿孔、急性胰腺炎和绞窄性肠梗阻,也可由子宫、膀胱、胃、小肠和大肠创伤性穿孔所致。

绝大多数继发性腹膜炎患者的病原菌为内源性的,由正常寄殖在腹腔内某些脏器黏膜的细菌所致,通常为复数菌混合感染,常见肠杆菌科细菌及厌氧菌,病原菌与原发病相关。

(二) 治疗

局限性腹膜炎经外科引流及清创后可获良好效果。早期应用抗菌药物可控制血流感染和早期迁徙性病灶的发生,减少化脓性并发症,并预防感染的扩散。术前、术中和术后均须应用抗菌药物,确保组织和血液中达有效药物浓度。

经验治疗轻、中度感染可选用哌拉西林/他唑巴坦、替卡西林/克拉维酸、厄他培南或莫西沙星,亦可选择环丙沙星、左氧氟沙星或头孢吡肟联合甲硝唑。重症感染治疗首选亚胺培南、美罗培南、多立培南或替加环素,亦可选第三代头孢菌素、头孢吡肟或环丙沙星等联合甲硝唑。医疗保健相关感染经验性抗菌治疗应覆盖粪肠球菌,选用药物为氨苄西林、哌拉西林/他唑巴坦或万古霉素。获知药敏结果后,据以调整治疗方案,选用针对性的窄谱抗菌药物。

三、腹膜透析伴发的腹膜炎

腹膜透析包括 CAPD、间歇性腹膜透析(intermittent peritoneal dialysis，IPD)和自动化腹膜透析(automaticperitoneal dialysis，APD)。腹膜炎为腹膜透析的主要并发症,反复发作性腹膜炎见于 20％～30％的患者,为更换腹膜透析导管和终止 CAPD 最常见的原因。

病原菌入侵腹腔的途径有导管出口、皮下窦道感染,一过性菌血症,更换透析液时透析液输注系统污染,或者肠腔内细菌透过肠壁进入。绝大多数患者的感染源为导管被皮肤菌群污染。因此,革兰阳性菌占分离菌的 60％～80％,以表皮葡萄球菌最为常见,其次为金黄色葡萄球菌、链球菌属和棒状杆菌属,医院获得性感染病例可有耐万古霉素肠球菌属。革兰阴性菌占分离菌的 15％～30％,但呈上升趋势,以大肠埃希菌最为常见,其次为克雷伯菌属、肠杆菌属、变形杆菌属和假单胞菌属。少见的病原菌有不动杆菌属、白念珠菌和厌氧菌等。

临床表现有腹痛、腹部压痛(60％～80％)、恶心和呕吐(30％～50％)、发热(25％～50％)、腹泻(10％),以及透析液混浊。留取标本后,依据革兰染色结果获最可能的病原菌,进行初始抗菌药物治疗。经验治疗方案为万古霉素联合氨基糖苷类,亦可以头孢他啶、头孢吡肟、碳青霉烯类或氟喹诺酮类代替氨基糖苷类。获知培养及药敏结果后,据以调整治疗方案。如果革兰染色发现酵母菌,加用氟康唑,使用腹腔内途径给药。若发生菌血症,采用静脉给药。如腹膜透析液培养出表皮葡萄球菌且无金黄色葡萄球菌,有很大机会可以保留透析导管;如培养出革兰阴性杆菌,应考虑肠穿孔可能,应拔除导管。导管隧道感染亦是拔管指征。

治疗腹膜炎时,可通过全身或腹腔内给药,维持腹腔内适当的药物浓度。由于腹膜透析相关性腹膜炎为局限性感染,腹腔内给药较静脉给药可达到更高的药物浓度,应作为首选。重症患者除腹腔内给药外,还需要静脉给药。

拔除导管指征为:持续性皮肤出口或窦道感染,铜绿假单胞菌、真菌或分枝杆菌腹膜炎,相同病原反复发作性腹膜炎,以及导管不畅。

四、腹腔内脓肿及肝、脾脓肿

腹腔内脓肿可并发于原发性或继发性腹膜炎,但常见于弥漫性腹膜炎之后,以膈下脓肿、盆腔脓肿多见,也可存在于肠襻间或其他部位。

(一) 膈下脓肿

是指脓液积聚在横膈以下、横结肠系膜以上区域,右膈下脓肿最为常见。膈下脓肿的发病原因可分为原发性及继发性。前者由血流传播所致,临床上少见。后者则为腹腔内化脓性感染的并发症,其中最常见的为急性阑尾炎穿孔、胃十二指肠溃疡穿孔及肝胆系统的急性炎症,占膈下脓肿的 60％～85％。

(二) 盆腔脓肿

在腹腔脓肿中最为常见,因盆腔为腹腔中的最低部位。引起盆腔脓肿的原因有:①局限性腹膜炎,如急性阑尾炎坏疽穿孔引起的阑尾脓肿及输卵管化脓等;②继发于弥漫性腹膜炎之后。

腹腔内脓肿多为复数菌感染，厌氧菌占60％～70％，以脆弱拟杆菌最为常见，厌氧球菌和厌氧芽胞梭菌亦较为常见。其他常见病原菌为大肠埃希菌、克雷伯菌属及肠杆菌属和变形杆菌属等肠杆菌科细菌，铜绿假单胞菌，金黄色葡萄球菌，以及肠球菌属。

治疗以引流脓肿最为重要。抗菌药物应覆盖厌氧菌（尤其是脆弱拟杆菌）和肠杆菌科细菌。急性化脓性腹膜炎的抗菌药物治疗方案亦可适用于该病。然后根据血液、手术或导管引流液培养及药敏结果调整治疗方案。

（三）肝脓肿

细菌性肝脓肿多源于胆道感染、阑尾炎、憩室炎和腹膜炎，其入侵途径包括胆道、肝动脉、门静脉、邻近组织播散和肝脏穿刺伤。

细菌性肝脓肿通常为复数菌感染，尤其以肺炎克雷伯菌、大肠埃希菌等肠杆菌科细菌多见，其他细菌有肠球菌属、草绿色链球菌和金黄色葡萄球菌等革兰阳性菌，以及拟杆菌属、梭菌属等厌氧菌（约50％肝脓肿有厌氧菌参与感染）。念珠菌属亦可侵入肝脏，或为全身感染的一部分，常见于急性白血病，尤其是髓细胞性白血病。肝内小脓肿很可能继发于肠道念珠菌寄殖或门静脉真菌血流感染。

肝脓肿的治疗包括穿刺引流和抗菌药物治疗。一旦临床拟诊为肝脓肿，应立即予以针对可能病原的抗菌药物治疗。细菌性肝脓肿的抗菌药物治疗须覆盖肠杆菌科细菌和脆弱拟杆菌等厌氧菌。经验治疗方案有：氨苄西林联合氨基糖苷类、甲硝唑；甲硝唑联合第三代头孢菌素、第四代头孢菌素或氟喹诺酮类；替卡西林/克拉维酸；哌拉西林/他唑巴坦；氨苄西林/舒巴坦；亦可应用亚胺培南/西司他丁、美罗培南和多立培南等。获知病原菌及药敏结果后，据以调整治疗方案。疗程宜长。

阿米巴肝脓肿通常选用组织内杀阿米巴药物，如甲硝唑、替硝唑或巴龙霉素，一般不需要穿刺引流。

（四）脾脓肿

脾脓肿少见，可发生于血流感染、静脉药瘾、创伤或免疫缺陷患者。血流感染、细菌性心内膜炎等血源播散所致的脾脓肿，通常由金黄色葡萄球菌或链球菌属所致。邻近组织感染播散者则多见肠杆菌科细菌和厌氧菌，常为复数菌感染。真菌性脾脓肿通常继发于免疫缺陷患者的播散性念珠菌病。

抗菌药物应选用抗菌谱广的，并联合应用对链球菌属和对需氧及厌氧革兰阴性杆菌均具抗菌活性的药物。心内膜炎并发脾脓肿的患者首选耐酶半合成青霉素，必要时亦可选用万古霉素。发生于腹腔感染基础上的患者常为复数菌感染，治疗参见继发性腹膜炎。免疫缺陷患者的病原菌亦可为念珠菌属，宜选用两性霉素B，亦可选用氟康唑或棘白菌素类药物。

五、腹腔内其他脏器感染

（一）急性阑尾炎

阑尾炎及其并发症的常见病原菌为肠杆菌科细菌、脆弱拟杆菌、产黑色素普雷沃菌、沃氏嗜胆菌和厌氧革兰阳性球菌等。急性阑尾炎一旦确诊,应立即手术切除阑尾,疑有穿孔者应在准备手术的同时予以抗菌药物治疗。抗菌药物的选用参见急性化脓性腹膜炎部分。

(二) 急性胆囊炎及胆管炎

急性胆囊炎为常见急腹症,女性居多。急性胆管炎是指胆管不同程度的梗阻合并不同程度的感染而表现的临床综合征。急性梗阻性化脓性胆管炎是胆道感染疾病中的严重类型,由急性胆管梗阻并继发化脓性感染所致。胆道检出的病原菌通常为大肠埃希菌、克雷伯菌属、肠杆菌属、变形杆菌属等肠杆菌科细菌和肠球菌属等。此外,亦常分离到拟杆菌属、梭菌属及梭杆菌属等厌氧菌,其中拟杆菌属占 $80\%\sim90\%$,尤以脆弱拟杆菌为主。通常为需氧菌与厌氧菌混合感染。

急性化脓性梗阻性胆管炎为严重感染,常并发血流感染和休克,必须尽早给予抗菌药物治疗。急性胆囊炎伴有急性胆囊蜂窝织炎、胆囊穿孔伴腹膜炎、胆囊周围脓肿或胆管炎等并发症者,以及重症患者、老年患者,应予以抗菌治疗。

急性胆囊炎及胆管炎的经验治疗方案可见表 6-9。

表 6-9　急性胆道感染的经验性治疗推荐方案

感染类型	轻、中度感染	重度感染
社区获得性急性胆囊炎	基于头孢菌素类的治疗(头孢唑林、头孢呋辛或头孢曲松)	亚胺培南/西罗他丁、美罗培南、多立培南、哌拉西林/他唑巴坦或头孢吡肟联合甲硝唑
胆肠吻合术后急性胆管炎	亚胺培南/西司他丁、美罗培南、多立培南、哌拉西林/他唑巴坦或头孢吡肟联合甲硝唑,环丙沙星联合甲硝唑[①],左氧氟沙星联合甲硝唑[①],莫西沙星	亚胺培南/西司他丁、美罗培南、多立培南、哌拉西林/他唑巴坦或头孢吡肟联合甲硝唑
医疗保健相关胆道感染	亚胺培南/西司他丁、美罗培南、多立培南、哌拉西林/他唑巴坦或头孢吡肟联合甲硝唑,环丙沙星联合甲硝唑,左氧氟沙星联合甲硝唑,莫西沙星,每个方案中再加用万古霉素[②]	亚胺培南/西司他丁、美罗培南、多立培南、哌拉西林/他唑巴坦或头孢吡肟联合甲硝唑,每个方案中再加用万古霉素

注:①厌氧菌对氟喹诺酮类耐药性正在上升,须联用甲硝唑;②当患者有耐万古霉素肠球菌寄殖时,可改用利奈唑胺或达托霉素

[引自:Solomkin J S, Mazuski J E, Bradley J S, et al. Diagnosis and management of complicated intra-abdominal infection in adults and children: guidelines by the Surgical Infection Society and the Infectious Diseases Society of America. Clin Infect Dis, 2010,50(2):133-164; Gomi H, Solomkin J S, Takada T, et al. TG13 antimicrobial therapy for acute cholangitis and cholecystitis. J Hepatobiliary Pancreat Sci, 2013,20(1):60-70]

(三) 急性胰腺炎及胰腺脓肿

急性胰腺炎可为胆汁性、酒精性、外科术后或创伤后,也可为内镜逆行胰胆管造影(endoscopic retrograde cholangio pancreatography,ERCP)后的并发症。目前,急性胰

腺炎的病死率达10%～15%,而重症急性胰腺炎病死率高达36%～50%,其中80%的死因为感染。因而控制感染极为重要。胰腺脓肿绝大部分为胰腺炎的并发症,急性胰腺炎患者1%～9%发生胰腺脓肿。急性胰腺炎继发胰腺细菌感染及胰腺脓肿的常见病原菌与其他腹腔感染者相似,来源于因肠道屏障功能损害、肠道微生态失调及肠道免疫屏障缺损而导致的肠道细菌移位,主要为肠杆菌科细菌(大肠埃希菌、克雷伯菌属多见)、肠球菌属、葡萄球菌属及铜绿假单胞菌等。此外,念珠菌属亦有增多趋势。

胰腺炎继发感染的抗菌治疗须覆盖肠杆菌科细菌和厌氧革兰阴性杆菌。同时应考虑药物在胰腺组织中的浓度:在胰腺中能达到相当高的药物浓度而又对感染病原菌有效的抗菌药物有喹诺酮类、碳青霉烯类和甲硝唑等;头孢噻肟、哌拉西林等在胰腺也可达相当的药物浓度;氨基糖苷类药物、氨苄西林和第一代头孢菌素在胰腺组织中浓度低。

感染性假瘤和胰腺脓肿应予以抗感染治疗,抗感染治疗前应尽可能完善CT引导下细针穿刺,并予以革兰染色和组织培养,指导抗菌药物的选择。经验治疗选用哌拉西林/他唑巴坦、第三代头孢菌素＋甲硝唑或喹诺酮类＋甲硝唑,疗程7～14 d,特殊情况下可延长疗程。

(林东昉)

第五节　中枢神经系统感染

一、急性细菌性脑膜炎

急性细菌性脑膜炎为最常见的中枢神经系统感染,尽管目前已有众多有效的抗菌药物用于临床,但由于病原学早期诊断的困难及细菌耐药性的增加,迄今,细菌性脑膜炎仍为成人及儿童中的严重感染性疾病。据报道,美国细菌性脑膜炎的病死率达14.3%,一项研究显示成人社区获得性细菌性脑膜炎病死率可高达25%。另一项研究结果显示医院获得性细菌性脑膜炎病死率为35%。因此,早期诊断和正确的抗菌治疗是提高治愈率、降低病死率及减少后遗症的关键。

(一) 病原学

引起细菌性脑膜炎的病原菌与发病场所、年龄、患者的免疫状态状况及疫苗应用情况有关(表6-10)。约80%社区获得性细菌性脑膜炎最常见的病原菌为流感嗜血杆菌、脑膜炎奈瑟菌和肺炎链球菌,B组链球菌(无乳链球菌)及单核细胞增生性李斯特菌也较为常见。新生儿细菌性脑膜炎最常见的病原体是无乳链球菌和大肠埃希菌,约占所有病例数的2/3。医院获得性脑膜炎易发生于颅脑手术后脑室引流、脑部医用装置者,病原菌可为金黄色葡萄球菌、凝固酶阴性葡萄球菌(尤其是表皮葡萄球菌)、需氧革兰阴性杆菌(包括铜绿假单胞菌)。据颅脑手术后颅内感染的病原菌的Meta分析结果显示,革兰阳性菌和阴性菌分别占47%和46%。

表 6-10　细菌性脑膜炎的常见病原菌

诱发因素	病　原　菌
年龄	
＜1 个月	无乳链球菌、大肠埃希菌和单核细胞增生性李斯特菌
1～23 个月	无乳链球菌、大肠埃希菌、流感嗜血杆菌、肺炎链球菌和脑膜炎奈瑟菌
2～50 岁	肺炎链球菌、脑膜炎奈瑟菌
＞50 岁	肺炎链球菌、脑膜炎奈瑟菌、单核细胞增生性李斯特菌和需氧革兰阴性杆菌
免疫功能缺陷	肺炎链球菌、脑膜炎奈瑟菌、单核细胞增生性李斯特菌和需氧革兰阴性杆菌（包括铜绿假单胞菌）
颅底骨折	肺炎链球菌、流感嗜血杆菌和 A 组 β-溶血性链球菌
头部外伤、神经外科手术后	金黄色葡萄球菌、凝固酶阴性葡萄球菌（尤其是表皮葡萄球菌）和需氧革兰阴性杆菌（包括铜绿假单胞菌）

（引自 Mandell G L，Bennett J E，Dolin R. Mandell，Douglas，and Bennett's principles and practice of infectious diseases. 8th ed. 2015）

（二）诊断及鉴别诊断

细菌性脑膜炎的诊断须根据流行季节、典型的临床症状和体征、诱发因素，以及脑脊液检查结果。其中脑脊液检查是诊断细菌性脑膜炎的主要实验室指标（表 6-11），若腰椎穿刺测颅内压升高（200～500 mmH$_2$O），脑脊液中白细胞总数明显增多（1 000～5 000）×10^6/L，以中性粒细胞为主（≥80％），60％～90％患者的脑脊液涂片和培养可呈阳性结果。培养阴性者可采用 PCR 或抗原免疫层析试验检测可能的病原菌。凡患有肺炎、中耳炎，发生颅脑外伤或进行颅脑手术后出现发热、头痛、神志改变和脑膜刺激征，脑脊液检查显示压力增高，白细胞计数总数显著增高者，结合脑脊液涂片和培养结果，细菌性脑膜炎诊断可基本确立。怀疑细菌性脑膜炎者强烈推荐在用抗菌药之前查血培养。对于下列患者，在腰穿以前必须进行头颅影像学检查，以排除腰穿禁忌证：①有局灶性神经功能损害（排除脑神经麻痹）；②新发的癫痫发作；③严重意识障碍（Glasgow 昏迷评分＜10 分）；④严重免疫低下状态，如器官移植受体或 HIV 感染患者。

表 6-11　几种感染性脑膜炎的脑脊液变化

感染类型	白细胞总数（×10^6/L）	细胞分类（％）	蛋白质（mg/dl）	葡萄糖（mg/dl）
病毒性脑膜炎	50～1 000	单核细胞为主	＜200	＞45
细菌性脑膜炎	1 000～5 000	中性粒细胞多见	100～500	＜40
结核性脑膜炎	50～300	单核细胞为主	50～500	＜45
隐球菌脑膜炎	20～500	单核细胞为主	＞45	＜40

（三）细菌性脑膜炎的治疗

1. 细菌性脑膜炎的治疗原则

（1）尽早获得病原学诊断，及时给予合理的抗感染治疗，避免延误。引起细菌性脑膜炎的病原菌种类繁多，尽快检出病原菌并根据药敏结果选用抗菌药物是细菌性脑膜炎治疗成功的关键。关于社区获得性细菌性脑膜炎患者研究显示：与入院后 2 h 内接受有效治疗相比，抗感染治疗延误超过 6 h 与病死率增加和出院时不良结局有关。在病原学检查未获结果前，应结合病史、体检资料、患者年龄和伴发疾病等立即进行经验治疗。获阳性培养结果后，根据药敏结果调整用药。

（2）尽量选用杀菌剂。中枢神经系统为人体防御免疫功能的薄弱区域，体液免疫和细胞免疫功能显著低下。因此，在选用抗菌药物时，应采用杀菌剂。氯霉素虽为抑菌剂，但脂溶性强，脑膜渗透好，高浓度时对脑膜炎奈瑟菌、流感嗜血杆菌和肺炎链球菌具杀菌作用，但对大肠埃希菌等肠杆菌科细菌仅能起抑菌作用。所以，临床上不宜用氯霉素治疗革兰阴性杆菌（除流感嗜血杆菌外）引起的脑膜炎。

（3）选用可透过血脑屏障的药物。有资料显示，β-内酰胺类、氨基糖苷类给药后脑脊液中的药物峰浓度超过病原菌 MBC 的 10～20 倍时，方可迅速达到杀菌作用。正常的血脑屏障可阻止大分子进入脑脊液，抗菌药物的血脑屏障的通透性与药物本身的特性如脂溶性、分子大小、血清蛋白结合率和 pH 等因素有关。多数抗菌药物并不易透过或仅有少量穿透进入脑脊液中，因此，抗菌药物均应使用高剂量（治疗剂量高限）。当脑膜出现明显炎症时，抗菌药物透过血脑屏障明显增加。炎症消退时，抗菌药进入脑脊液减少。因此，患者病情好转后不应减少药物剂量。

（4）根据 PK/PD 特点选用抗菌药物。β-内酰胺类属时间依赖性抗菌药物，根据 PK/PD 特点治疗细菌性脑膜炎时，应大剂量多次静脉给药，务必使脑脊液中药物浓度长期超过药物对致病菌的 MBC。氨基糖苷类、氟喹诺酮类根据 PK/PD 特点，可每日 1 次足量给药，但该治疗方案在临床应用中还需要进一步验证。

（5）疗程：细菌性脑膜炎的疗程因不同病原菌而异。流行性脑脊髓膜炎和流感嗜血杆菌脑膜炎的疗程一般为 7 d，肺炎链球菌脑膜炎为 10～14 d，无乳链球菌脑膜炎 14～21 d。李斯特菌脑膜炎至少 21 d（免疫缺陷者可更长），金黄色葡萄球菌疗程至少 14 d。革兰阴性杆菌脑膜炎复发率高，疗程至少 3 周。继发于心内膜炎的链球菌属和肠球菌属脑膜炎疗程需 4～6 周。

（6）应尽可能避免鞘内注射给药，仅在药物不能在脑脊液中达到有效治疗浓度时应用（表 6-12）。

表 6-12　成人细菌性脑膜炎患者抗菌药物鞘内注射剂量

抗菌药物	每次剂量
万古霉素	10～20 mg
庆大霉素	4～8 mg

续表

抗菌药物	每次剂量
妥布霉素	5～20 mg
黏菌素	3.375 mg(基质)
多黏菌素 B	5 mg

注:每次剂量以 2 ml 注射用水稀释后行鞘内注射,注射时反复以脑脊液边稀释边缓慢注入

(7) 部分并发脑脓肿患者除抗菌治疗外,还须进行手术引流。

2. 细菌性脑膜炎的经验治疗 社区发生的细菌性脑膜炎最常见的病原菌为脑膜炎奈瑟菌、肺炎链球菌及流感嗜血杆菌。根据患者的年龄、伴随疾病和免疫状态推测最可能的病原菌,结合当地主要病原菌的耐药情况,制订经验性治疗方案(表 6 - 13)。年龄＜1 个月或＞50 岁,或者患者伴有免疫缺陷时,除覆盖上述病原菌外,还应注意覆盖单核细胞增生性李斯特菌和革兰阴性需氧菌。医院获得性脑膜炎如颅脑手术后发生的脑膜炎,最可能由革兰阴性需氧菌(如克雷伯菌属、大肠埃希菌、沙雷菌属、铜绿假单胞菌和不动杆菌属)、金黄色葡萄球菌和凝固酶阴性葡萄球菌等引起,可选用头孢他啶、头孢吡肟或美罗培南联合万古霉素。脑脓肿的经验治疗可参见细菌性脑膜炎,脑脓肿＞2.5 cm者宜考虑手术引流。

表 6 - 13 急性细菌性脑膜炎及脑脓肿的经验治疗

感染种类 (临床诊断)	相伴情况	可能致病菌	抗菌药物	
			宜选药物	可选药物
细菌性脑膜炎	年龄＜1 个月	无乳链球菌、大肠埃希菌、李斯特菌和其他革兰阴性及阳性菌	氨苄西林 + 头孢噻肟	氨苄西林 + 庆大霉素
	年龄 1 个月～50 岁	肺炎链球菌、脑膜炎球菌和流感嗜血杆菌(少见)	头孢噻肟或头孢曲松 + 万古霉素	美罗培南 + 万古霉素
	年龄＞50 岁、酗酒、有严重基础疾病或细胞免疫缺陷者	肺炎链球菌、李斯特菌和需氧革兰阴性杆菌	氨苄西林 + 头孢噻肟或头孢曲松 + 万古霉素	美罗培南 + 万古霉素
	颅底骨折	肺炎链球菌、流感嗜血杆菌和化脓性链球菌	万古霉素 + 头孢噻肟或头孢曲松	
	神经外科手术后、脑外伤或耳蜗植入术后	表皮葡萄球菌、金黄色葡萄球菌、凝固酶阴性葡萄球菌和需氧革兰阴性杆菌(包括铜绿假单胞菌和鲍曼不动杆菌)	万古霉素 + 头孢他啶或头孢吡肟;青霉素或头孢菌素类严重过敏者:氨曲南 + 环丙沙星	美罗培南 + 万古霉素

续表

感染种类 (临床诊断)	相伴情况	可能致病菌	抗菌药物	
			宜选药物	可选药物
脑脓肿	继发于鼻窦炎、中耳炎和乳突炎等邻近组织感染	链球菌属、拟杆菌属、肠杆菌科细菌和金黄色葡萄球菌	头孢噻肟或头孢曲松+甲硝唑	大剂量青霉素+甲硝唑
	创伤或颅脑手术后	金黄色葡萄球菌、肠杆菌科细菌	萘夫西林或苯唑西林+头孢噻肟或头孢曲松	万古霉素+头孢噻肟或头孢曲松;如疑为铜绿假单胞菌感染,用头孢吡肟或头孢他啶代替头孢噻肟或头孢曲松
硬膜下脓肿	成人多由中耳炎、鼻窦炎蔓延而成	同脑脓肿	同脑脓肿	

3. 各种脑膜炎的病原菌治疗 详见表6-14、表6-15。

表6-14 细菌性脑膜炎的病原治疗

病原	首选药物	可选药物	备注
脑膜炎奈瑟菌			
青霉素 MIC<0.1 mg/L	青霉素或氨苄西林	头孢曲松、头孢噻肟或氯霉素	罕有氯霉素耐药者,氟喹诺酮类有耐药株
青霉素 MIC 为 0.1~1.0 mg/L	头孢曲松或头孢噻肟,β-内酰胺过敏者选用氯霉素	美罗培南或莫西沙星[②]	
肺炎链球菌			
青霉素 MIC≤0.06 mg/L	青霉素或氨苄西林	头孢曲松、氯霉素	
青霉素 MIC 为 0.12~1.0 mg/L	头孢曲松或头孢噻肟	头孢吡肟或美罗培南	万古霉素仅用于第三代头孢菌素耐药者
青霉素 MIC≥2 mg/L	万古霉素+头孢曲松或头孢噻肟	万古霉素+莫西沙星[②]	
无乳链球菌	氨苄西林或青霉素±氨基糖苷类[①]	头孢曲松、头孢噻肟或万古霉素	
葡萄球菌属			
甲氧西林敏感	萘夫西林或苯唑西林	万古霉素、利奈唑胺或达托霉素	

续表

病　原	首选药物	可选药物	备　注
甲氧西林耐药	万古霉素±利福平	SMZ/TMP、利奈唑胺或达托霉素	
单核细胞增生性李斯特菌	氨苄西林或青霉素±庆大霉素	美罗培南;青霉素过敏者:SMZ/TMP	
流感嗜血杆菌			
非产酶株	氨苄西林	青霉素过敏者:头孢噻肟、头孢曲松、氯霉素、头孢吡肟、氨曲南或氟喹诺酮类[2]	
产酶株	头孢曲松或头孢噻肟	青霉素过敏者:氯霉素、头孢吡肟、氨曲南或环丙沙星[2]	
肠杆菌科细菌	头孢曲松或头孢噻肟	氨曲南、氟喹诺酮类、SMZ/TMP或美罗培南	
铜绿假单胞菌	头孢他啶或头孢吡肟+氨基糖苷类	氨曲南或氟喹诺酮类[2]或美罗培南+氨基糖苷类[1]　美罗培南+氨基糖苷类	
鲍曼不动杆菌	美罗培南	黏菌素或多黏菌素B	需要依据病原菌药敏选择用药
厌氧菌	甲硝唑+大剂量青霉素	大剂量青霉素	
念珠菌属	L-AmB或两性霉素B+氟胞嘧啶数周后,继以氟康唑	氟康唑	
隐球菌	两性霉素B+氟胞嘧啶	L-AmB	两性霉素B应从小剂量开始,并辅以鞘内注射
曲霉	伏立康唑	L-AmB	
皮炎芽生菌	L-AmB、氟康唑	伏立康唑	
组织胞浆菌	L-AmB	伏立康唑	

注:①凡应用庆大霉素等氨基糖苷类、万古(去甲万古)霉素者均应进行血药浓度监测,小儿及老年患者中不能进行血药浓度监测者,不宜选用上述药物;②18岁以下未成年人及癫痫患者避免用氟喹诺酮类

表6-15　成人细菌性脑膜炎抗菌药物推荐剂量(肾、肝功能正常者)

抗菌药物	每日剂量	给药间隔(h)
阿米卡星	15 mg/kg	8
氨苄西林	12 g	4
氨曲南	6~8 g	6~8

抗菌药物	每日剂量	给药间隔(h)
头孢吡肟	6 g	8
头孢噻肟	8～12 g	4～6
头孢他啶	6 g	8
头孢曲松	4 g	12～24
氯霉素[2]	4 g	6
环丙沙星	800～1 200 mg	8～12
莫西沙星	400 mg	24
多西环素	200～400 mg	12
庆大霉素[1,3]	5 mg/kg	8
美罗培南	6 g	8
萘夫西林	9～12 g	4
苯唑西林	9～12 g	4
青霉素	2 400 万 U	4
利福平	600 mg	24
妥布霉素[1]	5 mg/kg	8
SMZ/TMP[4]	10～20 mg/kg	6～12
万古霉素[1,5]	30～45 mg/kg	8～12

注：[1]需要进行血药浓度监测；[2]治疗肺炎球菌脑膜炎时，需要加大剂量；[3]细菌性脑膜炎的最适宜剂量尚无资料；[4]剂量按其中 TMP 量计；[5]谷浓度维持在 15～20 μg/ml；但谷浓度>10 μg/ml 易增加肾功能损害的风险

（1）流行性脑脊髓膜炎（简称流脑）：青霉素为治疗流脑首选药物，亦可选用氨苄西林。青霉素过敏者（非速发型变态反应）及经青霉素治疗无效患者，或是青霉素耐药株（MIC≥2 mg/L）所致的感染，可选用头孢曲松或头孢噻肟治疗。不能耐受 β-内酰胺类药物时，可选用氯霉素，但应注意其血液系统的毒性反应。其他可选择的药物包括美罗培南或莫西沙星。

（2）肺炎链球菌脑膜炎：国内肺炎链球菌对青霉素多数仍呈现敏感（脑膜炎株青霉素 MIC≤0.06 mg/L），故青霉素仍可为肺炎链球菌脑膜炎的首选药物，但须采用大剂量，成人剂量为 1 200 万～2 400 万 U/d，分 3～4 次静脉滴注，脑脊液中的药物浓度可达 MBC 的 20～50 倍。亦可选用氨苄西林。中度敏感菌株（青霉素 MIC 为 0.1～1.0 mg/L）所引起的脑膜炎，可选用头孢噻肟、头孢曲松或头孢吡肟。青霉素高度耐药者（青霉素 MIC≥2 mg/L），可选用万古霉素联合头孢曲松或头孢噻肟；也有报道可选用莫西沙星，成人每日 400 mg，静脉滴注。

（3）流感嗜血杆菌脑膜炎：非产酶株所致的感染可首选氨苄西林，青霉素过敏者可选用氯霉素。近年来，某些地区的流感嗜血杆菌可产生 β-内酰胺酶而对氨苄西林耐药，美国报道产酶株为 32%，国内约 33%。治疗流感嗜血杆菌产酶株所致的脑膜炎宜选用第三代头孢菌素（头孢噻肟或头孢曲松），也可选用头孢吡肟。

（4）葡萄球菌脑膜炎：对甲氧西林敏感的金黄色葡萄球菌感染宜采用耐酶青霉素如萘夫西林或苯唑西林。青霉素过敏患者可选用万古霉素或万古霉素与利福平联合等。对耐甲氧西林金黄色葡萄球菌所致的感染应首选万古霉素，或根据情况与磷霉素、利福平联合应用。表皮葡萄球菌脑膜炎抗感染药物的选用与金黄色葡萄球菌脑膜炎相同。利奈唑胺或达托霉素在部分耐甲氧西林金黄色葡萄球菌所致的脑膜炎中亦有良好疗效。

（5）革兰阴性杆菌脑膜炎：主要发生于医院内，病原菌大多为大肠埃希菌、克雷伯菌属等肠杆菌科细菌，铜绿假单胞菌等。应首先采集有关标本检测病原菌，并立即开始经验治疗，获知病原菌后应做药敏测定，据以调整给药方案。可选用的药物有：①β-内酰胺类，如头孢噻肟、头孢曲松、头孢他啶、头孢吡肟和美罗培南等可用于治疗耐药革兰阴性菌所致的感染。②氨基糖苷类：庆大霉素、妥布霉素、阿米卡星等。但该类药物透入脑脊液有限，故须与β-内酰胺类药物联合应用。对铜绿假单胞菌脑膜炎患者，宜采用较大剂量对铜绿假单胞菌具抗菌活性的β-内酰胺类抗生素，如头孢他啶或美罗培南，联合氨基糖苷类或环丙沙星静脉给药。疗程在3周以上。

（6）无乳链球菌脑膜炎：首选药物为大剂量青霉素或氨苄西林，联合氨基糖苷类药物。头孢噻肟、头孢曲松也可作为替代选用药物。对β-内酰胺类药物过敏的患者可选用万古霉素。疗程14～21 d。

（7）单核细胞增生性李斯特菌脑膜炎：治疗首选大剂量氨苄西林±氨基糖苷类抗生素。美罗培南可作为替代选用药物，青霉素过敏者可选用 SMZ/TMP。也有应用利奈唑胺联合利福平治疗李斯特菌脑膜炎成功的报道。

（8）其他少见病原菌脑膜炎：厌氧菌脑膜炎较少见，该病大多数继发于邻近组织的感染，如中耳炎、鼻窦炎、会厌炎、脑脓肿、头和颈部的手术、恶性肿瘤或手术部位的感染，多数患者为复数菌感染。厌氧菌脑膜炎的治疗首选甲硝唑，其对厌氧菌抗菌活性强，脑脊液中浓度高，为治疗该病的有效药物，成人剂量2 g/d，分次静脉滴注。氯霉素、哌拉西林亦可作为选用药物。如能除外脆弱拟杆菌感染，则可采用大剂量青霉素。

中枢神经系统诺卡菌感染治疗宜选用 SMZ/TMP 与亚胺培南联合治疗。伴多脏器累及时，应再加用阿米卡星，替代治疗为亚胺培南＋阿米卡星。上述方案治疗3～6周后继以 SMZ/TMP 或其他敏感药物治疗12个月以上。

螺旋体所致脑膜炎最常见发生于梅毒感染后2年内，其发生率占梅毒患者的0.3%～2.4%。该病常见于 HIV 感染者，约1.5%的艾滋病患者可发生螺旋体的颅内感染。螺旋体脑膜炎的治疗首选青霉素，青霉素过敏者可选用头孢曲松。

（四）细菌性脑膜炎的预防

细菌性脑膜炎的预防首先在于根治邻近组织的感染，如中耳炎、鼻窦炎和乳突炎等。此外，近年来预防接种疫苗对细菌性脑膜炎的预防起了至关重要的作用。如流感嗜血杆菌脑膜炎的预防，目前主要应用 B 型流感嗜血杆菌疫苗，据报道，该疫苗对2～6个月婴幼儿有良好保护作用；亦有资料显示，预防接种后 B 型流感嗜血杆菌脑膜炎的发病率下降69%。流行性脑脊髓膜炎的预防在国内外广泛应用 A 和 C 群荚膜多糖菌苗，对易感者保护率可达90%。在流行性脑脊髓膜炎流行时，对重点机构（托儿所、部队）、学校中密切接触者及患者家庭中的儿童,给予利福平口服。成人每次 600 mg,1 月龄以上小儿每次 10 mg/kg(1 月龄以下小儿每次 5 mg/kg),均为 q12 h,共 4 次。也可选用环丙沙星(成人)单剂口服 500 mg;或者头孢曲松成人单剂肌内注射 250 mg,儿童单剂肌内注射 125 mg。肺炎链球菌脑膜炎的预防,早年应用 23 价疫苗,对肺炎链球菌脑膜炎的保护率仅为 50%。目前推荐在婴儿及 6 岁以下幼儿中应用 13 价肺炎链球菌疫苗;19 岁以上且免疫功能减退者先应用 23 价疫苗,至少 8 周后再接种 13 价疫苗。在预防接种的同时,对于与患者密切接触者,或者高危人群如老年人、免疫功能缺陷者、4 岁以下未完成疫苗注射的儿童及未注射疫苗的成人或家庭成员,可采用利福平预防流感嗜血杆菌脑膜炎。成人口服利福平每日 1 次,每次 600 mg,疗程 4 d。儿童剂量为每日 20 mg/kg(不超过 600 mg/d),疗程 4 d。新生儿易发生无乳链球菌脑膜炎,尤其是早产儿、孕期 37 周、产程中发热≥38℃、羊膜早破≥18 h 者,以及孕妇在孕期中曾有无乳链球菌菌尿症者,均须预防应用抗感染药物。孕妇产程中推荐给予青霉素首剂 500 万 U,继以 250 万 U,q4 h,直至新生儿出生。也可选用氨苄西林首剂 2 g,继以 1 g,q4 h,直至分娩结束。对青霉素过敏患者如非速发型过敏反应,可选用头孢唑林;若不能耐受 β-内酰胺类,可改用红霉素或克林霉素(应确认药敏);如细菌对红霉素或克林霉素耐药,选用万古霉素作为预防用药。

二、结核性脑膜炎

结核性脑膜炎是结核分枝杆菌引起的脑膜非化脓性炎症。成人结核性脑膜炎的病死率至今仍在 15% 左右,3 岁以下儿童患者的病死率可高达 18%~55%,主要原因是未能早期诊断和及时治疗。

目前,结核性脑膜炎抗结核治疗仍推荐四联方案,即异烟肼、利福平、吡嗪酰胺和乙胺丁醇联合应用。如结核分枝杆菌对异烟肼和利福平均敏感,可不联合乙胺丁醇。治疗 2 个月后可停用吡嗪酰胺。总疗程一般为 1 年。也有早期联合应用异烟肼、利福平、吡嗪酰胺和链霉素成功的报道,甚至异烟肼耐药的患者,但仍以前一方案为宜。

目前,大多主张在抗结核治疗基础上合用肾上腺皮质激素,以减少并发症,提高生存率。泼尼松 60 mg/d,口服 4 周;之后减量为 30 mg/d,口服 4 周;再减量为 15 mg/d,口服 2 周;继以 5 mg/d,口服 1 周。

三、真菌性脑膜炎

真菌性脑膜炎可由隐球菌、曲霉、组织胞浆菌、念珠菌、球孢子菌、孢子丝菌和皮炎芽生菌等引起,以新型隐球菌所致者最为多见。隐球菌脑膜炎可侵犯颅底,脑膜刺激征明显,隐球菌乳胶凝集试验阳性,脑脊液涂片墨汁染色找到隐球菌或培养阳性即可做出该病诊断。球孢子菌脑膜炎主要为血行播散所致。据报道,30%~50% 的患者可累及脑膜,表现为脑膜炎和脑积水。皮炎芽生菌可引起脑膜炎、脑脊髓膜炎和脑脓肿。

目前,两性霉素 B 仍为治疗新型隐球菌脑膜炎的首选药物(表 6-16),两性霉素 B 与氟胞嘧啶联合应用是治疗隐球菌脑膜炎的常规治疗方案,剂量参阅第六章第十一节

"深部真菌病"。两性霉素 B 含脂制剂与常用的两性霉素 B 相比,肾毒性明显降低。氟康唑为吡咯类抗真菌药,治疗急性隐球菌脑膜炎具有一定疗效。但多数的临床资料显示,重症隐球菌脑膜炎或艾滋病患者脑膜炎的初期治疗仍须选用两性霉素 B 联合氟胞嘧啶,病情稳定后,再改用氟康唑巩固治疗。

表 6-16 真菌性脑膜炎的病原治疗

病 原	首选药物	可选药物	备 注
念珠菌属	L-AmB±氟胞嘧啶	氟康唑	如有脑室内装置应移除
隐球菌			
非艾滋病患者	两性霉素 B+氟胞嘧啶,至热退和脑脊液培养阴性(约 6 周)后改氟康唑口服;非重症患者可直接氟康唑口服 8~10 周;有推荐氟康唑治疗 2 年,以减少复发		
艾滋病患者	两性霉素 B+氟胞嘧啶至少 2 周,至脑脊液培养阴性	两性霉素 B 或 L-AmB+氟康唑;两性霉素 B 或 L-AmB 单用;氟康唑+氟胞嘧啶,4~6 周	
	以上治疗后均转为氟康唑巩固治疗,10 周后转为抑制治疗		
曲霉	伏立康唑	L-AmB	
皮炎芽生菌	L-AmB 静脉滴注,继以氟康唑口服	伊曲康唑口服液或伏立康唑	
组织胞浆菌	L-AmB 治疗 4~6 周后,转为伊曲康唑治疗至少 12 个月,伏立康唑亦可能有效		

念珠菌脑膜炎主要继发于播散性念珠菌病,多见于神经外科手术后及新生儿。念珠菌脑膜炎的治疗首选 L-AmB±氟胞嘧啶,次选氟康唑。氟康唑不作为首选药物推荐,但可用于降阶梯治疗或对 L-AmB 不耐受的患者。此外,神经外科手术后感染者在抗真菌治疗同时须去除人工医疗装置。总疗程数周,直至脑脊液、影像学和临床症状、体征恢复正常。

曲霉引起脑膜炎相对少见,见于移植后或化疗后粒细胞缺乏(或者粒细胞缺乏恢复期)患者,主要由经鼻窦部直接蔓延所致,少数经血行播散。该病易侵犯血管,引起血管坏死、出血。治疗首选伏立康唑,也可选择 L-AmB,剂量参阅第六章第十一节"深部真菌病"。

组织胞浆菌脑膜炎偶可感染健康人群,但多见于免疫缺陷者,包括艾滋病、实体器官移植或骨髓移植者。该病可累及皮肤黏膜、胃肠道黏膜,也可引起心内膜炎,约 20% 患者可并发脑膜炎。组织胞浆菌脑膜炎首选 L-AmB,继以伊曲康唑治疗。据报道,伏立康唑对伊曲康唑治疗失败者可能有效。

皮炎芽生菌脑膜炎首选 L-AmB 静脉滴注 4～6 周,继以氟康唑,次选伊曲康唑口服液或伏立康唑。疗程至少 12 个月,直至脑脊液恢复正常。球孢子菌脑膜炎首选氟康唑,次选两性霉素 B、伊曲康唑或伏立康唑。

四、脑脓肿

脑脓肿是脑实质化脓性病变的结果,其发病机制为多种因素所致。发病率约为万分之一,部分患者在颅脑手术中发现。该病以男性多见,中位年龄为 30～40 岁,约 25％的患者为 15 岁以下的儿童。在过去的 10～15 年,耳源性脑脓肿减少,但继发于颅脑外伤和颅脑手术后者增多。近期一系列报道显示,免疫功能受损者中脑脓肿增多。

(一)病原学

引起脑脓肿的病原菌主要有需氧、厌氧和微需氧链球菌(60％～70％)、拟杆菌属厌氧菌(20％～40％)、肠杆菌科细菌(25％～33％)和金黄色葡萄球菌(10％～20％),且多为上述需氧菌及厌氧菌的混合感染(30％～60％)。脑脓肿多见于罹患耳部局灶性感染、脑外科术后或免疫功能低下伴有血流感染者。金黄色葡萄球菌多见于创伤性脑脓肿或继发于该菌所致的感染性心内膜炎患者,约占 15％。脑颞叶脓肿的病原菌多为拟杆菌属及链球菌属。免疫功能低下患者(器官移植和 HIV 感染者)的病原菌也可为放线菌属、诺卡菌属、分枝杆菌、弓形虫、着色霉和曲霉等。近期报道真菌性脑脓肿增多,可能与免疫抑制剂、广谱抗生素和糖皮质激素的使用增多有关。虽然流感嗜血杆菌、肺炎链球菌和单核细胞增生性李斯特菌是细菌性脑膜炎的常见病原菌,但在脑脓肿中并不常见(<1％)。

(二)诱发因素及发病机制

脑脓肿的发生可有 3 种入侵途径:①邻近组织的感染病灶播散所致,如中耳炎、鼻窦炎及牙齿感染;②其他远处的感染病灶,如肺慢性化脓性病变经血源播散;③颅脑外伤和颅脑手术后。10％～35％的脑脓肿患者可无明显诱发因素。

(三)诊断及鉴别诊断

脑脓肿的临床表现并无特殊,约 75％的患者有持续 2 周以上的头痛,32％～79％患者可有发热,多数患者出现恶心、呕吐和厌食等颅内压增高症状。脑脊液检查可发现异常结果,但此对脑脓肿的诊断无特异性。头颅 CT 及磁共振成像(magnetic resonance imaging,MRI)检查有助于脑脓肿的诊断,敏感性可达 95％。

(四)抗微生物治疗

发病初先予以经验治疗,即按最可能的病原菌予以抗菌治疗。宜选用第三代头孢菌素头孢噻肟 2 g,q4 h,或头孢曲松 2 g,q12 h,联合甲硝唑。也可选用青霉素(300 万～400 万 U,q4 h,静脉滴注)联合甲硝唑。疗程通常 6 周或用至影像学(CT/MRI)好转。病原菌已明确者,依据病原菌予以治疗(表 6-14)。病原菌为葡萄球菌者应先选用万古霉素,直至获知药敏结果。诺卡菌脑脓肿首选 SMZ/TMP 联合亚胺培南,次选利奈唑胺联合美罗培南,3～6 周后改用 SMZ/TMP、米诺环素或阿莫西林/克拉维酸钾口服。耳源性因素引起脑脓肿患者可选用第三代头孢菌素联合甲硝唑。慢性中耳炎所致脑脓肿可为铜绿假单胞菌引起,应选用头孢他啶联合甲硝唑作为经验治疗。颅脑外伤和颅脑手术后脑脓肿,病原菌主要为金黄色葡萄球菌或肠杆菌科细菌,若考虑甲氧西林敏感的金黄色葡萄球菌感染时,选用苯唑西林联合头孢噻肟 2 g,q4 h,或头孢曲松 2 g,q12 h;耐甲氧西林金黄色葡萄球菌感染可能大时则选用万古霉素联合头孢噻肟或头孢曲松。如疑为铜绿假单胞菌感染,则选用万古霉素联合头孢他啶或头孢吡肟。

脑脓肿尚未完全局限化以前,脓肿<2.5 cm,且患者病情稳定,应积极抗菌治疗,少数患者可以治愈。此外,大多数患者炎症迅速局限化,脓肿形成后,手术引流(反复穿刺抽脓或脓肿切除)联合抗菌药物是有效的治疗方法。

(林东昉　王明华)

第六节　骨关节感染

一、骨髓炎

骨髓炎以进行性炎性破坏及死骨形成为特征。根据病程可分为急性和慢性。按病原又可分为细菌性骨髓炎、真菌性骨髓炎和寄生虫性骨髓炎,其中以细菌性骨髓炎最为常见。

(一) 病原学

急性骨髓炎病原菌因年龄及基础情况不同而异,以单一病原菌感染多见,最常见者为金黄色葡萄球菌。新生儿及<4 个月患儿中,金黄色葡萄球菌、B 组链球菌等链球菌属和革兰阴性杆菌为最常见病原;>4 个月儿童及成人常见的病原为金黄色葡萄球菌、A组链球菌、金氏菌(儿童)及大肠埃希菌。老年患者以金黄色葡萄球菌及革兰阴性杆菌常见。真菌骨髓炎多继发于导管相关真菌血流感染及长期中性粒细胞缺乏的患者。静脉药瘾者铜绿假单胞菌多见。糖尿病或血管功能不全患者的常见病原菌为葡萄球菌属、链球菌属、肠球菌属、革兰阴性杆菌及厌氧菌。体表分泌物与骨组织检出细菌常有不同,应做骨组织活检培养。

(二) 治疗

1. 治疗原则　①针对病原治疗极为重要,急性骨髓炎患者开始经验治疗前应先送检血培养+药敏试验,慢性骨髓炎患者应送检病灶深部组织标本进行培养+药敏试验。②病原菌以葡萄球菌属为多见,经验治疗应针对葡萄球菌属选用抗菌药。③应选用骨组织内药物浓度高、细菌对药物不易产生耐药的抗菌药。④疗程宜长,急性化脓性骨髓炎疗程 4～6 周,慢性骨髓炎疗程一般需 3 个月以上。⑤急性骨髓炎患者经抗菌治疗无效者和慢性骨髓炎患者须进行外科清创、去除死骨;手术前后宜全身应用抗菌药,以免感染播散。骨髓炎如合并骨折,宜采用外固定支架,忌内固定。

2. 经验治疗　急性骨髓炎的经验治疗:耐甲氧西林金黄色葡萄球菌所致可能性大

且不能除外革兰阴性杆菌感染时,用万古霉素联合头孢他啶或头孢吡肟或左氧氟沙星;耐甲氧西林金黄色葡萄球菌感染的可能性小时,苯唑西林或氯唑西林联合头孢他啶或头孢吡肟或左氧氟沙星。β-内酰胺类或糖肽类过敏患者可选用利奈唑胺联合氨曲南。慢性骨髓炎不宜进行经验治疗,应根据细菌培养及药敏结果静脉给药。

3. 病原治疗 β-内酰胺类抗生素由于毒性低,抗菌谱可覆盖葡萄球菌属及骨髓炎其他常见病原,故临床最为常用。其中头孢唑林对甲氧西林敏感的金黄色葡萄球菌具有良好抗菌活性,已广泛应用于骨髓炎的治疗;头孢曲松对甲氧西林敏感的金黄色葡萄球菌及对其敏感的链球菌、肠杆菌科细菌具良好抗菌活性;头孢他啶及头孢吡肟主要用于敏感铜绿假单胞菌所致的骨髓炎;美罗培南等碳青霉烯类主要用于产 ESBLs、AmpC 酶的肠杆菌科细菌及铜绿假单胞菌所致的骨髓炎。

二、化脓性关节炎

化脓性关节炎为破坏性最大的关节疾病,主要由细菌引起。化脓性关节炎多为血源性,继发于血流感染。另一感染途径为病原的直接侵入,常见于外伤及外科手术后,偶见关节穿刺及局部注射导致细菌入侵。随着人工关节及矫形手术的广泛开展,人工关节(矫形植入物)感染也日益受到关注。

(一) 自身关节感染性关节炎

1. 病原学 急性化脓性关节炎成人患者的病原菌以金黄色葡萄球菌最为常见(37%～65%),其次为 A 组溶血性链球菌。B 组、C 组及 G 组溶血性链球菌为免疫缺陷者、严重泌尿生殖道及胃肠道感染患者关节感染的常见病原菌。肺炎链球菌关节炎已趋少见,但感染者仍可达 7%。革兰阴性杆菌所致感染占 5%～20%,为新生儿、老年人、静脉药瘾者及严重免疫缺陷患者细菌性关节炎的常见病原菌。厌氧菌可见于糖尿病患者的化脓性关节炎。淋病奈瑟菌则是有不洁性生活史患者的最常见病原体。慢性化脓性关节炎的病原以结核分枝杆菌、非结核分枝杆菌,以及念珠菌、双相真菌、隐球菌和曲霉等真菌多见,莱姆病螺旋体、梅毒螺旋体及诺卡菌偶见。

2. 治疗 化脓性关节炎应尽早开始经验治疗,以免关节软骨被脓液溶解破坏,影响关节功能。应用抗菌药物前,抽取关节腔渗出液或脓液进行涂片革兰染色及细菌培养。经验治疗可参考年龄、风险因素对应的病原选用抗菌药,或根据革兰染色结果选用万古霉素、达托霉素、头孢他啶、氟喹诺酮类或碳青霉烯类,必要时可选用万古霉素联合头孢他啶或头孢吡肟。此后,应及时根据关节腔液或血培养及药敏结果调整用药。抗菌药的静脉应用疗程为 2～4 周。多数抗菌药注射或口服后可进入炎性关节腔,故不推荐关节腔内注射抗菌药。

(二) 人工关节感染(矫形植入物伴感染)

1. 病原学 术后早期发生的感染常为围手术期伤口污染所致,最常见的病原菌为金黄色葡萄球菌和凝固酶阴性葡萄球菌,铜绿假单胞菌、痤疮丙酸杆菌等亦可见。关节置换术 3 个月后发病者常是血源性感染,病原以金黄色葡萄球菌、链球菌属、革兰阴性需氧菌及厌氧菌常见。

2. 治疗　人工关节感染应及时留取标本,获知细菌培养及药敏试验结果后给予抗菌治疗。人工关节感染的清创及长程抗菌药抑制治疗,对链球菌和凝固酶阴性葡萄球菌的 CL 高,而对金黄色葡萄球菌的 CL 低。人工关节相关性感染最基本的外科处理包括广泛清创、去除人工装置及后期关节再植入。去除人工装置并充分抗感染治疗后再重新植入人工装置的二期手术治疗较清创后立即植入的一期手术治疗复发率低。但高度敏感病原菌如链球菌属所致的人工髋关节感染及早期金黄色葡萄球菌人工髋关节感染可不去除人工装置。无法取出人工装置的耐甲氧西林金黄色葡萄球菌骨髓炎应根据药敏结果选用利福平联合氟喹诺酮类、SMZ/TMP、四环素类或克林霉素,抑制治疗 3～6个月。

(徐晓刚)

第七节　皮肤软组织感染

一、脓疱病

脓疱病(impetigo)是一种易于接触传播的浅表皮肤感染,不累及真皮,以脓疱和结痂为特征性表现。好发于夏季,常见于儿童。皮肤小损伤及原发皮肤疾病为脓疱病的易发因素。脓疱病分为:非大疱型、大疱型;另有一种特殊类型脓疱病,称为葡萄球菌烫伤样皮肤综合征(staphylococcal scalded skin syndrome,SSSS)。

(一)病原学

非大疱型脓疱病以 A 组溶血性链球菌和金黄色葡萄球菌为主要的病原菌。在新生儿中,B 组溶血性链球菌亦可引起该病。大疱型脓疱病由金黄色葡萄球菌所致,常见于新生儿和幼童,发病率占脓疱病的 10%。SSSS 由分泌表皮剥脱外毒素的金黄色葡萄球菌所致,是最严重、波及全身的皮肤感染。

(二)临床表现

非大疱型脓疱病的病灶初发为小水疱,可伴周围红晕,迅速变为脓疱后破裂,脓性分泌物干涸后上覆金黄色厚痂,不易剥脱。常伴瘙痒,可伴局部淋巴结轻度肿大,全身症状轻微。可因搔抓,由患处向周围扩散,可融合成片。链球菌感染者可并发急性肾小球肾炎。创面分泌物革兰染色涂片可见革兰阳性球菌,培养可见 A 组溶血性链球菌、金黄色葡萄球菌或混合感染,要与水痘、单纯疱疹和银屑病等疾病鉴别。

大疱型脓疱病的皮疹为散在大疱,内含清亮黄色液体,周围无明显红晕,大疱迅速破裂后遗留湿润鲜红创面,形成浅棕色漆状薄痂。发热及全身症状少见,轻型感染易被忽略或误认为烫伤。创面分泌物常可培养出金黄色葡萄球菌。

SSSS 以广泛的大疱和表皮剥脱为特征。年幼儿童常见,病死率低于 3%。极少见于成人,多见于合并免疫缺陷、肾衰竭、或其他严重基础疾病者,病死率较高。该病起病急骤,病变广泛,进展迅速。以发热、皮肤触痛和猩红热样皮疹起病,继而出现松弛的清亮大疱,迅速破裂后,导致大片表皮松解,呈鲜红色糜烂面,新大疱的产生以 2～3 d 为 1 个周期。血液、创面分泌物培养及创面活检有助于与大疱类疾病及其他类型中毒性表皮坏死松解症相鉴别。

(三) 治疗

非大疱型脓疱病以局部治疗为主,包括莫匹罗星软膏外用,也可用肥皂水湿润去痂。病灶分布广泛并有全身症状者,可予全身应用抗菌药物。可选用青霉素、阿莫西林/克拉维酸或头孢菌素(头孢氨苄、头孢羟氨苄等)。β-内酰胺类药物过敏者可选用大环内酯类抗生素。初始治疗无效者应考虑耐甲氧西林金黄色葡萄球菌感染可能。即使创面培养阴性,经验性治疗须覆盖该病原菌。

治疗大疱型脓疱病可选用耐酶青霉素(如阿莫西林/克拉维酸)或头孢菌素(如头孢氨苄)口服。青霉素过敏者可选用红霉素或克林霉素。在耐甲氧西林金黄色葡萄球菌流行区域,须行创面培养,轻、中度感染者初始治疗可使用 SMZ/TMP、克林霉素或利奈唑胺口服,重度感染者须静脉使用万古霉素。

在新生儿护理院及耐甲氧西林金黄色葡萄球菌流行社区,SSSS 初始治疗应予万古霉素静滴。若创面分离出甲氧西林敏感的金黄色葡萄球菌,可用苯唑西林或萘夫西林静滴。局部治疗可用冷盐水湿敷。不应单独全身使用糖皮质激素。

二、急性淋巴管炎

急性淋巴管炎(acute lymphangitis)又称为丹毒(erysipelas)或流火,是细菌通过皮肤或黏膜的破损处侵犯皮内网状淋巴管所致的急性炎症。

(一) 病原学

足癣为常见的诱发因素,多由 A 组溶血性链球菌所致,C 组、G 组溶血性链球菌少见。偶可由金黄色葡萄球菌引起,猫咬伤者也可为多杀巴斯德菌所致。B 组溶血性链球菌可引起新生儿丹毒。

(二) 临床表现

急性淋巴管炎蔓延很快,可出现局部皮肤红、肿、热、痛,淋巴结肿大,很少有组织坏死。急性淋巴管炎好发于四肢或面部。常可出现全身症状如发热,外周血白细胞通常升高。部分丹毒病例难以与蜂窝组织炎(金黄色葡萄球菌和链球菌属可为病原菌)鉴别。

(三) 治疗

制动,抬高患肢。可用 50% 硫酸镁局部湿敷。早期轻症感染可肌内注射普鲁卡因青霉素或者口服阿莫西林、头孢氨苄。重症患者应使用青霉素静滴。全身和局部症状消失后,仍应继续应用 5～7 d。停药过早,容易复发。对于反复发作者,应寻找及治疗原发病灶,如足癣的治疗。

三、急性蜂窝织炎

急性蜂窝织炎(acute cellulitis)为细菌侵入皮下、筋膜下及深部疏松结缔组织而引起的急性化脓性炎症,向四周迅速扩散。皮肤外伤、皮肤感染是急性蜂窝织炎的易发因素,远端感染部位的细菌沿血流或淋巴管转移也可形成急性蜂窝织炎,偶可由邻近感染如皮下脓肿、骨髓炎的瘘管直接播散所致。

（一）病原学

A 组溶血性链球菌、其他 β-溶血性链球菌属（如 C 组和 G 组溶血性链球菌）和金黄色葡萄球菌为主要的病原菌。在新生儿中,B 组溶血性链球菌有时亦可引起该病。由流感嗜血杆菌或其他病原菌所致者极少见。偶可出现革兰阴性菌继发感染。金黄色葡萄球菌所致蜂窝织炎通常病灶较为局限、脓液较为稠厚。化脓性病灶周边出现蜂窝织炎是金黄色葡萄球菌蜂窝织炎的特征性表现。

（二）临床表现

主要表现为局部皮肤红、肿、热、痛,常出现邻近淋巴结肿大,可形成局部脓肿、局部皮肤坏死。全身症状有乏力、寒战和发热,可出现菌血症。外周血白细胞计数升高。A 组链球菌所致蜂窝织炎可出现于术后切口感染,感染扩散迅速,细菌可快速侵入血流,有些患者甚至早期出现低血压。

（三）治疗

非化脓性蜂窝织炎的病原菌通常为 β-溶血性链球菌,可选用青霉素、阿莫西林,或者第一、第二代头孢菌素。化脓性蜂窝织炎多为葡萄球菌感染,可选用耐酶青霉素或头孢唑林;在社区获得性耐甲氧西林金黄色葡萄球菌流行地区,应予以 SMZ/TMP、多西环素或利奈唑胺等口服药物,重症患者予以万古霉素、利奈唑胺或达托霉素静滴。局部治疗常用 50% 硫酸镁湿敷,也可用 20% 鱼石脂软膏外敷。局部护理包括制动、抬高患肢,以减轻肿胀。一旦形成脓肿,应及时切开引流,颈部蜂窝织炎应尽早切开减压。

四、急性坏死性筋膜炎

急性坏死性筋膜炎（acute necrotizing fasciitis）是一种广泛、严重的皮肤软组织感染,以皮下组织坏死为特征,尤其是筋膜坏死,不累及感染部位的肌肉组织。多见于四肢,尤其是下肢,病死率接近 35%。多见于糖尿病、外周血管病、酗酒、静脉药瘾、肝硬化和长期使用糖皮质激素者。

（一）病原学

细菌常见入侵途径包括外伤、污染性腹部手术、直肠周围脓肿、褥疮或小肠穿孔。来源于肠道的细菌可沿腰肌播散,引起下肢的坏死性筋膜炎,也可通过皮肤结肠瘘管累及腹股沟或腹壁。

急性坏死性筋膜炎根据病原菌的不同,可分为以下 3 型：①Ⅰ型为多种细菌的混合感染,病原体包括至少 1 种厌氧菌（大多为拟杆菌属或消化链球菌）、1 种或多种兼性厌氧菌（除 A 组链球菌外的链球菌属）和肠杆菌科细菌（如大肠埃希菌、肠杆菌属、克雷伯菌属及变形杆菌属）。常见累及部位有腹壁、肛周、腹股沟及术后伤口;②Ⅱ型：也称为溶血性链球菌坏疽,由 A 组溶血链球菌单独或合并其他细菌（多为金黄色葡萄球菌）引起,好发于四肢;③Ⅲ型：由海洋革兰阴性病原菌（如弧菌属）所致。

（二）临床表现与诊断

坏死性筋膜炎起病急骤、进展迅速，临床表现为局部皮肤红、肿、热、痛，质软，边界不清。起病 3～5 d 内，受累皮肤颜色逐渐发紫、发黑，出现大疱并破裂，可见明显的皮肤坏疽，出现感觉缺失，病变扩散至皮下组织。当四肢累及时，显著的肿胀和水肿可引起筋膜间隙综合征。伴有广泛肌肉坏死时，需要迅速行筋膜切开术。多重感染所致的坏死性筋膜炎常出现皮下气体，尤其是在糖尿病患者中。该病全身中毒症状明显，出现高热。局部体征与全身症状的轻重不相称是该病的主要特征，止血钳可轻易从病灶开口伸至深筋膜。

该病进展迅速，快速诊断可提高生存率。影像学检查在病程早期最有价值，CT 和 MRI 检查提示皮下及面部水肿、组织内气体，可与蜂窝织炎相鉴别。超声及 CT 检查有助于评估潜在的阴囊坏疽。对疑似患者，最有效的诊断方法是通过外科手术或活检。取皮肤、皮下组织、筋膜及肌肉进行冷冻切片，有助于早期诊断。

（三）治疗

一旦诊断成立或高度怀疑患者，必须立刻进行外科清创。应彻底清除坏死皮肤、皮下组织及筋膜，直到出现正常筋膜，敞开伤口。24 h 后通常需要再次检查，以确保初次清创充分。初始抗菌治疗须覆盖厌氧菌、肠杆菌科细菌、金黄色葡萄球菌及链球菌属，分泌物革兰染色涂片亦可作为选用抗菌药物的参考。经验性治疗包括下述 3 个联合方案：①万古霉素＋头孢吡肟＋庆大霉素＋甲硝唑；②万古霉素＋哌拉西林/他唑巴坦＋庆大霉素；③万古霉素联合亚胺培南或美罗培南。不能耐受万古霉素者可使用利奈唑胺或达托霉素。肾功能不全者可使用氟喹诺酮类，如用环丙沙星替代庆大霉素。对于 A 组溶血性链球菌，推荐青霉素或氨苄西林联合克林霉素。辅助治疗包括支持治疗、静脉使用免疫球蛋白和高压氧治疗等。

五、糖尿病足感染

糖尿病足感染（diabetic foot infection）常见且难治。有周围神经病变、神经性溃疡和周围血管功能不全的患者，感染通常始于微小的损伤，可表现为蜂窝织炎、软组织坏死或伴窦道的骨髓炎。

（一）病原学

糖尿病足轻度感染的主要病原菌为金黄色葡萄球菌、B 组链球菌和化脓链球菌；中、重度感染通常为混合感染，金黄色葡萄球菌、B 组溶血性链球菌、肠球菌属及革兰阴性杆菌为主要病原菌，可合并厌氧菌感染。

（二）临床表现

糖尿病足感染分为以下几类。①轻度，存在 2 项或以上感染症状（化脓、红斑、肿胀、皮温高和硬结），但溃疡周围蜂窝织炎或红斑≤2 cm。感染局限于皮肤、皮下组织浅层，无其他局部症状或全身症状。②中度，患者全身情况良好、代谢稳定，但具有以下 1 项或 1 项以上表现：蜂窝织炎病灶＞2 cm、沿淋巴管播散、累及浅层筋膜、深部脓肿、坏疽，以及累及肌肉、韧带、关节或骨骼。③重度，患者出现全身中毒症状或代谢不稳定（发热、寒战、心动过速、低血压、意识障碍、呕吐、白细胞计数升高、酸中毒、严重高血糖和氮质血症等）。

（三）治疗

糖尿病足感染的初始抗菌治疗通常为经验性治疗。轻症患者可口服第一、第二代头孢菌素或耐酶青霉素，或予以第一、第二代头孢菌素或氨苄西林/舒巴坦静脉滴注。中、重度感染治疗须应用广谱抗菌药物，以覆盖多种病原菌。可选择口服治疗方案：①阿莫西林/克拉维酸联合 SMZ/TMP；②环丙沙星、左氧氟沙星或莫西沙星联合利奈唑胺。静脉给药方案：氨苄西林/舒巴坦、哌拉西林/他唑巴坦、厄他培南、美罗培南和亚胺培南，联合万古霉素、利奈唑胺或达托霉素，疗程一般为 2～4 周。同时须进行彻底外科清创等处理，必要时截除患肢。

六、严重烧伤后感染

严重烧伤指烧伤面积超过 50% 或Ⅲ度烧伤超过 20% 的重度或特重烧伤。严重烧伤后，正常皮肤机械性屏障和机体免疫功能受损，可导致创面脓毒症和血流感染。烧伤感染的病原菌往往呈多重耐药，治疗困难。烧伤面积超过 30% 的死亡病例中，约 3/4 死于感染，血流感染为首位死亡原因。

（一）病原学

烧伤早期在创面即可检出细菌，出现创面局部感染。如为严重感染，创面细菌可导致侵袭性感染。病原菌多为医院获得，或为患者自身携带的条件致病菌（肠源性感染）。目前，烧伤创面感染的主要病原菌为金黄色葡萄球菌、不动杆菌属、铜绿假单胞菌和肠杆菌科细菌，可出现念珠菌属、曲霉和毛霉等真菌感染。在烧伤创面和血培养中，厌氧菌的检出率呈增高趋势，发生在口腔周围、会阴部和肛门周围的创伤面往往为需氧菌和厌氧菌的混合感染。

烧伤创面感染的病原菌可随病程的不同时期而异。烧伤初期 48 h，病原菌主要为金黄色葡萄球菌、凝固酶阴性葡萄球菌；烧伤后 5～7 d 则革兰阴性杆菌感染发生率倍增，主要为肠杆菌科细菌和铜绿假单胞菌等；在烧伤后 3～4 周的恢复期，易并发播散性真菌感染。需要经常进行创面、焦痂下的脓液和血液的需氧菌、厌氧菌培养及药敏试验。

（二）治疗

1. 局部应用抗菌药物　预防及治疗Ⅱ、Ⅲ度烧伤继发创面感染可局部应用抗菌药物。理想的局部用药应具备以下特点：①抗菌谱广，不易诱导耐药菌和真菌感染；②易渗透到焦痂深部，使用后创面局部通气性好，对厌氧菌的生长无促进作用；③药物经创面少量吸收后，无毒性，无积蓄作用；④抗菌活性不为组织代谢物所破坏；⑤敷用方便，易于清洗。许多抗菌药和消毒剂已用于轻度烧伤创面的局部治疗，用于重度烧伤者仅有 2% 磺胺嘧啶银盐乳膏、5% 或 10% 醋酸磺胺米隆乳膏。这些药物应用后可使创面细菌大为减少，血流感染的发生率显著减低，提高患者存活率，但创面真菌寄殖常增多。青霉素类、头孢菌素类及氨基糖苷类等抗菌药物不应局部应用。

（1）磺胺嘧啶银盐：对铜绿假单胞菌、变形杆菌属、金黄色葡萄球菌和梭菌属均有抑制作用。局部用药后与创面组织接触形成薄痂,释放出的银离子与细菌的 DNA 结合而起抑菌或杀菌作用。常用制剂有 2%乳膏及 2%混悬液。

（2）醋酸磺胺米隆:对铜绿假单胞菌有强大的抗菌作用,对大肠埃希菌、金黄色葡萄球菌、梭状芽胞杆菌和破伤风梭菌等厌氧菌均有效。本品可快速穿透创面焦痂,渗入到深层组织发挥抗菌作用。大面积应用后可导致代谢性酸中毒,一次使用面积不宜超过体表面积的 20%,第 2 次敷用前应拭净创面上的残存药物。

（3）莫匹罗星:对耐甲氧西林金黄色葡萄球菌等革兰阳性球菌有效,用于治疗植皮后继发葡萄球菌属感染。应用制剂为 2%软膏。

（4）制霉菌素水悬液或甘油混悬液:用于创面真菌感染。其他尚有 1%～2%克霉唑、益康唑、酮康唑霜剂或混悬液。

2. 全身应用抗菌药物　发生侵袭性感染时,应予以抗菌药物治疗,应警惕金黄色葡萄球菌可能导致中毒休克综合征。经验治疗可予以万古霉素或达托霉素＋阿米卡星＋哌拉西林或哌拉西林/他唑巴坦,而后根据细菌培养和药敏试验结果调整治疗方案。大多数药物的血 $T_{1/2}$ 在烧伤患者中缩短,有条件时应进行万古霉素、氨基糖苷类等药物的 TDM。

（王明贵　秦晓华）

第八节　妇科感染

成年女性阴道内存在大量正常寄殖菌,分泌物中细菌含量达 10^8～10^9 cfu/ml,主要为各种专性和兼性厌氧菌。约 3/4 妇女阴道分泌物的中乳杆菌超过 10^5 cfu/ml,主要为卷曲乳杆菌和詹氏乳杆菌。几乎 1/2 无症状育龄妇女阴道中可检出草绿色链球菌和表皮葡萄球菌。据报道,正常阴道中脆弱拟杆菌检出率为 10%,肠球菌属 25%,产气荚膜梭菌 10%,B组溶血性链球菌 10%～15%,阴道加德纳菌 10%～40%,普雷沃菌属 25%;其他细菌均低于 10%。5%～10%女性还可检出真菌,以白念珠菌最为常见,偶有光滑念珠菌、其他念珠菌、支原体和 CMV。妇产科感染大多为多种上述病原菌的混合感染,2/3 以上的感染病例中可分离到厌氧菌,脆弱拟杆菌是盆腔感染中的最常见的厌氧菌。

一、外生殖器炎症

（一）外阴炎

发生原因有阴道分泌物增多、月经垫、尿瘘或糖尿病患者尿液的刺激,外阴不洁,以及由真菌、滴虫和其他性传播疾病的病原体引起。此外,绝经的老年妇女因卵巢功能衰退、雌激素水平低下、外阴皮肤营养障碍和外阴上皮萎缩,也易引起外阴炎症。

治疗主要是注意个人卫生,勤换内裤;每日清洗外阴,保持外阴清洁和干燥;局部用 1:5 000 高锰酸钾溶液坐浴或用外阴洗涤剂。细菌性感染可选用复方新霉素软膏、红霉素软膏等。有全身症状者根据细菌培养和药敏结果可全身应用抗菌药物。真菌性外阴炎用 2%～4% 碳酸氢钠溶液冲洗外阴阴道或坐浴,局部用 3% 克霉唑软膏或 2% 咪康唑软膏涂搽,亦可予以氟康唑口服。淋病奈瑟菌所致者选用头孢曲松或口服头孢菌素类,衣原体感染者选用多西环素、氟喹诺酮类或大环内酯类。糖尿病患者,以及尿、粪瘘刺激引起的外阴炎,针对病因治疗。

(二) 前庭大腺炎、脓肿

常为厌氧菌和复数菌感染。常见厌氧菌为脆弱拟杆菌、普雷沃菌属和消化链球菌等;常见的需氧菌为淋病奈瑟菌、金黄色葡萄球菌、大肠埃希菌、变形杆菌属和链球菌属;亦见念珠菌属等真菌。多发生于育龄妇女、婴幼儿,绝经后妇女极少发生。导管梗阻为主要诱因。急性期因腺管呈急性或化脓性炎症、管口肿胀或渗出物凝结阻塞,脓液不能外排,形成脓肿。

急性期应卧床休息,保持局部清洁。局部可热敷或用高锰酸钾 1∶5 000 溶液坐浴,脓肿形成后通常予外科手术切开引流。严重软组织感染者,须选用针对厌氧菌的抗生素(如克林霉素)和针对革兰阴性杆菌的抗生素(如氨基糖苷类或头孢菌素类)。前庭大腺炎伴淋病奈瑟菌感染可按急性淋病治疗。如有衣原体感染,可予以氟喹诺酮类或多西环素。念珠菌感染治疗同念珠菌外阴炎。

二、阴道炎

(一) 滴虫性阴道炎

病原为阴道毛滴虫,由性活动直接传播。治疗推荐口服给药,因为尿道及尿道周围腺体感染为内源性反复发作的根源。局部用药症状缓解相对较快,但往往不能根治。治疗用甲硝唑或替硝唑 2 g,单剂口服;甲硝唑 500 mg,每日 2 次,口服 7 d。若治疗失败,可再次予甲硝唑 500 mg,每日 2 次,口服 7 d;若再次失败,可甲硝唑 2 g,每日 1 次,口服 3～5 d;若再次失败,可替硝唑 2 g,每日 1 次,口服 5 d。大量临床队列研究和荟萃分析未发现甲硝唑对人类的致突变、致畸作用,妊娠期妇女仍可选用甲硝唑治疗。不能耐受或不适合全身给药者可局部用药:甲硝唑栓 500 mg,每晚 1 次,放置于阴道深部,疗程 10 d;或甲硝唑阴道泡腾片 200 mg,每晚 1 次,放置于阴道深部,疗程 7～10 d。女性无症状感染者亦需要治疗。为防止和预防复发,须同时治疗性伴侣。

(二) 念珠菌性阴道炎

念珠菌性阴道炎 80%～90% 由白念珠菌所致,10%～20% 为其他念珠菌所致。热带念珠菌检出率为 1%～5%,经标准治疗后易反复发作。近年来,光滑念珠菌发生率呈增多趋势,约占阴道酵母菌分离株的 10%,可能与不规则治疗、长期应用抗真菌药物有关。真菌性阴道炎为常见病,约 75% 的成年女性一生中曾罹患该病。易感因素包括妊娠、糖尿病、应用广谱抗生素、应用含大量雌激素的避孕药、器官移植、HIV 感染、应用皮质激素及抗代谢药物等。

阴道分泌物念珠菌培养阳性但无症状者不需治疗。

念珠菌性阴道炎轻症者仅需局部给药,包括克霉唑、咪康唑等药物的栓剂、软膏和片剂。亦可采用氟康唑150 mg单剂口服,或者伊曲康唑200 mg,每日2次,疗程1 d。在阴道分泌物中的药物可维持治疗浓度至少72 h。

严重急性念珠菌阴道炎治疗可予氟康唑150 mg,q72 h,共计2~3次。

唑类药物耐药菌株可局部使用硼酸明胶、龙胆紫、制霉菌素栓或17%氟胞嘧啶乳膏±3%两性霉素B乳膏。

复发性念珠菌阴道炎(每年发作≥4次)应在外用或口服唑类药物诱导治疗后,继以口服氟康唑150 mg,每周1次;或口服伊曲康唑100 mg,q24 h;或局部使用克霉唑栓500 mg,每周1次,维持治疗至少6个月。复发性念珠菌阴道炎应考虑治疗其性伴侣。

孕妇宜采用局部给药,不应采用口服唑类药物。

(三) 细菌性阴道病

细菌性阴道病为育龄妇女阴道炎最常见的原因,常见病原菌为普雷沃菌、弯曲杆菌属和消化链球菌等厌氧菌,阴道加德纳菌,以及人型支原体。风险因素为多个性伴侣、阴道冲洗、阴道乳杆菌缺失、应用宫内节育器和妊娠。最有效的口服治疗药物为甲硝唑。治疗首选:甲硝唑500 mg,每日2次,口服7 d;或0.75%甲硝唑阴道凝胶5 g,每日1次,疗程共5 d,2%克林霉素软膏5 g,每日1次(睡前),疗程7 d。替换方案:克林霉素300 mg,每日2次,口服7 d,克林霉素栓剂100 mg,每日1次(睡前),疗程3 d,塞克硝唑(secnidazole)2 g,单剂给药。复发:甲硝唑500 mg,每日2次,口服7 d,继以每天睡前局部使用硼酸明胶胶囊600 mg,疗程21 d,继以甲硝唑阴道凝胶每周2次,疗程16周。

无症状患者亦需要治疗,尤其是妊娠前或妇科手术前。若对方无龟头炎,无证据显示治疗性伴侣可以有助于阴道菌群恢复或减少复发。

孕妇合并有症状的细菌性阴道病可导致羊膜早破、早产和产后子宫内膜炎,应予以治疗,可选甲硝唑或克林霉素口服7 d。局部用药疗效不及口服用药,且克林霉素凝胶与胎儿早产和新生儿感染相关。合并无症状的细菌性阴道病的孕妇应接受治疗,而无早产高危因素者是否需要治疗尚存在争议。

三、急性宫颈炎

主要病原体有淋病奈瑟菌、沙眼衣原体、HSV及生殖道支原体等,部分患者与宫内放置节育器有关。

治疗大多以局部用药为主。急性期可用0.5%~1%新霉素棉塞,每日1次,5~10次为1个疗程。重症感染宜全身用药。根据阴道分泌物病原体培养及药敏结果选用抗生素。淋菌性宫颈炎可用头孢曲松,单剂,肌内注射,推荐剂量为125~250 mg。其他替代方案有头孢唑肟500 mg,或头孢噻肟500 mg,或大观霉素2 g,单剂肌内注射给药;头孢呋辛酯1 g并加用丙磺舒1 g,单剂口服;头孢克肟400 mg,单剂口服;头孢泊肟400 mg,单剂口服。由于30%~60%的淋菌性宫颈炎患者合并衣原体感染,除非排除衣原体感染,应同时给予抗衣原体治疗。推荐治疗方案为多西环素100 mg,每日2次,口服,或四环素500 mg,每日2次,口服,或米诺环素100 mg每日1次,口服,疗程均为7 d。

替代方案有阿奇霉素 2 g,单剂口服,红霉素 500 mg,每日 2 次,口服 7 d,或氧氟沙星 300 mg,每日 2 次,口服 7 d。孕妇应避免使用多西环素和氟喹诺酮类。

四、盆腔感染

(一) 子宫内膜炎

子宫内膜炎病原菌主要为拟杆菌属,普雷沃菌属,B 组、A 组溶血性链球菌,肠杆菌科细菌,沙眼衣原体,解脲支原体,以及产气荚膜梭菌。

宜首先清除宫内残余物,同时应用抗菌药物。治疗方案为多西环素联合以下药物之一：①头孢西丁、头孢美唑等头霉素类；②厄他培南、亚胺培南、美罗培南和多立培南等碳青霉烯类；③氨苄西林/舒巴坦、哌拉西林/他唑巴坦等 β-内酰胺酶抑制剂复方制剂。亦可选用克林霉素联合庆大霉素或头孢曲松。产气荚膜梭菌感染宜选青霉素 500 万 U 或氨苄西林/舒巴坦 3 g,静滴,q6 h。应用四环素类药物时,应停止哺乳。

经积极抗感染治疗和清除子宫内残留物后仍无效,或出现穿孔、肠道损伤、气性坏疽,以及盆腔、附件脓肿等情况,应进行剖腹探查并考虑子宫切除。

术前抗菌药物预防应用可使剖宫产后子宫内膜炎发生率减少 50%。

(二) 急性输卵管炎

常见病原菌为链球菌属、葡萄球菌属、大肠埃希菌、厌氧菌和淋病奈瑟菌等。由血液传播的常是结核性炎症,全身性菌血症亦偶可引起输卵管炎。寄生虫病,如血吸虫、丝虫,甚至蛔虫、绦虫卵等均可能经血流积聚于输卵管壁或卵巢中,引起所谓的肉芽肿性输卵管卵巢炎。在血吸虫病高发地区,偶可见到血吸虫卵性输卵管卵巢炎症。

参考子宫腔排出液的涂片检查或细菌培养与药敏结果,选用适当抗生素。经验治疗可选择氨苄西林/舒巴坦、哌拉西林/他唑巴坦、头霉素类,以及哌拉西林或头孢菌素联合甲硝唑。如患者对 β-内酰胺类过敏或初始治疗失败,可选用克林霉素联合庆大霉素或喹诺酮类。

(三) 盆腔脓肿

常发生于子宫切除术等妇产科手术后,其病原菌主要为 B 组链球菌,大肠埃希菌、克雷伯菌属、肠杆菌属、变形杆菌属等肠杆菌科细菌,肠球菌属,以及脆弱拟杆菌、二路普雷沃菌等厌氧菌。

局限和轻症治疗方案有：①头孢噻肟 1 g,静滴,q8 h；②头孢西丁 2 g,静滴,q6 h；③头孢曲松首剂 2 g,继以 1 g,静滴,每日 1 次；④氨苄西林/舒巴坦 3 g,静滴,q6 h；⑤哌拉西林/他唑巴坦 3.375 g,静滴,q6 h；⑥替卡西林/克拉维酸 3.1 g,静滴,q(4~6) h。

广泛和中、重度感染治疗方案：①克林霉素 900 mg,静滴,q8 h,联合庆大霉素负荷剂量 2 mg/kg,继以 1.5 mg/kg,静滴,q8 h。还可加用氨苄西林首剂 2 g,继以 1 g,静滴,q4 h。②氨苄西林(剂量同前)联合庆大霉素(剂量同前)和甲硝唑 500 mg,静滴,q8 h。③亚胺培南/西司他丁 500 mg/1 000 mg,静滴,q8 h。④美罗培南 1 g,静滴,q8 h。⑤厄他培南 1 g,静滴,每日 1 次。⑥左氧氟沙星 500 mg,静滴,q24 h,联合甲硝唑 500 mg,静滴,q8 h。

必要时经阴道或经皮穿刺引流脓肿,直至引流管无引流液,通常要留置4~8 d。抗菌治疗至体温正常后48~72 h,症状消失,外周血白细胞正常。盆腔脓肿患者应在出院2周后随访,排除复发。

(四)盆腔炎性疾病

盆腔炎症性疾病(pelvic inflammatory disease,PID)是女性上生殖道感染引起的一组疾病,包括子宫内膜炎、输卵管炎、输卵管卵巢脓肿和盆腔腹膜炎。全美每年约100万女性罹患该病,为妇科最常见的住院原因。长期后遗症如不育症的发生率约为25%,20%发展成为慢性盆腔疼痛,10%可发生异位妊娠。性传播感染的病原体如淋病奈瑟菌、沙眼衣原体是主要的致病微生物。一些需氧菌、厌氧菌、病毒和支原体等也参与PID的发生。引起PID的致病微生物多数是由阴道上行而来的,且多为混合感染。

PID的临床诊断准确度不高,然而延迟诊治又可能增加一系列后遗症的风险。因此,诊断PID仍然依靠最低的诊断标准,且需要同时考虑以下因素。

1. **PID诊断的最低标准**　在性活跃妇女及其他患性传播感染的高危妇女,如排除其他病因且存在子宫压痛、附件压痛或子宫颈举痛,应诊断为PID,并给予PID经验性治疗。

下腹疼痛同时伴有下生殖道感染征象,诊断PID的准确性增加。

2. **PID诊断的附加标准**　口腔温度≥38.3℃;子宫颈或阴道黏液有脓性分泌物;阴道分泌物显微镜检查白细胞增多;红细胞沉降率升高;C反应蛋白水平升高;实验室检查证实的子宫颈淋病奈瑟菌或沙眼衣原体感染。

多数PID患者的子宫颈黏液脓性分泌物或阴道分泌物镜检显示白细胞增多。如果子宫颈分泌物外观正常并且阴道分泌物镜检无白细胞,则诊断PID的可能性不大,需要考虑其他可能引起下腹痛的病因。如性传播感染高危人群(既往有性传播疾病的病史、现患性传播疾病或性伴侣患性传播疾病、静脉吸毒或药瘾、患者或性伴侣卖淫或嫖娼、曾使用过不规范的血制品,以及近3个月内有新的性伴侣及多性伴侣者)、产褥期或流产后、近期宫腔操作及阴道流血等。这些因素存在时,患PID的可能性增加。

3. **PID诊断的特异性标准**　子宫内膜活检显示有子宫内膜炎的组织病理学证据;经阴道超声检查或MRI检查显示输卵管管壁增厚、管腔积液,可伴有盆腔游离液体或输卵管卵巢包块;腹腔镜检查见输卵管表面明显充血、输卵管水肿、输卵管伞端或浆膜层有脓性渗出物等。特异标准仅适于一些有选择的病例。若腹腔镜下未发现输卵管炎症,则需要子宫内膜活检。因为一些PID患者可能仅有子宫内膜炎的体征。

抗菌药物选择须考虑淋病奈瑟菌、沙眼衣原体、支原体、厌氧菌和需氧菌等病原微生物。诊断后立即开始治疗,及时、合理地应用抗菌药物与远期预后直接相关。选择治疗方案时,应综合考虑安全、有效、经济,以及患者依从性等因素。体温<38℃、白细胞计数<11×10^9/L、无腹膜炎征象、肠鸣音活跃及可耐受口服药物的患者可在门诊治疗。出现以下情况可以考虑住院治疗:不能排除需急症手术者,输卵管卵巢脓肿者,妊娠者,眩晕、呕吐、高热者,依从性差、药物耐受性差者。

轻症:头孢曲松250 mg,单次肌注或静滴,加用甲硝唑500 mg,每日2次,口服加用多西环素 100 mg,每日 2 次口服;头孢西丁 2 g,单次肌注,同服丙磺舒 1 g,加用多西环素 100 mg,每日 2 次,口服,加用甲硝唑 500 mg,每日 2 次,口服。

重症:头孢替坦 2 g, q12 h,或头孢西丁 2 g, q6 h,静滴,加用多西环素 100 mg, q12 h,静滴或口服;克林霉素 900 mg, q8 h,静滴,加用庆大霉素(2 mg/kg 负荷剂量,继以 1.5 mg/kg, q8 h(或 4.5 mg/kg,每日 1 次),静滴,序贯多西环素 100 mg,每日 2 次口服。

备选方案:氨苄西林舒巴坦 3 g, q6 h,静滴加用多西环素 100 mg, q12 h,口服或静滴。抗菌药物治疗至少持续 14 d。

由于耐药性升高,一般不推荐氟喹诺酮类;若以上方案治疗 7~10 d 效果不佳,可更换为莫西沙星治疗 14 d。

性伴侣须评估并同治。

(袁瑾懿)

第九节　性传播疾病

性传播疾病简称性病,是一组以性行为为主要传播途径的传染病。我国现阶段将梅毒、淋病、生殖道沙眼衣原体、尖锐湿疣、生殖器疱疹、软下疳、性病性淋巴肉芽肿和艾滋病 8 种疾病列为重点防治的性病。其中,梅毒、淋病和艾滋病为法定传染病。近年来,梅毒报告发病率呈下降趋势。2019 年,一期梅毒和二期梅毒分别降至 3.13/10 万和 3.02/10 万,胎传梅毒降至 11.87/10 万,三期梅毒为 0.26/10 万。淋病发病率在经历了长期下降后,从 2012 年开始出现上升。2019 年,男性发病率为 13.81/10 万,女性发病率为 2.84/10 万。生殖道沙眼衣原体感染报告发病率高于其他性病。2019 年,20~24 岁女性发病率达 315.33/10 万,与发达国家相当,需特别关注。

一、梅毒

梅毒是由梅毒苍白螺旋体感染所引起的一种慢性、系统性疾病。可累及人体多系统、多脏器,导致组织破坏、功能失常,甚至危及生命;还可引起流产、死产、胎儿宫内发育不全和胎传梅毒等严重后果。

(一) 病原学和传播途径

梅毒螺旋体是一种小而纤细的透明螺旋状微生物,在体外极为敏感。煮沸、干燥、肥皂水,以及一般的消毒剂等均易将其杀灭。梅毒螺旋体可穿透正常黏膜或由微细损伤表皮进入人体,黏附于宿主细胞而繁殖,并可通过血行侵犯全身器官引起多系统病变。性接触是主要传播途径,也可通过母体胎盘传染,极少数可经被螺旋体污染的物品间接传播,输入梅毒患者的血液也可被传播。

(二) 分期

根据传染途径不同可分为获得性(后天)梅毒和胎传(先天)梅毒。根据病程获得性梅毒又可分为早期梅毒(病程2年内)和晚期梅毒(病程2年以上)。早期梅毒包括一期、二期和早期潜伏梅毒,晚期梅毒包括晚期良性梅毒、心血管梅毒和晚期潜伏梅毒等。神经梅毒在梅毒早、晚期均可发生。根据病程,胎传梅毒也分为早期先天梅毒(出生后2年内发病)和晚期先天梅毒(出生2年后发病)。所有潜伏梅毒是指患者未经治疗、无临床症状、梅毒血清学试验阳性,且脑脊液检查正常。

(三)临床表现

1. 一期梅毒(硬下疳) 潜伏期2~4周。外生殖器部位出现单发或多发的浅在性溃疡,呈圆形或椭圆形、界限清楚、边缘略隆起,疮面清洁,触诊基底坚实且呈软骨样硬度,无明显疼痛或触痛。未经治疗可在3~6周内自行消退。常伴单侧或双侧腹股沟及患部近卫淋巴结肿大,相互孤立而不粘连,无痛、质中,表面皮肤无红、肿及热等表现。

2. 二期梅毒 可有一期梅毒史,病程在2年以内,多发生于感染后8~12周。二期梅毒皮损可模拟任何皮肤病损害,包括斑疹、斑丘疹、丘疹、鳞屑性皮损、毛囊疹及脓疱疹等,常泛发对称,以掌跖部铜红色、脱屑性皮疹,或者外阴、肛周扁平湿疣为其特征性损害。口腔黏膜斑、虫蚀样脱发易被忽视。患者一般无自觉症状。未经足量规则治疗,损害消退后可复发。二期复发梅毒皮损局限而不对称,数目较少。可伴全身浅表淋巴结肿大,梅毒性骨关节、眼、内脏及神经系统损害等。

早期梅毒若不治疗,皮损可以自行消退,进入潜伏梅毒状态。

3. 三期梅毒(晚期梅毒) 常在感染后2年以上发生。皮肤黏膜损害包括呈环形或多环形排列的结节性梅毒疹和破坏性较大的树胶样肿。皮损一般无自觉症状。可伴有骨梅毒和其他内脏梅毒,累及心血管系统可出现单纯性主动脉炎、主动脉瓣闭锁不全、主动脉瘤、冠状动脉狭窄和心绞痛等。

4. 神经梅毒 各期梅毒均可发生神经系统损害,包括无症状神经梅毒、脑脊膜神经梅毒、脑膜血管梅毒、脑实质梅毒(麻痹性痴呆、脊髓痨和树胶肿性神经梅毒)、眼梅毒及耳梅毒等。梅毒螺旋体若同时侵犯神经系统的不同部位,临床表现可复杂多样,症状、体征可以重叠或复合。

5. 潜伏梅毒 临床上,无明显症状和体征,梅毒血清反应阳性,排除无症状神经梅毒者。感染期限在2年内的称早期潜伏梅毒,2年以上的称晚期潜伏梅毒。

6. 胎传梅毒

(1)早期胎传梅毒:2岁以内发病,类似于获得性二期梅毒,发育不良,皮损常为红斑、丘疹、扁平湿疣、水疱-大疱,伴梅毒性鼻炎及喉炎、骨髓炎、骨软骨炎和骨膜炎,可有全身淋巴结肿大、肝脾肿大和贫血等。

(2)晚期胎传梅毒:2岁或以后发病,类似于获得性三期梅毒,出现炎症性损害(基质性角膜炎、神经性耳聋、鼻或腭树胶肿、克勒顿关节和胫骨骨膜炎等)或标记性损害(前额圆凸、马鞍鼻、佩刀胫、锁胸关节骨质肥厚、郝秦生齿和口腔周围皮肤放射状皲裂等)。

(四)实验室检查

1. 梅毒螺旋体暗视野检查 暗视野显微镜下,典型的梅毒螺旋体呈白色发光,螺旋较密而均匀,在硬下疳、扁平湿疣等梅毒皮损渗液中可找到梅毒螺旋体。

2. 梅毒血清学检查

（1）非梅毒螺旋体抗原血清试验：如快速血浆反应素环状卡片试验、甲苯胺红不加热血清试验（tolulized red unheated serum test，TRUST）、性病研究实验室（venereal disease research laboratory，VDRL）和不加热血清反应素试验（unheated serum reagm test，USR）等，用于观察疗效，判定复发及再感染，但必须排除生物性假阳性。

（2）梅毒螺旋体抗原血清试验：如梅毒螺旋体血凝试验（treponema pallidum hemagglutination assay，TPHA）、梅毒螺旋体明胶凝集试验（treponema pallidum particle assay，TPPA）、荧光螺旋体抗体吸收试验（fluorescent treponemal antibody-absorption，FTA‐ABS）等，阳性者基本可确诊为梅毒，但不可用于评估疗效及随访结果。

3. 其他检查　必要时可做皮损组织病理学检查和脑脊液检查，以协助诊断。

（五）诊断

梅毒的诊断依据主要包括流行病学史（不安全性行为、多性伴侣或性伴侣感染史，或者有输血史等）、临床表现和实验室检查。

一期梅毒要与软下疳、生殖器疱疹、糜烂性龟头炎、贝赫切特综合征和固定型药疹等发生在外阴部的红斑、糜烂和溃疡相鉴别；二期梅毒疹，要与玫瑰糠疹、银屑病、扁平苔藓、手足癣、药疹、多形红斑、环状红斑和尖锐湿疣等鉴别；三期梅毒要与寻常狼疮、结节病、瘤型麻风、脂膜炎和癌肿等鉴别。

（六）治疗

1. 治疗原则　及早发现，及时治疗；剂量足够，疗程规则，根据不同的病情采用相应的治疗方案；治疗后要经过足够时间的追踪观察；对所有性伴侣应同时进行检查和治疗。

2. 治疗方案

（1）早期梅毒（一期、二期和早期潜伏梅毒）的推荐方案：苄星青霉素 240 万 U，分两侧臀部肌内注射，每周 1 次，共 1～2 次；普鲁卡因青霉素 80 万 U，每日 1 次，肌内注射，连续 15 d。替代方案：头孢曲松 0.5～1 g，每日 1 次，肌内或静脉注射，连续 10 d。对青霉素过敏者口服多西环素 100 mg，每日 2 次，连服 15 d。由于耐药性，不再推荐大环内酯类药物治疗。

（2）晚期梅毒（三期皮肤、黏膜和骨骼梅毒，晚期潜伏梅毒或不能确定病期的潜伏梅毒）及二期复发梅毒的推荐方案：苄星青霉素 240 万 U，分两侧臀部肌内注射，每周 1 次，共 3 次；普鲁卡因青霉素 80 万 U，每日 1 次，肌内注射，连续 20 d 为 1 个疗程，也可考虑给第 2 个疗程，疗程间停药 2 周。对青霉素过敏者口服多西环素 100 mg，每日 2 次，连服 30 d。

（3）心血管梅毒的推荐方案：如有心力衰竭者，首先治疗心力衰竭，待心功能可代偿时，可从小剂量开始注射青霉素。水剂青霉素肌内注射，第 1 天 10 万 U，单剂；第 2 天每次 10 万 U，共 2 次；第 3 天每次 20 万 U，共 2 次；自第 4 天起：普鲁卡因青霉素 80 万 U，每日 1 次，肌内注射，连续 20 d 为 1 个疗程，共 2 个疗程（或更多），疗程间停药 2 周；苄星青霉素 240 万 U，分两侧臀部肌内注射，每周 1 次，共 3 次。心血管梅毒也可采用神经梅毒治疗方案。对青霉素过敏者口服多西环素 100 mg,每日 2 次,连服 30 d。

(4) 神经梅毒、眼梅毒和耳梅毒的推荐治疗方案:水剂青霉素 1 800~2 400 万 U,静脉滴注(300 万~400 万 U, q4 h),连续 10~14 d;普鲁卡因青霉素 240 万 U,每日 1 次,肌内注射,同时口服丙磺舒,每次 0.5 g,每日 4 次,共 10~14 d。必要时继以苄星青霉素每周 240 万 U,肌内注射,共 3 次。替代方案:头孢曲松 2 g,每日 1 次,静脉注射,连续10~14 d。对青霉素过敏者口服多西环素 100 mg,每日 2 次,连服 30 d。

(5) 胎传梅毒:

1)早期胎传梅毒(2 岁以内):脑脊液异常者用水剂青霉素, 10 万~15 万 U/(kg·d),静脉注射,连续 10~14 d。脑脊液正常者用苄星青霉素 5 万 U/kg,单次注射(分两侧臀肌)。如无条件检查脑脊液者,可按脑脊液异常者治疗。对青霉素过敏者尚无最佳替代方案,可在无头孢曲松过敏史的情况下选用头孢曲松 125 mg(脑脊液正常者)~250 mg(脑脊液异常者),每日 1 次,肌内注射,连续 10~14 d。

2)晚期胎传梅毒(2 岁以上):普鲁卡因青霉素 5 万 U/(kg·d),肌内注射,连续 10 d为 1 个疗程(较大儿童不应超过成人同期患者的治疗量)。对青霉素过敏者尚无最佳替代方案,可在无头孢曲松过敏史的情况下选用头孢曲松 250 mg,每日 1 次,肌内注射,连续 10~14 d。8 岁以下的儿童禁用四环素。

(6) 妊娠期梅毒:对妊娠期新诊断梅毒及有既往梅毒感染证据的孕妇,应予苄星青霉素 240 万 U,分两侧臀部肌内注射,每周 1 次,共 3 次。治疗后每月复查非梅毒螺旋体血清学定量试验,观察有无复发及再感染。对青霉素过敏者尚无最佳替代方案,可在无头孢曲松过敏史的情况下谨慎选用头孢曲松。确保无耐药的情况下可使用红霉素治疗,但应加强临床和血清学随访及婴儿出生后的评估和治疗,停止哺乳后须以多西环素复治。

(7) 吉海反应:梅毒治疗后可发生吉海(Jarisch-Herxheimer)反应,常发生于首次用药后数小时至 24 h,表现为流感样症状、梅毒性损害暂时加重、内脏及中枢神经系统梅毒症状显著恶化,重者可危及生命。可于治疗前口服泼尼松,每日 20~30 mg,分次给药,2~3 d 后停用。孕妇应给予必要的医疗监护和处理。

3. 随访 梅毒经足量规则治疗后,应定期随访观察,包括全身体检和复查非梅毒螺旋体抗原血清学试验滴度,判断是否有血清复发或临床复发。早期梅毒随访 2~3 年,晚期梅毒随访 3 年或更长。第 1 次治疗后,每 3 个月复查 1 次;1 年后,每半年复查 1 次。神经梅毒需要随访脑脊液检查直到正常。

二、淋病

淋病是由淋病奈瑟菌引起的以泌尿生殖系统化脓性感染为主要表现的性传播疾病。淋病奈瑟菌在体外不易生存,对柱状上皮和移行上皮有亲和力,常可通过尿道或宫颈进入人体,经繁殖后可上行性感染而引起前列腺炎、盆腔炎和腹膜炎等,也可引起眼炎、咽炎和直肠炎等感染,甚至还可造成败血症等严重后果。性接触是主要传播途径,患病孕妇亦可通过产道感染新生儿,偶可通过接触被污染的物品感染。

（一）临床表现

临床上可将淋病分为以下 3 类。

1. 单纯性淋病　指单一的泌尿生殖道或其他部位的黏膜局部淋球菌感染。

（1）淋菌性尿道炎：是男子淋球菌感染的最常见表现。潜伏期 2～10 d，常为 3～5 d。主要症状是尿道分泌物和尿痛，可见尿道口红肿。尿道分泌物开始为黏液性，后出现脓性或脓血性分泌物自然流出，同时伴有尿频、尿急及明显排尿不适。可伴有发热、头痛、全身不适和腹股沟淋巴结肿大等。一般于感染后 2 周症状开始减轻。

（2）淋菌性宫颈炎：约 50％女性感染者无明显症状，潜伏期不明。宫颈为女性淋球菌感染的常见部位，表现为分泌物增多，外阴刺痒和烧灼感。体检见宫颈轻重不一的红肿和触痛，宫颈口脓性或黏液脓性分泌物。部分患者伴尿道感染，可出现尿频、尿急、尿痛及尿道口脓性分泌物，症状较男性轻。

幼女淋菌性外阴阴道炎多是间接感染，症状较轻，或可出现阴道脓性分泌物。有时分泌物呈黄绿色，出现会阴部红肿和排尿疼痛。

（3）淋菌性结膜炎：成人很少发生，被淋菌的分泌物污染可发病，如出现则较重，常单眼受累。新生儿淋菌性眼炎通常在出生后 48 h 左右出现，也可延迟到 1 周，多为双眼发病。开始为结膜炎，分泌物较多，24 h 后呈脓性外观，结膜水肿、充血。如不及时治疗，可导致角膜混浊、溃疡，出现虹膜睫状体炎，最终失明。

（4）淋菌性咽炎：见于有口交行为者，90％以上感染无明显症状，出现轻度的咽痛或耳部牵涉痛。检查可见咽部黏膜充血、咽后壁有黏液或脓性分泌物。

（5）淋菌性肛门直肠炎：多见于有肛交行为者，女性可由阴道分泌物接种所致。2/3以上的肛门直肠淋病没有症状，其余可有肛门瘙痒、直肠刺痛或烧灼感和里急后重，可有黏液脓性分泌物排出。直肠镜检可呈正常外观，也可见直肠或肛管黏膜红肿伴脓性分泌物。未治疗可引起肛周皮肤脓肿和肛瘘。

2. 有合并症淋病　在上述单纯性淋病的基础上，同时发生其他组织器官的淋球菌感染。

（1）男性淋病的并发症：包括淋菌性前列腺炎、精囊炎、附睾炎和尿道狭窄等，偶见系带旁腺炎、龟头炎、尿道旁腺炎、尿道周围蜂窝织炎和阴茎中缝脓肿等并发症。

（2）女性淋病的并发症：淋菌性盆腔炎包括子宫内膜炎、输卵管炎、输卵管卵巢脓肿、盆腔腹膜炎和盆腔脓肿等，是女子淋病最常见并发症，可导致不孕症、异位妊娠和慢性盆腔疼痛。此外，还可出现淋菌性前庭大腺（Bartholin 腺）炎和脓肿、肝周炎等。

3. 播散性淋病　未获治疗的淋病患者中，0.5％～3％发生播散性淋球菌感染，女性易发，常在月经期或妊娠时发病。最常见的表现是急性关节炎、腱鞘炎和皮炎。淋球菌性皮炎的"典型"皮肤损害是发生在肢体远端的红斑基底上的坏死性脓疱，有压痛。少数患者可发生淋菌性脑膜炎、心内膜炎、心包炎和心肌炎等。

（二）实验室检查

1. 涂片直接镜检　分泌物涂片镜检显示多形核白细胞内革兰阴性双球菌阳性，仅对男性尿道分泌物标本有诊断意义，敏感性≥95％。不推荐用于其他类型淋球菌感染的诊断,如口咽、直肠部位和女性宫颈感染。

2. 淋病奈瑟菌培养 为淋病的确诊试验。分泌物接种在淋病奈瑟菌选择性培养基上,根据菌落形态、革兰染色、氧化酶试验和糖发酵试验鉴定后确诊。特异性高,并可保存淋球菌菌株,用于药物敏感性试验。

3. 核酸检测 用 PCR 等核酸检测技术在标本中检测到淋球菌核酸(DNA 或 RNA)为阳性。敏感性高于培养,适用于各种类型临床标本的检测。

（三）诊断

淋病的诊断主要根据流行病学史(不安全性行为、多性伴侣或性伴侣感染史)、尿道、宫颈或其他部位的临床表现,脓性分泌物涂片或培养找到淋病双球菌而确诊。

男性淋菌性尿道炎要与生殖道沙眼衣原体感染和其他原因引起的尿道炎相鉴别;女性淋菌性宫颈炎应与生殖道沙眼衣原体感染、生殖道念珠菌病、阴道滴虫病及细菌性阴道病等相鉴别。

（四）治疗

1. 治疗原则 早期诊断,早期治疗;遵循及时、足量和规则用药的原则,根据不同的病情采用相应的治疗方案;如同时有衣原体或其他性传播疾病病原体的感染,应一并治疗;治疗后应进行随访;性伴侣如有感染应同时接受治疗。

2. 治疗方案

（1）无合并症淋病:

1)淋菌性尿道炎、宫颈炎和直肠炎的推荐方案:头孢曲松 1 g,单剂肌内或静脉注射;大观霉素 2 g(宫颈炎 4 g),单剂肌内注射;替代方案:头孢噻肟 1 g,单剂肌内注射,或者其他第三代头孢菌素类,如已证明其疗效较好,亦可选作替代药物。近年来,我国对头孢曲松的敏感性开始降低,同时偶见大观霉素治疗失败的报道。

2)淋菌性眼炎的推荐方案:新生儿,头孢曲松 25～50 mg/kg(总量不超过 125 mg),静脉或肌内注射,每日 1 次,连续 3 d。成人,头孢曲松 1 g,肌内或静脉注射,每日 1 次,连续 3 d;大观霉素 2 g,肌内注射,每日 1 次,连续 3 d。同时应用生理盐水冲洗眼部,qh。新生儿母亲如患有淋病,应同时治疗。

3)淋菌性咽炎的推荐方案:头孢曲松 1 g,单剂肌内或静脉注射;头孢噻肟 1 g,单剂肌内注射。大观霉素对淋菌性咽炎的疗效差,不推荐使用。

4)儿童淋病:体重≥45 kg 者按成人方案治疗。体重＜45 kg 者:头孢曲松 25～50 mg/kg(最大不超过成人剂量),单剂肌内注射;大观霉素 40 mg/kg(最大剂量 2 g),单剂肌内注射。

（2）有合并症淋病:

1)淋菌性附睾炎、精囊炎和前列腺炎的推荐方案:头孢曲松 1 g,肌内或静脉注射,每日 1 次,共 10 d。替代方案:头孢噻肟 1 g,肌内注射,每日 1 次,共 10 d。如果衣原体感染不能排除,加多西环素 100 mg 口服,每日 2 次,共 10～14 d。

2)淋菌性盆腔炎:门诊治疗方案参照淋菌性附睾炎、精囊炎和前列腺炎方案,需要加甲硝唑 400 mg 口服,每日 2 次,共 14 d。

（3）播散性淋病：

1）新生儿播散性淋病：头孢曲松 25～50 mg/kg，静脉或肌内注射，每日 1 次，共 7～10 d，如有脑膜炎，疗程为 14 d。

2）儿童播散性淋病：体重≥45 kg 者按成人方案治疗。体重＜45 kg 者：淋菌性关节炎，头孢曲松 50 mg/kg，肌内或静脉注射，每日 1 次，共 7～10 d；脑膜炎或心内膜炎，头孢曲松 25 mg/kg，肌内或静脉注射，每日 2 次，共 14 d（脑膜炎）或 28 d（心内膜炎）。

3）成人播散性淋病：推荐住院治疗。需要检查有无心内膜炎或脑膜炎。推荐方案：头孢曲松 1 g，肌内或静脉注射，每日 1 次，共 10 d 或以上。淋菌性脑膜炎疗程约 2 周，心内膜炎疗程需 4 周以上。

3. 随访　无合并症淋病患者经推荐方案规则治疗后，一般不需复诊做判愈试验。治疗后仍有症状者应行淋球菌培养及药物敏感性试验，并应加强对患者的教育及性伴侣的诊治。症状持续者应考虑沙眼衣原体或其他微生物合并感染可能，需要进行针对性检查及治疗。

三、生殖道沙眼衣原体感染

该病是由沙眼衣原体感染引起的常见性传播疾病。沙眼衣原体是一种有独特发育周期、严格细胞内寄生的原核细胞型微生物，在体外抵抗力较弱，性接触是该病主要的传播途径，患病孕妇亦可通过产道感染新生儿，部分患者常合并淋球菌感染。

（一）临床表现

常有不安全性行为、多性伴侣或性伴侣感染史。新生儿感染者其母亲有沙眼衣原体感染史。潜伏期 1～3 周。

1. 男性感染　男性患者初期表现为尿道不适，尿道内瘙痒、刺痛或灼热等症状。尿道口轻度红肿，可有少量浆液性分泌物。如未治疗或治疗不当，少数患者可进一步引起附睾炎。关节炎为少见的并发症。

2. 女性感染　女性患者症状不明显或无症状。当引起尿道炎时，约 50% 的患者有尿频和排尿困难，伴少量尿道分泌物。若感染宫颈，可有阴道及外阴瘙痒伴分泌物异常，体检可发现宫颈管黏液脓性分泌物，宫颈红肿、充血。如未治疗或治疗不当，部分患者可上行感染而发生盆腔炎。此外，女性患者可经产道传播致新生儿罹患眼结膜炎、鼻炎，甚至肺炎，应引起足够重视。

（二）实验室检查

1. 抗原检测　酶联免疫吸附试验、直接免疫荧光法或免疫扩散试验可检测沙眼衣原体抗原，但敏感性较低。

2. 沙眼衣原体细胞培养　细胞培养是检查沙眼衣原体的"金标准"，但费用高、技术难度大，难以在临床广泛应用。

3. 核酸检测　PCR、RNA 实时荧光核酸恒温扩增法、转录介导核酸恒温扩增法等检测男性尿道拭子、女性宫颈管拭子或男女性尿液标本沙眼衣原体核酸阳性，比其他的诊断方法更为敏感。

4. 抗体检测 新生儿衣原体肺炎病例的沙眼衣原体 IgM 抗体滴度升高,有诊断意义。

(三) 诊断

生殖道沙眼衣原体感染主要根据流行病学史、临床表现及实验室检查综合判断而做出诊断。

(四) 治疗

常用药物包括大环内酯类、四环素类和新型氟喹诺酮类药物。成人沙眼衣原体感染的推荐方案为:阿奇霉素第 1 天 1 g,以后 2 d, 0.5 g/d,共 3 d;多西环素 100 mg,每日 2 次,共 10～14 d。替代方案:米诺环素 100 mg,每日 2 次,共 10～14 d;莫西沙星 0.4 g,每日 1 次,共 7 d 等。

(陆小年)

第十节 其他感染性疾病

一、急性感染性腹泻

腹泻是一种常见症状,指排便次数超过平日习惯频率,粪质稀薄,水分增加,可伴有黏液、脓血和未消化食物。感染性腹泻则指病原微生物或寄生虫引起的腹泻,常伴有恶心、呕吐和腹痛,并可有发热等全身症状。急性腹泻一般指病程在 2 周以内的腹泻。

(一) 病原学

导致急性感染性腹泻的病原体主要有以下几种。①细菌:志贺菌属、沙门菌属、弯曲菌属、肠致病性大肠埃希菌、肠出血性大肠埃希菌(主要为血清型 O157:H7)、肠侵袭性大肠埃希菌、肠产毒性大肠埃希菌、肠黏附性大肠埃希菌、耶尔森菌属、艰难梭菌和金黄色葡萄球菌等。②病毒:轮状病毒、诺如病毒和类诺如病毒等。③寄生虫:蓝伯贾第虫、溶组织阿米巴、隐孢子虫属和环孢子虫属等。目前,尚缺乏念珠菌属等真菌在一般人群中具有肠道致病力的证据,肠道菌群失调时可见念珠菌属大量繁殖,但并非都发生腹泻。

(二) 诊断

首先排除其他非感染因素所造成的非感染性腹泻及慢性腹泻。例如,渗透性腹泻、动力性腹泻等,再根据患者粪便性状、伴随症状和体征,以及粪便常规检查,可将急性感染性腹泻分为炎症性腹泻和非炎症性腹泻。

1. 炎症性腹泻 以次数多、量少的黏液便和(或)血便为特征,常伴有发热、里急后重和剧烈腹痛等症状。粪便镜检可见大量白细胞和红细胞,且病变部位越低(越接近结肠),白细胞数量越多。这类腹泻的病原菌多为沙门菌属、志贺菌属、弯曲菌属、肠出血性大肠埃希菌和肠侵袭性大肠埃希菌。

2. 非炎症性腹泻 则以水样便为特征,大便量多(每日超过 1 L)而无脓、血,不伴发热、剧烈腹痛等症状,大便镜检白细胞缺如或很少。这类腹泻多为霍乱弧菌、肠产毒性大肠埃希菌、肠致病性大肠埃希菌、轮状病毒、诺如病毒、蓝伯贾第虫和隐孢子虫等病原引起的非侵袭性感染。

(三)治疗

1. 治疗原则

(1) 纠正失水、电解质平衡失调:水、电解质紊乱是腹泻最严重的并发症之一,应尽早开始补充水、电解质。一些含适量葡萄糖、电解质成分的口服补液盐具有服用方便、价格低廉的优点,可作为能口服的轻、中度失水患者补充水、电解质的主要方法。重度脱水患者可予以乳酸钠林格氏液等静脉滴注。在不能获得市售口服补液盐时,可采用替代品,如在每升饮用水中加入 1 平勺食盐和 4 满勺糖,或者在 500 ml 米汤中加 1.5~2 g 食盐。

(2) 饮食调整、对症治疗:应主要进食易消化、少渣食物,避免牛奶等含乳糖食品。咖啡、茶等含咖啡因饮料或食品也应避免。严格掌握指征的情况下可应用次水杨酸铋等对症治疗药物,以减少肠道蠕动和水、电解质的丧失。

(3) 抗感染治疗:抗感染治疗对肠产毒性大肠埃希菌、霍乱弧菌和溶组织内阿米巴等所致的腹泻有确切疗效,但对亲水气单胞菌、类志贺邻单胞菌属等所致腹泻的疗效尚不肯定。病毒及隐孢子虫等所致感染目前尚无有效抗感染药物。应避免对所有的急性感染性腹泻患者常规予以抗菌药物治疗,严格掌握抗感染治疗的指征。

2. 经验治疗

(1) 抗感染经验治疗的指征:在根据病史、体检和大便常规检查等做出初步诊断和进行相应病原学检查后,对以下患者给予经验治疗:①伴有发热等全身症状的中、重度炎症性腹泻;②病程超过 10~14 d 的腹泻;③老年人,糖尿病、肝硬化和免疫缺陷者等易发生并发症患者的腹泻;④旅行者腹泻;⑤餐饮服务业工作人员、食品生产者、医务人员、幼儿教师,以及其他护理机构工作人员等容易导致腹泻传播和流行的患者。

(2) 轻度腹泻(每日不成形大便≤3 次,相关症状轻):补液、无乳糖饮食及避免咖啡因;不需用抗感染药。

(3) 中、重度腹泻者:中度腹泻者(每日不成形大便≥4 次,且<6 次,伴或不伴全身症状)、重度腹泻者(每日不成形大便≥6 次、体温≥38.3℃、里急后重、血便,以及大便镜检发现白细胞)首选氟喹诺酮类药物,如氧氟沙星、诺氟沙星或环丙沙星,疗程 3~5 d。此外,亦可选用 SMZ/TMP、磷霉素、多西环素和呋喃唑酮等药物。亦有人认为治疗中度腹泻患者仅需补液和予以抗动力药物(洛哌丁胺首剂 4 mg,继以每次稀便后 2 mg,累计不超过 16 mg/d)。

(4) 医院获得性腹泻:如腹泻是在医院获得,或患者近期有应用抗生素,尤其是林可霉素类、氨苄西林等药物史,病情较轻者停药后即可缓解。腹泻较重者,还应怀疑艰难梭菌所致的抗生素相关腹泻或假膜性肠炎,应检测艰难梭菌毒素,并予以甲硝唑或万古霉素治疗 10~14 d。

(5) 旅行者腹泻:旅行者腹泻多发生于抵达旅行地 2 周以内,到亚洲、拉丁美洲和非洲旅行发生腹泻者,病原体以肠产毒性大肠埃希菌为多见,占40%~70%,志贺菌属、沙门菌属和病毒(轮状病毒、诺如病毒和类诺如病毒)各占5%~15%,其他病原有溶组织内阿米巴、蓝伯贾第虫、隐孢子虫、空肠弯曲菌、弧菌属、气单胞菌属和邻单胞菌属等。多数旅行者腹泻呈自限性,一般在3~5 d内自愈。由于其主要病原体肠产毒性大肠埃希菌所致的腹泻经抗菌治疗后,病程可由3~5 d缩短至1~2 d内,因此,仍主张给予抗菌药物治疗。

3. 病原治疗

(1) 细菌性腹泻:

1) 志贺菌属:引起细菌性痢疾的志贺菌属细菌主要为福氏和宋氏志贺菌,诊断依据粪便细菌培养确定。治疗药物首选氟喹诺酮类,也可选用阿奇霉素,疗程5~7 d。其他可选用药物有磷霉素、SMZ/TMP、呋喃唑酮、氨苄西林或阿莫西林等。中毒性菌痢等重症患者或对上述药物耐药菌所致的感染,还可选用头孢曲松或头孢噻肟。

2) 霍乱弧菌:诊断依据粪便细菌培养确定。补充水、电解质至关重要,抗菌治疗可以减少粪量、缩短病程和排菌时间。首选阿奇霉素和多西环素,可选用药物有环丙沙星、SMZ/TMP和呋喃唑酮,疗程均为3 d。

3) 沙门菌属:首选氟喹诺酮类,也可选用阿奇霉素、头孢曲松、头孢噻肟、氨苄西林、阿莫西林或SMZ/TMP等,疗程一般为7 d。艾滋病等免疫缺陷患者疗程至少为14 d。

4) 肠出血性大肠埃希菌:肠出血性大肠埃希菌腹泻以不伴发热的血便为特点,可导致溶血尿毒综合征和血栓性血小板减少性紫癜等严重并发症。抗感染治疗的作用尚不明确。

5) 肠产毒性大肠埃希菌和其他大肠埃希菌:国内大肠埃希菌对氟喹诺酮类和SMZ/TMP耐药率较高,应用这些药物治疗大肠埃希菌感染很可能失败。建议应用庆大霉素、新霉素、磷霉素、多西环素或呋喃唑酮口服,疗程3~5 d。

6) 艰难梭菌:艰难梭菌是医院获得性感染性腹泻的首位病原体,治疗应首先及时停用诱发抗菌药物。轻、中度初发艰难梭菌感染患者选用甲硝唑每次500 mg,每日3次,口服;重度初发艰难梭菌感染者选用万古霉素每次125 mg,每日4次,口服;重度、复杂性艰难梭菌感染(肠梗阻、巨结肠、低血压和休克患者)应选用万古霉素每次500 mg,每日4次,口服(肠梗阻患者:每500 mg溶解于100 ml生理盐水,灌肠给药),并可联合甲硝唑每次500 mg,q8h,静滴。疗程均为10~14 d。

7) 亲水气单胞菌:抗菌治疗的疗效未获肯定,仅限用于重症或免疫缺陷患者、合并肠外感染者,以及腹泻时间超过5~7 d者。治疗药物有环丙沙星、SMZ/TMP或四环素,口服,疗程3~5 d;或者庆大霉素静脉滴注,疗程5 d。

8) 小肠结肠炎耶尔森菌:仅重症患者需要抗菌治疗。治疗药物有多西环素联合庆大霉素或妥布霉素,静脉给药。替代药物为环丙沙星、SMZ/TMP或头孢曲松。

9) 单核细胞增多性李斯特菌:通常呈自限性。对严重李斯特菌感染患者可予以氨苄西林或SMZ/TMP静脉给药。

10) 食物中毒:金黄色葡萄球菌、产气荚膜梭菌和蜡样芽胞杆菌等引起的腹泻均由外毒素所致,呈自限性。主要予补液和对症治疗,不推荐抗菌治疗。

(2) 病毒性腹泻:诺如病毒、轮状病毒等病毒所致腹泻一般呈自限性,并缺乏有效抗病毒药物,主要给予补液和对症治疗。

(3) 寄生虫性腹泻:阿米巴肠病首选甲硝唑,次选双碘喹啉。严重病例联合甲硝唑和双碘喹啉、四环素,以及巴龙霉素等。蓝伯贾第虫病首选甲硝唑,次选硝唑尼特。隐孢子虫病难以根治,可选用硝唑尼特 0.5 g,每日 3 次,共 3 d;HIV 感染者可用硝唑尼特 0.5 g,每日 2 次,共 14 d。

(陈轶坚)

二、布鲁菌病

布鲁菌病(brucellosis)是由布鲁菌属细菌引起的一种人畜共患病。布鲁菌属属需氧革兰阴性球杆菌,共有 10 个生物种,其中马耳他布鲁菌(*Brucella melitensis*)、流产布鲁菌(*Brucella abortus*)、猪布鲁菌(*Brucella suis*)和犬布鲁菌(*Brucella canis*)等可致人类感染。布鲁菌病的传染源为患病的羊、牛、猪等家畜,少数为犬。职业人员由于为病畜接生、剥动物皮、挤奶和切肉等途径而感染,其他人员与病畜密切接触、进食污染生乳等,也可导致感染;人与人之间的传播少见。该菌也可能通过呼吸道黏膜、眼结膜和性器官黏膜而发生感染。人群普遍易感,患病后有一定免疫力,但再感染者并不少见。布鲁菌病在全球人、畜中广泛流行,我国自 20 世纪 90 年代以来,疫情呈明显回升。当前,布鲁菌病流行有以下趋势:疫区从牧区向半农半牧区、农业区,乃至城市蔓延;大规模流行代之以多发、散发流行;患者除职业人群外,老年、青少年及儿童发病人数增加。

布鲁菌病的潜伏期为 7～60 d,一般为 2～3 周。布鲁菌病可仅为局部脓肿,亦可多脏器受累。其临床表现多样,主要症状有发热、多汗和关节痛等,可引起骨关节炎、脊髓炎、脑膜炎、睾丸炎、心内膜炎、心包炎、肺炎、胸膜炎和子宫内膜炎等并发症。实验室检查可见外周血白细胞和血小板减少、贫血,以及血沉增高。

布鲁菌培养阳性为该病最有力的诊断依据,但布鲁菌生长缓慢,需要观察 1 个月以上。血培养阳性率为 53%～90%,阳性率随病程延长下降,骨髓培养阳性率更高。自动化培养系统可加快培养速度,提高培养阳性率。一些血清学检查如标准试管凝集试验、抗人免疫球蛋白试验具有一定的诊断价值,有助于早期诊断。

合理的抗菌治疗可改善布鲁菌病症状、缩短病程和减少并发症。由于布鲁菌寄殖于宿主细胞内,治疗布鲁菌病宜选用细胞内浓度高的药物。单药治疗布鲁菌病复发率高,因此,目前主张联合用药。

1. 无局部病灶者的治疗方案　首选多西环素每次 100 mg,每日 2 次,口服至少 6 周,联合庆大霉素 5 mg/kg,每日 1 次,肌内注射,共 1 周。替代选用多西环素每次 100 mg,每日 2 次,口服,联合利福平 600～900 mg(15 mg/kg),每日 1 次,口服,疗程 6 周。

2. 布鲁菌神经系统感染治疗方案　头孢曲松每次 2 g,q12 h,静脉滴注,疗程至少 1 个月,联合多西环素每次 100 mg,每日 2 次,口服,或联合利福平 600～900 mg

(15 mg/kg),每日 1 次,口服 6 周,直至脑脊液检查恢复正常。

3. 布鲁菌脊柱炎、骶髂关节炎者治疗方案 首选多西环素＋庆大霉素(剂量用法同前)＋利福平 600～900 mg,每日 1 次,口服,疗程至少 3 个月。替代选用环丙沙星 750 mg,每日 2 次,口服,加服利福平 600～900 mg,每日 1 次,口服,疗程至少 3 个月。合并脊柱炎者如出现脊髓压迫、脊柱不稳定或神经根压迫等症状,应予以手术治疗。合并心内膜炎的治疗尚无成熟方案,可采用多西环素＋利福平＋TMP/SMZ,疗程 1.5～6 个月,联合庆大霉素 5 mg/(kg·d),疗程为 2～4 周。尽管单纯药物可有效治疗部分心内膜炎患者,但多数专家认为应结合手术治疗,尤其在人工瓣膜感染时,或者发生充血性心力衰竭、瓣膜损坏和脓肿形成等并发症时,需要及时进行瓣膜置换等手术治疗。

(黄海辉)

三、诺卡菌病

诺卡菌隶属于放线菌纲放线菌目诺卡菌科,广泛分布于自然界中。临床上,多由外伤进入皮肤或经呼吸道吸入引起局部皮肤或肺部感染,可导致播散性感染并累及中枢神经系统。免疫缺陷是罹患诺卡菌病的风险因素,但大约 1/3 的感染者免疫功能正常。

诺卡菌属包括超过 100 种细菌,其中对人类致病的至少有 30 种,通过生化反应经常不能准确地把不同的种区分开来,目前主要通过分子生物学方法鉴定。

星形诺卡菌是导致人类感染的最常见菌种,目前被重新定义为星形诺卡菌细菌复合群(*N. asteroides spp. complex*),包括狭义的星形诺卡菌(*N. asteroides sensu stricto*)、皮疽诺卡菌(*N. farcinica*)、新星诺卡菌(*N. nova*)及南非诺卡菌(*N. transvalensis*)复合群等。其他常见的致病性诺卡菌还有巴西诺卡菌(*N. brasiliensis*)和豚鼠耳炎诺卡菌(*N. otitidiscaviarum*)。

免疫缺陷、酗酒和某些肺部疾病患者易患肺部和播散性诺卡菌病,最常见的致病菌是盖尔森基兴诺卡菌(*N. cyriacigeorgica*)、新星诺卡菌或皮疽诺卡菌。巴西诺卡菌常引起皮肤或皮肤淋巴感染及足菌肿(mycetoma)。

治疗方案的初步选择应基于诺卡菌的种类、感染部位、严重程度、患者免疫状态,以及潜在的药物相互作用或毒性。由于诺卡菌对抗菌药物表现出不同的耐药性,建议对临床分离株进行药敏试验。

常见诺卡菌对抗菌药物敏感性总结如表 6-17。

表 6-17 常见诺卡菌的药物敏感性

药物	盖尔森基兴诺卡菌	皮疽诺卡菌	新星诺卡菌复合群	南非诺卡菌复合群	巴西诺卡菌
SMZ/TMP	S	S[a]	S	S	S
阿莫西林克拉维酸	R	S	R	V(0～53% R)	S

续表

药 物	盖尔森基兴诺卡菌	皮疽诺卡菌	新星诺卡菌复合群	南非诺卡菌复合群	巴西诺卡菌
头孢曲松	S	R	V(25%～53% R)	V(15%～37% R)	V(13%～66% R)
亚胺培南	V(3%～57% R)	V(4%～67% R)	S	R	R
阿米卡星	S	S	S	R	S
利奈唑胺	S	S	S	S	S
莫西沙星	R	S, V[b]	R	S	S
克拉霉素	R	R	S	R	R
米诺环素	V(15%～95% R)	R	V(44%～88% R)	R	V(23%～76% R)
替加环素	V	R	V	ND	S

注：a,近期研究提示皮疽诺卡菌对 SMZ/TMP 的耐药率为 0.5%～6%，西班牙已报道 45%耐药率；b,通常敏感，但在某些报道中部分耐药。ND,无数据；R,通常耐药；S,通常敏感(某些菌株可耐药)；V,耐药性不定(已发表的耐药率在括号内)

SMZ/TMP 是诺卡菌病的主要治疗药物。对于播散性(包括中枢神经系统)疾病和免疫抑制患者，单用磺胺类药物治疗的病死率＞50%，故建议联合应用抗菌药物，其中临床经验最多者为阿米卡星和亚胺培南。阿米卡星在体外对大多数诺卡菌具良好杀菌作用，与 SMZ/TMP 在体外具有协同作用；亚胺培南与 SMZ/TMP 联合具相加作用。其他可选用的药物包括第三代头孢菌素(头孢曲松和头孢噻肟)、利奈唑胺、米诺环素、阿莫西林/克拉维酸、氟喹诺酮类(莫西沙星)和克拉霉素等。

诺卡菌脑脓肿通常为血行播散所致，多由皮疽诺卡菌、星形诺卡菌或巴西诺卡菌所致。治疗首选 SMZ/TMP(以 TMP 计，每日 15 mg/kg，静脉滴注或口服，分 2～4 次给药)联合亚胺培南 500 mg, q6 h，静滴。如伴有多脏器受累，应加用阿米卡星 7.5 mg/kg, q12 h，静滴。替换治疗为利奈唑胺静脉滴注或口服，联合美罗培南 2.0 g, q8 h。临床情况改善，静脉给药 3～6 周后(病变广泛、多发或治疗反应慢，尤其是免疫缺陷者可延长静脉给药时间)可根据药敏改为口服联合治疗。可选用的药物包括 SMZ/TMP(以 TMP 计，每日 10 mg/kg，分 2～3 次)、米诺环素(每次 100 mg，每日 2 次)和阿莫西林克拉维酸(每次 875 mg，每日 2 次)，疗程至少 1 年。有报道口服利奈唑胺 600 mg，每日 2 次有效，但血液系统毒性限制了其长期应用。对磺胺类耐药或过敏时，可选用阿米卡星联合亚胺培南、美罗培南、头孢曲松或头孢噻肟。皮疽诺卡菌对第三代头孢菌素耐药，不宜选用。

诺卡菌肺炎多由星形诺卡菌或巴西诺卡菌所致，治疗首选 SMZ/TMP 静脉滴注或口服(以 TMP 计，每日 15 mg/kg，分 2～4 次给药)联合阿米卡星(7.5 mg/kg, q12 h)，亦可选择亚胺培南(每次 500 mg, q6 h，静滴)联合阿米卡星。初始静脉治疗有效，可在 3～6 周后根据药敏结果改为口服单药治疗。对于累及中枢或多脏器感染者，尤其是免疫缺陷患者，建议静脉治疗 6 周后且有明确临床改善证据时，改用口服联合治疗(根据药敏试验结果)，同时密切监测临床情况。可选用的药物包括 SMZ/TMP、米诺环素及阿莫西林/克拉维酸。治疗过程中应监测 SMZ 的 C_{max},目标浓度为服药后 2 h 达到 100～150 mg/L。免疫功能正常者疗程至少 6 个月,严重感染时疗程 6～12 个月或以上,免疫功能缺陷者至少 12 个月。

诺卡菌淋巴结炎或皮肤脓肿多由星形诺卡菌或巴西诺卡菌所致,初始治疗选用 SMZ/TMP 静脉滴注或口服,以 TMP 计,每日 5～10 mg/kg,分 2～4 次给药。根据药物敏感性,亦可选用米诺环素、阿莫西林/克拉维酸、氟喹诺酮类和大环内酯类。足菌肿累及骨髓、病程较长或磺胺药治疗无效者,可考虑亚胺培南单药治疗或联合阿米卡星。免疫功能正常者疗程 3～6 个月,免疫缺陷者需 6～12 个月,足菌肿疗程应延长。

(王明华)

第十一节　深部真菌病

深部真菌病是指除表皮、毛发、甲床以外,真菌侵犯内脏、皮下组织、皮肤角质层以下和黏膜所致的感染。近 20 年来,深部真菌病呈持续增多趋势,尤其是医疗保健相关感染。美国疾病预防与控制中心全国医疗保健安全网资料显示,2006 年 1 月—2007 年 10 月,所有医院感染中念珠菌居第 4 位,其中在导管相关血流感染中居第 3 位、在导尿管相关尿路感染中居第 2 位。据估计,全球每年因为侵袭性真菌感染而死亡的人数约为 135 万,其中念珠菌血流感染＞12 万、侵袭型曲霉病＞10 万、隐球菌脑膜炎 60 万、肺孢菌病＞8 万,以及慢性肺曲霉病＞45 万。侵袭性真菌感染流行病学发生改变的主要原因是侵袭性真菌感染的易感人群增多。越来越多的患者接受化疗、器官移植、血管内导管、免疫抑制剂、广谱抗菌药物、胃肠外营养、血液透析和腹膜透析等。

一、念珠菌病

念珠菌病是念珠菌属引起的皮肤、黏膜和内脏的炎症、化脓或肉芽肿病变,是目前发病率最高的深部真菌病。

(一) 病原学及流行病学

迄今为止已发现 150 多种念珠菌,至少有 15 种念珠菌能引起人类疾病。但超过 90％的侵袭性感染通常由 5 种常见的病原真菌所致,分别为白念珠菌、光滑念珠菌、热带念珠菌、近平滑念珠菌和克柔念珠菌。美国念珠菌病年发生率为 7.3/10 万,病死率为 33.9％;念珠菌血症年发病率为(8～10)/10 万,病死率为 29％～40％。近年,临床分离的念珠菌属中,白念珠菌虽仍居首位,但呈下降趋势,而非白念珠菌呈增多趋势,其耐药程度亦较高。非白念珠菌中克柔念珠菌、光滑念珠菌对氟康唑敏感性较差。侵袭性念珠菌感染的风险因素有全胃肠外营养、中心静脉导管及其他血管内人工装置、粒细胞缺乏、广谱抗菌药物、免疫抑制治疗、血液透析和近期外科手术,尤其是腹部手术和念珠菌定植等。

（二）临床表现

念珠菌感染可侵犯人体几乎所有的组织和器官。黏膜念珠菌病有口咽部念珠菌病、食管念珠菌病和外阴阴道念珠菌病。系统性念珠菌病有念珠菌血症、慢性播散性念珠菌病、泌尿道念珠菌病、下呼吸道念珠菌病、骨关节念珠菌病、念珠菌心内膜炎、中枢神经系统念珠菌病和念珠菌眼内炎。

（三）实验室检查

1. 直接镜检 可直接镜检标本包括无菌体液、痰液、尿液和分泌物等标本。查见卵圆形芽胞或孢子、假菌丝或菌丝往往提示念珠菌，而真菌荧光染色可以提高检测阳性率。标本直接镜检阳性对于无菌体液及组织标本具有诊断意义，直接镜检阴性不能完全排除念珠菌病。

2. 真菌培养 无菌部位所取标本如血液、脑脊液和活检组织等培养阳性有诊断意义。开放部位标本如痰液、支气管肺泡冲洗液等培养阳性应结合直接镜检结果判断。若两者皆阳性，可能为致病菌。

3. 组织病理学检查 深部念珠菌病的组织反应不具特征性。正常无菌部位组织病理显微镜检有典型念珠菌假菌丝及芽胞，培养呈阳性者可确诊为侵袭性念珠菌病。

4. 1,3-β-D葡聚糖检测（G试验） 为诊断念珠菌病的辅助指标之一，阴性预测值高（约90%）。假阳性见于输注白蛋白或球蛋白、血液透析，以及输注多糖类药物等。

5. 其他方法 二代测序技术可以直接检测临床标本，但其结果解释及诊断价值评估须结合临床谨慎进行。T2 Candida Panel可快速（4.4±1 h）、直接检测血液标本中的常见念珠菌。

（四）诊断

根据患者有无宿主高危因素、临床表现和真菌学依据，诊断患者是否患有深部真菌感染。依据真菌感染的可能性将诊断分为确诊、临床诊断和拟诊病例。确诊病例为经组织穿刺或活检标本的组织病理学或细胞病理学检查见白念珠菌假菌丝或真菌丝，或者用无菌方法自正常无菌部位或临床、影像学诊断为感染的部位取得的标本培养念珠菌呈阳性，除尿液、鼻窦和黏膜外。确诊患者的诊断，可有或无宿主高危因素或其他临床特征，但血培养有念珠菌属的患者应有与分离真菌感染相符的临床症状和体征。如果患者有宿主高危因素，也有临床特征表现，同时有真菌学诊断依据（标本取自人体非无菌部位），则为临床诊断患者。如果患者有宿主高危因素，也有临床特征表现，但缺乏真菌学诊断依据，则为拟诊患者。

由于念珠菌为人体正常菌群的一部分，诊断念珠菌感染时必须排除定植。开放部位如呼吸道、消化道和泌尿生殖道标本培养阳性时，如无相应的临床表现，则一般为定植。

（五）治疗

对念珠菌病的抗真菌治疗原则是综合考虑罹患念珠菌病部位（病种）、感染念珠菌菌种、患者的基础病及风险因素，以及药物的抗真菌作用和PK/PD特点进行抗真菌治疗，并优化给药方案。根据前述分级诊断，采取相应的抗真菌分级治疗策略，包括经验性治疗、诊断驱动治疗和目标治疗。由此选择相应治疗药物。

1. 念珠菌血症

(1) 非粒细胞缺乏患者念珠菌血症的治疗:初始治疗推荐棘白菌素类(卡泊芬净首日 70 mg,以后每日 50 mg;米卡芬净每日 100 mg)。静脉滴注或口服氟康唑首日用量 800 mg(12 mg/kg),以后每日 400 mg(6 mg/kg)可作为棘白菌素类的备选方案,但限于非危重患者和氟康唑敏感的念珠菌感染患者。如果患者不能耐受或无法获得上述抗真菌药物或耐药,可以选用两性霉素 B。伏立康唑每日 2 次,每次 400 mg(6 mg/kg),之后 200 mg(3 mg/kg)维持治疗可有效治疗念珠菌血症,但作为初始治疗,较氟康唑没有明显优势。推荐伏立康唑口服制剂用于克柔念珠菌感染的菌血症降阶梯治疗方案。所有患者在诊断后的 1 周内均应由眼科医师进行详细的眼科检查。对于无明显迁徙病灶的念珠菌血症,建议疗程为念珠菌从血液清除并且临床症状缓解后 2 周。

(2) 粒细胞缺乏患者念珠菌血症的治疗:初始治疗推荐棘白菌素类药物(卡泊芬净和米卡芬净,剂量同非粒细胞缺乏患者念珠菌血症)。两性霉素 B 因其潜在毒性临床少用。氟康唑(剂量同非粒缺患者)可用作非危重型和无吡咯类应用史患者的备选方案。氟康唑每日 400 mg(6 mg/kg)可用于持续粒细胞缺乏、病情稳定、敏感菌株感染且血培养转阴患者的降阶梯治疗。伏立康唑首日每次 400 mg(6 mg/kg),每日 2 次,以后每次 200 mg(3 mg/kg),每日 2 次,可用于需要覆盖曲霉的情况。无迁移病灶的念珠菌血症推荐最短疗程为 2 周,自血培养转阴和临床症状缓解后开始计算。在粒细胞缺乏恢复前,眼科检查极少发现脉络膜和玻璃体感染。因此,扩瞳眼底检查应在粒细胞缺乏恢复后 1 周内进行。

(3) 导管相关性念珠菌血症:对于确诊的导管相关性念珠菌血症,一定要拔除或置换深静脉导管;对于非粒细胞缺乏患者,当怀疑导管所致念珠菌血症时,也应尽早拔除导管;对于粒细胞缺乏且未确定导管相关性感染的恶性血液病患者,也可考虑拔除导管;当导管不能拔除或置换时,建议首选棘白菌素类药物或 L - AmB,因两者均对生物膜有较强抗真菌活性。

2. 慢性播散性(肝、脾)念珠菌病的治疗 初始治疗选用两性霉素 B 含脂制剂或棘白菌素类,剂量同非粒细胞缺乏患者的念珠菌血症,治疗数周后改口服氟康唑,每日 400 mg(6 mg/kg),主要用于对氟康唑敏感的念珠菌病感染患者。治疗应持续到影像学病变吸收,通常需要数月。对于持续发热的患者,可考虑短期(1~2 周)使用非类固醇类抗炎药或糖皮质激素。

3. 腹腔内念珠菌感染的治疗 对胃肠道手术时放置的腹腔引流管内念珠菌阳性者不宜予抗真菌治疗,但对有腹腔内感染临床证据及有念珠菌感染高危因素的患者,包括最近腹部手术、吻合口漏或坏死性胰腺炎的患者,应考虑经验性抗真菌治疗。腹腔内念珠菌感染的治疗应包括控制感染源、适当引流和(或)清创。抗真菌药物的选择同念珠菌血症或 ICU 非粒细胞缺乏患者的经验性治疗。疗程依据感染源是否充分控制和临床治疗反应而定。

4. 肺念珠菌病 自呼吸道分泌物分离的念珠菌通常为定植菌,很少需要抗真菌治疗。血行播散性念珠菌病继发的肺炎应按播散性念珠菌病予以抗真菌治疗。

5. 念珠菌血管内感染包括感染性心内膜炎和植入式心脏装置感染的治疗

(1) 念珠菌心内膜炎的治疗:NVE 的初始治疗建议两性霉素 B 含脂制剂每日 3～5 mg/kg±氟胞嘧啶每日 4 次,每次 25 mg/kg,或大剂量棘白菌素类。对于氟康唑敏感的念珠菌感染患者,若病情稳定,且血培养阴性,推荐使用氟康唑每日 400～800 mg(6～12 mg/kg),作为降阶梯治疗方案。对伏立康唑和泊沙康唑敏感而对氟康唑不敏感的念珠菌,口服伏立康唑每次 200～300 mg(3～4 mg/kg),每日 2 次,或泊沙康唑片每日 300 mg,作为降阶梯治疗。推荐进行瓣膜置换术,术后抗真菌治疗至少 6 周以上。对于存在心瓣周围脓肿或其他并发症的患者,抗真菌治疗时间应更长。对于无法进行瓣膜置换术的患者,如分离菌株对氟康唑敏感,建议长期使用氟康唑抑制性治疗。PVE 治疗同 NVE,可用氟康唑长期治疗预防复发。

(2) 心内植入物相关感染的治疗:对于起搏器和植入式心脏除颤器相关的感染,应移除植入装置。治疗同 NVE。如果感染局限在发生器囊袋,取出装置后,至少抗真菌治疗 4 周。对于累及导线的感染,电极取出后抗真菌治疗至少 6 周。如果分离菌株对氟康唑敏感,只要植入装置未取出,建议使用氟康唑长期抗真菌治疗。

6. 念珠菌骨关节感染的治疗

(1) 念珠菌骨髓炎的治疗:氟康唑每日 400 mg(6 mg/kg),疗程 6～12 个月;棘白菌素类(卡泊芬净每日 50～70 mg;米卡芬净每日 100 mg)至少治疗 2 周,继以氟康唑每日 400 mg(6 mg/kg),疗程 6～12 个月。备选方案为两性霉素 B 含脂制剂每日 3～5 mg/kg,至少 2 周,继以氟康唑治疗。所有病例均建议进行外科处理。

(2) 念珠菌关节炎的治疗:氟康唑疗程 6 周或棘白菌素类治疗 2 周,继以氟康唑治疗至少 4 周。备选方案为两性霉素 B 含脂制剂继以氟康唑,治疗至少 4 周。剂量同念珠菌骨髓炎。所有念珠菌关节炎病例建议进行外科处理。对于人工装置无法取出但分离菌对氟康唑敏感者,推荐长期口服氟康唑治疗。

7. 念珠菌眼内炎的治疗　如氟康唑/伏立康唑敏感,氟康唑首日用量 800 mg(12 mg/kg),以后每日 400～800 mg(6～12 mg/kg)或伏立康唑首日每次 400 mg(6 mg/kg),每日 2 次,静脉滴注,以后每次 300 mg(4 mg/kg),每日 2 次,静脉滴注或口服。如黄斑受累或伴玻璃体炎,抗真菌治疗同上,并予以玻璃体内注射两性霉素 B 脱氧胆酸盐 5～10 μg,溶于 0.1 ml 无菌注射用水,或伏立康唑 100 μg,溶于 0.1 ml 无菌注射用水或生理盐水。疗程均至少 4～6 周,最终取决于反复的眼科检查病变是否治愈。伴玻璃体炎者应考虑玻璃体切除术。

8. 中枢神经系统念珠菌感染的治疗　初始治疗推荐两性霉素 B 含脂制剂,每日 5 mg/kg±氟胞嘧啶每次 25 mg/kg,每日 4 次。初始治疗有效的患者,降阶梯治疗推荐氟康唑每日 400～800 mg(6～12 mg/kg)。治疗应持续到所有症状、体征、脑脊液异常和影像学异常恢复。如有可能,建议取出感染的中枢神经系统内植入物,若脑室内植入物不能取出,可将两性霉素 B 脱氧胆酸盐 0.01～0.5 mg 溶解在 2 ml 5%葡萄糖溶液中,通过脑室植入物通路直接脑室内给药。

9. 念珠菌尿路感染的治疗

(1) 无症状念珠菌菌尿：一般不需要治疗,治疗指征：有症状者、粒细胞缺乏者、低出生体重患儿、肾移植受者和进行泌尿系统操作者等。粒细胞缺乏患者和极低体重新生儿的治疗参照念珠菌血症的治疗。对于需要进行泌尿系手术的患者,建议手术前后数天给予口服氟康唑或两性霉素 B 脱氧胆酸盐每日 0.3～0.6 mg/kg,静脉滴注。

(2) 症状性念珠菌膀胱炎：对于氟康唑敏感念珠菌,建议口服氟康唑每日 200 mg(3 mg/kg),疗程 2 周。对于氟康唑耐药的光滑念珠菌,建议两性霉 B 脱氧胆酸盐每日0.3～0.6 mg/kg,疗程 1～7 d,或者口服氟胞嘧啶每次 25 mg/kg,每日 4 次,疗程 7～10 d。若为克柔念珠菌感染,建议静脉内给予两性霉素 B 脱氧胆酸盐每日 0.3～0.6 mg/kg,疗程 1～7 d,亦可给予两性霉素 B 脱氧胆酸盐 50 mg,用灭菌注射用水配成1.0 L,连续膀胱冲洗 5 d。如有可能,强烈建议拔除导尿管。

(3) 有症状的念珠菌肾盂肾炎：对于氟康唑敏感菌株,推荐口服氟康唑每日 200～400 mg(3～6 mg/kg),疗程 2 周。对于氟康唑耐药的光滑念珠菌或克柔念珠菌感染,推荐治疗同膀胱炎,但不建议膀胱冲洗。强烈建议解除尿路梗阻,对于留置肾盂造瘘管或输尿管支架患者,如有可能应考虑取出或更换。

10. 食管念珠菌病的治疗建议　口服氟康唑每日 200～400 mg(3～6 mg/kg),疗程14～21 d。无法耐受口服治疗者,静脉滴注氟康唑每日 400 mg(6 mg/kg),或棘白菌素类(米卡芬净每日 150 mg;卡泊芬净首日 70 mg,以后每日 50 mg);次选方案是静脉滴注两性霉素 B 脱氧胆酸盐每日 0.3～0.7 mg/kg。患者一旦可耐受口服,应考虑改为氟康唑口服。氟康唑治疗后复发的病例,可予伊曲康唑口服液,或者伏立康唑口服或静脉滴注,备选方案推荐静滴棘白菌素类或两性霉素 B 脱氧胆酸盐,亦可用泊沙康唑混悬液每次400 mg,每日 2 次,或者泊沙康唑缓释片剂,每日 300 mg。复发性食管念珠菌病病例,予以口服氟康唑每次 100～200 mg,每周 3 次长期抑制治疗。HIV 感染患者,强烈建议抗逆转录病毒治疗,以减少念珠菌感染复发。

二、曲霉病

曲霉病是由曲霉属引起的一组疾病,包括侵袭性和非侵袭性曲霉病。侵袭性曲霉病包括侵袭性肺曲霉病(invasive pulmonary aspergilloisis, IPA)和其他组织侵袭性感染。非侵袭性曲霉病有曲霉球、变态反应性支气管肺曲霉病等。

(一) 病原及流行病学

目前已知曲霉属有近 200 种,其中致病性曲霉至少有 30 余种,临床菌株主要为烟曲霉(*A. fumigatus*)、土曲霉(*A. terreus*)、黄曲霉(*A. flavus*)、构巢曲霉(*A. nidulans*)和黑曲霉(*A. niger*)等。曲霉属是一种腐生丝状真菌,广泛存在于自然环境中,自土壤、水、食物、空气,尤其是腐烂的植物中均可分离出曲霉。由于免疫状态不同,其临床表现也各不相同。免疫功能正常者,以非侵袭性曲霉病为主,如曲霉可成为致敏原引起变应性疾病,或寄生后形成慢性肉芽肿病,曲霉毒素也会引起急性中毒或癌变。免疫功能低下者,以侵袭性曲霉病为主,可呈现急性或亚急性侵袭性病变,尤其是骨髓或器官移植、高强度化疗等患者,常引起严重的侵袭性曲霉病。据报道,1978—1992 年其发病率呈 14 倍增长。美国 1992—1993 年曲霉病年发病率为 12.4/100 万,病死率为 23%。感染途径主要为吸入空气中的孢子,所以肺和鼻窦为最常见的初始感染部位。皮肤机械屏障的破坏亦可造成曲霉的直接进入,如烧伤及外伤后感染。医院感染也是重要的因素,使用被污染的手术器械、包扎材料及注射用具亦为感染来源。

（二）临床表现

侵袭性和非侵袭性曲霉病的临床表现有很大差别,同时感染部位不同,临床表现也各异。

侵袭性曲霉感染包括侵袭性肺曲霉病、气管支气管曲霉病、侵袭性鼻-鼻窦曲霉病、播散性曲霉病(脑曲霉病、骨曲霉病等)、皮肤感染和其他人体部位感染。

非侵袭性曲霉病有外源性变应性肺泡炎、变应性支气管肺曲霉病、曲霉致敏的支气管哮喘、慢性肺曲霉病、变应性鼻-鼻窦曲霉病和鼻窦曲霉球等。

（三）实验室检查

1. 直接镜检　取痰液、脓液、耳耵聍、皮损溃破分泌物和支气管肺泡灌洗液等做直接镜检。阳性者见无色分隔、呈 45°角分枝的菌丝。取自空气流通、供氧充足的脓腔和空洞中的标本有时可见曲霉分生孢子头。

2. 培养　室温沙氏培养基上菌落生长快,呈毛状、黄绿色。镜下可见典型结构的分生孢子头和足细胞。由于曲霉无处不在,故对单纯培养阳性的结果应慎重判断。

3. 组织病理　一般为化脓性或混合性炎症反应。曲霉的组织相为无色分隔的菌丝,宽 3~7 μm,一般粗细均匀,典型呈 45°角分枝。有时菌丝指向一个方向或自中心向四周如阳光四射,具特征性。曲霉球内见无数菌丝缠绕,其外围是纤维化的囊壁,含炎症细胞,有时有嗜伊红物质。病理组织中多数曲霉丝经苏木精-伊红(hematoxylin-eosin,HE)染色可见。在坏死组织中,菌丝颜色较淡,不易分辨,可加用过碘酸雪夫(periodic acid-schiff,PAS)或 Gomori 六胺银(Gomori' methenamine silver,GMS)染色。

4. 血清学诊断

（1）半乳甘露聚糖抗原检测:半乳甘露聚糖为曲霉细胞壁的特异性细胞壁多糖成分,侵袭性曲霉病者可自血液、支气管肺灌洗液和脑脊液中检测到。主要应用于血液系统恶性肿瘤或实体器官移植患者侵袭性曲霉病的早期诊断,具有较好的敏感性和特异性,用于其他患者的敏感性和特异性有所下降。亦可用于判断病情、评估治疗反应。使用哌拉西林/他唑巴坦、阿莫西林/克拉维酸的患者可能出现假阳性。

（2）G 试验:检测(1,3)-β-D-葡聚糖是诊断侵袭性曲霉病的一种方法,但阳性结果并不提示特异种类真菌感染。

（3）曲霉特异性抗体检测:主要应用于免疫功能正常者。曲霉特异性 IgE 检测可用于变应性曲霉病的诊断,阳性率 70% 以上;而曲霉特异性 IgG 主要用于慢性肺曲霉病的诊断,阳性率>90%。

（四）诊断和鉴别诊断

1. 变应性曲霉病　变应性鼻-鼻窦曲霉病的诊断标准包括病史、皮试及血清学证实的Ⅰ型变态反应,经病理学证实鼻腔、鼻窦内存在变应性黏蛋白,组织学或真菌培养发现黏蛋白中有真菌菌丝,并排除其他病原及侵袭性真菌感染。

诊断变应性支气管肺曲霉病的7项主要标准为:①阵发性支气管梗阻(哮喘);②外周血嗜酸性粒细胞增多;③曲霉抗原划痕试验呈即刻阳性反应;④有曲霉抗原沉淀抗体;⑤血清IgE水平升高;⑥肺部渗出病史(游走性或固定渗出);⑦中央型支气管扩张。

次要诊断标准为:①多次痰涂片或培养曲霉阳性;②咳出褐色的斑块状物;③特异性针对曲霉抗原的IgE水平升高;④对曲霉抗原存在Ⅲ型过敏反应(皮肤延迟反应)。

2. IPA 由于曲霉感染的临床表现不具特异性,往往又易被原发病、继发细菌或病毒感染所掩盖,加上传统的真菌培养阳性率较低,有些部位培养阳性也很难确立是定植,还是侵袭或污染。因此,临床诊断非常困难,甚至有时在尸检时才发现死因是侵袭性曲霉病。正确的诊断建立在对患者的临床表现、实验室检查、影像学所见和基础疾病等多种因素综合考虑的基础上,从临床无菌标本中分离出曲霉,或者在病理组织中发现曲霉菌丝可确诊为侵袭性曲霉病。仅血清学试验阳性或非无菌体液分离出曲霉,可考虑为临床诊断。还需要与细菌、其他真菌感染,以及肿瘤等非感染性疾病相鉴别。

(五) 治疗

曲霉病的治疗应祛除诱发因素、治疗原发疾患,特别是纠正中性粒细胞缺乏、免疫功能受损和抑制状态。根据不同的感染部位和感染类型选用不同的治疗方法。IPA须予以全身性抗真菌治疗,变态反应性疾病则以糖皮质激素治疗为主(不在本节讨论)。

1. **IPA 的治疗** 伏立康唑作为首选治疗用药(静脉给药首日6 mg/kg, q12 h, 随后4 mg/kg, q12 h;口服给药首日400 mg, q12 h, 随后200 mg, q12 h, 或者按体重给药)。备选治疗包括L-AmB[3~5 mg/(kg·d)],静脉滴注。补救治疗:ABLC[5 mg/(kg·d)],静脉滴注];泊沙康唑(口服混悬液:200 mg, 每日3次;片剂:首日300 mg, 每日2次,随后300 mg, 每日1次);伊曲康唑混悬液200 mg, q12 h。不能采用三唑类或多烯类抗真菌药时,可使用棘白菌素类静脉滴注(卡泊芬净首剂70 mg/d, 随后50 mg/d);米卡芬净(100~150 mg/d)。疗程至少6~12周。初始治疗不常推荐联合用药,挽救治疗需要根据患者的个体化考虑决定是增加其他的药物。例如,伏立康唑联合棘白菌素类,或者替换成另一类的药物。在治疗至少2周以后行胸部CT扫描,以评估侵袭性曲霉感染对治疗的反应;如果患者临床病情恶化,提示应更早进行CT评估。

2. **肺外曲霉病的处理**

(1) 脑曲霉病:伏立康唑为首选治疗用药。对于伏立康唑不耐受或耐药的患者,可使用两性霉素B含脂制剂治疗。部分患者联合手术切除病灶或清除鼻窦等邻近部位的感染灶,可改善预后。

(2) 眼曲霉病:对于曲霉感染性眼内炎患者,采用伏立康唑口服或静脉给药＋玻璃体内伏立康唑或两性霉素B脱氧胆酸盐局部给药。对于曲霉角膜炎患者,推荐使用5%那他霉素眼用混悬液或伏立康唑局部用药治疗。根据病情选择不同手术治疗。

（3）侵袭性鼻-鼻窦曲霉病：对于急性侵袭性鼻-鼻窦曲霉病，积极全身用药和手术治疗非常重要，可选用伏立康唑、伊曲康唑或两性霉素 B 及其脂质体抗真菌治疗。窦内清创术应在中性粒细胞数恢复正常后进行，以避免其他并发症的发生。慢性侵袭性鼻-鼻窦曲霉病应用伏立康唑、伊曲康唑治疗，疗程 6 个月以上，并应用鼻内镜手术彻底清除所有坏死和肉芽组织，充分引流和保持气道通畅。

（4）曲霉感染性心内膜炎：早期手术干预并联合抗真菌治疗，以防止发生栓塞和瓣膜功能失代偿。初始治疗采用伏立康唑或两性霉素 B 含脂制剂。在手术置换感染受累瓣膜后，应考虑进行终身抗真菌治疗。

（5）曲霉感染性骨髓炎和关节炎：抗真菌感染同 IPA。在可行的情况下，建议进行外科手术去除病灶。

（6）皮肤曲霉病及烧伤：皮肤病变可能提示发生播散性感染，治疗应参照 IPA。此外，还需要评估感染的原发病灶。对于烧伤或大面积软组织创伤部位的曲霉病，建议进行手术清创联合抗真菌治疗。

（7）曲霉腹膜炎：建议立即拔除腹膜透析导管，同时进行伏立康唑等全身抗真菌治疗（参照 IPA）。

（8）消化系统曲霉病：对于食管、胃肠道和肝曲霉病患者，建议使用伏立康唑治疗并进行手术咨询，以预防出血、穿孔、梗阻或梗死等并发症。对于肝曲霉病患者，建议初始治疗使用伏立康唑或两性霉素 B 含脂制剂。对于肝外、肝周胆道梗阻或局部病变耐药者，应考虑进行手术干预。

（9）泌尿系统曲霉病：对于肾曲霉病患者，建议采用药物治疗与泌尿系统处理相结合的方式治疗。一侧或双侧输尿管梗阻时，可能情况下应当进行减压处理，并局部给予两性霉素 B 脱氧胆酸。肾实质疾病最好使用伏立康唑治疗。

3. 曲霉病高危患者的经验治疗　对于长期合并中性粒细胞减少的高危患者，若在应用广谱抗菌药物的情况下仍然发热，推荐进行抗真菌经验治疗。急性白血病或骨髓增生异常综合征患者接受诱导或缓解化疗，以及造血干细胞移植接受预处理的患者推荐进行经验治疗。可选用 L-AmB[3 mg/（kg·d），静脉滴注]、卡泊芬净（首日 70 mg，随后 50 mg/d，静脉滴注）、米卡芬净（100 mg/d，静脉滴注），或者伏立康唑（静脉滴注首日 6 mg/kg，q12 h，随后 4 mg/kg，静脉滴注，q12 h；口服剂量为 200～300 mg，q12 h，或者 3～4 mg/kg，q12 h）。对于预计短期中性粒细胞减少者（持续时间≤10 d），不建议进行经验性抗真菌治疗，除非存在提示侵袭性真菌感染的指征。血清或支气管肺泡灌洗液 GM 试验或 G 试验，均有助于减少无症状或发热的高危患者接受不必要的抗真菌治疗。对于强烈怀疑侵袭性曲霉病的患者，有必要在进行诊断性评估的同时尽早开始抗真菌治疗。对于疑似或已确诊的突破性侵袭性曲霉患者，建议采用与之前预防用药不同的其他抗曲霉药物治疗。对于未进行抗曲霉预防治疗的肺移植受者，在术后 6 个月内或接受免疫抑制强化治疗避免排异反应的 3 个月内，若出现呼吸道曲霉无症状定植，建议先行抗曲霉治疗。

三、隐球菌病

隐球菌病是由隐球菌属引起的深部真菌病,主要侵犯中枢神经系统和肺,但亦可侵犯骨髓、皮肤、黏膜和其他内脏。

(一) 病原学及流行病学

隐球菌属有 30 多种,其中具有致病性的绝大多数为新型隐球菌和格特隐球菌,我国以新型隐球菌感染为主。新型隐球菌存在于土壤、鸽粪、水果及正常人体中,其他鸟类如鹦鹉等粪便中偶然亦可找到。传播途径有呼吸道、消化道和皮肤。人群普遍易感,很多健康人可能吸入隐球菌但没有导致隐球菌病,或仅为自限性肺炎。该病通常发生于艾滋病、恶性肿瘤及糖尿病患者,还常与肾上腺皮质激素、免疫抑制剂的长期应用有关。但仍有半数患者无基础疾病。

(二) 临床表现

隐球菌病以中枢神经系统感染和肺部感染为多见,皮肤、骨骼和其他内脏的损害则较少见。不同部位感染及是否为艾滋病患者,其临床表现有所不同。例如,大部分非HIV 感染患者隐球菌性脑膜炎呈慢性发病,临床主要表现包括低热和中等度发热、渐进性头痛、精神和神经症状如:精神错乱、易激动、定向力障碍、行为改变和嗜睡等,颅内压增高往往比较明显,头痛、恶心和呕吐较剧烈;病情进展可能累及脑神经(动眼神经、外展神经和视神经等)出现脑神经麻痹(表现为听觉异常或失聪、复试或视力模糊,以及眼球外展受限等)。脑实质受累可出现运动、感觉障碍,脑功能障碍及癫痫发作。艾滋病感染者隐球菌性脑膜炎的临床症状无明显差异,但艾滋病患者症状持续时间更长,且更不典型。

(三) 实验室检查

1. 直接镜检 早期脑膜炎脑脊液的墨汁涂片阳性率可达 85% 以上,在显微镜下,新生隐球菌呈现为单芽、圆形、厚壁的孢子,外有一圈透光厚壁。

2. 培养 脑膜炎患者取脑脊液检查,痰标本应在环状软骨处穿刺采取,以避开正常咽部的隐球菌,另可取尿液作为标本。痰培养阳性率仅 20%,而脑膜炎患者脑脊液培养阳性率较高。

3. 隐球菌荚膜抗原检测 常见的标本有血清、脑脊液、胸腔积液及肺泡灌洗液等其他体液。敏感度和特异度均高于墨汁染色和真菌培养。阳性提示隐球菌感染,滴度的高低提示疾病的严重程度。但由于死亡的隐球菌菌体仍持续释放荚膜多糖抗原,而机体清除抗原较慢。因此,抗原检测是否转阴不能作为隐球菌病是否治愈的指标。

4. 组织病理 常见的组织标本有肺组织、淋巴结、皮肤及消化道组织等。在病变组织中发现隐球菌成分是诊断的金标准。

(四) 诊断和鉴别诊断

新生隐球菌较其他病原微生物易于被发现,确诊依赖于病原学检测。隐球菌性脑膜炎需与结核性脑膜炎、脑脓肿、部分经治疗的化脓性脑膜炎、颅内肿瘤和其他真菌脑膜炎鉴别诊断。隐球菌肺炎需要与肺部肿瘤、其他细菌或真菌所致肺部感染相鉴别。

（五）治疗

1. 隐球菌脑膜脑炎的治疗

（1）非艾滋病患者：诱导期首选两性霉素 B[0.5～0.7 mg/(kg·d)]联合氟胞嘧啶[100 mg/(kg·d)]，次选两性霉素 B 单用[0.5～0.7 mg/(kg·d)]或联合氟康唑（400 mg/d），或氟康唑（600～800 mg/d）±氟胞嘧啶[100 mg/(kg·d)]，或伊曲康唑注射液（第 1～2 天负荷剂量 200 mg，q12 h，第 3 天开始 200 mg，每日 1 次），或伏立康唑（第 1 天负荷剂量 6 mg/kg，q12 h，第 2 天开始 4 mg/kg，q12 h）±氟胞嘧啶[100 mg/(kg·d)]，疗程≥4 周。巩固期首选氟康唑（600～800 mg/d）±氟胞嘧啶[100 mg/(kg·d)]或两性霉素 B[0.5～0.8 mg/(kg·d)]联合氟胞嘧啶[100 mg/(kg·d)]，次选伏立康唑片（200 mg，q12 h）±氟胞嘧啶[100 mg/(kg·d)]，疗程≥6 周。

（2）艾滋病患者：诱导治疗和巩固治疗的方案同非艾滋病患者。艾滋病患者还需有维持期。维持期进行抗反转录病毒治疗，如果患者 CD4$^+$ T 淋巴细胞计数＞100×10^6 个/L，且连续 3 个月 HIV 的 RNA 低于检测下限或非常低，可以停止维持治疗（抗真菌疗程至少 12 个月）；如果 CD4$^+$ T 淋巴细胞计数＜100×10^6 个/L，需重新开始维持治疗。维持治疗首选氟康唑（200 mg/d，口服）

（3）难治性或复发性隐球菌性脑膜炎：立即重新开始更长时间（4～10 周）的诱导治疗，推荐联合抗真菌治疗，且药物剂量要加大。联合治疗仍首选两性霉素 B 和氟胞嘧啶，在资源缺乏或两性霉素 B 不能耐受时，可选择高剂量氟康唑（800～1 200 mg/d）联合氟胞嘧啶。也有报道采用高剂量氟康唑、氟胞嘧啶和两性霉素 B 这 3 种药物联用。全身静脉抗真菌治疗失败时，鞘内或脑室内注射可用于补救治疗。完成再次诱导治疗后，考虑使用高剂量氟康唑（800～1 200 mg/d），或伏立康唑（200～400 mg，每日 2 次），或泊沙康唑（200 mg，每日 4 次或 400 mg，每日 2 次）补救性巩固治疗 10～12 周。

2. 非中枢神经系统隐球菌病的治疗

（1）肺部感染（免疫抑制患者）：轻、中症患者，无弥漫肺部浸润、无严重的免疫抑制状态、无病原菌播散者，可采用氟康唑每日 400 mg（6 mg/kg），口服治疗 6～12 个月。

艾滋病患者接受鸡尾酒疗法后，CD4 细胞计数＞100×10^6 个/L，隐球菌抗原滴度≤1∶512 和（或）不再升高，1 年后考虑停止氟康唑维持治疗。

手术治疗适用于需要明确诊断或影像学持续异常且抗真菌治疗无效的患者。

（2）肺部感染（非免疫抑制患者）：轻、中症患者，给予氟康唑每日 400 mg（6 mg/kg），口服治疗 6～12 个月。重型肺炎，治疗与中枢感染相同。

无法获取氟康唑或氟康唑禁忌的患者，可用伊曲康唑（200 mg，每日 2 次，口服）、伏立康唑（200 mg，每日 2 次，口服）或泊沙康唑（400 mg，每日 2 次，口服）治疗。

手术治疗适用于需要明确诊断或影像学持续异常且抗真菌治疗无效的患者。

需要做腰穿以排除脑膜炎。肺炎合并中枢感染，或者确诊的播散和（或）重型肺炎的治疗同中枢神经系统感染。

（3）非中枢非肺部隐球菌病：隐球菌菌血症或播散性隐球菌病（至少 2 个非连续部位感染，或者隐球菌抗原滴度≥1∶512 高真菌负荷），按中枢神经系统感染治疗。如能排除中枢神经系统感染、无真菌血症、感染部位局限,以及无免疫抑制状态,可采用氟康唑 400 m/d,口服治疗 6~12 个月。

四、肺孢子菌病

肺孢子菌病是由伊氏肺孢子菌引起的呼吸系统真菌感染。肺孢子菌是一种机会病原体,通常寄生在肺泡内,在健康宿主体内并不引起症状,而在免疫缺陷者、虚弱的早产儿或营养不良等免疫功能低下者中,则可引起间质性肺炎。

(一)病原学及流行病学

肺孢子菌是真核微生物,主要有包囊与滋养体 2 种形态。伊氏肺孢子菌广泛存在于人和某些哺乳动物的肺组织内。患者及隐性感染者为传染源,传播途径主要为通过空气和飞沫传播。健康人感染后一般不易发病,婴幼儿及免疫功能低下者为易感人群。肺外感染发生率较低,为 1%~3%。

(二)临床表现

通常表现为急性或亚急性肺炎,发热、干咳、呼吸困难和发绀等。肺外肺孢子菌病主要见于艾滋病患者未预防用药或仅吸入喷他脒者,通常累及淋巴结、脾、肝、骨髓、胃肠道、眼、甲状腺、肾上腺和肾脏等。

(三)实验室诊断

1. 病原体检查　通常以肺组织或下呼吸道分泌物标本发现伊氏肺孢菌的包囊和滋养体为金标准。检测方法主要采用组织涂片、染色镜检。

2. 血清学检查

(1) 抗体检测:由于人群中大多数曾有过感染,因此,抗体滴度有 4 倍以上增加才有诊断意义。

(2) 抗原检测:用荧光素标记单克隆抗体进行直接免疫荧光法检测,或者用酶标记单克隆抗体进行免疫组织化学染色法检测肺组织或下呼吸道分泌物标本中的肺孢子菌滋养体或包囊,阳性率高,特异性强。

3. 分子学检测　PCR 或测序检测标本中肺孢子菌的 DNA,且不受虫体形态及生活时期的限制,诊断的敏感性和特异性相对较高。

(四)诊断与鉴别诊断

免疫功能缺陷或长期接受免疫抑制药物治疗的患者,如病程中出现原发疾病无法解释的发热、干咳和进行性呼吸困难,而肺部 X 线检查符合间质性肺炎改变时,应高度怀疑该病,确诊依靠病原学检查。该病应与 CMV 肺炎、衣原体肺炎等相鉴别。

(五)病原治疗

(1) 非急性病变可口服用药者、动脉血氧分压>70 mmHg 者治疗选用 SMZ/TMP(400 mg~800 mg)4 片,q8 h,口服 21 d;或氨苯砜 100 mg,口服,每日 1 次,联合甲氧苄啶 5 mg/kg,口服,每日 3 次,疗程 21 d。亦可选用克林霉素 300~450 mg,q6 h,口服,联合伯氨喹基质 15 mg 口服,每日 1 次,疗程 21 d;或阿托伐醌混悬剂 750 mg,口服,每日 2 次,与食物同服,疗程 21 d。艾滋病患者疗程结束后予以长期抑制治疗。

（2）急性病变不能口服药物、动脉血氧分压＜70 mmHg 者治疗选用 SMZ/TMP［按照 TMP 15 mg/(kg·d)，分 3～4 次］静脉滴注 21 d；静脉滴注 SMZ/TMP 前 15～30 min 口服泼尼松 40 mg，口服，每日 2 次，5 d，继以 40 mg，每日 1 次，口服 5 d，然后 20 mg，每日 1 次，口服 11 d。亦可选用克林霉素 600 mg，q8 h，静脉滴注，联合伯氨喹基质 30 mg，每日 1 次，口服 21 d；或喷他脒 4 mg/(kg·d)静脉滴注 21 d；静脉滴注前泼尼松用法同上。

（3）肾上腺皮质激素与抗伊氏肺孢菌药物联合用药是治疗卡肺囊虫肺炎的重要进展之一。用药指征为：中、重度卡肺囊虫肺炎患者动脉血氧分压＜70 mmHg 或肺泡-动脉血氧分压差＞35 mmHg。使用时机为抗卡肺囊虫肺炎治疗开始的同时或 72 h 内，直至抗卡肺囊虫肺炎疗程结束。

五、其他真菌病

（一）皮炎芽生菌病

皮炎芽生菌所致感染，包括无症状感染、急性或慢性肺炎，以及肺外感染。皮肤、骨骼和泌尿生殖系统为最常见的肺外感染部位。绝大部分皮炎芽生菌病患者需要抗真菌治疗。所有免疫功能缺陷患者如罹患该菌所致的进展性肺部疾病或肺外疾病，必须进行治疗。中、重度肺芽生菌病和播散性肺外芽生菌病初始治疗选用 L－AmB 3～5 mg/kg 或两性霉素 B 脱氧胆酸盐 0.7～1 mg/kg，应用 1～2 周或症状改善后改为口服伊曲康唑 200 mg 每日 3 次，共 3 d，继以 200 mg，每日 2 次，应用 6～12 个月。轻、中度患者口服伊曲康唑 200 mg 每日 3 次，共 3 d，而后 200 mg，每日 2 次，应用 6～12 个月。骨、关节芽生菌病疗程至少 12 个月。中枢神经系统芽生菌病治疗选用两性霉素 B 含脂制剂 5 mg/kg，4～6 周后改为氟康唑 800 mg，每日 1 次；或伊曲康唑 200 mg，每日 2 次或 3 次；或伏立康唑 200～400 mg，每日 2 次，口服，疗程至少 12 个月或至脑脊液恢复正常。免疫缺陷患者芽生菌病初始治疗选用 L－AmB 3～5 mg/kg 或两性霉素 B 脱氧胆酸盐制剂 0.7～1 mg/kg，应用 1～2 周或症状改善后改为口服伊曲康唑 200 mg，每日 3 次，应用 3 d，而后 200 mg，每日 2 次，应用 12 个月。艾滋病患者需要终身用药。

（二）球孢子菌病

由粗球孢子菌引起的感染性疾病。球孢子菌病可表现为原发性呼吸道感染、无症状性肺部结节、肺部空洞、慢性纤维空洞型肺炎和播散性肺外感染。对轻症或一般情况尚可的新发、单纯性球孢子菌肺炎患者，推荐对其教育、密切观察和支持对症处理。对一般情况较差，诊断时有弥漫性肺部受累且并发糖尿病或因年龄及合并症导致衰弱的其他患者，建议采取抗真菌治疗。对非妊娠成年患者，应采取口服氟康唑，每日≥400 mg。

对无症状球孢子菌肺结节、球孢子菌空洞的患者，如无免疫抑制状态，不建议进行抗真菌治疗。对于有临床症状和慢性空洞的球孢子菌肺炎患者，推荐使用口服氟康唑或伊曲康唑。对于有症状和空洞的球孢子菌肺炎患者，抗真菌治疗后空洞症状依然持续存在时，应考虑手术治疗。对空洞超过 2 年以上，且抗真菌治疗停止后又复发的患者采用手术方案。对于球孢子菌空洞破裂者，推荐口服三唑类治疗。对于不耐受口服三唑类的患者或需要 2 次以上外科手术的患者，静脉输注两性霉素 B。对于所有肺外软组织球孢子菌病的患者,推荐口服氟康唑或伊曲康唑;口服三唑类失败的患者应静脉输注两性霉素B,特别是球孢子菌滑膜炎患者。对于骨和(或)关节球孢子菌病患者,采用三唑类治疗,除非患者有广泛或危及肢体的骨骼或脊椎疾病已导致脊髓压迫症状;对于严重的骨疾病,使用两性霉素B作为初始治疗,病情控制后改为三唑类抗真菌药物进行长期治疗。对于脊椎球孢子菌病的患者,应进行外科会诊,以评估是否需要手术干预;对于产生骨病变的患者,包括脊柱不稳、脊髓或神经根受压,或显著的隐蔽性椎旁脓肿,推荐抗真菌药物治疗外加手术干预。

中枢神经系统感染者建议每日口服氟康唑400～1 200 mg,一些专家倾向于伊曲康唑200 mg,每日2～4次。对于初始治疗中症状改善或消失的患者,建议终身使用三唑类进行治疗。对于用氟康唑进行初始治疗临床无效的患者,首选加大剂量;备选方案是更换为其他口服的三唑类治疗,或开始鞘内注射两性霉素B治疗。

(三) 组织胞浆菌病

分为2种类型,以美洲型为多见,称为荚膜组织胞浆菌病、经典组织浆菌病或小型组织胞浆菌病。另一类型称杜波伊斯组织胞浆菌病、非洲型组织胞浆菌病(African histoplasmosis)或大型组织胞浆菌病。除均累及单核-吞噬细胞系统外,两者的病原菌、流行地区和临床表现都不尽相同。

治疗指征为急性肺部组织胞浆菌病伴低氧血症、急性肺部组织胞浆菌病持续1个月以上、慢性肺部组织胞浆菌病、中枢神经系统组织胞浆菌病、组织胞浆菌肉芽肿性纵隔炎伴阻塞和(或)组织侵袭、播散性组织胞浆菌病。中、重度急性肺组织胞浆菌病治疗选用L-AmB 3～5 mg/kg,应用1～2周后改为口服伊曲康唑200 mg,每日3次,疗程3 d,继以200 mg,每日2次,疗程12周。两性霉素B脱氧胆酸盐制剂0.7～1 mg/kg可作为含脂制剂的替换用药。初始抗真菌治疗的1～2周应联合应用甲泼尼龙,以预防呼吸并发症如低氧血症和呼吸窘迫。轻、中度患者可不予治疗,但症状持续1个月以上的患者可应用伊曲康唑200 mg,每日3次,疗程3 d,继以200 mg,每日2次,疗程6～12周。慢性空洞性肺组织胞浆菌病予伊曲康唑200 mg,每日3次,疗程3次,继以200 mg,每日2次,治疗至少1年,如有复发危险则需要用药18～24个月。中枢神经系统感染初始治疗选用L-AmB(每日5 mg/kg,总剂量175 mg/kg),应用4～6周后改为口服伊曲康唑200 mg,每日2～3次,疗程1年或至脑脊液恢复正常,包括组织胞浆菌抗原检测阴性。

(四) 孢子丝菌病

是指由申克孢子丝菌引起的皮肤、皮下组织和附近淋巴系统的亚急性和慢性感染,偶可播散至骨骼和其他器官,大多预后良好。

皮肤及淋巴结孢子丝菌病治疗选用伊曲康唑200 mg,每日1次,至皮损消失后2～4周,总疗程通常需要3～6个月。疗效不佳者可增加伊曲康唑剂量至200 mg,每日2次,或特比奈芬500 mg,每日2次,或饱和碘化钾溶液初始5滴,每日3次,并逐渐增加至最大耐受剂量,40～50滴,每日3次,如患者不能耐受上述治疗,亦可选用氟康唑,每日400～800 mg。

骨、关节孢子丝菌病治疗选用伊曲康唑200 mg,每日2次,疗程12个月。亦可选用

L－AmB 3～5 mg/(kg・d)或 ABLC 5 mg/(kg・d)或两性霉素 B 脱氧胆酸盐制剂 0.7～1 mg/(kg・d)作为初始治疗,症状显著改善后改为口服伊曲康唑 200 mg,每日 2 次,疗程至少 12 个月。

重症及危及生命的肺部孢子丝菌病的初始治疗选用 L－AmB 3～5 mg/kg 或两性霉素 B 脱氧胆酸盐制剂 0.7～1 mg/kg,症状显著改善后改为口服伊曲康唑 200 mg,每日 2 次,疗程至少 12 个月。非重症患者治疗选用口服伊曲康唑 200 mg,每日 2 次,疗程至少 12 个月。肺部局限性病灶予以外科手术切除联合两性霉素 B。

脑膜或播散性孢子丝菌病初始治疗选用 L－AmB,每日 5 mg/kg,用药 4～6 周后或症状显著改善后改为口服伊曲康唑 200 mg,每日 2 次,疗程至少 12 个月。艾滋病或其他免疫功能缺陷者,慢性治疗的维持应选用伊曲康唑 200 mg,每日 2 次,口服。

(黄海辉　李　颖)

第十二节　厌氧菌感染

厌氧菌是人体正常菌群的重要组成部分,可引起人体任何组织和器官的感染。近年来,由于厌氧菌培养技术的改进及测序技术在病原微生物检测中的应用,厌氧菌在细菌感染性疾病病原中的重要地位也受到广泛重视。

一、病原学

厌氧菌是一类只能在低氧条件下生长的细菌,含有 10%CO_2 空气条件下,在固体培养基表面不能生长。厌氧菌是正常菌群的主要组成部分,定植于人体口腔、肠道和女性生殖道。其中在牙缝和结肠中,厌氧菌和需氧菌比值可达 1 000：1。除此之外,少数厌氧菌亦可定植在鼻腔和咽部等部位。

人类感染常见的厌氧分离菌可分为以下 2 种类型:革兰阴性菌,包括拟杆菌属、梭杆菌属、普雷沃菌属和卟啉单胞菌属等;革兰阳性球菌,主要为消化链球菌属、梭菌属和放线菌属。引起人类感染的厌氧菌通常为氧耐受菌,在含氧条件(如 2%～8%O_2)下可存活一段时间,但不能生长、繁殖。

当创伤、手术、肿瘤和糖尿病等因素造成局部血供障碍及组织坏死时,氧化还原电势降低,有利于厌氧菌生长。或当黏膜、皮肤屏障被破坏,造成厌氧菌移行至无菌部位时,厌氧菌与人体的共生关系即被破坏,从而引发感染。厌氧菌的毒素、代谢产物和酶等可通过不同机制造成损害,以及引起各种临床症状。例如,脆弱拟杆菌具荚膜多糖,可促进脓肿形成;拟杆菌属和消化链球菌产生的肝素酶,可破坏肝素、促进凝血,脓毒性血栓脱落可引起迁徙性脓肿;某些梭状芽胞杆菌、消化链球菌和拟杆菌属可产气,导致组织肿胀,加重缺血、缺氧和感染;肉毒梭菌产生肉毒素、阻碍神经肌接头乙酰胆碱释放,引起肌肉弛缓性麻痹。

二、临床表现

厌氧菌感染可发生于各个部位,多起源于黏膜,常常为需氧菌-厌氧菌混合感染。梭菌属感染还引起气性坏疽、破伤风和肉毒素中毒等特殊表现。艰难梭菌感染见其他章节。

三、分类

(一) 口腔、头、颈部感染

主要有慢性窦炎、牙髓炎、牙周炎、牙周脓肿、齿龈炎和下颌骨周围感染等。如并发咽部脓肿,还可引起颈静脉化脓性血栓性静脉炎,并发肺、脑、心脏栓塞,称为 Lemierre 综合征。常见病原菌为牙龈卟啉单胞菌、中间普雷沃菌、放线共生放线杆菌、梭杆菌属和消化链球菌等。

(二) 中枢神经系统感染

脑脓肿、硬脑膜下脓肿及硬脑膜外脓肿由远处感染灶经血流传播,或由邻近组织感染如中耳炎、窦炎和牙齿感染引起。主要病原菌为产黑色素普雷沃菌、丙酸杆菌、梭杆菌属、韦荣球菌、拟杆菌属和放线菌。

(三) 胸腔感染

包括脓胸、肺脓肿、吸入性肺炎和坏死性肺炎等,病原菌主要来源于口腔定植菌(如齿龈),包括产或不产黑色素普雷沃菌属、拟杆菌属、消化链球菌和具核梭杆菌等。

(四) 腹腔感染

腹膜炎、腹腔内脓肿、阑尾炎、肝脓肿、胆道感染和伤口感染等,病原菌以拟杆菌属,尤其是脆弱拟杆菌多见。其他还有普雷沃菌属、消化链球菌和梭杆菌属等。

(五) 盆腔感染

包括盆腔炎、盆腔脓肿、细菌性阴道病和脓毒性流产等。该类感染常见厌氧分离菌为脆弱拟杆菌、二路普雷沃菌、解糖胨普雷沃菌、产黑素普雷沃菌、消化链球菌及梭菌属等。

(六) 皮肤软组织感染

包括糖尿病足溃疡、皮肤脓肿、气性坏疽、褥疮和动物咬伤后感染等,多数由于污染口腔或由粪便中厌氧菌所致。病原菌以拟杆菌属、消化链球菌属和梭菌属最为常见。

(七) 血流感染

厌氧菌血流感染在血流感染中约占5%,通常继发于腹腔感染、女性生殖道感染、呼吸道感染和皮肤软组织感染。病原菌主要为脆弱拟杆菌、消化链球菌及梭杆菌属和梭菌属。

(八) 骨、关节感染

关节炎和骨髓炎。骨、关节感染多由邻近皮肤软组织感染扩散引发。多种厌氧菌均可为病原体,包括拟杆菌属、消化链球菌、梭杆菌属、梭菌属和丙酸痤疮杆菌等。

四、诊断

厌氧菌感染的确诊有赖于细菌培养。采集标本时应避免正常菌群的污染,最好是正常情况下无菌体液的标本或正常无菌部位活检组织标本。采用厌氧运输培养基,必须及时运送、接种和涂片革兰染色。但由于厌氧菌培养困难,且在某些情况下易与正常定植菌混淆,因此,许多厌氧菌感染为疑似诊断。例如,出现以下临床或实验室表现应考虑厌氧菌感染或混合感染可能:发生于厌氧菌定植部位及其邻近组织的感染,如口腔感染、胃肠道感染和女性生殖系统感染等;感染部位恶臭或气体形成;应用氨基糖苷类等无抗厌氧菌活性抗生素无效;脓毒血栓性静脉炎导致多发性迁徙性脓肿;常规脓液培养阴性,但涂片染色见大量形态一致的细菌。

五、治疗

(一) 治疗原则

1. 手术干预　目的为破坏厌氧环境,包括脓肿引流,清除坏死组织,肿胀组织的减压,切除肿瘤,去除异物、梗阻和血栓,以及恢复血供等。

2. 选用合适的抗厌氧菌药物　根据培养结果,或者根据感染部位、临床表现推断可能的厌氧菌种类,选用合适的抗厌氧菌药物。厌氧菌感染常为厌氧菌、需氧菌混合感染,故应联合应用对需氧菌有效的药物。

3. 对症处理与支持疗法　破伤风、肉毒中毒等应同时应用抗毒素。

4. 积极治疗原发病

(二) 抗菌治疗

抗菌药物对不同菌种的厌氧菌活性有很大差异。几乎对所有厌氧菌具良好作用的抗菌药物包括碳青霉烯类、β-内酰胺酶抑制剂复方制剂、甲硝唑和氯霉素。关于厌氧菌对抗菌药物耐药性增加的报道亦增多,但不同地区、不同机构有很大差异。报道主要集中于脆弱拟杆菌及其相关菌属对克林霉素、头霉素类和莫西沙星的耐药性。临床上,最为重要的是:脆弱拟杆菌对青霉素的耐药率已超过97%;其对头霉素类如头孢西丁和头孢替坦的耐药率也在上升,在美国耐药率为10%,在欧洲为17%,但在阿根廷则可高达28%。主要耐药机制为产β-内酰胺酶。

β-内酰胺酶抑制剂复方制剂(阿莫西林/克拉维酸、氨苄西林/舒巴坦、哌拉西林/他唑巴坦、替卡西林/克拉维酸)为产β-内酰胺酶的厌氧菌如脆弱拟杆菌所致感染的治疗选择。大多数国家分离的厌氧菌对其耐药率仍较低。

碳青霉烯类(亚胺培南、美罗培南、多立培南和厄他培南)对大多数厌氧菌均呈非常好的抗菌活性。绝大部分来自欧洲和美国的报道显示,脆弱拟杆菌对其耐药率<1%。

甲硝唑对脆弱拟杆菌等革兰阴性厌氧菌具良好抗菌活性,脆弱拟杆菌对其耐药率低。但丙酸痤疮杆菌、放线菌属和厌氧链球菌等革兰阳性厌氧菌普遍对其呈耐药。

青霉素对革兰阳性厌氧球菌、梭菌属、放线菌属和普雷沃菌属等具有良好抗菌活性，但产β-内酰胺酶厌氧菌如脆弱拟杆菌则对其耐药。

克林霉素对许多厌氧菌有抗菌活性，但近年来，脆弱拟杆菌属对其耐药率明显增加。非拟杆菌属的厌氧菌对其仍多呈敏感。

氟喹诺酮类对厌氧菌的作用多数认为较差或不稳定，莫西沙星对厌氧菌有潜在的抗菌活性。但在一项细菌耐药监测中，脆弱拟杆菌对莫西沙星的耐药率在美国可高达38%，在欧洲为17%。

替加环素对拟杆菌属、消化链球菌、普雷沃菌属、卟啉单胞菌属和梭杆菌属等厌氧菌具有良好抗菌活性。

氯霉素对拟杆菌属、梭杆菌属、普雷沃菌属、消化球菌、消化链球菌、梭菌属、无芽胞革兰阳性杆菌及韦荣球菌均具抗菌活性。氯霉素在各种组织或体液及脑脊液中浓度高，但可引起严重骨髓抑制，现已少用。

大环内酯类对厌氧菌的抗菌活性逊于克林霉素，两者有交叉耐药性，主要作用于厌氧球菌，仅用于口咽部感染。万古霉素和去甲万古霉素口服对艰难梭菌所致的伪膜性肠炎具有极好的疗效，可用于甲硝唑治疗无效的艰难梭菌肠炎。四环素类抗厌氧菌作用较氯霉素、克林霉素和甲硝唑差，对放线菌属和痤疮丙酸杆菌则有较强的抗菌活性，除放线菌病外，临床上一般不用于厌氧菌感染的治疗。

（黄海辉　李　颖）

第十三节　分枝杆菌病

一、结核病

(一) 化学治疗的原则

所有能够进行药敏检测的肺结核患者开展药物敏感性检测，有条件的地区开展分子生物学耐药检测，根据药物敏感结果对患者进行针对性的治疗。抗结核治疗遵循"早期、联合、适量、规律、全程"的原则。

(二) 化学治疗方案

1. 利福平敏感结核病　治疗利福平敏感或耐药性未知的肺结核患者，首选标准化治疗方案，方案见表6-18。

2. 利福平耐药结核病　治疗方案分长程治疗方案和短程治疗方案，如患者适合短程治疗方案，优先选择短程治疗方案。

根据有效性与安全性，长程治疗方案中使用的抗结核药物可划分为 A、B、C 3 组（表6-19）。短程治疗方案中抗结核药物的剂量见表6-20。

表 6‑18　利福平敏感或耐药性未知患者的治疗方案

患者分类		治疗方案	备 注
利福平敏感	异烟肼敏感 或 耐 药 性 未知	2HRZE/4HR:强化期使用 HRZE 方案治疗 2 个月,继续期使 用 HR 方案治疗 4 个月	(1) 第 2 个月末痰菌仍阳性,要开 展药物敏感性检测,耐药者按 药敏检测结果进行方案调整, 敏感者则延长 1 个月的强化 期,继续期治疗方案不变,第 3 个月末增加 1 次查痰; (2) 第 5 个月末或疗程结束时,痰 菌阳性为治疗失败; (3) 儿童要严格按照体重用药,无 判断能力者(5 岁以下)慎用 乙胺丁醇
	异烟肼耐药	6~9RZELfx:使用 RZELfx 方案 治疗 6~9 个月	(1) 已知或怀疑左氧氟沙星耐药 的患者,方案为 6~9RZE,不 建议加用二线注射剂; (2) 孕妇禁用,哺乳期妇女停止哺 乳后方可使用; (3) 排除 Q‑T 间期延长的患者
利福平耐药 性未知		2HRZE/4HR:强化期使用 HRZE 方案治疗 2 个月,继续期使 用 HR 方案治疗 4 个月	(1) 治疗期间每月要进行痰菌检 查,若痰菌阳性,则开展耐药 检测,耐药者按耐药方案进行 治疗;敏感者则治疗方案不 变,但如果强化期的痰菌阳 性,则需要延长 1 个月的强化 期,继续期不变; (2) 对于复治患者,可根据治疗情 况将强化期延长 1 个月,继续 期延长 2~3 个月,治疗过程 中密切关注耐药检测结果; (3) 第 5 个月末或疗程结束时,痰 菌阳性为治疗失败; (4) 儿童结核严格按照体重用药, 无判断能力者(5 岁以下)慎 用乙胺丁醇
结 核 性 胸 膜炎		2HRZE/7HRE:强 化 期 使 用 HRZE 方案治疗 2 个月,继 续期使用 HRE 方案治疗 7 个月	(1) 重症患者*:继续期适当延长 3 个月,治疗方案为 2HRZE/ 10HRE; (2) 治疗期间一旦发现耐药,则按 耐药方案进行治疗
其 他 肺 结 核 或 合 并 疾病		2HRZE/10HRE:强 化 期 使 用 HRZE 方案治疗 2 个月,继 续期使用 HRE 方案治疗 10 个月	(1) 血行播散性肺结核、气管支气 管结核、胸内淋巴结核; (2) 肺结核合并糖尿病和硅肺等 患者; (3) 治疗期间一旦发现耐药,则按 耐药方案进行治疗

患者分类	治疗方案	备 注
肺结核合并肺外结核	强化期使用 HRZE 方案治疗 2 个月,继续期使用 HRE 方案疗程,以治疗肺外结核的最长疗程为准	治疗期间一旦发现耐药,则按耐药方案进行治疗
HIV 感染者和艾滋病患者抗结核治疗	可以考虑选用利福布汀代替利福平与其他抗结核药品组成治疗方案抗结核治疗;避免使用利福喷丁,否则会增加利福霉素耐药风险	治疗期间一旦发现耐药,则按耐药方案进行治疗

注:*,如结核性脓胸、包裹性胸腔积液,以及合并其他部位结核等;H,异烟肼;R,利福平;Z,吡嗪酰胺;E,乙氨丁醇;Lfx,左氧氟沙星

表 6-19 利福平耐药长程治疗方案药物剂量表

组 别	药物(缩写)	剂量(体重分级)		
		<50 kg (mg/d)	≥50 kg (mg/d)	最大剂量 (mg/d)
A组	左氧氟沙星/莫西沙星(Lfx/Mfx)*	(400~750)/400	(500~1 000)/400	1 000/400
	贝达喹啉(Bdq)	前 2 周,400 mg/d;之后 200 mg,每周 3 次(周一、三、五),用 22 周	400	
	利奈唑胺(Lzd)	300	300~600	600
B组	氯法齐明(Cfz)	100	100	100
	环丝氨酸(Cs)	500	750	750
	乙胺丁醇(E)	750	1 000	1 500
	德拉马尼(Dlm)		100 mg,每日 2 次	
	吡嗪酰胺(Z)	1 500	1 750	2 000
C组	亚胺培南/西司他汀(Ipm/Cln)**		1 000 mg,每日 2 次	
	美罗培南(Mpm)**		1 000 mg,每日 2 次	
	阿米卡星(Am)	400	400~600	800
	链霉素(S)	750	750	750
	卷曲霉素(Cm)***	750	750	750
	丙硫异烟胺(Pto)	600	600~800	800
	对氨基水杨酸(PAS)	8 000	10 000	12 000

注:*,左氧氟沙星与莫西沙星为同类药物,组成方案时只能选择 1 种;**,亚胺培南/西司他汀或美罗培南应与阿莫西林/克拉维酸(Amx/Clv)(125 mg,每日 2 次)合用,视为 1 种药物;***,卷曲霉素作为可选药物

表 6‐20　利福平耐药短程治疗方案药物剂量表

药品名称(缩写)	体重分级		
	<30 kg(mg)	30～50 kg(mg)	>50 kg(mg)
莫西沙星(Mfx)	400	600	800
氯法齐明(Cfz)	50	100	100
乙胺丁醇(E)	750	750	1 000
吡嗪酰胺(Z)	1 000	1 500	2 000
异烟肼(高剂量)(H)	300	400	600
丙硫异烟胺(Pto)	300	500	700
阿米卡星(Am)	400	400～600	600～800

　　长程治疗方案是指至少由 4 种有效抗结核药物组成的 18～20 个月的治疗方案,分为标准化或个体化治疗方案。其治疗原则为:方案包括所有 A 组药物和至少 1 种 B 组药物;当 A 组药物只能选用 1～2 种时,则选择所有 B 组药物;当 A 组和 B 组药物不能组成方案时,可以添加 C 组药物。综合考虑患者的既往用药史和药敏试验结果。利福平、异烟肼、氟喹诺酮类,以及二线注射剂的药敏结果相对可靠,乙胺丁醇、链霉素和其他二线药物敏感性试验的可靠性相对不高,要根据患者的既往用药史、治疗效果等情况制订方案。口服药物优先于注射剂。考虑群体耐药性水平、药物耐受性,以及潜在的药物间相互作用等因素。主动监测和合理处理药品的不良反应,降低治疗中断的风险性。

　　如无法适用推荐的标准化治疗方案,可根据上述治疗原则,制订个体化治疗方案。推荐的标准化治疗方案如下。

　　(1) 氟喹诺酮类敏感:推荐标准化治疗方案:6 个月左氧氟沙星(或莫西沙星)、贝达喹啉、利奈唑胺(或环丝氨酸)、氯法齐明后,维持 12 个月左氧氟沙星(或莫西沙星)、利奈唑胺(或环丝氨酸)、氯法齐明。在不能获得贝达喹啉、利奈唑胺药物的情况下,且二线注射剂敏感,如果患者不接受短程治疗方案,可推荐标准化治疗方案:6 个月左氧氟沙星(或莫西沙星)、环丝氨酸、氯法齐明、阿米卡星(或卷曲霉素)、吡嗪酰胺(或乙胺丁醇、丙硫异烟胺)后,维持 14 个月左氧氟沙星(或莫西沙星)、环丝氨酸、氯法齐明、吡嗪酰胺(或乙胺丁醇、丙硫异烟胺)。

　　(2) 氟喹诺酮类耐药:推荐标准化治疗方案:6 个月贝达喹啉、利奈唑胺、氯法齐明、环丝氨酸后,维持 14 个月利奈唑胺、氯法齐明、环丝氨酸。备注:若不具备氟喹诺酮类快速药敏检测能力,采用固体或液体培养需要等待 2 个月左右时间,可以先按 2 个月左氧氟沙星(或莫西沙星)、利奈唑胺、氯法齐明、环丝氨酸方案进行治疗。获取药敏结果后,若氟喹诺酮类敏感,调整为 4 个月左氧氟沙星(或莫西沙星)、贝达喹啉、利奈唑胺(或环丝氨酸)、氯法齐明后,维持 12 个月左氧氟沙星(或莫西沙星)、利奈唑胺(或环丝氨酸)、氯法齐明方案;若氟喹诺酮类耐药,则调整为 4 个月贝达喹啉、利奈唑胺、氯法齐明、环丝氨酸后,维持 12 个月利奈唑胺、氯法齐明、环丝氨酸方案。

短程治疗方案是固定组合的标准化方案,适用于未接受或接受短程治疗方案中的二线药物不超过 1 个月,并且对氟喹诺酮类和二线注射剂敏感的利福平耐药患者。同时须排除对短程治疗方案中的任何药物不能耐受或存在药物毒性风险(如药物间的相互作用)、妊娠、血行播散性结核病、脑膜或中枢神经系统结核病,以及合并 HIV 感染的肺外结核病。推荐治疗方案为:4~6 个月阿米卡星、莫西沙星、丙硫异烟胺、氯法齐明、吡嗪酰胺和高剂量异烟肼后,维持 5 个月莫西沙星、氯法齐明、吡嗪酰胺和乙胺丁醇。治疗分强化期和继续期,如果治疗 4 个月后痰培养阳性,强化期可延长到 6 个月;如果治疗 6 个月后痰培养阳性,判定为失败,转入个体治疗方案进行治疗。

(罗雪娇 沙 巍)

二、非结核分枝杆菌病

由于大多数非结核分枝杆菌对常用的抗分枝杆菌药物耐药,考虑到其临床治疗效果多不确切、治疗所需的费用高,以及引起的不良反应较多,临床医师在决定是否治疗时应综合判断。对于临床症状较轻微、胸部影像学检查显示病灶较为局限并经过动态随访变化不明显,且药敏试验结果显示为高度耐药,仅依靠目前的药物难以取得理想疗效;或考虑可能是污染或短暂定植;或耐受性较差的 NTM 肺病患者,可不给予抗分枝杆菌治疗。

由于非结核分枝杆菌的耐药模式可因菌种不同而有所差异,不同的非结核分枝杆菌病,用药的种类和疗程可有所不同,所以治疗前的药物敏感试验仍十分重要,不建议对疑似非结核分枝杆菌肺病进行试验性治疗。尽管药敏试验结果与临床效果相关性目前尚难以确定,但制订非结核分枝杆菌病化疗方案时,仍应尽可能根据药敏结果和用药史,选择 5~6 种药联合治疗,强化期共 6~12 个月,巩固期 12~18 个月,在培养阴转后继续治疗至少 12 个月。对所有纳入非结核分枝杆菌病治疗的患者积极开展药物安全性监测和管理(active drug safety monitoring and management,aDSM),并及时发现并处理抗结核药物的不良反应。对非结核分枝杆菌肺病患者应谨慎采用外科手术治疗。常见非结核分枝杆菌病的治疗如下。

(一) 鸟分枝杆菌复合群病

鸟分枝杆菌复合群(M. avium complex,MAC)在全球各大洲均为主要的非结核分枝杆菌菌种,也是非结核分枝杆菌肺病、淋巴结病、播散性非结核分枝杆菌病等的主要菌种。不少抗分枝杆菌药物对 MAC 均有较强的抗菌活性,如大环内酯类、利福霉素类、氟喹诺酮类和氨基糖苷类等,其中大环内酯类药物是治疗 MAC 病疗效确切的药物。近年来,对 MAC 病的治疗进行了广泛而又深入的研究,结果表明,含大环内酯类药物的每日治疗方案和间歇治疗方案均获得了较为满意的治疗效果,安全性良好。

(1) 对于肺部结节性病灶或支气管扩张不伴空洞,以及不能耐受每日治疗的患者,建议每周 3 次治疗方案:克拉霉素每次 1 000 mg 或阿奇霉素每次 500~600 mg、乙胺丁醇每次 25 mg/kg 和利福平每次 600 mg,每周 3 次,口服,疗程持续至痰培养阴转后 1 年。

(2) 对于有纤维空洞的 MAC 肺病或严重的结节性病灶及支气管扩张症患者,建议每日治疗方案:克拉霉素 500~1 000 mg/d(体重<50 kg 时用 500 mg/d)或阿奇霉素 250~500 mg/d,利福平 450~600 mg/d(体重<50 kg 时用 450 mg/d)和乙胺丁醇 15~25 mg/(kg·d),口服;治疗开始 3 个月内,应用阿米卡星肌注或静脉滴注或雾化吸入;疗程持续至痰培养阴转后 1 年。

(3) 对严重进展性病变或曾接受过治疗者,建议方案为:克拉霉素 500~1 000 mg/d(体重<50 kg 时用 500 mg/d)或阿奇霉素 250~500 mg/d、利福布汀 300 mg/d 或利福平 450~600 mg/d(体重<50 kg 时用 450 mg/d)、乙胺丁醇 15~25 mg/(kg·d),口服;治疗开始 3 个月内,应用阿米卡星肌注或静脉滴注或雾化吸入;疗程持续至痰培养阴转后 1 年。

(4) 对于大环内酯类耐药的 MAC 病患者,建议方案为:利福布汀 300 mg/d 或利福平 450~600 mg/d(体重<50 kg 时用 450 mg/d)、乙胺丁醇 15~25 mg/(kg·d)、异烟肼 300 mg/d、莫西沙星 400 mg/d 或环丙沙星 1 000 mg/d,口服;治疗开始 3 个月内,应用阿米卡星肌注或静脉滴注或雾化吸入;疗程持续至痰培养阴转后 1 年。

(5) 播散性 MAC 病患者,建议方案为:克拉霉素 500~1 000 mg/d(体重<50 kg 时用 500 mg/d)、利福布汀 300 mg/d、乙胺丁醇 15~25 mg/(kg·d),口服;治疗开始 3 个月内,应用阿米卡星肌注或静脉滴注或雾化吸入;疗程持续至痰培养阴转后 1 年。对于 HIV 感染/艾滋病合并播散性 MAC 病患者,抗分枝杆菌治疗应直至其免疫功能恢复后 1 年,甚至终身服药。

在治疗过程中应该注意大环内酯类药物与利福布汀的相互作用。大环内酯类可引起利福布汀的血药浓度增高,而利福布汀则可降低大环内酯类的血药浓度。在治疗过程中,患者若出现明显关节痛、葡萄膜炎、中性粒细胞减少和肝功能损害等现象,利福布汀应减量或停用。也应注意,利福布汀是肝脏 CYP450 同工酶的弱诱导剂,可与抗 HIV 的蛋白酶抑制剂及非核苷类逆转录酶抑制剂之间存在一定的相互作用,合用时应适当减量。

对于局限于单侧肺部病灶、经过内科治疗效果不佳、对大环内酯类耐药,以及出现咯血等并发症者,推荐给予外科手术治疗,术后痰分枝杆菌培养阴转 1 年后可以停药。

(二) 堪萨斯分枝杆菌病

堪萨斯分枝杆菌病在美国仅次于 MAC 病,居第 2 位,在欧洲、亚洲和非洲也较为常见,是我国上海最常见的非结核分枝杆菌病。堪萨斯分枝杆菌主要引起肺部病变和全身播散性病变。氯法齐明对堪萨斯分枝杆菌具有很强的抗菌活性,绝大多数菌株的 MIC 值<0.003 μg/ml。绝大多数堪萨斯分枝杆菌对利福平、利福布汀、大环内酯类药物、莫西沙星和利奈唑胺等敏感,对异烟肼、乙胺丁醇、环丙沙星和阿米卡星中度敏感。堪萨斯分枝杆菌病临床疗效大多良好,预后也较好。由于堪萨斯分枝杆菌对利福平大多敏感,且利福平是治疗堪萨斯分枝杆菌病的核心药物,推荐方案分为利福平敏感和利福平耐药

2套方案。

1. 利福平敏感的堪萨斯分枝杆菌肺病治疗方案 利福平 450~600 mg/d(体重＜50 kg 时用 450 mg/d)、乙胺丁醇 15~25 mg/(kg·d)和异烟肼 300 mg/d 或克拉霉素 500~1 000 mg/d(体重＜50 kg 时用 500 mg/d)或阿奇霉素 250~500 mg/d,口服;疗程持续至痰培养阴转后 1 年。

2. 利福平耐药的堪萨斯分枝杆菌肺病治疗方案 克拉霉素 500~1 000 mg/d(体重＜50 kg 时用 500 mg/d)或阿奇霉素 250~500 mg/d、莫西沙星 400 mg/d、氯法齐明 100~200 mg/d 或利奈唑胺 600 mg/d,以及乙胺丁醇 15~25 mg/(kg·d),口服;疗程持续至痰培养阴转后 1 年。

3. 播散性堪萨斯分枝杆菌病的治疗方案 同堪萨斯分枝杆菌肺病,若为艾滋病合并播散性堪萨斯分枝杆菌病,其治疗方案同播散性 MAC 病。

（三）蟾分枝杆菌病

蟾分枝杆菌广泛存在于水、土壤、自来水系统及淋浴喷头,在加拿大、英国,以及欧洲的其他地区是引起非结核分枝杆菌病的第 2 位常见原因,也是我国较为常见的非结核分枝杆菌菌种。蟾分枝杆菌主要引起肺病,也可引起医院内脊髓感染、皮肤软组织,以及骨关节感染。绝大多数蟾分枝杆菌对利福布汀、大环内酯类药物、莫西沙星和利奈唑胺等敏感,对异烟肼、利福平、乙胺丁醇和环丙沙星中度敏感。蟾分枝杆菌病经规范治疗可取得良好的效果。

1. 轻中度蟾分枝杆菌病 涂片阴性、无空洞、病灶范围局限和临床症状较轻。者可选用:克拉霉素 500~1 000 mg/d(体重＜50 kg 时用 500 mg/d)或阿奇霉素 250~500 mg/d、利福布汀 300 mg/d 或利福平 450~600 mg/d(体重＜50 kg 时用 450 mg/d)、莫西沙星 400 mg/d 或利奈唑胺 600 mg/d 以及乙胺丁醇 15~25 mg/(kg·d),口服;疗程持续至痰培养阴转后 1 年。对于内科药物治疗不佳且肺功能良好者,可考虑外科手术治疗。

2. 重度蟾分枝杆菌病 涂片阳性、有空洞、病灶范围广泛、临床症状重或伴全身病变者可选用:克拉霉素 500~1 000 mg/d(体重＜50 kg 时用 500 mg/d)或阿奇霉素 250~500 mg/d、利福布汀 300 mg/d 或利福平 450~600 mg/d(体重＜50 kg 时用 450 mg/d)、莫西沙星 400 mg/d 或利奈唑胺 600 mg/d,以及乙胺丁醇 15~25 mg/(kg·d),口服;治疗开始 3 个月内,应用阿米卡星肌注或静脉滴注或雾化吸入。疗程持续至痰培养阴转后 1 年。对于内科药物治疗不佳且肺功能良好者,可考虑外科手术治疗。

（四）瘰疬分枝杆菌病

瘰疬分枝杆菌是常见的致病非结核分枝杆菌,可引起儿童淋巴结病、播散性瘰疬分枝杆菌病、肺病、皮肤和软组织病。药敏试验结果显示瘰疬分枝杆菌是非结核分枝杆菌中耐药性较高的菌种之一,仅对氯法齐明敏感,对利福平耐药。克拉霉素、环丙沙星、乙胺丁醇对其有一定的抗菌活性。

瘰疬分枝杆菌病的治疗方案:含氯法齐明 100~200 mg/d、克拉霉素 500~1 000 mg/d(体重＜50 kg 时用 500 mg/d)或阿奇霉素 250~500 mg/d、环丙沙星

1 000 mg/d 和乙胺丁醇 15～25 mg/(kg·d),口服;疗程持续至痰培养阴转后 1 年。

(五) 脓肿分枝杆菌复合群病

脓肿分枝杆菌复合群由 3 个亚种组成:脓肿分枝杆菌脓肿亚种(*M. abscessus* subsp. *abscessus*)、脓肿分枝杆菌马赛亚种(*M. abscessus* subsp. *massiliense*)和脓肿分枝杆菌博莱亚种(*M. abscessus* subsp. *bolletii*),也可称为脓肿分枝杆菌(*M. abscessus*)、马赛分枝杆菌(*M. massiliense*)和博莱分枝杆菌(*M. bolletii*)。脓肿分枝杆菌复合群的地域分布差异较大,但仍然是非结核分枝杆菌中仅次于 MAC 的致病菌种,在我国也是如此。近年的研究表明,脓肿分枝杆菌复合群病可以通过人与人之间进行传播,尤其是在囊性肺纤维化患者中,可能是通过气溶胶或污染物传播的。脓肿分枝杆菌复合群是引起肺病、皮肤病变和播散性病变等的主要非结核分枝杆菌菌种之一。研究显示,克拉霉素、阿奇霉素、阿米卡星、亚胺培南/西司他丁、头孢西丁和替加环素对脓肿分枝杆菌复合群具有较强的抗菌活性;利奈唑胺、米诺环素和利福布汀对其有一定的抗菌作用;环丙沙星和莫西沙星的抗菌活性较弱。而其对异烟肼、利福平和乙胺丁醇天然耐药,大多对 SMZ/TMP、氯法齐明耐药。近年来,脓肿分枝杆菌复合群病临床治疗的研究较为活跃,根据药敏试验结果选用多药联合治疗方案取得了一定的疗效。

1. **脓肿分枝杆菌复合群肺病的治疗方案**　治疗克拉霉素敏感或诱导型大环内酯类耐药患者,初始阶段可给予阿米卡星 15 mg/(kg·d),每日 1 次,静脉滴注;替加环素每次 50 mg,每日 2 次,静脉滴注;亚胺培南/西司他丁每次 1 g,每日 2 次,静脉滴注;克拉霉素每次 500 mg,每日 2 次或口服阿奇霉素 250～500 mg/d,口服。该阶段疗程至少 1 个月以上,建议可延长至 3～6 个月。延续阶段可予阿米卡星雾化吸入制剂每次 400 mg,每日 2 次,雾化;克拉霉素每次 500 mg,每日 2 次或口服阿奇霉素 250～500 mg/d,口服;利奈唑胺 600 mg/d,口服;米诺环素每次 100 mg,每日 2 次,口服;环丙沙星 1 000 mg/d 或莫西沙星 400 mg/d,口服;利福布汀 300 mg/d 或氯法齐明 100～200 mg/d 或复方新诺明每次 960 mg,每日 2 次,口服。疗程持续至痰培养阴转后 1 年。对于肺部病变局限及可以耐受手术的患者,可同时采用外科手术治疗以提高治愈率。

对高度大环内酯类耐药患者,初始阶段可给予阿米卡星 15 mg/(kg·d),每日 1 次,静脉滴注;替加环素每次 50 mg,每日 2 次,静脉滴注;亚胺培南/西司他丁每次 1 g,每日 2 次,静脉滴注;头孢西丁 200 mg/(kg·d),分 3 次给药,静脉滴注,最大量不超过 12 g/d。该阶段疗程至少 1 个月以上,建议可延长至 3～6 个月。延续阶段可予阿米卡星雾化吸入制剂每次 400 mg,每日 2 次,雾化吸入;利奈唑胺 600 mg/d,口服;米诺环素每次 100 mg,每日 2 次,口服;环丙沙星 1 000 mg/d 或莫西沙星 400 mg/d,口服;利福布汀 300 mg/d 或氯法齐明 100～200 mg/d 或 SMZ/TMP 每次 960 mg,每日 2 次,口服。疗程持续至痰培养阴转后 1 年。对于肺部病变局限及可以耐受手术的患者,可同时采用外科手术治疗,以提高治愈率。

2. **脓肿分枝杆菌复合群皮肤、软组织和骨病的治疗方案**　阿米卡星 15 mg/(kg·d),每日 1 次,静脉滴注,或阿米卡星雾化吸入制剂每次 400 mg,每日 2 次,雾化;亚胺培南/西司他丁每次 1 g,每日 2 次,静脉滴注;头孢西丁 200 mg/(kg·d),分 3 次给药,静脉滴注,最大量不超过 12 g/d;克拉霉素 1 000 mg/d 或阿奇霉素 250 mg/d,口服。若对克拉霉素或阿奇霉素耐药,选用利奈唑胺 600 mg/d 或米诺环素每次 100 mg,每日 2 次,口服。疗程至少 4 个月,骨病患者的疗程至少 6 个月,对于病灶广泛、脓肿形成及药物疗效不佳者,可采用外科清创术或异物清除处理。

(六) 龟分枝杆菌病

龟分枝杆菌是较为常见的致病性非结核分枝杆菌菌种,在我国也不少见。龟分枝杆菌常引起皮肤、软组织和骨病,对免疫功能受损患者可引起播散性龟分枝杆菌病,龟分枝杆菌肺病、淋巴结病等相对较为少见。龟分枝杆菌分离株对克拉霉素、阿奇霉素、阿米卡星、利奈唑胺、亚胺培南/西司他丁和替加环素敏感;环丙沙星、莫西沙星和氯法齐明对其抗菌活性较弱。龟分枝杆菌对异烟肼、利福平和头孢西丁天然耐药;大多数菌株对多西环素、米诺环素和 SMZ/TMP 耐药。

1. 龟分枝杆菌肺病的治疗方案 初始阶段可予阿米卡星 15 mg/(kg·d),每日 1 次,静脉滴注;替加环素每次 50 mg,每日 2 次,静脉滴注;亚胺培南/西司他丁每次 1 g,每日 2 次,静脉滴注;克拉霉素每次 500 mg,每日 2 次或口服阿奇霉素 250～500 mg/d,口服。该阶段疗程至少 1 个月以上,建议可延长至 3～6 个月。延续阶段可予阿米卡星雾化吸入制剂每次 400 mg,每日 2 次,雾化;克拉霉素每次 500 mg,每日 2 次或口服阿奇霉素 250～500 mg/d,口服;利奈唑胺 600 mg/d,口服;环丙沙星 1 000 mg/d 或莫西沙星 400 mg/d,口服;氯法齐明 100～200 mg/d,口服。疗程持续至痰培养阴转后 1 年。对于肺部病变局限及可以耐受手术的患者,可同时采用外科手术治疗,以提高治愈率。

2. 龟分枝杆菌皮肤、软组织和骨病的治疗方案 阿米卡星 15 mg/(kg·d),每日 1 次,静脉滴注,或阿米卡星雾化吸入制剂每次 400 mg/次,每日 2 次,雾化;亚胺培南/西司他丁每次 1 g,每日 2 次,静脉滴注;替加环素每次 50 mg,每日 2 次,静脉滴注;克拉霉素 1 000 mg/d 或阿奇霉素 250 mg/d,口服。若克拉霉素或阿奇霉素耐药可选用环丙沙星 1 000 mg/d 或莫西沙星 400 mg/d 或氯法齐明 100～200 mg/d,口服。疗程至少 4 个月,骨病患者的疗程至少 6 个月,对于病灶广泛、脓肿形成及药物疗效不佳者,可采用外科清创术或异物清除处理。

(七) 偶然分枝杆菌病

偶然分枝杆菌是比较常见的致病性非结核分枝杆菌菌种,在欧洲、北美洲、南美洲和太平洋地区等均为常见菌种,在我国也不少见。偶然分枝杆菌常引起皮肤、软组织和骨病,偶然分枝杆菌肺病、淋巴结病和播散性病变较为少见。偶然分枝杆菌分离株对克拉霉素、阿米卡星、环丙沙星、亚胺培南/西司他丁、替加环素、米诺环素和 SMZ/TMP 敏感,对异烟肼、利福平、乙胺丁醇、头孢西丁和氯法齐明耐药;莫西沙星、利福布汀、利奈唑胺和多西环素对其有一定的抗菌活性,阿奇霉素对其抗菌活性较弱。

1. 偶然分枝杆菌肺病的治疗方案 初始阶段可予阿米卡星 15 mg/(kg·d),每日 1 次,静脉滴注;替加环素每次 50 mg,每日 2 次,静脉滴注;亚胺培南/西司他丁每次 1 g,每日 2 次,静脉滴注;克拉霉素每次 500 mg,每日 2 次,口服。该阶段疗程至少 1 个月以上,建议可延长至 3~6 个月。延续阶段可予阿米卡星雾化吸入制剂每次 400 mg，每日 2 次，雾化；克拉霉素每次 500 mg，每日 2 次，口服；环丙沙星 1 000 mg/d 或莫西沙星 400 mg/d，口服；米诺环素每次 100 mg，每日 2 次，口服；SMZ/TMP 每次 960 mg，每日 2 次，口服。疗程持续至痰培养阴转后 1 年。对于肺部病变局限及可以耐受手术的患者，可同时采用外科手术治疗，以提高治愈率。

2. 偶然分枝杆菌皮肤、软组织和骨病的治疗方案　阿米卡星 15 mg/(kg·d)，每日 1 次，静脉滴注，或阿米卡星雾化吸入制剂每次 400 mg，每日 2 次，雾化；亚胺培南/西司他丁每次 1 g，每日 2 次，静脉滴注；替加环素每次 50 mg，每日 2 次，静脉滴注；克拉霉素 1 000 mg/d，口服。若克拉霉素耐药可选用环丙沙星 1 000 mg/d，或米诺环素每次 100 mg，每日 2 次，或 SMZ/TMP 每次 960 mg，每日 2 次，口服。疗程至少 4 个月，骨病患者的疗程至少 6 个月，对于病灶广泛、脓肿形成及药物疗效不佳者，可采用外科清创术或异物清除处理。

（刘一典　沙　巍）

第十四节　医院感染

医院感染亦称院内感染、医院获得性感染，或医疗保健相关感染，是指住院患者在医院内获得的感染，包括在住院期间发生的感染和在医院内获得出院后发病的感染；但不包括入院前或入院时已存在的感染。对于无明确潜伏期的感染，规定入院 48 h 后发生的感染为医院感染；有明确潜伏期的感染，自入院时起超过平均潜伏期后发生的感染为医院感染。

医院感染可导致患者住院时间延长，造成健康、生命损失，大幅增加医疗支出。部分传染病还可能导致医务人员感染，威胁医疗体系。因此，医院感染防控日益受到重视，每位医务人员应该充分了解医院感染及防控的相关知识，并在医疗工作中牢固树立院感防控意识，严格医院感染遵照防控原则。

一、流行病学

（一）发病率

医院感染发病率因医院级别与类型而异，教学医院及三级综合医院的医院感染发生率相对较高。发达国家医院感染发病率为 5%~10%，发展中国家医院感染发生率可高达 25% 以上。医院感染依次以尿路感染、手术部位感染、血流感染和肺炎常见。据美国国立医疗保健安全网报道，医院感染发病率为 5%，每年约发生 200 万例，其中大约 90 000 例死亡。每年因医院感染造成经济损失约 45 亿美元。例如，每例血流感染可使住院时间延长 7 d，费用增加 40 890 美元，归因病死率高达 30%；手术部位感染和医院肺炎住院时间增加 7 d；导尿管相关尿路感染可使住院时间增加 3 d，费用增加 749~1 007

美元。2001—2005年,我国医院感染监控网调查发现,医院感染现患率为4.77%～5.22%,以肺部感染、尿路感染、手术部位感染和胃肠道感染最为常见。根据上海市医院感染监测网报告,2018年上海市医院感染现患率为2.71%;ICU患者呼吸机相关肺炎、导尿管相关尿路感染和导管相关血流感染发生率为每千插管日6.27、1.97和0.89例。

医院感染还可能严重威胁医务人员安全。2020年,新型冠状病毒肺炎暴发以来,湖北医务人员感染3 000余例,其后意大利、西班牙等国医务人员感染更是高达数万例,不仅造成了众多医务人员牺牲,还重创医疗体系。

（二）感染源

感染源分为:①外源性,即来自患者体外,如其他住院患者、医务工作者、陪护人员、探视者,以及被污染的医疗设备、水和空气等。从他人获得的感染称为交叉感染。从医院环境中获得的感染称为环境感染。感染患者是重要的感染源,从感染部位的脓液及分泌物排出的病原体致病力强,较易传播给易感者。医务工作者和陪护人员中的带菌者可直接或通过污染环境间接引起患者发生感染。医院环境(包括医疗设备)被微生物污染可成为感染源。革兰阴性杆菌能在潮湿环境中存活繁殖数月或数年,革兰阳性菌则分布于空气、尘埃和体表。革兰阳性芽胞厌氧菌对外界抵抗力强、生存期长,能通过空气、未消毒物品和伤口渗出液等感染患者。②内源性,即来自患者自身皮肤、口咽部、泌尿生殖道和胃肠道寄殖的正常菌群,或住院期间新获得的寄殖菌。当免疫力下降、体内微生态环境失衡或发生细菌易位时,可发生感染。

感染的病原体可以是细菌、真菌、病毒或寄生虫。

1. 细菌　约90%以上的医院感染为细菌所致,其中约70%为革兰阴性杆菌,主要为大肠埃希菌、克雷伯菌属、变形杆菌属和肠杆菌属等肠杆菌科细菌。近年来,铜绿假单胞菌、不动杆菌属和嗜麦芽窄食单胞菌呈上升趋势。金黄色葡萄球菌、凝固酶阴性葡萄球菌和肠球菌属是医院感染常见的革兰阳性球菌,尤其是在医院内皮肤软组织感染、外科手术部位感染及原发性血流感染患者中,病原菌均以革兰阳性球菌为多见。

近年来,细菌耐药性日趋严重,临床上耐甲氧西林金黄色葡萄球菌虽呈下降趋势,但仍处于高位。产ESBLs的大肠埃希菌、克雷伯菌属,产AmpC酶的肠杆菌属,产碳青霉烯酶肠杆菌科细菌,广泛耐药铜绿假单胞菌,以及不动杆菌属日渐增多,给医院感染的治疗和控制带来了极大挑战。

2. 真菌　近年来,随着肿瘤化疗、器官移植和广谱抗菌药物的广泛应用,以及医用装置的应用增多,医院内真菌感染的发病率明显增加。念珠菌属是医院获得真菌感染,尤其血流感染和尿路感染的常见病原。近年来,念珠菌属中白念珠菌呈下降趋势,而光滑念珠菌、热带念珠菌、近平滑念珠菌和克柔念珠菌等非白念珠菌呈增多趋势,耳念珠菌的出现引发广泛关注。曲霉为血液系统恶性肿瘤、粒细胞缺乏和长期应用激素患者医院内真菌感染的主要病原,可引起IPA、播散性曲霉病。

3. 病毒　常见的医院内病毒性感染有呼吸道合胞病毒和副流感病毒所致的呼吸道感染、流感、风疹和病毒性肝炎等。在器官移植及骨髓移植患者中,多见CMV感染。医院内病毒性肝炎主要为乙型及丙型肝炎,与输血及其他血制品、血液透析等因素密切相关。柯萨奇病毒 B 可引起新生儿感染并形成流行。由轮状病毒和诺瓦克因子所致的腹泻多发生于婴儿和老年人。SARS 冠状病毒、2019 - nCoV 先后造成严重医院感染,包括大量医务人员感染。

4. 分枝杆菌属　结核分枝杆菌主要通过空气传播造成肺部感染。非典型分枝杆菌所致医院感染呈持续增多趋势,常为消毒不严所致。较常见者为快速生长的分枝杆菌,如鸟分枝杆菌、龟分枝杆菌和偶然分枝杆菌等,可在心脏手术后造成胸骨骨髓炎、心包炎和心内膜炎,以及其他外科手术部位感染和肌内注射引起的感染,亦可造成人工植入物感染。

5. 其他　沙眼衣原体所致的结膜炎和肺炎见于新生儿。经输血可传播疟疾等。类圆线虫亦可通过器官移植而传播。疥、螨和虱可为医院感染病原,可通过接触快速播散。免疫缺陷者疥疮发病率更高。

(三) 传播方式

医院感染的传播方式以接触传播最为常见、最为重要,其次为经血传播,空气传播和器械等媒介物传播较少见。感染传播可为单一途径,亦可为 2 种或多种途径。

1. 接触传播　包括直接接触和间接接触。直接接触传播是指患者或带菌者的病原菌直接传播至与其接触者。间接接触传播是指病原体由感染源传播至医院设施、医疗器械、患者用具或他人等媒介,随后再经被污染媒介传播。在间接接触传播方式中,医护人员与患者之间频繁接触,通过污染的手在患者间传播感染,此为最重要的间接接触传播方式。侵袭性操作时,医疗器械不仅可导致外源性感染,还可将患者自身寄殖细菌带入无菌部位导致内源性感染。如导尿时,将会阴部细菌带到膀胱。铜绿假单胞菌、不动杆菌属和克雷伯菌属等可通过雾化吸入器、氧气湿化瓶及空调系统等播散。

2. 经血传播　随着输血、血制品在临床广泛应用,这种传播方式日益重要。乙型和丙型肝炎病毒、HIV、CMV 和弓形虫均可通过血液和血制品传播,甚至在医院内造成流行。

3. 空气传播　包括:①飞沫传播(droplet transmission):含有大量病原体的飞沫在患者打喷嚏、咳嗽、说话或进行特定操作如吸痰和支气管镜检查时产生,经口鼻排入环境,大的飞沫迅速降落到地面,小的飞沫在空气中短暂停留,局限于传染源周围。经飞沫传播只能累及传染源周围的密切接触者。对环境抵抗力较弱的流感病毒、脑膜炎奈瑟菌、百日咳鲍特菌、流感嗜血杆菌 B 型、猩红热等常经该方式传播。②飞沫核传播或气溶胶传播(droplet nucleus transmission, airborne transmission):飞沫核(粒径$<5~\mu m$)是飞沫在空气中失去水分后,由剩下的蛋白质和病原体所组成颗粒。飞沫核可以气溶胶的形式漂流到远处,在空气中存留的时间较长。一些耐干燥的病原体如白喉棒状杆菌、结核分枝杆菌、麻疹病毒和水痘病毒等可通过该方式传播。

4. 经胃肠道传播　包括经水传播和经食物传播。经饮水传播的疾病有菌痢、伤寒、霍乱和甲型肝炎等。所有肠道传染病、某些寄生虫病及个别呼吸道病(如结核病、白喉等)可经食物传播。

5. 虫媒传播　发生于蚊子、苍蝇、老鼠和其他害虫传播微生物时,与其他欠发达国家相比,这种传播类型在国内较为少见。

(四)医院感染的危险因素

1. 易感人群 ①细胞免疫或体液免疫缺陷患者,中性粒细胞$<0.5×10^9/L$者;②新生儿、婴幼儿和老年人(>65岁或$≤1$岁者);③糖尿病、肝病、肾病、结缔组织病、COPD和恶性肿瘤患者;④烧伤或创伤产生组织坏死者。

2. 创伤性诊疗措施 ①静脉导管、气管切开或插管、心导管、导尿管、T管引流、人工呼吸器、腹膜或血液透析、腰穿,以及脑脊液分流术等操作;②异物植入如人工心脏瓣膜或人工关节;③器官移植或血管移植;④污染手术;⑤化疗,使用糖皮质激素或免疫抑制剂。

二、常见医院感染

(一)尿路感染

尿路感染为常见的医院感染之一,占所有医院感染的40%。绝大部分患者有尿路器械诊疗操作史。其中75%~80%患者的感染由导尿引起,在ICU中该比例可高达95%。住院患者中使用导尿管者可高达25%。导尿管相关尿路感染的主要风险因素有长期留置导尿管、留置导尿管时未严格无菌操作、集尿袋细菌定植、女性、糖尿病、老年,以及严重基础疾病等。导尿管相关尿路感染常见病原菌依次为大肠埃希菌、念珠菌属、铜绿假单胞菌、肠球菌属和肺炎克雷伯菌等。据报道,医院获得革兰阴性杆菌血流感染中,约30%来源于尿路。

(二)医院获得性肺炎

HAP和呼吸机相关性肺炎占所有医院感染的15%,接受气管插管和机械通气者发病率增加6~20倍,HAP可占所有ICU医院感染的25%。所有呼吸机相关性肺炎患者中约一半发生于机械通气的前4 d。HAP的感染源来自医疗装置或环境(空气、水、设备和飞沫),细菌可在患者和工作人员与其他患者之间传播。主要影响因素包括基础疾病的严重程度、外科手术史、抗菌药物使用及其他医疗措施、有创呼吸设施应用。免疫功能正常者多由细菌感染引起,混合感染亦较常见,病毒或真菌所致者极少见。最常见的病原菌为金黄色葡萄球菌、铜绿假单胞菌、克雷伯菌属、肠杆菌属、鲍曼不动杆菌、大肠埃希菌和沙雷菌属等。

(三)手术部位感染

手术部位感染占所有医院感染的23%,发生率为2%~5%,其中清洁切口感染率约为2%,清洁污染切口为2%~10%,污染切口为10%~20%。手术部位感染中2/3为切口感染,1/3为器官或腔隙感染。其风险因素包括患者和手术两方面。患者方面的主要因素有年龄、营养状况、病态肥胖、体重减轻、低蛋白血症、脏器功能障碍、免疫抑制和糖尿病等。手术方面的主要因素有术前住院时间、备皮方式及时间、手术部位皮肤消毒、手术室环境、手术器械的灭菌、手术过程的无菌操作、手术技术、手术持续的时间,以及预防性抗菌药物使用情况等。手术部位感染常见病原菌依次为金黄色葡萄球菌、凝固酶阴性葡萄球菌、肠球菌属、大肠埃希菌、铜绿假单胞菌、肠杆菌属、克雷伯菌属、肠球菌属和变形杆菌属。少部分由脆弱拟杆菌等厌氧菌所致,主要见于结肠、直肠及妇科手术部位感染。

（四）血流感染

导管相关血流感染占所有医院感染的 40%，医院血流感染发病率为 0.3%～2.8%。其中原发性（原发感染病灶不明或血管内装置相关者）约占 80%。继发性则源于其他部位感染如尿路、手术部位、肺部和皮肤软组织等。约 50% 血流感染发生于住院 24 d 之内。新生儿、60 岁以上老年人，重度创伤或烧伤、致死性原发疾病、粒细胞缺乏症、应用激素或免疫抑制剂的患者，以及应用化疗的肿瘤患者皆为易感者。静脉大量补液、输血或血制品、抗菌药物的全身应用、血管内损伤性检测装置及血液透析等皆为诱发血流感染的因素。静脉输液部位更换间隔时间越长（>48～72 h），血流感染的发病率越高。导管相关血流感染常见的病原菌以革兰阳性球菌为主，约占 60% 以上，革兰阴性菌约占 27%，真菌约占 8%。常见的病原菌依次为凝固酶阴性葡萄球菌、肠球菌属、念珠菌属、金黄色葡萄球菌、克雷伯菌属、肠杆菌属、大肠埃希菌、假单胞菌属、沙雷菌属和鲍曼不动杆菌等。

医院内血流感染的总病死率近 50%。影响患者预后的因素为：①休克；②迅速致死性基础疾病；③源于腹腔内或下呼吸道感染的血流感染；④年龄 70 岁以上；⑤监护室患者；⑥不恰当的抗菌药物治疗；⑦铜绿假单胞菌、沙雷菌属、克雷伯菌属、拟杆菌属或念珠菌属等高度危险病原菌所致的血流感染；⑧有化脓性迁徙性病灶者。

（五）假膜性肠炎

由艰难梭菌所致。艰难梭菌产生的 A 毒素（肠毒素）、B 毒素（细胞毒素）与发病有关。该病多发生在应用克林霉素、氨苄西林、阿莫西林、经胆道系统排泄的第三代头孢菌素和氟喹诺酮类等抗菌药后。多数患者表现为轻、中度腹泻，重者可表现为高热，可合并中毒性巨结肠、麻痹性肠梗阻或肠穿孔。1%～5% 的患者需要切除结肠，病死率为 3.2%～15%。

（六）病毒性肝炎

常见的医院内病毒性肝炎主要为乙型及丙型肝炎。近年来，报道庚型肝炎也占相当比例。医院内肝炎的入侵途径主要为输血、血液透析。医院内丙型肝炎感染与接受输血次数及输血量密切相关。

三、医院感染的预防

医院感染防控是医疗质量和安全的重要环节，目前尚无法完全避免医院感染，尤其是内源性医院感染。但研究表明，有效的预防措施可以减少 20%～35% 的医院感染。

（一）基本原则

预防医院感染的基本原则为控制感染源、切断传播途径和减少易患因素，以达到降低医院感染发生率的目的。

1. 控制感染源　主要措施有：①积极治疗医院感染患者；②严格环境消毒措施；③妥善处理患者排泄物、分泌物和污染物品、器械；④对医院工作人员进行全面体检，以避免医院工作人员传播结核、病毒性肝炎和伤寒等疾病；⑤对多重耐药及泛耐药菌感染患者进行隔离；⑥带菌者的处理，如以莫匹罗星软膏治疗鼻腔携带耐甲氧西林金黄色葡萄球菌的工作人员。

2. 切断传播途径　主要措施有：①医院布局合理，减少医院感染传播机会；②对不同传播途径疾病采取相应隔离措施；③严格执行无菌操作；④手卫生；⑤环境和物体表面消毒；⑥保证充分通风，室内气压和气流方向管理，空气和空调消毒；⑦严格血液、血制品和移植器官及组织的筛选和管理，确保排除感染各类肝炎病毒、HIV 等病原体的供者；⑧严格器械消毒；⑨对符合适应证的患者予以手术前抗菌药预防应用。

3. 减少易患因素　应尽量做到：①缩短患者住院时间和入住 ICU 时间；②避免不必要侵袭性操作；③尽量避免应用机械通气、各类导管，或缩短应用时间；④避免滥用广谱抗菌药物；⑤及时纠正或改善患者免疫缺陷状态。

（二）标准防护与隔离措施

预防医院感染的措施包括标准防护(手卫生、个人防护设备和安全注射)和隔离。

1. 手卫生　手卫生是最简便、有效、经济的预防感染手段。医务人员在接触患者前、接触患者后、进行清洁或侵袭性操作前、接触患者后，以及接触患者物品后均应按标准程序进行手卫生，包括用皂液、流动水洗手，或用含酒精手消液清洁，但后者对艰难梭菌和诺如病毒无效。此外，提倡医务人员肘部以下裸露(bare below the elbows)，避免佩戴手表、项链、手镯和戒指等，减少接触传播风险。

2. 个人防护设备　包括手套、口罩(医用防护口罩、外科口罩、医用口罩)、帽子、隔离衣、防护服、鞋套、护目镜、防护面屏和呼吸器等。根据疾病风险等级和传播途径采用不同防护标准。

3. 安全注射　包括使用安全注射针头、避免危险操作和针头等锐器置专用锐器盒等。

4. 隔离措施　根据疾病的传播途径，对患者进行相应隔离措施。

（三）常见医院感染的预防

1. 导管相关血流感染　严格掌握血管内导管留置指征。深静脉置管时，应遵守严格的无菌操作要求，插管部位铺大手术单；操作人员应戴帽子、口罩；认真执行手消毒程序，戴无菌手套；插管过程中严格遵循无菌操作技术；使用的医疗器械及各种敷料必须达到灭菌水平；权衡利弊后选择合适的穿刺点，成人尽可能选择锁骨下静脉；建议用氯己定(洗必泰)制剂消毒穿刺点皮肤；建议选用抗菌定植导管。

插管后用无菌透明专用贴膜或无菌纱布敷料覆盖穿刺点；定期更换穿刺点覆盖的敷料；接触导管接口或更换敷料时，须进行严格的手卫生，并戴手套；保持三通锁清洁，如有血迹等污染应立即更换；患者洗澡或擦身时，要注意对导管的保护；输液管更换不宜过频；对无菌操作不严的紧急置管，应在 48 h 内更换导管，选择另一穿刺点；怀疑导管相关感染时，应考虑拔除导管；每天评价留置导管的必要性，尽早拔除导管。

2. 呼吸机相关性肺炎　尽可能避免插管和机械通气，因其可使 HAP 的风险升高 6～21 倍。必要时，尽可能采用无创性通气。经口腔气管插管和经口腔胃插管比经鼻气管插管和鼻胃管好，可降低呼吸机相关性肺炎的风险性。持续吸出舌下分泌物可降低早发性呼吸机相关性肺炎的风险性。气管内套管的压力保持在 20 cmH$_2$O 以上可预防套管周围病原菌漏入下呼吸道。及时清除呼吸机循环中污染的冷凝物,以防止进入气管插管或留置的雾化吸入器。缩短插管和机械通气时间可预防呼吸机相关性肺炎。患者保持 30～45°半卧位可以预防或减少吸入,特别是在进行肠道喂养时。肠内营养优于肠外营养,因可减少中心静脉导管相关的并发症,预防小肠黏膜绒毛萎缩,减少细菌寄殖转移。应用 H$_2$ 拮抗剂及硫糖铝均为 HAP 的独立风险因素,应严格掌握指征。输入红细胞或其他血制品应有严格的指征。高血糖患者大剂量胰岛素治疗,使血糖维持在 4.44～6.11 mmol/L(80～110 mg/dl)可减少患者医院血流感染、肺炎的发病率及病死率。

3. **手术部位感染** 手术前尽量缩短患者术前住院时间。有效控制糖尿病患者的血糖水平。重视术前患者的抵抗力,纠正水、电解质的不平衡,贫血和低蛋白血症等。正确准备手术部位皮肤,彻底清除手术切口部位和周围皮肤的污染。术前备皮应当在手术当日进行,确需去除手术部位毛发时,应当使用不损伤皮肤的方法,避免使用刀片刮除毛发。消毒前要彻底清除手术切口和周围皮肤的污染,采用合适的消毒剂以适当的方式消毒手术部位皮肤,如需要预防用抗菌药物时,手术患者皮肤切开前 0.5～1 h 内或麻醉诱导期给予合理种类的抗菌药物。需要做肠道准备的患者,还需术前 1 天分次、足量给予非吸收性口服抗菌药物。

手术中保证手术室门关闭,尽量保持手术室正压通气,环境表面清洁,最大限度减少人员数量和流动。保证使用的手术器械、器具及物品等达到灭菌水平。手术中医务人员要严格遵循无菌技术原则和手卫生规范。若手术时间超过 3 h,或者手术时间长于所用抗菌药物 T$_{1/2}$ 的,或者失血量>1 500 ml 者,手术中应当对患者追加合理剂量的抗菌药物。手术人员尽量轻柔地接触组织,保持有效地止血,最大限度地减少组织损伤,彻底去除手术部位的坏死组织,避免形成无效腔。术中保持患者体温正常,防止低体温。冲洗手术部位时,应当使用温度为 37℃ 的无菌生理盐水等液体。对于需要引流的手术切口,术中应当首选密闭负压引流,并尽量选择远离手术切口、位置合适的部位进行置管引流,确保引流充分。

手术后医务人员接触患者手术部位或更换手术切口敷料前后,应当进行手卫生。为患者更换切口敷料时,要严格遵守无菌技术操作原则及换药流程。术后保持引流通畅,尽早拔除引流管。

4. **导管相关尿路感染** 置管前严格掌握留置导尿管的适应证,避免不必要的留置导尿。根据患者年龄、性别和尿道等情况选择合适大小、材质的导尿管,最大限度降低尿道损伤和尿路感染。对留置导尿管的患者,应当采用密闭式引流装置。

置管时医务人员严格遵循无菌操作技术原则留置导尿管,避免损伤尿道黏膜。正确铺无菌巾,避免污染尿道口,保持最大的无菌屏障。充分消毒尿道口,防止污染。要使用合适的消毒剂棉球消毒尿道口及其周围皮肤黏膜。

置管后妥善固定尿管,避免打折、弯曲,保证集尿袋高度低于膀胱水平,避免接触地面,防止逆行感染。保持尿液引流装置密闭、通畅和完整,活动或搬运时夹闭引流管,防止尿液逆流。医护人员在维护导尿管时,要严格执行手卫生。清空集尿袋中尿液时,要遵循无菌操作原则,避免集尿袋的出口触碰到收集容器。不应当常规使用含消毒剂或抗菌药物的溶液进行膀胱冲洗或灌注,以预防尿路感染。留置导尿管期间,应当每日清洁或冲洗尿道口。长期留置导尿管患者,不宜频繁更换导尿管。若导尿管阻塞或不慎脱出时,以及留置导尿装置的无菌性和密闭性被破坏时,应当立即更换导尿管。每天评估留置导尿管的必要性,尽可能缩短留置导尿管时间。

(杨　帆)

参考文献

1. 汪复,张婴元.实用抗感染治疗学[M].2版.北京:人民卫生出版社,2012.
2. 衣承东,王明贵.上海市细菌耐药、抗菌药物应用和医院感染监测报告[M].上海:上海市科学技术出版社.2019.
3. 中国成人念珠菌病诊断与治疗专家共识组.中国成人念珠菌诊断与治疗专家共识[J].中华内科杂志.2020,59(1):5-17.
4. 中华医学会妇产科学分会感染性疾病协作组.盆腔炎症性疾病诊治规范(2019修订版)[J].中华妇产科杂志,2019,54(7):433-437.
5. 中华医学会感染病学分会.隐球菌性脑膜炎诊治专家共识[J].中华传染病杂志.2018,36(4):193-199.
6. 中华医学会呼吸病学分会感染学组.中国成人医院获得性肺炎与呼吸机相关肺炎诊断和治疗指南(2018版)[J].中华结核和呼吸杂志.2018,41(4):255-280.
7. 中华医学会呼吸病学分会.中国成人社区获得性肺炎诊断与治疗指南(2016年版)[J].中华呼吸与结核杂志.2016,39(4):253-279.
8. 朱任媛,张小江,徐英春,等.2005—2014年CHINET脑脊液分离菌分布和耐药性监测[J].中国感染与化疗杂志,2016,16(4):449-454.
9. Bearman G M L, Stevens M, Edmond M, et al. A guide to infection control in the hospital [M]. 5th ed. USA: Brookline MA. 2015.
10. Bennett J E, Dolin R. Blaser MJ Mandell, Douglas, and Bennett's principles and practice of infectious diseases [M]. 9th ed. Philadelphia: Churchill Livingstone, 2020.
11. Bennett J E, Dolin R, Blaser M J. Mandell, Douglas, and Bennett's principles and practice of infectious diseases [M]. 8th ed. USA: Elsevier Saunders, 2015.
12. Brown-Elliott B A, Brown J M, Conville P S, et al. Clinical and laboratory features of the Nocardia spp. based on current molecular taxonomy [J]. Clin Microbiol Rev. 2006,19:259-282.
13. Castillo C G, Kauffman C A, Miceli M H. Blastomycosis [J]. Infect Dis Clin North Am, 2016,30(1):247-64.
14. Chinese XDR Consensus Working Group. Laboratory diagnosis, clinical management and infection control of the infections caused by extensively drug resistant gram-negative bacilli: A Chinese consensus statement [J]. Clin Microbiol Infect, 2016,22(S1):S15-25.
15. Gilbert D N, Chambers H F, Eliopoulos G M, et al. The Sanford guide to Antimicrobial therapy [M]. 46th ed. Printed in the United States of America, 2020.
16. John R. Perfect J R, Dismukes W E, Dromer F, et al. Clinical practice guidelines for the management of Cryptococcal disease: 2010 update by the Infectious Diseases Society of America [J]. Clin Infect Dis, 2010,50:291-322.

17. Kalil A C, Metersky M L, Klompas M, et al. Management of adults with hospital-acquired and ventilator-associated pneumonia: 2016 clinical practice guidelines by the Infectious Diseases Society of America and the American Thoracic Society [J]. Clin Infect Dis, 2016,63(5):e61 - e111.

18. Lerner P I. Nocardiosis [J]. Clin Infect Dis. 1996,22:891 - 903.

19. Mahajan V K. Sporotrichosis: an overview and therapeutic options [J]. Dermatol Res Pract, 2014, 2014:272376.

20. Metlay J P, Waterer G W, Long A C, et al. Diagnosis and treatment of adults with community-acquired pneumonia. An official clinical practice guideline of the American Thoracic Society and Infectious Diseases Society of America [J]. Am J Respir Crit Care Med, 2019,200(7):e45 - 67.

21. Pappas P G, Kauffman C A, Andes D R, et al. Clinical practice guideline for the management of Candidiasis: 2016 update by the Infectious Diseases Society of America [J]. Clin Infect Dis, 2016, 62(4):e1 - 50.

22. Patterson T F, Thompson G R, Denning D W, et al. Practice guidelines for the diagnosis and management of Aspergillosis: 2016 update by the Infectious Diseases Society of America [J]. Clin Infect Dis, 2016,63(4):e1 - e60.

23. Sartelli M, Guirao X, Hardcastle T C, et al. 2018 WSES/SIS-E consensus conference: recommendations for the management of skin and soft-tissue infections [J]. World J Emerg Surg, 2018,13:58.

24. Stockamp N W, Thompson G R 3rd. Coccidioidomycosis [J]. Infect Dis Clin North Am, 2016,30 (1):229 - 46.

25. Ullmann A J, Aquado J M, Arikan-Akdaqli S, et al. Diagnosis and management of Aspergillus diseases: executive summary of the 2017 ESCMIS-ECMM-ERS guideline [J]. Clin Microbiol Infect, 2018,24(Suppl 1):e1 - e38.

26. van de Beek D, Cabellos C, Dzupova O, et al. ESCMID guideline: diagnosis and treatment of acute bacterial meningitis [J]. Clin Microbiol Infect, 2016,22(Suppl 3):S37 - S62.

27. Vogelmeier C F, Criner G J, Martinez F J, et al. Global strategy for the diagnosis, management, and prevention of chronic obstructive lung disease 2017 report. GOLD executive summary [J]. Am J Respir Crit Care Med, 2017,195(5):557 - 582.

28. Wheat L J, Azar M M, Bahr N C, et al. Histoplasmosis [J]. Infect Dis Clin North Am, 2016,30 (1):207 - 27.

29. Workowski K A, Bolan G A, Centsers for Disease Control and Prevention. Sexually transmitted diseases treatment guidelines, 2015 [J]. MMWR Recomm Rep, 2015,64(RR - 03):1 - 137.

图书在版编目(CIP)数据

感染性疾病与抗微生物治疗/王明贵主编. —4版. —上海:复旦大学出版社, 2020.8(2024.7重印)
ISBN 978-7-309-15161-9

Ⅰ.①感… Ⅱ.①王… Ⅲ.①抗感染药-临床应用 Ⅳ.①R978

中国版本图书馆 CIP 数据核字(2020)第 121746 号

感染性疾病与抗微生物治疗(第4版)
王明贵 主编
责任编辑/王 瀛

复旦大学出版社有限公司出版发行
上海市国权路 579 号 邮编:200433
网址:fupnet@fudanpress.com http://www.fudanpress.com
门市零售:86-21-65102580 团体订购:86-21-65104505
出版部电话:86-21-65642845
上海四维数字图文有限公司

开本 787 毫米×1092 毫米 1/16 印张 19.5 字数 427 千字
2024 年 7 月第 4 版第 3 次印刷
印数 8 201—10 300

ISBN 978-7-309-15161-9/R · 1827
定价:68.00 元